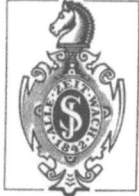

Matthias C. Angermeyer
Dietrich Klusmann (Hrsg.)

Soziales Netzwerk

Ein neues Konzept für die Psychiatrie

Unter Mitarbeit von
J. Angst U. Becker H. Bickel J. Binder G. Brill B. Cooper
A. Dobler-Mikola H. Häfner R. D. Hirsch K. Ibes J. Jaeger T. Konieczna
R. Manz P. Novak B. Röhrle H. Schepank D. R. Schwoon K. Siegrist
H. O. F. Veiel R. Welz P. M. Wiedemann

Springer-Verlag
Berlin Heidelberg New York London Paris Tokyo

Prof. Dr. Matthias C. Angermeyer
Zentralinstitut für Seelische Gesundheit,
Abteilung Psychiatrische Soziologie
Postfach 12 21 20, D-6800 Mannheim 1

Dr. phil. Dipl. Psych. Dietrich Klusmann
Universität Hamburg
Abteilung für Medizinische Psychologie
Martinistraße 52, D-2000 Hamburg 20

Mit 19 Abbildungen und 49 Tabellen

ISBN-13: 978-3-540-19498-9   e-ISBN-13: 978-3-642-93389-9
DOI: 10.1007/978-3-642-93389-9

CIP-Titelaufnahme der Deutschen Bibliothek
Soziales Netzwerk : e. neues Konzept für d. Psychiatrie / M.C. Angermeyer ; D. Klusmann (Hrsg). Unter Mitarb.
von J. Angst ... - Berlin ; Heidelberg ; New York ; London ; Paris ; Tokyo: Springer, 1989

NE: Angermeyer, Matthias C. [Hrsg.]; Angst, Jules [Mitverf.]

Dieses Werk ist urheberrechtlich geschützt. Die dadurch begründeten Rechte, insbesondere die der Übersetzung, des Nachdrucks, des Vortrags, der Entnahme von Abbildungen und Tabellen, der Funksendung, der Mikroverfilmung oder der Vervielfältigung auf anderen Wegen und der Speicherung in Datenverarbeitungsanlagen, bleiben, auch bei nur auszugsweiser Verwertung, vorbehalten. Eine Vervielfältigung dieses Werkes oder von Teilen dieses Werkes ist auch im Einzelfall nur in den Grenzen der gesetzlichen Bestimmungen des Urheberrechtsgesetzes der Bundesrepublik Deutschland vom 9. September 1965 in der Fassung vom 24. Juni 1985 zulässig. Sie ist grundsätzlich vergütungspflichtig. Zuwiderhandlungen unterliegen den Strafbestimmungen des Urheberrechtsgesetzes.

© Springer-Verlag Berlin Heidelberg 1989

Die Wiedergabe von Gebrauchsnamen, Handelsnamen, Warenbezeichnungen usw. in diesem Werk berechtigt auch ohne besondere Kennzeichnung nicht zu der Annahme, daß solche Namen im Sinne der Warenzeichen- und Markenschutz-Gesetzgebung als frei zu betrachten wären und daher von jedermann benutzt werden dürften.

Datenkonvertierung, Druck, Einband: Appl, Wemding
2119/3140-543210 - Gedruckt auf säurefreiem Papier

Vorwort

Die Konzepte „Soziales Netzwerk" und „Soziale Unterstützung" haben zur Zeit Konjunktur in der Psychiatrie. In Fachjournalen erscheinen erste Übersichtsreferate, wissenschaftliche Symposien sind diesem Thema gewidmet. Die Netzwerkmetapher ist dabei, in den psychiatrischen Alltagsjargon zu diffundieren. Dies ist Anlaß für uns, die Frage zu stellen, welchen Beitrag die Konzepte soziales Netzwerk/soziale Unterstützung für die Theorie und Praxis der Psychiatrie zu leisten in der Lage sind. Gleichzeitig möchten wir einen Eindruck von dem „state of the art" der psychiatrischen Netzwerkforschung im deutschen Sprachraum vermitteln.

Am Anfang stehen mehrere Beiträge, die sich mit konzeptuellen und methodischen Fragen beschäftigen. Es folgt die Beschreibung verschiedener Ansätze der empirischen Netzwerkforschung in der Psychiatrie und Psychosomatik. Schließlich wird anhand einiger Beispiele die Anwendung des Netzwerkkonzepts in der psychiatrischen Praxis illustriert.

Den Anstoß zu diesem Band gab eine Tagung gleichen Titels, die im November 1985 von der Akademie für Sozialmedizin Hannover e.V. veranstaltet wurde. Einige der dort gehaltenen Referate wurden in diesen Band aufgenommen. Mehrere Texte entstammen einem Projekt zur sozialen Integration psychotisch Erkrankter, das im Rahmen des SFB 115 unter der Leitung von J.Gross, G.Schmidt und M.C.Angermeyer an der Psychiatrischen und Nervenklinik der Universität Hamburg durchgeführt wurde. Darüber hinaus haben wir eine Reihe namhafter Forscher auf dem Gebiet des sozialen Netzwerks/der sozialen Unterstützung zur Mitarbeit an diesem Band gewinnen können.

Ganz herzlich möchten wir uns bei der „Dritten im Bunde", Frau Jutta Blecken, bedanken. Ohne ihre geduldige und nimmermüde Unterstützung hätten wir das Unternehmen schwerlich zu einem guten Ende bringen können. Unser Dank gilt darüber hinaus dem Springer-Verlag, verkörpert durch Herrn Priv.-Doz. Dr. Graf-Baumann, für die prompte Bereitschaft, das Buchprojekt zu realisieren.

Mannheim/Hamburg, im Herbst 1988

MATTHIAS C. ANGERMEYER
DIETRICH KLUSMANN

Inhaltsverzeichnis

Einführung (M. C. Angermeyer und D. Klusmann) 1

Theorie und Methodik der Netzwerkforschung 15

Methoden zur Untersuchung sozialer Unterstützung und
persönlicher Netzwerke (D. Klusmann) 17

Sozialer Rückhalt und Normalität sozialen Handelns (K. Siegrist) 64

Das Mannheimer Interview zur Sozialen Unterstützung:
Konstruktion, Erprobung, Anwendungsmöglichkeiten
(H. O. F. Veiel) 77

Persönliche Netzwerke bei psychotisch Erkrankten. Messung und
Beschreibung (D. Klusmann und M. C. Angermeyer) 95

An wen kann ich mich um Hilfe wenden? Soziale
Unterstützungssysteme als Ergebnis von Entscheidungen
(P. M. Wiedemann und U. Becker) 130

Empirische Studien zum sozialen Netzwerk psychisch Kranker 147

Soziale Unterstützung, belastende Lebensereignisse und
psychogene Erkrankung in einer epidemiologischen Stichprobe
(R. Manz und H. Schepank) 149

Soziale Netzwerke und Krankheitsverhalten: Eine Analyse des
Umgangs mit psychischen und psychosomatischen Störungen bei
jungen Erwachsenen (A. Dobler-Mikola, J. Binder und J. Angst) 164

Soziale Unterstützung und Suizid: Die unterschiedlichen
Funktionen von Verwandten und Bekannten
(H. O. F. Veiel, G. Brill, H. Häfner und R. Welz) 177

Soziales Netzwerk und Schizophrenie: Eine Übersicht
(M. C. Angermeyer) 188

Persönliche Netzwerke und soziale Unterstützung bei Patienten
mit chronisch psychotischen Erkrankungen
(K. Ibes und D. Klusmann) 207

Soziale Isolation, psychische Erkrankung und Altersverlauf. Eine
epidemiologische Untersuchung (B. COOPER, J. JAEGER und
H. BICKEL) 231

Anwendung des Netzwerkansatzes auf die psychiatrische Praxis . . . 247

Soziale Netzwerke: Ansatzpunkte psychiatrischer Hilfen
(B. RÖHRLE) 249

Soziales Netz und extrahospitaler Hospitalismus – Techniken zur
Bewältigung von Isolation (P. NOVAK) 271

Erfahrungen aus der Praxis: Die Einbeziehung des sozialen
Umfeldes in die Arbeit mit älteren psychisch kranken Menschen
(R. D. HIRSCH) 279

Selbsthilfe und professionelle Hilfe in der Nachsorgephase bei
Abhängigkeitskranken (D. R. SCHWOON) 289

Interventionen am sozialen Netzwerk in der Rehabilitation
schizophrener Patienten (T. KONIECZNA) 299

Epilog 309

Soziales Netzwerk: Ein Konzept für die Psychiatrie?
(D. KLUSMANN und M. C. ANGERMEYER) 311

Sachverzeichnis 320

Autorenverzeichnis

ANGERMEYER, MATTHIAS C., Prof. Dr. med., Zentralinstitut für Seelische Gesundheit, Abteilung Psychiatrische Soziologie, J 5, D-6800 Mannheim 1

ANGST, JULES, Prof. Dr. med., Psychiatrische Universitätsklinik Zürich, Postfach 68, CH-8029 Zürich 8

BECKER, ULRIKE, Dipl.-Psych., Technische Universität Berlin, Institut für Psychologie, Dovestr. 1-5, D-1000 Berlin 10

BICKEL, HORST, Dr. phil., Zentralinstitut für Seelische Gesundheit, Abteilung Epidemiologische Psychiatrie, J 5, D-6800 Mannheim 1

BINDER, JOHANN, lic. phil., Abteilung für wissenschaftliche Auswertung, Gesundheits- und Fürsorgedirektionen des Kanton Bern, Rathausgasse 1, CH-3011 Bern

BRILL, GERHARD, Dipl.-Psych., Zentralinstitut für Seelische Gesundheit, Abteilung Psychiatrische Soziologie, J 5, D-6800 Mannheim 1

COOPER, BRIAN, Prof. Dr. med., Zentralinstitut für Seelische Gesundheit, Abteilung Epidemiologische Psychiatrie, J 5, D-6800 Mannheim 1

DOBLER-MIKOLA, ANJA, lic. phil., Sozialpsychiatrischer Dienst, Psychiatrische Universitätsklinik Zürich, Militärstr. 8, CH-8021 Zürich

HÄFNER, HEINZ, Prof. Dr. med. Dr. phil., Zentralinstitut für Seelische Gesundheit, J 5, D-6800 Mannheim 1

HIRSCH, ROLF, Dr. phil. Dr. med. Dipl.-Psych., Bezirkskrankenhaus Erlangen, Am Europakanal 71, D-8520 Erlangen

IBES, KARL, Dr. phil. Dipl.-Psych., Berufliches Trainingszentrum, Weidestr. 118 c, D-2000 Hamburg 76

JAEGER, JUTTA, Dipl.-Psych., Zentralinstitut für Seelische Gesundheit, Abteilung Epidemiologische Psychiatrie, J 5, D-6800 Mannheim 1

KLUSMANN, DIETRICH, Dr. phil. Dipl.-Psych., Universität Hamburg, Abteilung für Medizinische Psychologie, Martinistr. 52, D-2000 Hamburg 20

KONIECZNA, TERESA, Dr. phil., Ludwig-Boltzmann-Institut für Sozialpsychiatrie, Spitalgasse 1, A-1090 Wien

MANZ, ROLF, Dipl.-Psych., Zentralinstitut für Seelische Gesundheit, Psychosomatische Klinik, J 5, D-6800 Mannheim 1

NOVAK, PETER, Prof. Dr. med. Dr. phil., Universität Ulm, Abteilung Medizinische Soziologie, Am Hochsträß 8, D-7900 Ulm

RÖHRLE, BERND, Dr. phil. Dipl. Psych., Universität Heidelberg, Psychologisches Institut, Hauptstr. 47–51, D-6900 Heidelberg 1

SCHEPANK, HEINZ, Prof. Dr. med., Zentralinstitut für Seelische Gesundheit, Psychosomatische Klinik, J 5, D-6800 Mannheim 1

SCHWOON, DIRK, Dr. phil. Dipl. Psych., Psychiatrische Klinik der Universität Hamburg, Martinistr. 52, D-2000 Hamburg 20

SIEGRIST, KARIN, Priv. Doz. Dr. phil., L. R. Grote Institut, Abteilung Klinische Soziologie, Herz-Kreislauf-Klinik, D-5920 Bad Berleburg

VEIEL, HANS O. F., Dr., Zentralinstitut für Seelische Gesundheit, Abteilung Psychiatrische Soziologie, J 5, D-6800 Mannheim 1

WIEDEMANN, PETER M., Dr. phil., Programmgruppe Technik und Gesellschaft, Kernforschungsanlage Jülich, Postfach 1913, D-5170 Jülich

WELZ, RAINER, Dr., Georg-August-Universität, Abteilung Medizinische Psychologie, Humboldtallee 3, D-3400 Göttingen

Einführung

M. C. ANGERMEYER, D. KLUSMANN

Netzwerkforschung

Der Netzwerkbegriff[1] ist ursprünglich in anthropologischen Untersuchungen entwickelt worden, um die soziale Realität dörflicher Gemeinschaften zu beschreiben (Bott 1953). Die Grundidee bestand darin, durch die Betrachtung der informellen Verbindungen zwischen einzelnen Menschen und Gruppen über die Grenzen der herkömmlichen Analyse von Institutionen und Normen hinauszugehen. Institutionen und Normen stellen nur das architektonische Grundgerüst einer Gesellschaft dar; was sich innerhalb dieser Strukturen tatsächlich ereignet, ist von den informellen Verbindungen abhängig, die sich quer durch die Institutionen ziehen und die teilweise auch gegen normative Vorschriften verstoßen.

Unabhängig davon entstand auch in der gruppendynamischen Forschung, v. a. verkörpert durch die Person Morenos, ein Interesse an interaktiven Vernetzungen. Moreno begann schon in den 40er Jahren damit, die gegenseitigen Sympathiewahlen von Gruppenmitgliedern in soziometrischen Matrizen zu erfassen und die damit gewonnenen Erkenntnisse gruppendynamisch zu nutzen.

Ein weiteres klassisches Feld der Netzwerkforschung sind die Kommunikationswissenschaften. Bei der Erforschung von Massenkommunikationsphänomenen hat sich herausgestellt, daß die Beeinflußbarkeit von Menschen nicht allein aus dem Inhalt der Kommunikation und aus persönlichen Merkmalen heraus verstanden werden kann, sondern zu einem wesentlichen Teil auch aus der Struktur des Netzwerks, zu dem der einzelne gehört und das zur Filterung und Interpretation von Informationen beiträgt. In den Arbeitswissenschaften sind die Informationsflüsse in arbeitsteiligen Gruppen unter dem Netzwerkaspekt untersucht worden, z. B. die Bedeutung verschiedener Vernetzungsstrukturen für Effizienz und Zufriedenheit mit der Arbeit. Besondere Aktualität hat die innerbetriebliche Kom-

---

[1] Das Wort Netzwerk gehört zu den den Anglizismen, die sich in letzter Zeit in der deutschen Sprache verbreitet haben. Der Journalist W. Schneider (1987) hat das Wort in seinen „Katalog der Schludereien und Marotten" aufgenommen: „*Netzwerk;* Anglizismus und Blähwort für Netz, Geflecht. Das englische net bezeichnet nur das Netz aus Garn oder Tüll; Eisenbahn- oder Straßennetze heißen networks, railway network auf deutsch aber immer noch nicht „Eisenbahnnetzwerk". Netzwerk gibt es auf Deutsch auch, jedoch nur in der Bedeutung: netzartig verbundene Leitungen, zusammengeschaltete Schaltelemente" (S. 215). Wir müßten also eigentlich „soziales Netz" sagen, wenn dieser Begriff nicht schon damit belegt wäre das Gesamt der wohlfahrtsstaatlichen Sicherungseinrichtungen zu bezeichnen. Da zudem die von den Sozialwissenschaften gemeinte Bedeutung dem Bild von netzwerkartig verbundenen Leitungen oder zusammengeschalteten Schaltelementen recht nahe kommt, können wir wohl trotz sprachpflegerischer Bedenken beim Gebrauch bleiben.

munikation und Ablauforganisation erhalten, da die informationstechnische Vernetzung durch Kleincomputer neue Möglichkeiten erschlossen hat. Veränderungen in der Zugänglichkeit und im Fluß von Informationen wirken sich nicht nur auf die Effizienz der Arbeitsleistung aus, sondern auch auf das Statusgefüge des Betriebs, die persönlichen Beziehungen zwischen den Mitarbeitern und das gesamte Betriebsklima.

Netzwerkuntersuchungen gibt es in allen soziologischen Teildisziplinen, denn jedes strukturierte soziale Gebilde kann unter dem Aspekt des Netzwerks betrachtet werden, sei es nun ein Spionagering, eine Straßengang, internationale Hilfsorganisationen, politische Parteien, Wirtschaftsunternehmen oder die psychiatrischen Versorgungseinrichtungen eines Stadtgebiets. Für Netzwerkuntersuchungen im psychiatrischen Feld sind besonders die in der Stadt- und Gemeindesoziologie entstandenen Analysetechniken von Bedeutung (siehe z.B. die Arbeiten von Claude Fischer und Barry Wellman). Das liegt v.a. daran, daß in diesem Feld die Methodik zur Untersuchung eines bestimmten Typs von Netzwerken besonders ausgearbeitet worden ist: das persönliche oder egozentrische Netzwerk. Da die soziale Umgebung für das Verständnis psychischer Erkrankungen von großer Bedeutung ist, erhebt sich die Frage, ob es einen Erkenntniszuwachs bedeutet, wenn das persönliche Umfeld als ein Netzwerk betrachtet und mit entsprechenden Verfahren untersucht wird. Weiterhin kann auch das Versorgungssystem selbst als ein Netzwerk behandelt werden, das ähnlich wie andere Verflechtungen von Behörden und privatwirtschaftlichen Strukturen auf ein effektives Zusammenspiel angewiesen ist.

An dieser Stelle ist es nun angebracht, den Netzwerkbegriff etwas zu differenzieren, um unterschiedliche Perspektiven und Forschungszweige voneinander zu trennen. Netzwerke bestehen aus Knoten und Verbindungen, wobei für die Knoten beliebige Entitäten stehen können (z.B. Personen, Organisationen, andere Netzwerke) und für die Verbindungen beliebige Inhalte (z.B. Information, Macht, Sympathie, arbeitsteilige Prozesse). Eine sinnvolle Netzwerktypologie ergibt sich, wenn man nach dem integrierenden Begriff fragt, der die Grenzen des Netzwerks absteckt. Danach lassen sich 5 Typen von Netzwerken unterscheiden:

Handlungsablauf. Handlungssequenzen zwischen allen Personen, die auf ein bestimmtes Ereignis reagieren (z.B. der Ablauf, der mit einer psychiatrischen Notaufnahme verbunden ist).

Person. Persönliches Netzwerk; alle Menschen die zu einer fokalen Person in einer der für die Zwecke der Untersuchung definierten Verbindungen stehen (z.B. Vertrauenspersonen sind oder materielle Unterstützung bieten).

Kategorie von Personen. Verbindungen zwischen Personen, die zu einer bestimmten Gruppe gehören (z.B. alle Patienten in einer Therapiegruppe oder alle Psychotherapeuten einer Stadt).

Organisation. Verbindungen verschiedener Rollenträger auf unterschiedlichen Ebenen in der Hierarchie und in der arbeitsteiligen Segmentierung einer Organisation (z.B. eines Krankenhauses).

Gesellschaftliches Feld. Das Netzwerk der formellen und informellen Verbindungen zwischen verschiedenen Organisationen, die insgesamt eine funktionale Einheit bilden (z. B. das Netzwerk des Gesundheitssystems einer Stadt oder das Einflußnetzwerk einer Interessengruppe).

Netzwerkkonjunktur

Für jede dieser Ebenen der Netzwerkforschung, besonders aber bei den persönlichen Netzwerken, verbunden mit Untersuchungen sozialer Unterstützung, hat das Interesse auf dem Gebiet der Psychiatrie zugenommen, und man kann wohl sagen, daß der Netzwerkboom von benachbarten Gebieten der Sozialwissenschaften (Gemeindesoziologie, Streßforschung, Sozialpsychologie) auf das Terrain der Psychiatrie hinübergeschwappt ist. Abb. 1 illustriert dies auf eindrucksvolle Weise. Bei einer Literaturrecherche unter Zuhilfenahme von DIMDI wurden wir in der Zeit zwischen 1971 und 1973 überhaupt nicht fündig. In dem darauffolgenden Dreijahresintervall stießen wir auf ganze 4 Arbeiten zum Thema „social support" und psychische Störungen; bezüglich „social network" erhielten wir erneut eine Fehlanzeige. Ganz anders war die Ausbeute rund 10 Jahre später: zwischen 1983 und 1985 ließen sich in der Literatur rund 25 Arbeiten zum Thema „social network" und knapp 80 zum Thema „social support" orten.

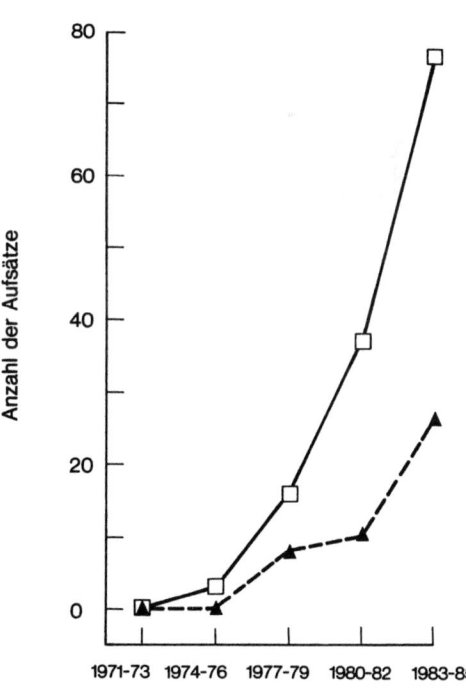

Abb. 1. Anzahl der in den Jahren 1971–1985 in wissenschaftlichen Zeitschriften erschienenen Aufsätze zum Thema „Social network"/„social support" und psychische Störungen (Ergebnis einer DIMDI-Recherche)

Nun traf das Netzwerkkonzept keineswegs auf eine Tabula rasa. Die Beziehung zwischen dem psychisch Kranken und seinem unmittelbaren sozialen Umfeld bildete schon seit längerem einen Gegenstand psychiatrischer Forschung, wobei allerdings der Fokus auf die Familie gerichtet war und die darüber hinausgehenden Sozialbeziehungen weitgehend ausgeblendet blieben. Bereits in den 50er Jahren hatte die psychiatrische Familienforschung in den USA eine erste Blüte erlebt, Ende der 60er/Anfang der 70er Jahre setzte dann die Rezeption ihrer Ergebnisse bei uns in der BRD ein. Trotz unterschiedlicher Provenienz (Psychoanalyse, Kommunikationstheorie, Systemtheorie) hatten die verschiedenen familientherapeutischen Schulen eines miteinander gemein: ihr Forschungsinteresse galt ausschließlich der Aufdeckung pathologischer Interaktionsmuster und Beziehungsformen in der Familie in der Hoffnung, damit einen wesentlichen Erklärungsbeitrag zur Genese psychischer Störungen leisten zu können. Analoges gilt auch für die später von England ihren Ausgang nehmende Variante der Familienforschung, die sich weniger ambitiös gab (weil sich auf die Untersuchung der Bedeutung familiärer Faktoren für den Verlauf psychischer Störungen beschränkend) und die es unter dem Akronym „EE" auch hierzulande inzwischen zu großer Popularität gebracht hat. Hier geht es um die Messung des Ausmaßes an Streß, dem der Kranke in der häuslichen Umwelt ausgesetzt ist, und dessen Einfluß auf den Verlauf der bereits manifest gewordenen Krankheit.

Daß von der Familie auch positive Einflüsse ausgehen, wurde von der Psychiatrie erst spät und sehr zögernd zur Kenntnis genommen. Erst in den letzten Jahren wächst die Bereitschaft anzuerkennen, daß von den Familien psychisch Kranker oft enorme Unterstützungsleistungen erbracht werden. Man mag darüber spekulieren, inwieweit für diesen Sinneswandel ein schlechtes Gewissen wegen vorschneller familiogenetischer Kausalattribuierungen und das Bedürfnis nach Wiedergutmachung für hierdurch zusätzlich zugefügte Stigmatisierungen verantwortlich zu machen ist. Eine Rolle könnte auch spielen, daß sich die in familientherapeutische Interventionen gesteckten Hoffnungen à la longue doch nicht erfüllten. Sicher erleichtert auch der derzeit vorherrschende Zeitgeist den Perspektivwechsel, wo doch allenthalben das Hohelied auf die Familie (aus welchen durchsichtigen Motiven auch immer) angestimmt wird.

Nun muß, um der Wahrheit die Ehre zu geben, festgestellt werden, daß der hier skizzierte Schwenk vom Verständnis der Familie als Noxe für die seelische Gesundheit hin zu einer verstärkten Wahrnehmung ihrer supportiven Funktionen keineswegs durch das Netzwerk-/Social-Support-Konzept induziert worden ist. Die Theorie wurde erst zu einem Zeitpunkt nachgeliefert, als die Entwicklung bereits voll in Gang gekommen war, und diente allenfalls als zusätzliche Legitimationshilfe für Veränderungen, die wohl auch ohne sie stattgehabt hätten. Im Moment stehen beide Ansätze, Familienforschung und Social-support-Konzept, unvermittelt nebeneinander. Das Ausmaß der Idiosynkrasie drückt sich schon in der Semantik aus: spricht man im ersten Fall von der Familie, so ist im zweiten Fall mit Vorliebe von den Angehörigen die Rede – und man vergißt, daß in beiden Fällen meist der gleiche Personenkreis gemeint ist.

Wie schon bei anderen Themenschwerpunkten – man denke nur an „soziale Schicht und psychische Krankheit", „Etikettierung" und zuletzt „Lebensereignisse" – organisiert sich auch im Falle des sozialen Netzwerks ein gewisser Teil der sozialwissenschaftlichen Kapazität um das neue Konzept herum: eine neue Forschungsrichtung ist entstanden. Diesen Selbstorganisationsprozeß kann man als eine Konzentration der Kräfte beschreiben, wie sie durch interessante Entdeckungen oder meßtechnische Durchbrüche in der Wissenschaft immer wieder vorkommt. Allerdings ist schwer zu sehen, worin im Falle des sozialen Netzwerks die bahnbrechende Entdeckung bestanden hätte – wahrscheinlich ist es mehr die intuitive Anziehungkraft, die darin liegt, daß dieses Konzept etwas Wichtiges berührt und vielleicht auch die Hoffung auf eine Integration unterschiedlicher wissenschaftlicher Felder durch ein gemeinsames Basiswissen, etwa eine universell anwendbare Netzwerkanalyse.

Gleichzeitig ist die Konjunktur des Netzwerkbegriffs auch ein sozialpsychologisches Phänomen, das ähnlich verstanden werden kann wie die Bewegungen der Mode. Darin liegt nach unserer Ansicht nichts Abträgliches, ist doch die Mode, wie Georg Simmel sagt, „nur ein einzelnes, besonders charakteristisches unter jenen mannigfaltigen Gebilden, in denen die soziale Zweckmäßigkeit die entgegengesetzten Strömungen des Lebens zu gleichen Rechten objektiviert hat". Welche entgegengesetzten Strömungen des Lebens sind hier gemeint? Es handelt sich, um wieder Simmel sprechen zu lassen, um „die Mischung des Individualgefühls, etwas Besonderes zu haben und des Sozialgefühls, von der Allgemeinheit nachgeahmt zu werden und so durch ihren Geist getragen zu werden. Obgleich beide Gefühle sich logisch zu widersprechen scheinen, so vertragen sie sich psychologisch durchaus und steigern sich sogar. Jeder Nachahmende nimmt, natürlich in abgeschwächten Graden an dieser Gefühlskonstellation teil, bis die Mode völlig durchdrungen ist, also das individuelle Moment wegfällt." (Simmel 1895, neuaufgelegt 1983, S.135). Warum sollen nicht auch Sozialwissenschaftler danach streben, aus Individualgefühl und dem Gefühl, von dem Geist der Gemeinschaft getragen zu werden, eine Synthese zu machen? Neue Konzepte, neue Meßmethoden, neue Modelle tragen diesen Bedürfnissen Rechnung und erfüllen sie allein schon dadurch, daß sie neu sind.

Soziale Netzwerke prägen das Leben jedes Einzelnen in unserer Gesellschaft. Sie legen die Freiheitsgrade seines Handelns fest und sie verbinden ihn mit dem größeren System unserer Gesellschaft, die schließlich ja nichts anderes ist als ein großes Netzwerk von Netzwerken. Ist aber ein so fundamentales Phänomen gleichzeitig auch ein fruchtbares wissenschaftliches Konzept? Die Fotografie eines schönen Gegenstandes muß nicht immer auch ein schönes Bild sein. Daß soziale Netzwerke wichtig sind steht außer Frage, der Beweis dafür, daß auch die wissenschaftliche Kategorie „soziales Netzwerk" als analytisches Konzept fruchtbare Einsichten gewährt, ist dagegen nicht so leicht zu erbringen. Schauen wir uns zum Vergleich in der Lebensereignisforschung um, die ihren Themenbereich schon weitgehend ausgeschöpft hat und daher genug herangereift ist, um eine vorläufige Bilanz zu rechtfertigen. Nach unserer Ansicht ist diese Bilanz durchaus positiv, auch wenn wir uns jetzt nicht an die äußerst schwierige Aufgabe machen wollen, dieses Urteil im einzelnen zu begründen. Wir möchten nur auf die wichtigen Beiträge der Lebensereignisforschung zur Klärung der Genese psychischer Erkrankungen, besonders depressiver Syndrome, verweisen sowie auf die allgemeine Bedeutung des Konzepts in einer sich entwickelnden Theorie der Verarbeitung sozialer Stressoren. Für die Netzwerkforschung lassen sich solche klare Erfolgsberichte bisher nicht verkünden. Sie befindet sich anscheinend in einer Phase, in der die Erwartungen hoch, aber auch mit viel Skepsis vermischt sind (siehe z. B. Wellman 1982; Udris 1982; House u. Kahn 1985; Keupp 1987).

Netzwerk als zeitgemäße Metapher

Worin liegt nun die Anziehungskraft des Netzwerkkonzepts? Die rasche Konjunktur des Netzwerkkonzepts in der Forschung ist wahrscheinlich nicht allein auf dessen wissenschaftliche Fruchtbarkeit zurückzuführen, sondern auch darauf, daß das Interesse den Stand einer gesellschaftlichen Entwicklung widerspiegelt, in der soziale Beziehungen von den Beteiligten nach ihrem Belieben selbst gestaltet werden können und weniger als je zuvor durch fest vorgegebene soziale Formen bestimmt sind.[2] Das persönliche Netzwerk, in dem Ego das Zentrum darstellt, mit dem die Netzwerkmitglieder strahlenfömig verbunden sind, spiegelt, so Keupp (1987), die Grundbefindlichkeit des modernen Individuums zutreffend wieder, das sich als „der Nabel der Welt" erlebt. Es kann als eine Art von sozialem Kapital aufgefaßt werden, in das eine Person ständig investieren muß, um gegebenenfalls spezifische Ressourcen zu mobilisieren. Es ist daher nicht, wie in traditionalen Gesellschaften, etwas selbstverständlich Gegebenes, sondern muß mit einer fortlaufenden Anstrengung erhalten und ausgebaut werden.

Berger et al. (1973) beschreiben die Pluralität der Lebenswelt als ein spezifisches Charakteristikum der Moderne. Während in traditionalen Gesellschaften alle Bereiche des Lebens durch die gleichen integrativen Symbole durchdrungen sind, also eine einheitliche Welt z. B. religiöser Auslegung existiert, ist in der Moderne das Alltagsleben in verschiedene Sektoren aufgeteilt, etwa die spezialisierten Welten des Arbeitslebens, die privaten und die öffentlichen Sphären. Diese unterschiedlichen Lebenswelten haben ihre eigenen Organisationsprinzipien und kognitiven Stile, in denen sie erlebt werden. Die Erfahrung ihrer Relativität schwächt das Gefühl, in einer einheitlichen Realität zu leben. Als Konsequenz kann das Individuum den Halt in der Realität nicht in einer einheitlichen Außenwelt finden, sondern muß ihn in sich selbst in der Kontinuität seiner eigenen Erfahrungen suchen, die ihm realer erscheinen als die wechselnden objektiven sozialen Welten. Dadurch erhält die eigene Identität eine besondere Bedeutung und damit auch die individuelle Lebensplanung, die nach Ansicht von Berger et al. in der modernen Gesellschaft zur wichtigsten Quelle für Identität geworden ist. Jeder Mensch besitzt ein Wissen über mögliche Karrieren, Rolleninhalte und Weichenstellungen im Leben, also eine Art kognitive Landkarte der Gesellschaft und der Möglichkeiten, die sich ihm eröffnen. Wenn es tatsächlich so ist, daß die Identität des typischen modernen Menschen im wesentlichen auf seiner Lebensplanung basiert, dann ist das persönliche Netzwerk als soziales Kapital von emi-

---

[2] Die Netzwerkvokabel erfreut sich denn auch nicht nur in der Wissenschaftsszene großer Popularität. Man begegnet ihr allenthalben in Zeitungen und Journalen. Hier zwei Kostproben aus dem Feuilleton der *Süddeutsche Zeitung:* der Bericht über eine Klee-Ausstellung trug den Titel „Der Maler im Netzwerk der Moderne" (04.12.87), ein Artikel über den Werkbund Bayern war überschrieben mit „Aktion Netzwerk" (06./07.02.88).

nenter Bedeutung, denn es eröffnet ihm den Zugang zu Wahlmöglichkeiten und Ressourcen. Das persönliche Netzwerk ist also ein Instrument des Lebensplanes – es gehört zur Identitätsarbeit.

Soziale Netzwerke und soziales Netz

Ein soziales Netzwerk ist eine Struktur von Verbindungen zwischen Personen. Mit einem sozialen Netz (oder sogar „dem" sozialen Netz) meinen wir dagegen das Gesamt der Angebote und Einrichtungen, die einspringen, wenn soziale Härten und Benachteiligungen nicht mehr durch die Anstrengungen des einzelnen Menschen und seiner Angehörigen bewältigt werden können. Das soziale Netz des Wohlfahrtsstaates ist aus vielfältigen Gründen kritisiert worden: wegen der hohen Kosten, die sich nicht weiter steigern lassen; wegen seiner Ineffizienz und mancher unvorhergesehener Nebenfolgen der Logik des bürokratischen Verteilungsapparats. Daher fordern Fachleute der verschiedensten politischen Orientierungen eine Rückbesinnung auf die Ressourcen natürlicher Solidargemeinschaften. Dies sind zunächst die traditionellen Solidargemeinschaften, also die Familie, die Nachbarschaft, Vereine und Kirchen. Diese traditionellen Quellen sozialer Unterstützung, die nun „wiederentdeckt" werden, scheinen allerdings für viele Menschen nicht auszureichen. Deshalb ist in den letzten Jahren ein wachsendes System von Selbsthilfegruppen entstanden (Trojan et al. 1986), Zusammenschlüsse, die auf ein gemeinsames Schicksal und auf gemeinsame Gesundheitsinteressen gegründet sind. Diese Gruppen funktionieren oft im Sinne eines Hilfenetzwerks zwischen Personen, die sich gegenseitig Informationen, Rat und emotionale Unterstützung geben können. Auch zwischen ganzen Gruppen sind Netzwerkstrukturen auszumachen, und da die Organisationsform der meisten Gruppen egalitär demokratisch ist, wird der neutrale Terminus Netzwerk gern herangezogen, um die Offenheit der Organisationsform auszudrücken. Für Keupp (1987) liegt im Netzwerkbegriff geradezu etwas hoffnungsvoll Emanzipatorisches. Er trägt „die Last der großen Hoffnungen". Bei diesen Hoffnungen handelt es sich um die Hoffnungen der Alternativkultur in der Erprobung neuer Verkehrs- und Lebensformen, bessere Lösungen zu finden als sie durch die traditionellen Gemeinschaftsformen geboten werden. Aus diesem Grunde erhält der Netzwerkbegriff über seinen mehr rational konzeptuellen Gehalt in der Wissenschaft hinaus eine gesellschaftspolitische Aufladung als Signum für die Arbeit an neuen Formen gemeinschaftlichen Lebens.[3] Ebenso wie Familien, Kirchen, Nachbarschaften und Vereine können auch Selbsthilfenetzwerke mehr oder weniger engen Bezug zum staatlichen Wohlfahrtssystem unterhalten – entweder indem sie sich als Alternative neben diesem System verstehen oder indem sie staatliche Ressourcen auf ihre eigene Weise nutzen wollen, nämlich selbstorganisiert im Unterschied zu zentralorganisiert. Keupps Vorschlag geht dahin, den Netzwerkstrukturen, die aus Selbsthilfegruppen entstanden sind, wohlfahrtsstaatliche Mittel zur Verfügung zu stellen,

---

[3] Historisch interessant ist, daß der Netzwerkbegriff genau im Kontext radikaler Institutionskritik bereits einmal Mitte der 60er Jahre in der Psychiatrie aufgetaucht war. Ein von Laing damals ins Leben gerufenes Alternativmodell für die Betreuung psychisch Kranker trug den Namen „network".

damit sie die sozialen Ressourcen der Gesellschaft besser als die Wohlfahrtsbürokratie es bisher vermocht hat, an den Mann bringen können. Netzwerke sollen in diesem Sinne als mediierende Strukturen funktionieren, als Strukturen, die die große Kluft zwischen isolierten Individuen und den großen Megastrukturen der Bürokratie überbrücken.

Soziale Unterstützung

In der Gesundheitsforschung steht soziale Unterstützung als besondere Leistung sozialer Netzwerke so sehr im Vordergrund, daß in manchen Untersuchungen beide Begriffe gleichgesetzt werden. Wie Abb. 1 zeigt ist die Zahl der Publikationen zur sozialen Unterstützung sogar noch rascher nach oben geschnellt als die Zahl der Publikationen zum sozialen Netzwerk. House u. Kahn (1985) haben in der englischsprachigen Literatur zwischen 1972 und 1983 einen geometrischen Anstieg gefunden. Die Ursache hierfür suchen sie hauptsächlich in dem „intuitive appeal" des Konzepts. Das erklärt natürlich nicht, warum diese Anziehungskraft gerade jetzt einen wissenschaftlicher Boom hervorgebracht hat. Vielleicht treffen hier die gleichen Gründe zu wie beim Konzept des Netzwerks – der Zeitgeist und eine zur Konzentration auf einmal exponierte Themen treibende Eigendynamik des Wissenschaftsbetriebs. Auch wenn „soziale Unterstützung" etwas bürokratisch klingt scheint der Begriff für die sinnliche Vorstellungskraft mehr herzugeben als die an die Abstraktionsfähigkeit appellierende Metapher der Netzes. Soziale Unterstützung ist ein Sammelbegriff für eine große Gruppe von Erfahrungen, aus denen Menschen Gefühle der Sicherheit und Geborgenheit beziehen und die sie vor Leere, Einsamkeit und Verzweiflung bewahren. Was soziale Unterstützung ist, kann unmittelbar in lebendiger Selbsterfahrung nachvollzogen werden. Auf dieser phänomenologischen Ebene wird jedoch auch die subtile Qualität deutlich, die solche Gefühle haben können. Nehmen wir Fjodor Pawlowitsch aus Dostojewskis Roman Die Brüder Karamasow:

> Es gab Fälle ernsterer Art, sehr subtile und verwickelte Fälle, in denen auch Fjodor Pawlowitsch wahrscheinlich außerstande gewesen wäre, jenes ungewöhnliche Bedürfnis nach einem zuverlässigen und vertrauten Menschen zu definieren, das er zuweilen plötzlich zu empfinden begann, ohne es ergründen zu können. Das waren fast krankhafte Zustände: den so überaus lasterhaften und in seiner Wollust oftmals wie ein böses Insekt grausamen Fjodor Pawlowitsch überfielen manchmal, wenn er betrunken war, eine seelische Angst und eine moralische Erschütterung, die sich fast physisch auswirkten. „Es ist dann als zitterte mir die Seele in der Gurgel", sagte er zuweilen. Gerade in solchen Augenblicken hatte er es gern, wenn er bei sich in seiner Nähe, wenn auch nicht im selben Zimmer, so doch im Nebengebäude, einen solchen ergebenen und in sich gefestigten Menschen wußte, der, ganz anders als er, nicht lasterhaft war und der, wenn er auch die ganze Sittenlosigkeit sah und all seine Geheimnisse kannte, dennoch aus Ergebenheit alles duldete, sich nicht widersetzte, vor allem aber – keine Vorwürfe machte und mit nichts drohte, weder für das diesseitige Leben noch für das jenseitige, und der ihn im Notfall auch beschützt hätte...vor wem ? Vor jemand Unbekanntem, aber Unheimlichem und Gefährlichem. Es handelte sich gerade darum, daß unbedingt ein *anderer* Mensch da war, ein altvertrauter und freundschaftlich gesinnter, den er in einem Augenblick krankhafter Bedrängnis rufen konnte, wenn auch nur, um ihm ins Gesicht zu schauen oder ein Wort mit ihm zu wechseln, und sei es auch ein ganz belangloses; und wenn der sich nichts draus machte, nicht ungehalten war, so wurde ihm leichter ums Herz, wenn er aber ungehalten war, nun, dann wurde ihm noch trauriger zumute. Es kam sogar vor (wenngleich außerordentlich selten), daß

Fjodor Pawlowitsch nachts in das Nebengebäude hinüberging, um Grigorij zu wecken, damit er auf ein Weilchen zu ihm käme. Der kam dann auch, und Fjodor Pawlowitsch fing an von ganz unerheblichen Dingen zu reden, und entließ ihn bald wieder, manchmal sogar unter leichtem Spott und mit einem kleinen Scherz, doch ihm selber war alles gleich, er war erleichtert, legte sich zu Bett und schlief bald schon den Schlaf des Gerechten.

Wie würde wohl Fjodor Pawlowitsch einen Fragebogen zur sozialen Unterstützung beantworten? Wäre ihm überhaupt klar, daß Grigorij für ihn so etwas bedeutet? Es ist natürlich nicht Sache der Sozialwissenschaften, mit der Romanliteratur um Genauigkeit in der Beschreibung menschlicher Erlebnisse zu konkurrieren – sie hat andere Ziele. Doch kommen wir nicht darum herum, der Komplexität menschlicher Erfahrungen ein angemessen komplexes Instrument der Erfassung entgegenzusetzen. Das Problem, soziale Unterstützung als eine Facette sozialer Netzwerke zu messen, ist schon beträchtlich. Um wieviel schwieriger wird es sein, das vollständige Konzept mit empirischem Inhalt zu füllen! Untersuchungen sozialer Netzwerke müssen daher sehr umfänglich sein oder sich mit relativ oberflächlichen Indikatoren zufrieden geben.

Die Beiträge dieses Bandes

Mit konzeptuellen und methodischen Fragen beschäftigt sich der erste Teil unseres Bandes. Dietrich Klusmann gibt eine kritische Bestandaufnahme der Methoden zur Untersuchung sozialer Unterstützung und persönlicher Netzwerke. Nach einer Beschreibung der Facetten, aus denen diese Konzepte bestehen, folgt eine Auseinandersetzung mit zwei methodischen Zugängen zur Messung von Merkmalen sozialer Netzwerke: dem Selbstrating auf der Grundlage von standardisierten Fragen und dem Interviewerrating auf der Grundlage halbstrukturierter Interviews. Besonders wird erörtert, wie die in der Lebensereignisforschung entstandene Methodik komplexer Ratingverfahren auch auf Probleme der Messung von Merkmalen sozialer Netzwerke angewandt werden könnte.

Karin Siegrist legt einen interessanten Versuch einer mikrosoziologischen Erklärung für die Wirkungsweise sozialer Unterstützung vor. Als Ausgangspunkt für ihre Überlegungen wählt sie die von der phänomenologischen Schule herausgearbeiteten idealisierenden Annahmen von der Konstanz der Weltstruktur, d.h. die unausgesprochene Erwartung, daß die Welt so weiterbestehen wird wie bisher und daß Ego in dieser Welt weiterhin fähig sein wird, so zu handeln wie bisher. Diese „Idealitäten" sind im Alltag für die Sicherheit, mit der sich Ego in der Welt bewegt, von fundamentaler Bedeutung. Durch „Unterbrechungsereignisse", wie den Verlust einer geliebten Person oder den Verlust des Arbeitsplatzes, werden sie abrupt außer Kraft gesetzt. Ego ist genötigt, sich eine neue Wirklichkeit aufzubauen, in der die idealisierenden Annahmen erneut funktionieren. Dies gelingt umso besser, je intensiver der Austausch zu signifikanten Anderen ist. Soziale Unterstützung bzw. sozialer Rückhalt, wie die Autorin die hier zur Rede stehende Beziehungsqualität sehr treffend benennt, steht für die Hilfe beim Aufbau neuer Deutungsschemata und die Möglichkeit, die Adäquanz dieser Schemata an anderen Personen zu überprüfen.

Hans O.F. Veiel stellt das von ihm entwickelte „Mannheimer Interview zur

Sozialen Unterstützung" (MISU) vor. Von den deutschsprachigen Neuentwicklungen dürfte es inzwischen die weiteste Verbreitung innerhalb der psychiatrischen Forschungslandschaft gefunden haben. Eine englische und spanische Version sind in Vorbereitung. Ziel des strukturierten Interviews ist eine detaillierte Bestandsaufnahme potentieller unterstützender Strukturen des sozialen Umfeldes einer Person. Bei der Konstruktion des Interviews wurden drei Dimensionen sozialer Unterstützung zugrunde gelegt: 1) die Art der Transaktion zwischen Ego und Alter, wobei einerseits zwischen instrumenteller und psychologischer Unterstützung und andererseits zwischen Alltags- und Krisenunterstützung unterschieden wird; 2) die Rollenbeziehung (z. B. Ehepartner, Verwandte) und 3) der Erfassungsmodus (objektive Parameter wie z. B. beobachtete Transaktionen vs. subjektive Wahrnehmung und Einschätzung von Beziehungen durch die befragte Person). Das Interview erlaubt darüber hinaus die Erfassung von Netzwerkparametern wie Größe, Kontakthäufigkeit und Multiplexität. Eine erste Überprüfung der Test-Retest-Reliabilität ergab ermutigende Ergebnisse.

Empirische Erfahrungen mit einem Erhebungsinstrument zur Beschreibung von Netzwerken von Patienten mit psychotischen Erkrankungen berichten Dietrich Klusmann und Matthias Angermeyer. Diese Beschreibungen basieren auf einem strukturierten Interview, das darauf zielt, mit Hilfe der Identifikation einzelner Netzwerkmitglieder und der Beziehungen zu ihnen ein rasterartiges Bild des Netzwerks zu erstellen. Als Ergebnis zeigt sich, daß die so erfaßten Merkmale sozialer Netzwerke von Alter, Geschlecht und Schulbildung, ja sogar von der Diagnose relativ unabhängig sind. In einem kritischen Rückblick auf die gewählte Methodik werden am Schluß Fragen der Datenerhebung diskutiert.

In der Forschung wird „social support" in der Regel als eine unabhängige bzw. intervenierende Umweltvariable behandelt. Dabei wird geflissentlich übersehen, daß persönliche Unterstützungsnetzwerke keineswegs naturwüchsig entstanden sind, sondern zu einem beträchtlichen Teil Hervorbringungen des betroffenen Individuums darstellen. Ego hat ganz wesentlichen Anteil an der Konstruktion seines sozialen Beziehungsnetzes. Genau an diesem Punkt setzen Peter Wiedemann und Urike Becker mit ihrer Analyse aus der Perspektive der Entscheidungstheorie an. Anhand eines Fallbeispiels demonstrieren sie die systematische Erfassung der subjektiven Bedeutungsgehalte von sozialer Unterstützung. Anschließend untersuchen sie unter Rekurs auf die multiattributive Nutzentheorie die Kriterien, an denen sich Ego bei der Gewährung bzw. Inanspruchnahme sozialer Unterstützung orientiert.

Im zweiten Teil des Bandes stellen wir einige Beispiele empirischer Forschung zum Thema soziales Netzwerk und soziale Unterstützung vor. Rolf Manz und Heinz Schepank greifen die in der angloamerikanischen Literatur in jüngerer Zeit geführte Diskussion um die Wirkungsweise sozialer Unterstützung auf. Ausgehend von den Daten einer epidemiologischen Feldstudie über die Verbreitung psychogener Erkrankungen in der Großstadt untersuchen sie, ob die Existenz einer engen Vertrauensperson unabhängig vom Auftreten belastender Lebensereignisse oder nur in Interaktion mit diesen einen Einfluß auf die psychische Gesundheit hat. Die Entscheidung darüber, ob ein solcher „confidant" (operationalisiert in Anlehnung an Brown u. Harris) zur Verfügung stand oder nicht, erfolgte auf der Basis intensiver tiefenpsychologischer Interviews. Die Autoren kommen zu dem Ergebnis, daß das Fehlen eines supportiven „confidants" mit einer erhöhten Beeinträchtigung durch psychische Symptome einhergeht. Sogenannte „Puffereffekte" konnten nicht nachgewiesen werden, sind deshalb aber prinzipiell nicht auszuschließen.

Das Hauptinteresse der Forschung galt bislang der Frage, welche Bedeutung sozialer Unterstützung bei der Genese psychischer Störungen zukommt. Andere, weniger ambitiöse (und damit auch weniger prestigebesetzte), deswegen aber für die Praxis sicher nicht weniger relevante Forschungsansätze fanden dagegen wenig Beachtung. Dies gilt z. B. für das Krankheitsverhalten. Anja Dobler-Mikola und Mitarbeiter liefern mit ihrem Beitrag einen Beleg dafür, wie das Netzwerkkonzept für die Untersuchung dieses Themenkomplexes fruchtbar gemacht werden kann. Speziell geht es hier um den Umgang junger Erwachsener mit leichten psychischen und psychosomatischen Störungen. Welchen Einfluß hat die soziokulturelle Integration (festgemacht an der strukturellen Position, z. B. der Stellung im Beruf und der seitens des persönlichen Netzwerks erfahrenen sozialen Unterstützung) auf die Wahrnehmung von Beschwerden, die Bereitschaft, darüber mit anderen zu sprechen, die Selbstmedikation und die Inanspruchnahme professioneller Behandlungsangeboten? Lassen sich diesbezüglich geschlechtsabhängige Variationen feststellen?

Hans O. F. Veiel und Mitarbeiter untersuchen, ob sich für Personen, die einen Suizidversuch unternommen haben, charakteristische Muster sozialer Unterstützung aufzeigen lassen, durch die sie sich von Normalpersonen unterscheiden. Im Vergleich zur Kontrollgruppe verfügten Personen, die einen Suizidversuch begangen hatten, über ein kleineres soziales Netzwerk und traten mit relativ wenigen Personen häufiger in Kontakt. Deutlich wurde, daß Verwandte und Bekannte unterschiedliche Funktionen erfüllen. Dienen erstere als Ressource für alltägliche emotional befriedigende Beziehungen, so sind letztere für die Bereitstellung sozialer Unterstützung in Krisensituationen bedeutsam.

Das soziale Netzwerk schizophrener Kranker weist im Vergleich zu Normalpersonen, aber auch zu anderen psychiatrischen Patientengruppen, quantitative wie qualitative Defizite auf. Dies scheint auch schon für die Zeit vor der Erstmanifestation der Psychose zu gelten. Im Verlauf der Krankheit verschärft sich die ohnehin prekäre Beziehungssituation noch. Von diesen deskriptiven Befunden ausgehend untersucht Matthias Angermeyer unter Rekurs auf die vorliegende Literatur den Zusammenhang zwischen sozialem Netzwerk und Schizophrenie aus zwei gegenläufigen Perspektiven. Zunächst interessiert die Frage, welchen Einfluß das soziale Netzwerk auf die Entstehung und den Verlauf schizophrener Störungen sowie auf das Krankheitsverhalten der Patienten hat. Im Anschluß daran werden die Auswirkungen der Krankheit auf das soziale Netzwerk der Patienten untersucht. Dabei wird unterschieden zwischen dem Einfluß, den der Kranke selbst auf die Gestaltung seiner sozialen Beziehungen hat, der Reaktion der Umwelt auf die Krankheit sowie der Lebenssituation der Patienten (u. a. Gettoisierung, Armut, Arbeitslosigkeit).

Karl Ibes und Dietrich Klusmann untersuchen worin sich die Netzwerke chronisch psychotisch kranker Patienten von solchen unterscheiden, die erst neu erkrankt sind. Hier ergeben sich eine Reihe von Unterschieden, die, auch wenn es sich um eine Querschnittsstudie handelt, einen Eindruck von den möglichen

Auswirkungen chronisch psychiatrischer Krankheit auf das soziale Umfeld vermitteln.

Brian Cooper und Mitarbeiter untersuchen im Rahmen einer epidemiologischen Feldstudie den Zusammenhang zwischen sozialer Isolation und psychischer Erkrankung im Alter. Zur Untersuchungsgruppe gehören Menschen im Alter von über 65 Jahren, die in Privathaushalten leben, sowie auch Alten- und Pflegeheimbewohner. Für diese Untersuchung wurde ein spezielles Instrument entwickelt, das Interview zur Messung sozialer Isolation, das sich an einem Mehrebenenmodell sozialer Isolation orientiert. Die Untersuchung schließt eine Follow-up-Studie ein.

Den letzten Abschnitt des Bandes, der sich mit der Anwendung des Netzwerkansatzes in der Praxis befaßt, eröffnet Bernd Röhrle mit einer Übersicht zur Bedeutung des Netzwerkkonzepts in verschiedenen Praxisfeldern. Der Aspekt der sozialen Unterstützung gehört oft zu Programmen, die übergeordnete Ziele verfolgen, z. B. eine Alternative zur stationären Versorgung anbieten. In diesen Programmen werden meist kommunikative Fertigkeiten trainiert, und entsprechend gehört es zu ihren Evaluationskriterien, ob der Patient sich ein stützendes soziales Netzwerk aufbauen konnte. Interventionsmethoden, die einzig und allein vom Netzwerk ausgehen, z. B. die Ausweitung des Ansatzes der Familientherapie auf größere Gruppen, sind relativ selten geblieben. Das Netzwerkkonzept ist in der Regel kein Leitbegriff für unmittelbare Umsetzungen, sondern vielmehr ein Gesichtspunkt, unter dem bestimmte psychosoziale Angebote betrachtet werden können, z. B. Selbsthilfegruppen, Nachbarschaftshilfen, Laienhefer, Angehörigengruppen und Wohnheimgruppen.

Eine spezieller Ausschnitt dieses Feldes, die Subkultur psychiatrischer Wohngruppen, ist der Gegenstand des Beitrags von Peter Novak. Ein wesentliches Ziel der Wohngruppen besteht darin, den Patienten zu helfen, ihre Kompetenzen zur Bewältigung des Alltags zu erweitern. Novak beschreibt das soziale Leben der Wohngruppen besonders unter dem Aspekt der Beziehung zwischen Patienten und Mitarbeitern. Die Hauptthemen sind dabei Konkurrenz und Grenzziehung.

Dirk Schwoon berichtet über Erfahrungen mit verschiedenen Nachsorgeangeboten nach einer zehnwöchigen stationären Gruppentherapie bei Alkoholabhängigen. Zwei deutlich in Zielsetzung und Atmosphäre verschiedene Angebote sozialer Unterstützung werden miteinander verglichen: eine Therapiepegruppe und eine reine Selbsthilfegruppe. Diese beiden Angebote sind, je nach Bedürfnissen, für charakteristische Personentypen besonders attraktiv.

Mit der besonderen Bedeutung des sozialen Umfeldes für die Arbeit mit älteren psychisch kranken Menschen beschäftigt sich Rolf D. Hirsch. An anschaulichen Beispielen wird gezeigt, welche Schwierigkeiten sich ergeben können, wenn Laien und professionelle Helfer gemeinsam an der Betreuung beteiligt sind und wie diese Schwierigkeiten durch rechtzeitige Kommunikation vermieden werden können. Alte Menschen sind oft sukzessive Patienten und Klienten verschiedener Einrichtungen – auch hierdurch entstehen Probleme der Koordination. Rolf D. Hirsch macht uns durch konkrete Schilderungen hautnah mit dem Erfahrungsstil alter Menschen vertraut. Er entwirft auf diesem Hintergrund Leitlinien für die Arbeit mit alten Menschen und stellt ein Fortbildungskonzept für die beteiligten Berufsgruppen vor.

Teresa Konieczna unterscheidet drei Stoßrichtungen für die Intervention am sozialen Netzwerk im Rahmen der Rehabiliation schizophrener Patienten. Zum einen können qualitative Veränderungen des vorhandenen Netzwerks angestrebt werden. Dies kann auf direkte Weise mit Hilfe der Familientherapie oder Netzwerktherapie geschehen oder mehr indirekt über Angehörigengruppen. Eine andere Strategie verfolgt das Ziel, das vorhandene Netzwerk zu erweitern, indem den Patienten wie deren Angehörigen die Möglichkeit zur Etablierung neuer außerfamiliärer Kontakte geboten wird. Schließlich kann versucht werden, ein alternatives Netzwerk zu schaffen z. B. dadurch, daß der Patient aus der Familie auszieht und in einem Wohnheim Unterkunft findet. Zum Schluß stellt die Autorin ein interessantes Experiment vor (das in Wien bereits realisiert wurde), bei dem alle drei Ansätze miteinander vereint wurden.

Am Schluß des Bandes stehen Überlegungen der Herausgeber zur wissenschaftlichen und praktischen Fruchtbarkeit des Netzwerkkonzepts.

Literatur

Berger P, Berger B, Kellner H (1973) The homeless mind. Modernization and conciousness. Penguin, London
Bopp J (1980) Antipsychiatrie. Syndikat, Frankfurt am Main
Bott E (1953) Familiy and social networks. Tavistock, London
House JS, Kahn RL (1985) Measures and concepts of social support. In: Cohen S, Syme SL (eds) Social support and health. Academic, Orlando, pp 83–108
Keupp H, Rerrich D (1982) Soziale Netzwerke. Einleitung: Ist das Netzwerkkonzept das „missing link" der Gemeindepsychologie ? In: Keupp H, Rerrich D: Psychosoziale Praxis - gemeindepsychologische Perspektiven. Urban & Schwarzenberg, München
Keupp H (1987) Soziale Netzwerke - Eine Metapher des gesellschaftlichen Umbruchs? In: Keupp H, Röhrle B (Hg) Soziale Netzwerke. Campus, Frankfurt am Main, S 11–53
Simmel G (1895) Zur Psychologie der Mode. Soziologische Studie. *Die Zeit,* 12.10.1985: 22–24. Abgedruckt in: Dahme H-J, Rammstedt O (1983) Georg Simmel. Schriften zur Soziologie. Suhrkamp, Frankfurt am Main
Trojan A (1986) Wissen ist Macht. Eigenständig durch Selbsthilfe in Gruppen. Fischer, Frankfurt am Main
Udris I (1982) Soziale Unterstützung: Hilfe gegen Stress? Psychosozial 5: 78–91
Wellman B (1982a) Applying network analysis to the study of support. In: Gottlieb BH (ed) Social networks and social support. Sage, London
Wellman B (1982b) Studying personal communities. In: Marsden PV, Lin N: Social structure and network analysis. Sage, London

Theorie und Methodik
der Netzwerkforschung

Methoden zur Untersuchung sozialer Unterstützung und persönlicher Netzwerke[1]

D. KLUSMANN

Einleitung

Die Zahl der Untersuchungen zu den Themen soziale Unterstützung und soziales Netzwerk hat in den letzten Jahrzehnten stark zugenommen Es ist noch schwierig einzuschätzen, welchen Erkenntniszuwachs die boomartig eingesetzte Konjunktur dieser Konzepte bringen wird. Eine Mischung aus Optimismus und Skepsis ist der Grundton vieler Übersichtsarbeiten (Wellman 1982b; Udris 1982; Keupp u. Rerrich 1982). Soziale Unterstützung wird meist als Schutzfaktor betrachtet, der in den unterschiedlichsten Lebensbereichen die Auswirkungen streßhafter Belastungen abmildert, u. a. auch durch eine Stärkung des Immunsystems (Cassell 1976). Untersucht wurde das menschliche Leben in dieser Hinsicht, wie Udris (1982) es in einer Übersicht ausgedrückt hat, von der Wiege bis zur Bahre. Tatsächlich haben erwünschte Kinder ein höheres Geburtsgewicht als unerwünschte (erwähnt in Cobb 1979, S. 95); dagegen stellt sich der Tod früher ein, wenn die soziale Umgebung verarmt ist (Berkman u. Syme 1979). Was soziale Unterstützung intuitiv ist, kann man sich am besten am Beispiel des Kindes klarmachen, dessen Qualen auf dem Zahnarztstuhl dadurch vermindert werden, daß die Mutter dabei ist.

Der Begriff des sozialen Netzwerks wird zwar manchmal als Synonym für soziale Unterstützung verwendet, meist wird jedoch in der Weise unterschieden, daß a) „Netzwerk" der umfassendere Begriff ist und b) das Wort „Netzwerk" vornehmlich eine Struktur bezeichnet, während es sich bei sozialer Unterstützung um Inhalte handelt. Mit dem Begriff „soziales Netzwerk" ist zunächst nichts anderes gemeint, als das System sozialer Beziehungen zwischen Individuen. Jede Person „besitzt" ein Netzwerk durch ihre verschiedengestaltigen Verbindungen mit anderen, z.B. mit Verwandten, Freunden, Kollegen, Nachbarn und vielleicht auch mit berufsmäßigen Helfern aus dem Gesundheitssystem. Persönliche Netzwerke können groß oder klein sein, mehr oder weniger stark segmentiert, funktionell differenziert, von Symmetrie oder von Komplementarität beherrscht, dicht oder locker geknüpft. Die Netzwerkforschung hat ein ganzes Arsenal analytischer Begriffe und Formalismen entwickelt, um solche Strukturen zu beschreiben.

Man kann ein soziales Netzwerk als die von einem Menschen selbst geschaffene und aufrechterhaltene soziale Struktur betrachten. Andererseits ist es auch

---

[1] Diese Arbeit ist von der Deutschen Forschungsgemeinschaft im Rahmen des Sonderforschungsbereichs 115 gefördert worden. Das Projekt fand an der Psychiatrischen Klinik des Hamburger Universitätskrankenhauses Eppendorf statt. Projektleiter waren Prof. Dr. J. Gross, Prof. Dr. M. C. Angermeyer und Prof. Dr. G. Schmidt.

eine objektive Realität, die von außen auf den Einzelnen einwirkt. In jedem Netzwerk sind auch Personen enthalten, die ihre Anwesenheit nicht dem aktiven Bemühen des Netzwerkinhabers verdanken, sondern schon vor ihm da waren (die Eltern) oder die zusammen mit frei gewählten Partnern hinzukamen wie z.B. die Schwiegereltern, Freunde von Freunden oder Kollegen. Das soziale Netzwerk eines Menschen bestimmt zu einem großen Teil darüber, welche Handlungsspielräume ihm offen sind und auf welche Art er am gesellschaftlichen Leben teilnimmt. Es verknüpft das Individuum mit mikrosozialen Strukturen wie z.B. der Familie, dem örtlichen Schulsystem, Vereinen, Kirchengemeinde, Betrieben, die ihrerseits mit gesellschaftlichen Makrostrukturen verwoben sind (s. Berger u. Neuhaus 1977). Das Netzwerkkonzept kann damit, ähnlich dem Begriff der Rolle, dazu beitragen, Vorgänge an den Schnittstellen zwischen Individuen, informellen Gruppen und gesellschaftlichen Institutionen zu verstehen.

Soziale Unterstützung

Soziale Unterstützung ist ein Begriff, den jeder versteht, der jedoch schwer zu umgrenzen ist. Eine der ersten Definitionen, die auch im Kern aller späteren Formulierungen enthalten ist, geht von der subjektiven Wahrnehmung aus. Soziale Unterstützung ist eine spezielle Information, die eine Person ihrer sozialen Umgebung entnimmt und die zu bestimmten Überzeugungen führt (Cobb 1976). Diese Überzeugungen liegen auf drei Ebenen: a) das Gefühl emotionalen Rückhalt zu besitzen, b) die Wahrnehmung entgegengebrachter Wertschätzung, und c) die Überzeugung, zu einem Netzwerk gegenseitiger Verpflichtungen zu gehören. Cobb schließt aus dieser Definition instrumentelle, aktive und materielle Unterstützungen aus. Er beschränkt das Konzept also auf die subjektive Wahrnehmung eines psychischen Rückhalts. Die meisten Autoren fassen den Begriff allerdings weiter, indem sie gerade die von Cobb abgegrenzten instrumentellen Aspekte mit hineinnehmen. Veiel (1986) hat eine Vielzahl von Definitionen (besonders House 1981, Kahn u. Antonnucci 1980) zusammengefaßt, indem er zwischen psychischer Unterstützung und instrumenteller Unterstützung unterscheidet. Psychische Unterstützung kann emotional oder kognitiv geprägt sein. Mit der emotionalen Komponente ist Zuneigung, Wertschätzung, emotionale Wärme, Ermutigung und Trost gemeint. Die kognitive Komponente umfaßt vor allem Rat, Feedback und Orientierung bei der Suche nach Problemlösungen. Zur instrumentellen Unterstützung gehören Informationen und materielle Hilfen. Bei den Informationen handelt es sich um das „gewußt wo" und die Vermittlung von Kontakten, materielle Hilfe kann finanzielle Unterstützung sein, Hilfe beim Hausbau, Babysitting, Urlaubsvertretung und dergleichen. Natürlich lassen sich in der Realität diese Komponenten schwer voneinander trennen. Wer ein praktisches Geschenk macht, mag damit auch Zuneigung ausdrücken, wer kognitives Feedback gibt, vermittelt oft auch Wertschätzung.

Soziale Unterstützung als Quantität

Mit dieser Taxonomie sind sehr unterschiedliche Phänomene unter einen Hut gebracht: ein Barscheck (materiell) und einfühlendes Zuhören (emotional) haben jetzt etwas miteinander gemeinsam – beide sind Ausdruck eines zugrundeliegenden quantifizerbaren Phänomens: „soziale Unterstützung". Tatsächlich haben viele Autoren das Konzept auf diese unifizierte Weise behandelt, also eine summarische Messung in ihren Analysen benutzt (Gore 1978; Lin et al. 1979, Barrera 1982; Sarason et al. 1983; Bruhn u. Phillips 1984). Die Ergebnisse sind meist schwer zu interpretieren und können wie eine Übersicht von Cohen u. Wills (1985) zeigt, zu scheinbar widersprüchlichen Schlußfolgerungen führen. Ein summarisches Maß für soziale Unterstützung ist ähnlich zu betrachten wie ein Breitbandmedikament, dessen Zusammensetzung nicht nur unbekannt ist, sondern auch von Packung zu Packung verschieden. Aus den folgenden Erörterungen soll deutlich werden, daß der Begriff der sozialen Unterstützung kein einheitliches Element des sozialen Lebens bezeichnet, sondern nur Titel sein kann für eine weitverzweigte und der weiteren Durchdringung bedürftige Problematik.

Kontingenzen sozialer Unterstützung

In den meisten Untersuchungen wird soziale Unterstützung als eine Kognition aufgefaßt, also ein subjektives Phänomen (s. Übersicht von Turner 1983). Der Begriff kann aber auch in Hinblick auf konkretes Verhalten in sozialen Situationen analysiert werden. Um zu erfahren, was sich in einem Akt sozialer Unterstützung ereignet, müssen wir einer Anregung von House (1981) folgend die Fragen stellen:

- Worin besteht die Unterstützung (Inhalt)?
- Von wem kommt sie (Quelle)?
- Wem wird sie zuteil (persönliche Bedürfnisse)?
- In welcher Situation (Situation)?
- Von wem wissen wir etwas darüber (Beobachter)?

Über Inhalte ist schon etwas gesagt worden, wir können daher mit den Quellen fortfahren.

Quelle

Zur Interpretation einer sozialen Kommunikation ist die Kenntnis des Senders erforderlich: wie gewichtig ein Lob ist hängt u. a. davon ab, wer es ausspricht. Da soziale Unterstützung auch eine Kommunikation darstellt, ist es nicht gleichgültig, aus welcher Quelle sie kommt. Ist es ein naher Angehöriger oder ein berufsmäßiger Helfer aus dem Gesundheitswesen? Selbst wenn beide ungefähr das gleiche tun, so ist die Bedeutung doch verschieden. Schließlich wird ein berufsmäßiger Helfer dafür bezahlt, dagegen drückt ein naher Angehöriger oder Freund durch seine Hilfe eine persönliche Bindung aus. Brown et al. (1986) finden, daß soziale Unterstützung von Personen, die nicht zum „Kern" des Beziehungsfeldes eines Menschen gehören, keinen Schutz vor den depressionsauslösenden Wirkungen von Lebensereignissen bieten. Die Autoren vermuten: „There may also be some cost in terms of loss of self-esteem if support is requested outside ongoing close relationships where it can be seen as arising naturally from the everyday give and take of interaction" (S. 829).

Eine Übersicht zu Quellen sozialer Unterstützung in den Systemen der Verwandtschaft, Freundschaft und der professionellen Hilfe gibt Pinneau (1975). Die wichtigste Quelle sozialer Unterstützung ist die unmittelbare soziale Umgebung - das persönliche Netzwerk. In dem Maße, in dem der Einzelne Architekt seines persönlichen Netzwerks ist, beeinflußt er auch die Qualität und das Ausmaß der erreichbaren sozialen Unterstützung. In den sozialen Ressourcen, die er aufgebaut hat, spiegelt sich sein soziales Handeln wider. Menschen, deren soziale Kompetenz durch psychische Beeinträchtigungen vermindert ist, haben daher gerade aus diesem Grunde oft auch relativ geringe Hilfquellen (Heller 1979).

Persönlichkeit und Bedürfnisse

Weiss (1974) hat auf der Grundlage einer Reihe von Untersuchungen zu Verwitwung, Trennung und Wohnortwechsel eine Taxonomie sozialer Bedürfnisse zusammengestellt. Diese Bedürfnisse sind in Abhängigkeit von der Persönlichkeitsentwicklung bei jedem Menschen unterschiedlich ausgeprägt und die soziale Umgebung kann mehr oder weniger in der Lage sein, sie zu erfüllen:

Bindung. Beziehungen, die ein Gefühl von Sicherheit und Zugehörigkeit vermitteln.

Soziale Integration. Beziehungen, die auf gemeinsamen Interessen beruhen und damit eine Basis für Geselligkeit und für soziale Aktivität abgeben.

Für andere sorgen. Die Befriedigung, die darin liegt, für Kinder oder andere anvertraute Menschen verantwortlich zu sein.

Bestätigung. Anerkennung der Kompetenz in sozialen Rollen, Bestätigung des Selbstwertgefühls.

Eingebundenheit. Zugehörigkeit zu einer solidarischen Gruppe wie z. B. einem Familienclan.

Orientierung. Die Möglichkeit sich an vertrauenswürdige Menschen um Rat und Anleitung zu wenden.

Jede einzelne Komponente für sich genommen kann nur allein in ihrem spezifischen Modus befriedigt werden. So können Freundschaftsbeziehungen nicht eine fehlende Partnerbindung ersetzen und umgekehrt kann eine gut funktionierende

Ehe nicht Freundschaften entbehrlich machen. Wer ein Bedürfnis hat, für andere zu sorgen, kann nur in engen Grenzen ersatzweise Befriedigung durch andere Modi sozialer Beziehungen finden. Was soziale Unterstützung subjektiv sein kann, hängt daher von der intrapsychischen Welt der Bedürfnisse ab.

Diese Taxonomie ist wie viele andere zwar auf der Grundlage umfassender empirischen Forschungserfahrungen entstanden, dennoch hat sie a priori Charakter. Gottlieb (1978) hat dagegen einen gezielte empirische Untersuchung durchgeführt um die Frage zu beantworten, was als soziale Unterstützung empfunden wird. Alleinstehende Mütter wurden interviewt und gebeten, Probleme zu nennen, die sie in der letzten Zeit beschäftigt hatten. Danach wurden die Personen erfragt, die bei der Lösung dieser Probleme geholfen hatten und schließlich die Form dieser Hilfe aufgezeichnet. Der Autor hat die Antworten folgendermaßen zusammengefaßt:

Emotional stützendes Verhalten. Reden (ohne bestimmten Fokus), Bestätigung geben, zu etwas ermutigen, zuhören, verstehen, Wertschätzung ausdrücken, Anteilnahme, Vertrauen zeigen, Nähe zeigen, Kameradschaft geben, Begleitung in Streßsituationen, Fürsorge für längere Zeit.

Problemlöseverhalten. Reden (problemspezifisch), bei Erklärung helfen, Anregungen geben, eine Richtung weisen, Informationen über die Quelle des Streß geben, Problemlösung überwachen, Ego von der Quelle des Streß fernhalten, ein Modell geben, Beispiele aus eigener Erfahrung geben, materielle Hilfe, direkte Dienstleistung, Ablenkung.

Indirekte persönliche Stützung. Zuverlässige Erreichbarkeit und Bereitschaft, zu handeln.

Umgebungsgerichtetes Handeln. Helfer interveniert in der Umgebung von Ego, um Streß zu vermindern.

Ein weiterer empirischer Beitrag zur Definition sozialer Unterstützung stammt von Breier u. Strauss (1984). Die Autoren untersuchten Patienten, die nach einer psychotischen Episode aus dem Krankenhaus entlassen worden waren. Ziel der Untersuchung war es herauszufinden, welche Verhaltensweisen und Angebote der sozialen Umgebung von den Entlassenen als hilfreich empfunden wurden. Diese hilfreichen Funktionen sozialer Beziehungen wurden auf der Basis von Interviewtranskripten in 12 Kategorien unterteilt.

Ventilation. Mit anderen reden („just talking"), um Angst zu reduzieren und Gefühle auszudrücken.

Realität testen. Hinweise geben auf den Unterschied zwischen Realität und psychotischer Verzerrung.

Materielle Unterstützung. Hilfe in finanziellen Dingen, Wohnungsangelegenheiten, Transport usw.

Soziale Wertschätzung und Integration. Das Gefühl der Zugehörigkeit geben.

Konstanz. Besonders wichtig waren Menschen, die der Patient schon vor der Hospitalisierung kannte und deren Gegenwart ihn anschließend daran erinnern konnte, wie er vorher (gesund) gewesen ist und wie er wieder sein würde.

Motivation. Einige Patienten hatten ausdrücklich den Wunsch, zu Leistungen herausgefordert zu werden.

Modellverhalten. Orientierung am Beispiel anderer.

Überwachung der Symptomatik („symptom monitoring"). Ein Feedback über die Stimmungslage erhalten.

Problemlösung. Hilfe bei der Ordnung des Lebens im Alltag. Strukturierung und Ordnung von Problemen (diese Kategorie wurde von allen Patienten genannt).

Einfühlendes Verständnis.

Reziproke Beziehung. Die Wahrnehmung einer gleichberechtigten symmetrischen Beziehung zu anderen.

Einsicht. Hilfe bei der Klärung der eigenen Identität.

Diese Taxonomie unterscheidet sich in vielen Punkten von der zuvor dargestellten. Die Gründe sind im wesentlichen nicht im methodischen Vorgehen, sondern in der Verschiedenheit der Untersuchungsgruppen zu suchen: Alleinstehende Mütter haben andere Probleme zu bewältigen als psychiatrische Patienten nach der Entlassung aus dem Krankenhaus.

Situation

Wir sind damit auf eine weitere Problematik des Begriffs gestoßen: die Spezifität der Lebenssituation, in der die eine oder die andere Komponente sozialer Unterstützung besonders gefordert ist. Ullah et al. (1985) z.B. finden, daß emotionale Unterstützung bei arbeitslosen Jugendlichen nicht vor psychischen Symptomen bewahrt, wohl aber instrumentelle Unterstützung eine solche Funktion haben kann. Wenn es dagegen um die Auswirkungen bedrohlicher Lebensereignisse geht, die die subjektive Welt der Annahmen über sich und die Umwelt erschüttern, dann erweist sich gerade emotionale Unterstützung in Gestalt einer zuverlässigen Vertrauensbeziehung als wirksamer Schutz vor Depression (Brown u. Harris 1978a).

Beobachter

Die bisherigen Definitionen gehen vom Subjekt aus. Soziale Unterstützung wird meist als ein Vorstellungsgebilde angesehen, ein Konglomerat von Überzeugungen darüber, wie die soziale Umwelt beschaffen ist. Welcher Realität diese subjektiven Überzeugungen entsprechen ist eine andere Frage. Eine Möglichkeit, diese Frage zu beantworten, bestünde darin, die Netzwerkmitglieder zu befragen. Solche Untersuchungen sind allerdings selten (s. z. B. Perrucci u. Targ 1982). Meist wird versucht, eine quasi-Objektivität schon durch die Befragung von Ego selbst zu gewinnen. Henderson et al. (1981) unterscheiden zwischen der Erreichbarkeit und der wahrgenommenen Adäquatheit sozialer Unterstützung. Die erstere Dimension könnte man als die objektivere bezeichnen, obwohl auch sie sehr von der subjektiven Verfassung geprägt sein kann. Messungen seelischer Befindlichkeit und sozialer Unterstützung sind auf diese Weise von vornherein miteinander konfundiert. Eine Annäherung an eine objektive Einschätzung bietet das Verfahren von Brown et al. (1986). Hier ist zwar ebenfalls Ego die einzige Informationsquelle, die Interviews sind jedoch sehr ausführlich und beziehen sich auf eine aktuelle Krise, so daß eine Reihe von Ratings vorgenommen werden können, die nur das berichtete Verhalten der potentiellen Unterstützungsperson reflektieren, wobei die subjektiven Reaktionen der Betroffenen zu einem gewissen Grade ausgefiltert werden können. Diese Methode ähnelt der kontextuellen Einschätzung von Lebensereignissen (Brown 1973, 1981b; Brown u. Harris 1978a, 1986; Brown et al. 1987)

Facetten sozialer Unterstützung

Die Beschreibung eines Aktes sozialer Unterstützung hängt, wie wir gesehen haben, von verschiedenen Kontingenzen ab: Inhalt, Quelle, persönliche Bedürfnisse, Situation und schließlich der Beobachter. Letztere Kontingenz betrifft im wesentlichen die Unterscheidung von subjektiver und objektiver Einschätzung sozialer Unterstützung, auf die später noch ausführlicher eingegangen werden soll. Zur Veranschaulichung sind in Abbildung 1 drei Facetten dargestellt, die einen Akt sozialer Unterstützung beschreiben: Inhalt, Quelle und Situation.
Jede Zelle stellt eine Kombination dreier Spezifikationen dar – z. B. „emotionale Unterstützung durch Angehörige bei Scheidung" oder „instrumentelle Hilfe durch professionelle Helfer bei Arbeitslosigkeit". Manche Untersuchungen generalisieren über Situationen, manche über Inhalte sozialer Unterstützung, fast alle über die Quellen. Das Schema gibt einen Eindruck davon, wie verschiedenartig die zwischenmenschlichen Transaktionen aussehen können, die unter dem Begriff der sozialen Unterstützung zusammengefaßt werden. Dabei sind nicht einmal die Variationen einbezogen, die sich aus unterschiedlichen persönlichen Bedürfnissen ergeben und ebenfalls nicht die Unterscheidung zwischen subjektiver und objektiver Perspektive. (s. auch die Definition der Facetten des Konzepts („mapping sentence") in Turner 1983).

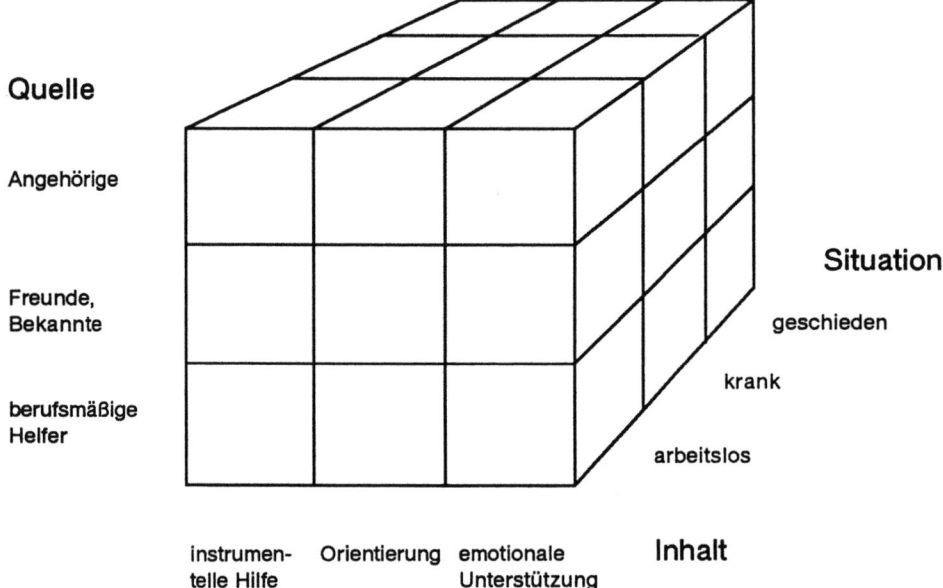

Abb. 1. Ebenen der Generalisierung

Handlungen und Vorstellungen

Wir haben gesehen, daß soziale Unterstützung als *Kognition* definiert wurde (Cobb 1976), und wir konnten auch eine Reihe von *Verhaltensweisen* aufzählen, deren Gemeinsames darin liegt, daß sie als sozial unterstützend bezeichnet werden. Der Begriff kann offenbar auf zwei unterschiedlichen Ebenen angesiedelt sein: einmal als Geborgenheitsgefühl und als die Gewißheit oder der Zweifel, in Notfällen sozialen Rückhalt in der Umgebung zu finden und zum anderen als eine Klasse empirisch beobachtbarer Handlungen, die ihre Gemeinsamkeit darin haben, daß sie als sozial unterstützend betrachtet werden. Natürlich sind diese beiden Ebenen miteinander verbunden. Gewißheiten über die Verfügbarkeit sozialer Unterstützung müssen ja irgendwie entstanden sein.

Attribution

Nehmen wir einen einfachen überschaubaren Fall: Ich stelle mir eine Notlage vor und frage mich, an welchen Verwandten oder Freund ich mich um Hilfe wenden könnte. Zu dieser Überlegung gehören viele unterschiedlicher Aspekte: Wie sieht die Bilanz der gegenseitigen Verpflichtungen aus? Ist mir der Betreffende etwas schuldig? Hat er mir früher schon einmal in einer ähnlichen Situation geholfen oder hat er jemand anderem geholfen, der ähnlich wie ich mit ihm befreundet ist? Ist er ein hilfsbereiter Mensch, auf den man sich verlassen kann oder jemand, der sich zurückzieht, wenn es ernst wird? Man sieht, daß die Einschätzung eines sozialen Rückhalts eine Reihe von sozialen Urteilen, Attributionen und Schlußfolgerungen voraussetzt. Diese Urteilsvorgänge schaffen eine Art kognitive Landkarte des Möglichen: Hintergrundsannahmen über das, was wäre, wenn... Diese Hintergrunderwartungen müssen keinesfalls explizit sein, denn niemand, es sei denn ein von Natur aus grüblerisch veranlagter Mensch, macht sich Gedanken über alle möglichen Widernisse, die ihm zustoßen könnten und mustert daraufhin sein soziales Netzwerk durch, um herauszufinden, wo Rückhalt zu finden wäre und wo vielleicht Enttäuschungen zu befürchten sind. Solche Hintergrundserwartungen sind in der Regel implizit in generalisierten Annahmen über andere Menschen enthalten. Jones u. Davis (1965) haben in ihrem Artikel „From acts to dispositions" erläutert, wie Persönlichkeitsmerkmale aus Verhaltensweisen gefolgert werden. Persönlichkeitsmerkmale sind für die Orientierung in der unmittelbaren sozialen Welt von praktischem Nutzen, denn sie ermöglichen Ego, andere Menschen und ihre Verschiedenartigkeit kognitiv zu repräsentieren, um auf dieser Grundlage zukünftiges Verhalten abschätzen zu können. Zu dieser kognitiven Repräsentation gehört auch eine mehr oder weniger genaue Einschätzung des Potentials für soziale Unterstützung, der Gewißheit oder auch Ungewißheit, in ernsten Lebenslagen Rückhalt zu finden.

Normative Erwartungen

Man kann neben dieser empirisch-induktiven auch eine zweite Quelle von Erwartungsbildungen benennen, die deduktiver Natur ist: der normative Rahmen, in dem sich die soziale Interaktion vollzieht. Normalerweise ist es z. B. üblich, daß Eltern ihre Kinder in der Berufsausbildung unterstützen, von entfernteren Verwandten wird dieses Verhalten nicht im gleichen Maße erwartet. Von einem langjährigen Ehepartner ist ein höheres Maß an Loyalität zu erwarten als von einer kurzfristigen Bekanntschaft, auch wenn es sich in einzelnen Fällen ganz anders verhalten mag. Solche generalisierten, normativen Erwartungen strukturieren ebenso wie bereits gemachte Erfahrungen die Gewißheiten über soziale Unterstützung. Sie machen tatsächliche empirische Erfahrungen überflüssig. Boszormenyi-Nagy (1979) spricht in einer Abhandlung über die Balance der Gerechtigkeit in der Familie von den normativ vorausgesetzten „entitlements" und „accountabilities" in der Beziehung zwischen Eltern und Kind. Meist gehören solche Erwartungen zu den gemeinsam stillschweigend vorausgesetzen Selbstverständlichkeiten.

Frühe Erfahrungen

Schließlich wird die Wahrnehmung sozialer Ressourcen auch von Einflüssen bestimmt, die tiefer in die psychische Entwicklung hinabreichen, Vorgänge, die u. a. darüber bestimmen, welches generalisierte Vertrauen oder Mißtrauen jemand seiner Umgebung entgegenbringt, und die v. a. in der psychoanalytischen Objekttheorie beschrieben werden (eine zusammenfassende Darstellung gibt Kernberg 1980). Diese Theorien beschäftigen sich weniger mit den realen Quellen sozialer Unterstützung, die das Individuum in seiner Umgebung gegenwärtig vorfindet, als mit seinen inneren Ressourcen, die auf vergangenen Erfahrungen beruhen, gewissermaßen als sedimentierte soziale Unterstützung:

> The internal resources that an individual has in the face of conflict and failure are intimately related to the maturity and depth of his internal world of object relations. Perhaps the most dramatic example of this situation is incurable illness and the prospect of imminent death: persons who have been able to love other human beings in a mature way retain images of them which provide love and comfort at points of danger, loss and failure (Kernberg 1976 S. 73).

Bowlby hat auf der Grundlage einer umfassenden Sammlung empirischen Materials eine eigene Synthese zur Bedeutung menschlichen Bindungsverhaltens entwickelt. Zu den Postulaten seiner Theorie gehört, daß das Vertrauen in die Erreichbarkeit und in die Zuwendung einer Bindungsperson (oder ein Mangel an solchem Vertrauen) sich langsam in den ersten Lebensjahren entwickelt. Wenn diese Erwartungshaltung einmal geformt ist, tendiert sie dazu, für den Rest des Lebens relativ unverändert erhalten zu bleiben. Daraus folgt, daß Erwartungen, die unterschiedliche Menschen bezüglich der Erreichbarkeit von Bindungspersonen aufgebaut haben, einigermaßen genau widerspiegeln, welche Erfahrungen diese Menschen tatsächlich früher einmal gemacht haben. Für diese Behauptung liefert Bowlby in einer Serie von drei Monographien mannigfaltige empirische Belege. Hier finden wir grundlegende Vorgänge beschrieben, die das Sozialverhalten eines Menschen im Erwachsenenalter prägen. Eines der wichtigsten Grundthemen der frühen Kindheit ist die Bedrohung durch das Gefühl, verlassen zu werden. Als Bewältigungsmöglichkeit für diese Situation unterscheidet Bowlby drei Formen der Anpassung:

a) Ängstliche Anbindung („anxious attachment"), eine Haltung, in der das Kind sich bei zunehmender Angst, verlassen zu werden, umso mehr anklammert, um diese Gefahr zu vermindern. Menschen, für die das Anklammern eine Form der Angstbewältigung bleibt, sind ständig auf der Suche nach zuverlässigen Bindungen und müssen sich fortwährend der Haltbarkeit ihrer Beziehungen versichern. Dieses Verhalten kann leicht zu Enttäuschungen führen – zu der Situation, die gerade befürchtet wird.

b) Ein Gegentyp hierzu wird von Bowlby als „assertive independent" bezeichnet, eine Reaktionsweise, in der das vom Verlassen bedrohte Kind seinen Wunsch nach Geborgenheit bei einer Bindungsperson zurückdrängt und für sich selbst gewissermaßen mit Nachdruck behauptet, unabhängig zu sein. Diese betonte Unabhängigkeit führt im Erwachsenenalter zu einem spröden Stil im zwischenmenschlichen Umgang. Solche Menschen haben darauf gesetzt, sich möglichst wenig von anderen abhängig und daher verletzbar zu machen. Sie meiden deshalb Bindungen, die ihre so betonte Unabhängigkeit gefährden könnten und sie damit wieder der Bedrohung des Verlassenwerdens preisgeben würden.

c) Zwanghafte Fürsorge („compulsive caregiving"). Dieser Typ beschreibt Menschen, die dazu neigen, ihre Verlassenheit und ihre Fürsorgewünsche in andere hineinzulegen, um ihnen dann als Helfer genüge zu tun: „Instead of experiencing sadness and welcoming support for themselves, they proclaim that it is someone else who is in distress and in need of the care which they then insist on bestowing" (Bowlby 1980, S. 106).

Diese Beispiele sollen als Illustrationen des Konzepts der internalisierten zwischenmenschlichen Verhaltensstile ausreichen, um wenigstens grob zu skizzieren, aus welchen Quellen die Regelmäßigkeiten entstammen, nach denen der Einzelne seine soziale Umwelt aufbaut und erhält. Diese Vorstellungen betonen eine frühe Festlegung des menschlichen Sozialverhaltens etwa im Sinne einer Programmierung: so wie ein Marschflugkörper getreu seinem Programm der Kontur des Geländes folgt, eilen auch die Menschen durch die wechselnden Landschaften des Lebens wobei ihr Programm von außen schwer zu erkennen sein mag, wie auch der Marschflugkörper sein Ziel auf scheinbar willkürlichen verschlungenen Wegen ansteuert. Zahlreiche Psychologen und Sozialforscher würden einer solchen Vorstellung allerdings widersprechen, zum einen, um die Freiheit zu betonen, die der erwachsene Mensch besitzt, seine Transaktionen mit der sozialen Umwelt bewußt zu gestalten und zum zweiten, um die Idee der vom Subjekt unabhängigen sozialen Verursachung nicht preiszugeben. Der ersten Position entspricht die humanistische Psychologie mit ihrem emanzipatorischen Programm und der symbolische Interaktionismus, der den bewußten Entwurf des Handelnden als wirksames Agens in den Mittelpunkt stellt. Die zweite Position läßt sich ungefähr mit der epidemiologischen Forschungstradition identifizieren. Diese Position aber, wonach das Augenmerk auf verursachende Faktoren in der Umgebung des Individuums gerichtet ist, charakterisiert die Forschung zum sozialen Netzwerk und zur sozialen Unterstützung. Sie beachtet weder die unbewußte „Programmiertheit" der persönlichen sozialen Umgebung noch ihre Gestaltetheit durch eine bewußt und planvoll handelnde Person. In der epidemiologischen Forschung ist bei aller Verfeinerung das Konzept der sozialen Unterstützung einer „experimental condition" immer noch am engsten verwandt. Ergebnisse der Netzwerkforschung sind daher dann gut zu interpretieren, wenn die untersuchten Aspekte des Netzwerks tatsächlich dem Charakter von „conditions" nahekommen, also Einflüsse darstellen, die relativ unabhängig vom Wirken des Individuums zustandegekommen sind.

Zirkularität der Definition

Eine sehr weite Definition (Hirsch 1982) identifiziert soziale Unterstützung mit der Unterstützung eines Repertoires sozialer Identitäten durch eine entsprechende Resonanz der Umwelt. Am Beispiel dieser Definition ist leicht aufzuweisen, daß soziale Unterstützung entweder ein zirkuläres Konzept sein muß oder in Widerspruch zum Alltagsverständnis gerät. Sollte man wirklich jede Bestätigung der sozialen Identität eines Menschen als „soziale Unterstützung" bezeichnen? Was ist, wenn es sich um die Identität als destruktiver Trinker handelt, bestätigt und unterstützt von Trinkgenossen mit ähnlichen Wünschen nach „sozialer Unterstützung"? Soll man für diese Art sozialer Resonanz den Begriff „soziale Unterstützung" überhaupt verwenden? Nach der Definition von Hirsch kann man nicht anders verfahren, denn es handelt sich eindeutig um Bestätigung. Was uns an dem Beispiel stört ist aber, daß langfristig negative Auswirkungen solcher Art von „sozialer Unterstützung" vorauszusehen sind. Sollen wir deshalb dem Verhalten der Trinkgenossen das Prädikat „sozial unterstützend" aberkennen? Dann stimmt zwar die Definition wieder mit unserem Alltagsverständnis überein - schlechte Einflüsse sind keine „Unterstützung" - aber wir haben jetzt eine Zirkularität akzeptiert: Was soziale Unterstützung ist, wird an den Auswirkungen gemessen. Da soziale Unterstützung jetzt nur etwas Positives sein kann, sind empirische Untersuchungen beinahe überflüssig - sie können die Definition nur noch einmal bestätigen oder, wenn sie keinen positiven Effekt finden, in Frage stellen, ob es sich in erster Linie überhaupt um „soziale Unterstützung" gehandelt hat. Ein Beispiel für eine zirkuläre Definition ist bei Caplan u. Kililea (1976) zu finden, die soziale Unterstützung folgendermaßen definieren: „... attachments among individuals or between individuals and groups that serve to improve adaptive competence in dealing with short time crisis." Die meisten Definitionen sind nicht so offensichtlich zirkulär - um so weniger, je konkreter sie das spezifische Verhalten bezeichnen, das als soziale Unterstützung angesehen wird. Sie hängen jedoch von den stillschweigenden Interpretationen des Lesers ab, daß z. B. „Rat" bedeutet „guter Rat" und „emotionale Nähe" nicht „emotionale Umklammerung" - selbst über der Definition von sehr spezifischer sozialer Unterstützung liegt daher ein Hauch von Zirkularität.

Was wirkliche effektive soziale Unterstützung ist, kann, wie die Diskussion um das Helfersyndrom zeigt, ziemlich umstritten sein (Schmidtbauer 1977). Hilfe, die kurzfristig Erleichterung schafft, mag langfristig die Probleme verschärfen, etwa unselbständiges Verhalten verfestigen. Solche Probleme entstehen aber nicht bei allen Formen sozialer Unterstützung: normalerweise ist ein guter Konsens darüber zu erwarten, was angemessene Hilfe ist. In der Alltagswelt ist mit sozialer Unterstützung eine Klasse von Handlungen gemeint, die eines miteinander gemeinsam haben: daß sie sich einem Plan unterordnen irgendwie hilfreich zu wirken und dieses Ziel unter Verwendung sozial gebilligter Mittel anstreben, unabhängig davon, ob ein Erfolg eintritt oder nicht. So ist es durchaus möglich, daß jemand soziale Unterstützung erhält, z. B. Gespräche über seine Sorgen, praktische Hilfe und dergleichen, daß aber, wenn alle diese Bemühungen nichts nützen, man dennoch nicht nachträglich feststellen würde, daß das Vorangegangene eben keine soziale Unterstützung gewesen ist. Es mag in diesem Fall nicht geholfen haben, aber es handelte sich um Angebote, von denen man annimmt, daß sie normalerweise für Menschen in Notlagen eine Unterstützung bedeuten. Die Definition sozialer Unterstützung im Alltag ist relativ robust gegen Enttäuschungen im Einzelfall. Man wird auch weiterhin daran festhalten, daß es gut und richtig ist, mit jemandem, der Sorgen hat, darüber zu sprechen. Ein wissenschaftlicher Begriff von sozialer Unterstützung muß an solche Generalisierungen anknüpfen. daher ist die Zirkularität des Konzepts selbst kein großes Problem, soweit ein hinreichender Konsens darüber angenommen werden kann, daß das in Frage stehende Verhalten gewöhnlich unterstützend wirkt. Schwieriger wird es allerdings, wenn wir uns der Messung sozialer Unterstützung zuwenden.

Zirkularität in der Messung

Es gibt kaum einen Bereich menschlichen Lebens, der nicht durch soziale Beziehungen geprägt ist. Daher durchdringt dieser Aspekt auch die Messung von Lebenszufriedenheit, Lebensqualität, sozialer Anpassung, seelischem Wohlbefinden und vieler anderer Konzepte. Ein Beispiel hierfür ist das Konzept der sozialen

Gesundheit bei Vaillant (1977). Vaillant untersuchte die Lebensläufe einer Langzeit-Untersuchungskohorte, einer Gruppe von Männern, die 1937 zum ersten Mal und dann bis in die 70er Jahre hinein immer wieder Gegenstand sozialwissenschaftlicher Studien gewesen waren. Da der Untersucher auf diese Weise sehr viel über einzelne Lebensschicksale erfahren konnte, war es ihm leicht möglich, intuitiv zwischen jenen zu unterscheiden, die bisher ein glückliches, gesundes und erfolgreiches Leben geführt haben und solchen, denen es weniger gut ergangen war. Wie kann aber eine solche Differenzierung objektiviert werden? Vaillant konstruiert eine Skala der sozialen Gesundheit („social health") indem er Fakten aufzählt, die für einen Erfolg bzw. Mißerfolg im sozialen Leben sprechen:

a) war nicht länger als 10 Jahre verheiratet (ohne Trennung) oder: hat bei zwei oder mehr Gelegenheiten nach dem ersten Ehejahr nicht ausdrücklich Zufriedenheit mit der Ehe geäußert (spätere Scheidung hat keinen Einfluß auf dieses Item);
b) geschieden, getrennt oder allein lebend (schließt Witwer aus);
c) wollte nie Kinder haben oder adoptieren (übergehe dieses Item, wenn der Proband aufgrund äußerer Ursachen allein lebt, z. B. katholischer Geistlicher ist);
d) mehr als ein Drittel der Kinder zeigen sehr schlechte Schulleistungen, sind straffällig geworden oder erhalten psychiatrische Versorgung;
e) hält keinen Kontakt mit den noch lebenden Familienmitgliedern aufrecht, ausgenommen aufgrund von Verpflichtungen und Notwendigkeit;
f) hat regelmäßig behauptet, daß er, verglichen mit anderen Menschen, ein geringeres Interesse an Freunden hat und weniger enge Freunde besitzt (subjektive Evidenz);
g) ist nicht Mitglied eines Vereins, und es wurde bei nicht mehr als zwei Gelegenheiten über ihn in Erfahrung gebracht, daß er mehr als einen engen Freund besitzt (objektive Evidenz).

Diese Liste enthält Aussagen, die in anderen Studien als Indikatoren für soziale Unterstützung gelten (z. B. Ehebeziehung, Kontakte mit Familienmitgliedern, Aussagen über Freunde und Mitgliedschaft in Vereinen). Bei Vaillant sollen *dieselben* Items „soziale Gesundheit" reflektieren. In diesem Falle wäre es offensichtlich zirkulär, die Auswirkungen sozialer Unterstützung auf die soziale Gesundheit zu untersuchen, denn die abhängige Variable muß schon wegen ihrer Konzeption mit der unabhängigen Variablen korrelieren.

Ein zweites Beispiel für die Verwendung von Komponenten sozialer Unterstützung als Indikator für ein anderes Konzept bietet eine Messung der Lebensqualität von Heinrichs et al. (1984). Eine geringe Lebensqualität wird angenommen, wenn jemand nur wenige oder keine engen Beziehungen besitzt, wenn seine soziale Initiative gering ist und wenn er kaum Kontakt zu Verwandten hat.

Dohrenwend et al. (1984) haben sich des Problems der Konfundierung in einer systematischen Studie angenommen. Zusammen mit anderen Instrumenten wurde eine Skala zur Messung sozialer Unterstützung (Lin et al. 1981) einer Gruppe von klinischen Psychologen vorgelegt, die für jedes einzelne Item einschätzten, ob die Aussage als Anzeichen für eine psychische Störung gewertet werden kann. Bei mehr als zwei Drittel der Items wurde nicht ausgeschlossen, daß sie auf psychische Störungen hinweisen könnten, viele wurden sogar ausdrücklich als Symptome bezeichnet. Die Autoren kommen zu dem Schluß, daß „the use of measures such as these almost guarantees positive correlations between stress and illness outcomes but contributes little except confusion to our understanding of the role of environmentally induced stress in psychological distress and disorder" (S. 228). Als Lösungsmöglichkeit wird vorgeschlagen, zwischen potentieller Unterstützung und der tatsächlich gegebenen Unterstützung in konkreten Lebenssituationen zu unterscheiden. Schlußfolgerungen über die Wirkung sozialer Unterstützung sollten nur auf Messungen der letzteren Art basieren.

Zu einem anderen Resultat kommt Turner (1983), der über das Ergebnis einer konfirmatorischen Faktorenanalyse von Items einer Checkliste zu psychiatrischen Symptomen und Items einer Skala zur sozialen Unterstützung berichtet. Diese Skalen bilden separate Faktoren, und der Autor kommt zu dem Schluß, daß soziale Unterstützung eine von Messungen psychischer Beschwerden unabhängige Dimension ist. Diese Methodik unterscheidet sich von der Dohrenwends und seiner Mitarbeiter: die Inhalte der Items werden nicht zur Beurteilung vorgelegt, sondern ihre Korrelationsstruktur analysiert. Wenn soziale Unterstützung sich als eine separate Dimension herausstellt, dann muß die Korrelation mit der Symptomcheckliste relativ schwach sein. Auf der methodischen Ebene ist das ein Hinweis für die konzeptuelle Unabhängigkeit der beiden Skalen. Dasselbe Ergebnis kann aber auch als inhaltlicher Befund interpretiert werden: Soziale Unterstützung schützt kaum vor psychischen Beschwerden, denn wenn es so wäre, müßten beide Skalen beträchtliche Varianz gemeinsam haben. Wenn das Desiderat einer unabhängigen Messung erfüllt ist, dann ist also gleichzeitig ein empirisches Ergebnis schon festgelegt. Man sieht, daß sich hier schwierige logische Probleme ergeben, die in diesem Fall wahrscheinlich damit etwas zu tun haben, daß, wie Blumer (1954, S.7) sagt, der bloße Nachweis von Korrelationen zwischen Items noch nicht ein Konzept begründet, woraus folgt, daß auch der faktorenanalytische Nachweis separater Dimensionen in Itemlisten nicht schon die Unabhängigkeit von Konzepten bestätigt. Das Grundproblem dabei ist das der Validität: man kann soziale Unterstützung vielleicht so konzipieren, daß die entsprechenden Items nicht mit Messungen von Symptomen seelische Beeinträchtigungen korrelieren oder man kann eine Symptomliste entsprechend auswählen; dann aber ist diese Beziehung schon im Meßvorgang fixiert und kann nicht mehr Gegenstand einer inhaltlichen Untersuchung sein.

Angesichts der Aufgeladenheit solcher Konzepte wie soziale Gesundheit, Lebensqualität und psychische Störungen mit Aussagen über soziale Bindungen und Ressourcen eines Menschen wird deutlich, welche Schwierigkeiten entstehen müssen, wenn soziale Unterstützung als unabhängige Variable zur Vorhersage solcher Kriterien benutzt werden soll. Ein Beispiel dafür bietet die Arbeit von Henderson et al. (1981), die mit Hilfe eines umfangreichen Fragebogens die Erreichbarkeit und die wahrgenommene Adäquatheit sozialer Unterstützung erheben und diese Messung dann zu einem ebenfalls per Fragebogen ermittelten Maß des Neurotizismus in Beziehung setzen. So kommt es zu hohen Korrelationen zwischen Prädiktor und Kriterium, die sich vermutlich schon allein aus der Ähnlichkeit der Meßmethoden ergeben. Zu den Ergebnissen gehört, daß die Inzidenz neurotischer Störungen weitgehend durch Persönlichkeitsfaktoren erklärt werden kann, weniger durch Lebensereignisse und sehr wenig durch das Ausmaß und die wahrgenommene Adäquatheit sozialer Bindungen und sozialer Integration. Die methodische Begründung für diese Hierarchie besteht darin, daß, sobald Persönlichkeitsmerkmale zusammen mit Messungen sozialer Beziehungen zur Vorhersage klinischer neurotischer Symptome eingesetzt werden, der Erklärungsbeitrag der sozialen Beziehungen fast völlig verschwindet. Persönlichkeitsmerkmale werden in diesem Zusammenhang als Kontrollvariablen benutzt, was zur Folge hat, daß jede gemeinsame Varianz zwischen sozialen Beziehungen und Persönlichkeitsmerkmalen von den sozialen Beziehungen abgezogen und den Persönlichkeitsmerkmalen zugeschlagen wird. Die Hierarchie der Erklärung (erst Persönlichkeitsmerkmale, dann soziale Beziehungen) ist allerdings kein empirisches Ergebnis sondern eine a-priori-Entscheidung, eine Entscheidung, die der kausalen Verwobenheit der Persönlichkeit mit ihrer sozialen Umwelt eine eindeutige Richtung geben soll. Die Annahme einer solchen kausalen Hierarchie ist aber keinesfalls zwingend, wie Henderson selbst ausführt und wie auch die Islington-Studie (Brown et al. 1986) zeigt.

Ein einfacher Indikator sozialer Unterstützung ist der Stand der Ehe. Die meisten Studien zeigen, daß Verheiratete besser mit den Einflüssen belastender Lebensereignisse fertigwerden als Unverheiratete (Eaton 1978). Es bleibt aber offen, wie man einen solchen Befund interpretieren soll: Ist die Ehe ein „protektiver Faktor", also ein Schutz vor den Widernissen des Lebens oder ist allein die Tatsache, daß jemand verheiratet ist, als ein Indikator für seine psychische Stabilität anzusehen oder genauer gesagt für seine Bindungsfähigkeit? Lowenthal u. Haven (1968) fanden in einer Studie an alten Menschen, daß Verheiratete meist eine Vertrauensperson besaßen, auch wenn es sich dabei nicht unbedingt um den Ehepartner handelte. Die Autoren interpretieren das Verheiratetsein als ein Anzeichen für Bindungsfähigkeit („capacity for intimacy") und Bindungsfähigkeit wiederum als ein Persönlichkeitsmerkmal, das mit positiver Selbstbewertung assoziiert ist. Schon aus diesem Grunde ist verständlich, weshalb alte Menschen, die eine Vertrauensbeziehung besitzen, sich von anderen durch eine positivere Lebenseinstellung unterscheiden.

Wenn, wie wir gesehen haben, Phänomene, die als Messungen für soziale Unterstützung verwendet werden, beinahe ebenso gut auch als Messungen für Lebenszufriedenheit, Lebensqualität, psychische Störungen und Bindungsfähigkeit eingesetzt werden können, dann folgt daraus, daß es große Schwierigkeiten macht, soziale Unterstützung unabhängig von solchen Inhalten zu erfassen. Ist es überhaupt möglich, jede meßtechnische Überlappung sozialer Unterstützung mit Kriteriumsmessungen auszuschließen, ohne das Konzept selbst zu entleeren? Wahrscheinlich kaum, denn es handelt sich nicht um einen ohne Zutun der Person entstandenen Aspekt der sozialen Umwelt, eine „condition" etwa im Sinne eines Experiments. Da Persönlichkeit und seelisches Befinden sowohl den Umfang der erreichbaren sozialen Unterstützung bestimmen, als auch von ihr bestimmt werden, entstehen für eine kausale Forschung Probleme, die noch ungelöst scheinen.

Haupteffekt oder Puffereffekt?

In vielen Arbeiten wird die Frage erörtert, ob die Wirkungen sozialer Unterstützung nur unter Streßbedingungen sichtbar werden (Pufferhypothese), oder ob sie auch dann zu beobachten sind, wenn kein Streß vorliegt (eine Übersicht geben Gore 1981; Turner 1983; Cohen u. Wills 1985; Alloway u. Bebbington 1987). Technisch gesehen spielt soziale Unterstützung im Puffermodell die Rolle einer intervenierenden oder Moderatorvariable – einer Variablen, die den Zusammenhang zweier anderer Variablen beeinflußt und zwar, was die Gesundheit betrifft, zum Positiven. Soziale Unterstützung wird daher als protektiver Faktor bezeichnet und umgekehrt, wenn ein Mangel besteht, als Vulnerabilitätsfaktor. Ein Puffereffekt liegt vor, wenn zwei Voraussetzungen erfüllt sind: a) wenn ein Streßfaktor wirksam ist, der gesundheitliche Folgen haben kann, dann vermindert soziale Unterstützung diese Folgen; b) ein Mangel an sozialer Unterstützung *allein* hat keine gesundheitlichen Auswirkungen.

Statistische Methoden

Ob ein Puffereffekt besteht, muß mit Hilfe statistischer Methoden untersucht werden. Man müßte eigentlich annehmen, daß die Frage statistisch leicht zu entscheiden sei. Das ist aber nicht der Fall, denn verschiedene Untersucher benutzen statistische Modelle, die das, was wir bisher in allgemeiner Form als Puffereffekt bezeichnet haben, ganz unterschiedlich ausdrücken.

Die Problematik wird sehr ausführlich in zwei aufeinander bezogenen Artikeln diskutiert, von dem der erste (Tennant u. Bebbington 1978) die Interpretation von Kreuztabellen zum Nachweis konditionaler Effekte in der Monographie „Social origins of depression" (Brown u. Harris 1978a) in Frage stellt. Die Antwort von Brown u. Harris (1978b) beleuchtet den wesentlichen Unterschied, um den es geht: ein konditionaler Effekt ist nicht dasselbe wie ein Interaktionseffekt. Brown u. Harris definieren ihren „Vulnerabilitätsfaktor" als Einfluß, der nur unter einer bestimmten Bedingung, also in einer bestimmten Untersuchungsgruppe auftritt. Tennant u. Bebbington dagegen wie auch Aneshensel u. Stone (1982) benutzen das Modell der loglinearen Analyse und setzen den entscheidenden Test für das Vorliegen eines Vulnerabilitätsfaktors mit der Existenz einer *multiplikativen* Wechselwirkung gleich. Andere Autoren suchen nach *additiven* Wechselwirkungen, indem sie das Modell der Varianzanalyse benutzen (Pinneau 1975; Andrews et al. 1978; Frydman 1981; Ullah et al. 1985). Wieder andere verwenden Verfahren der Korrelationsstatistik (Turner 1981; Barrera 1982). Gegen die statistische Wechselwirkung als Indikator für das Vorliegen konditionaler Effekte ist einzuwenden, daß zunächst immer ein Haupteffekt extrahiert wird und dann erst die Interaktion. Damit entspricht das hierarchische Modell der Varianzzerlegung nicht dem theoretischen Modell, das in erster Linie auf den Nachweis einer *konditionalen* Wirkung zielt, die nicht residual zu einem Haupteffekt definiert sein muß. Das Hauptargument von Brown u. Harris gegen die Verwendung des von Tennant u. Bebbington vorgeschlagenen loglinearen Modells besteht darin, daß theoretische Überlegungen statistischen Modellannahmen vorauszusetzen sind und nicht umgekehrt.

Spezifität des Puffereffekts

Welches Resümee kann man aus der Debatte über den Puffereffekt ziehen? Wirkt soziale Unterstützung als Puffereffekt oder als Haupteffekt? Eine definitive Antwort ist nicht zu erwarten, denn hinter den Begriffen, die in dieser Frage stecken, steckt eine solche Vielfalt von Bedeutungen, daß man sich wundern müßte, wenn es auf dieser allgemeinen Ebene eine Antwort gäbe. Es kommt also darauf an, welche Art von sozialer Unterstützung gemeint ist oder genauer gesagt, wie soziale Unterstützung gemessen worden ist. Weiterhin ist die Frage, bei welcher Personengruppe und in welchen Situationen soziale Unterstützung betrachtet wird und schließlich, welche Methoden die Untersucher benutzen, um die Existenz eines Puffereffekts nachzuweisen. Alloway u. Bebbington (1987) folgern aus einer Übersicht über Arbeiten zu den Antezedenzen emotionaler Störungen, daß eindeutige Beweise für die Pufferhypothese die Ausnahme und nicht die Regel sind. Sie verstehen unter einem Beweis allerdings nicht eine additive, sondern eine multiplikative Wechselwirkung, die erst bei vergleichsweise extremen Zahlenverhältnissen nachzuweisen ist. Cohen u. Wills (1985) kommen zu dem Ergebnis, daß die große Mehrheit, besonders der methodisch differenzierten Studien, einen Puffereffekt findet. Dies ist besonders dann der Fall, wenn soziale Unterstützung als enge Vertrauensbeziehung aufgefaßt wird (10 von 13 Studien mit solcher Definition finden einen Puffereffekt) und wenn die Form der sozialen Unterstützung eine Korrespondenz zur Streßsituation aufweist (z. B. instrumentelle Unterstützung im Falle von Arbeitslosigkeit) oder wenn die Form der sozialen Unterstützung speziellen Bedürfnissen entspricht (z. B. erweist sich eine enge Vertrauensbeziehung bei Frauen als wirkungsvoller als bei Männern, während für Männer eher gemeinschaftliche Aktivität und Anerkennung im sozialen Leben wichtig zu sein scheint). Haupteffekte werden ebenfalls gefunden und zwar dann, wenn soziale Unterstützung sehr breit als das Eingebettetsein in einen größeren sozialen Zusammenhang definiert ist, also eine Dimension betrifft, die mit sozialer Integration im Gegensatz zu Isolation bezeichnet werden kann. Auch wenn kein Streß, der abgepuffert werden müßte, vorliegt, ist soziale Isolation i. a. mit schlechterer körperlicher und seelischer Gesundheit assoziiert, ja sogar in erstaunlich hohem Maße mit Sterblichkeit, wie die Studie von Berkman u. Syme (1979) gezeigt hat.

Die Bedeutung der Pufferhypothese

Das große Interesse, das der Pufferhypothese gewidmet wird, scheint ein Indikator für ihre Wichtigkeit zu sein. Aber ist es wirklich so? Cobb, einer der ersten, die über soziale Unterstützung geschrieben haben, sieht keine praktische oder theoretische Konsequenz in dieser Debatte (Cobb 1979, S. 99). Nach seiner Ansicht sollte man sich über die Unterscheidung zwischen Haupteffekt und Interaktionseffekt nicht zu viele Gedanken machen, denn das menschliche Leben ist nie frei von Streß und daher kann jeder Haupteffekt in Wirklichkeit ein Interaktionseffekt mit einem nicht gemessenen Stressor sein.

Die meisten Forscher scheinen nicht mit Cobb übereinzustimmen. Sie prüfen die Frage ob ein Haupteffekt oder ein Interaktionseffekt vorliegt so, als sei es selbstverständlich, daß sie eine große praktische oder theoretische Bedeutung besitzt. Diese Bedeutung wird allerdings kaum expliziert. Einer der wenigen, die darauf eingehen, ist House (1981). Er argumentiert etwa folgendermaßen: In praktischer Hinsicht ist es gut zu wissen, welche spezifischen sozialen Ressourcen in welchen Streßsituationen sich als hilfreich erwiesen haben, also methodisch gesprochen einen Puffereffekt zeigen, um etwaige Hilfsangebote spezifisch zuschneiden zu können. Für diesen Grad der Spezifität (spezifische Formen sozialer Unterstützung in spezifischen Situationen) fehlen allerdings die entsprechenden empirischen Ergebnisse. Die meisten empirischen Arbeiten spezifizieren gerade nicht die Streßsituation, und selbst wenn sie dies tun, bleibt meist die konkret erfahrene soziale Unterstützung nur sehr allgemein umrissen (s. die Übersichten von Cohen u. Wills 1985; Kessler u. McLeod 1985). Die Untersuchungen, die sich wirklich mit spezifischen Lebenssituationen und daraufhin mobilisierten spezifischen sozialen Unterstützungsprozessen beschäftigen, können beinahe an einer Hand aufgezählt werden. Zwei Beispiele hierfür sind die Studie von Breier u. Strauss (1984), die den tatsächlichen Inhalt der erhaltenen sozialen Unterstützung bei Patienten nach einer psychotischen Krise beschrieben haben, sowie die Islington-Studie (Brown et al. 1986), in der die belastende Situation genau bestimmt wurde und ebenso die Form der daraufhin erhaltenen Unterstützung sowie die vorher bestandenen Erwartungen an die Verläßlichkeit der Vertrauensperson. Solche Untersuchungen mit hoher Spezifität können von praktischer Relevanz sein. Einem großen Teil der empirischen Arbeiten auf dem Gebiet der sozialen Unterstützung kann dagegen schwerlich ein praktischer Nutzen zugeschrieben werden. Die Ergebnisse sind meist zu allgemein, um erfahrenen Praktikern eine zusätzliche Orientierung für die Tätigkeit in ihrem Feld geben zu können.

Nun ist nicht allein der praktische Wert einer wissenschaftlichen Fragestellung von Bedeutung sondern auch ihre Relevanz für eine umfassendere Theorie. Solche Bedeutung kann die Frage nur im Kontext einer sich entwickelnden Theorie haben, einer Theorie der Entstehung und Wirkungsweise sozialer Unterstützung. Eine solche Theorie zeichnet sich bei einigen Autoren ab (z. B. House 1981), hat aber noch nicht eine so geschlossene Gestalt angenommen wie beispielsweise die Theoriebildung auf dem Gebiet der Lebensereignisforschung.

Puffereffekt und Messung sozialer Unterstützung

Man kann zwei Formen der Definition sozialer Unterstützung unterscheiden: eine enge Definition, die das Konzept an einen spezifischen Stressor koppelt, etwa die Situation nach Scheidung, Arbeitslosigkeit, Entlassung aus psychiatrischem Krankenhaus oder bei dauerhaften Belastungssituationen wie Ehekrise, Spannungen am Arbeitsplatz, Alkoholismus des Partners. Solche Situationen werfen die Frage auf, wie bedeutsame Andere handeln. „Halten sie zu" dem Opfer des Streß oder ziehen sie sich zurück? Welche Gestalt hat dieses „Zu-ihm-Halten"? Entspricht es dem, was das Opfer der Streßsituation erwartet hat? Das Entscheidende bei dieser Definition ist, daß die Frage nach sozialer Unterstützung sich überhaupt erst ergibt, wenn die Notwendigkeit dafür, nämlich eine plötzlich eintretende oder schon lange überdauernde Streßsituation vorliegt. Wenn dies nicht der Fall ist, steht diese spezifische Art von sozialer Unterstützung nicht zur Debatte, das persönlich Netzwerk erhält gar nicht erst Gelegenheit, sich zu bewähren – eine Präsupposition für die zu treffende Aussage ist nicht erfüllt.

Damit die Pufferhypothese sinnvoll ist, muß aber auch ohne Streß der Begriff „soziale Unterstützung" definiert bleiben. Wenn keine ausgesprochen schwierige Lebenslage vorliegt, auf die die Umwelt irgendwie reagieren muß, kann mit sozialer Unterstützung nur noch zweierlei gemeint sein: a) ein wahrgenommenes Potential möglicher Unterstützung in möglichen Situationen, also die Antizipation sozialer Unterstützung in Situationen, die noch nicht eingetreten sind und b) eine sehr allgemeine Qualität der Einbettung in die unmittelbare soziale Umgebung, die man als soziale Integration bezeichnen kann, als „routine support" (Alloway u. Bebington 1987), als soziale Resonanz oder auch als Bestätigung für das Rollenbündel mit dem das Individuum sich auf der sozialen Bühne präsentiert (Hirsch 1982). Eine so abstrakte Bestimmung läßt den Begriff der sozialen Unterstützung in allem aufgehen, was irgendwie die Verwobenheit des Einzelnen in ein mikrosoziales Geflecht von aufeinander bezogenen Handlungen und Bedeutungszusammenhängen betrifft. Bei der Prüfung der Pufferhypothese werden gewöhnlich diese und spezifischere Bedeutungen sozialer Unterstützung als äquivalent erachtet und in einem Globalscore zusammengefaßt und daher bleibt oft undurchsichtig, was eigentlich zur Debatte steht.

Das merkwürdige Gefühl der Vagheit, das den Leser solcher Arbeiten befällt, ist vielleicht auch darauf zurückzuführen, daß danach getrachtet wird, Messungen so weit wie möglich von einem spezifischen Lebenskontext unabhängig zu machen. Eine derart kontextfreie Verwendung des Konzepts der sozialen Unterstützung ist ein wenig mit jener Absurdität infiziert, die in der Frage liegt, ob ein Regenschirm nur bei Regen von Nutzen ist oder ob er sich auch sonst positiv auswirkt. Es gelten hier die gleichen Einwände, die schon gegen die kontextfreie Messung von Lebensereignissen durch Checklisten vorgebracht worden sind (Brown 1973, 1981b, 1983; Katschnig 1986), so daß man sich fragen muß, warum ein kontextfreier Begriff sozialer Unterstützung mit so viel Aufwand verfolgt wird?

Diese Frage berührt vermutlich die allgemeinste Zielsetzung sozialwissenschaftlicher Studien, die darin besteht, Gesetzmäßigkeiten von allgemeiner Gültigkeit zu beschreiben, letztlich um soziale Vorgänge vorhersagbar zu machen (Becker 1950). Das geht natürlich umso besser, je weniger kontextabhängige Einschränkungen erforderlich sind, d.h. je allgemeiner die zentralen Begriffe und Relationen sind, aus denen die Theorie besteht. So lange sich mit dem Begriff keine quantitative Vorstellung verbindet, wie z.B. bei „Rolle" oder „Norm", gibt es keine Probleme. Wenn jedoch die Vorstellung eines Kontinuums mit graduierten Intensitäten hinzutritt, ein Bild, das der Physik entlehnt ist, dann scheint die Gefahr zu bestehen, daß der Begriff eine Substanzhaftigkeit annimmt, die ihm aufgrund der Phänomene, die er einbegreift, gar nicht zukommt. Ein Begriff sozialer Unterstützung als Quantität, an die man so ähnlich denkt wie warmes oder kaltes Klima, muß in die Irre führen, da sie eine Dinghaftigkeit suggeriert, die nicht besteht. Das wäre nur der Fall, wenn hinter jedem Akt sozialer Unterstützung wirklich eine bisher noch nicht faßbar gewordene Kraft stünde, die sich uns in vielfältigen Formen mitteilt, im einzelnen aber ungreifbar bleibt wie etwa die Gnade Gottes. Reifikationsprozesse sind auch an anderen Forschungsfronten der psychiatrischen Sozialforschung auszumachen; man denke nur an das hoch aufgeladene Konzept der „expressed emotions" (EE), das dazu verleitet, verwickelte psychologische Prozesse auf das Zuviel oder Zuwenig einer geheimnisvollen Quantität zu reduzieren.

Als Fazit dieser Überlegungen möchte ich behaupten, daß die Frage, ob soziale Unterstützung nur unter Streßbedingungen eine symptomvermindernde Wirkung aufweist oder ob dies auch schon in relativ streßfreien Zeiten der Fall ist, so sehr von der Definition des Begriffes abhängt, daß eine definitorische Klärung schon den größten Teil der Antwort enthält. Ohne definitorische Unterscheidungen ist weder die Frage klar, noch infolgedessen die Antwort. Klärungsbedürftiger als die Frage, ob soziale Unterstützung nur als Puffer wirkt oder auch sonst vorteilhaft ist, erscheint mir das große Interesse, das an ihr besteht, und der Nachdruck, mit dem sie verfolgt wird. Auffällig ist, daß die Frage praktisch identisch ist mit einer in der statistischen Methodik sehr gut durchdrungenen Problematik: dem Interaktionseffekt oder dem konditionalen Effekt. Um solche Effekte nachzuweisen gibt es ein großes Arsenal statistischer Methoden: Varianzanalyse, loglineare Analyse und verschiedene Korrelationsverfahren (s. Cleary u. Kessler 1982; Wheaton 1985). Vielleicht springt diese formale Struktur dort ein, wo spezifische inhaltliche Fragen, die eigentlich die Forschung leiten müßten, fehlen – als müßte aus der Tatsache, daß Tests für statistische Interaktionen gut auf die Daten anwendbar sind, folgen, daß die Frage nach der Interaktion auch praktisch oder theoretisch fruchtbar ist.

Soziales Netzwerk und soziale Unterstützung

Die Begriffe soziales Netzwerk und soziale Unterstützung werden zwar oft synonym benutzt, doch ist es nicht schwer, eine sinnvolle Unterscheidung zu treffen, die im wesentlichen darin besteht, daß für das soziale Netzwerk eine formale Definition genügt (Personen und Relationen), für den Begriff der sozialen Unterstützung jedoch Inhalte aufgezählt werden müssen, im Grunde sogar eine psychologische Theorie erforderlich ist. Das soziale Netzwerk ist das umfassendere Phänomen, aus dem mit der sozialen Unterstützung nur ein Ausschnitt hervorgehoben wird – ein Segment, das als Teilnetzwerk angesehen werden kann oder als ein besonderer Aspekt, unter dem die Beziehungen der Netzwerkmitglieder zum Netzwerkinhaber betrachtet werden können.

Wellman (1982a) argumentiert dafür, soziale Unterstützung im Rahmen von Netzwerkanalysen zu untersuchen: „We take social support as the object of the study but use social networks as the subject of the study." Soziale Unterstützung ist meist nicht in einem einzigen einheitlichen System organisiert, sondern in einzelne Subsysteme differenziert, zwischen denen es Reibungen geben kann. Erst der Blick auf die Eingebettetheit sozialer Unterstützungsprozesse in umfassende Strukturen wird nach Wellmans Auffassung der Forschung erlauben, den Stand des intuitiven Alltagswissens über solche Vorgänge zu erreichen. Wellmans Argumente für die Netzwerkanalyse als Kontext der Untersuchung sozialer Unterstützung können so zusammengefaßt werden:

a) Netzwerkuntersuchungen identifizieren Personen, Organisationen und Institutionen in der Umgebung von Ego, die Quellen sozialer Unterstützung sein können;
b) unterstützende Funktionen können im Kontext weiterer Inhalte derselben Beziehung untersucht werden;
c) strukturelle Muster im Bindungsgefüge, die auf den Fluß unterstützender Ressourcen Einfluß nehmen, werden sichtbar;
d) soziale Unterstützung kann im Hinblick auf die Grenzfläche zwischen der sozialen Welt des Einzelnen und den Makrostrukturen der Gesellschaft untersucht werden.

In einer Studie an einer Stichprobe der Bevölkerung East Yorks stellen Wellman u. Leighton (1979) und Wellman (1982 a) fest, daß viele Verbindungen zwischen Netzwerkpersonen weder unterstützenden noch nichtunterstützenden Charakter haben, sondern einfach neutral sind. Andere Verbindungen bezeichnet er als „clearly harmful". Es ist klar, daß Menschen einander nicht ausschließlich mit einem Repertoire von Verhaltensweisen gegenübertreten, wie sie üblicherweise in den Taxonomien sozialer Unterstützung aufgezählt werden. Im Gegenteil: gerade Menschen, zu denen eine enge persönliche Beziehung besteht, können sowohl wirkungsvollen emotionalen Rückhalt geben als auch Konflikte und Belastungen verursachen. Beispiele für solche Art von Streß lassen sich direkt aus den gebräuchlichen Differenzierungen sozial unterstützender Angebote ableiten:

statt gutem Rat – schlechter Rat
statt richtiger Orientierung – falsche Orientierung
statt korrektem Feedback – falsches Feedback
statt Wertschätzung – Geringschätzung
statt einfühlendem Verständnis – Verständnislosigkeit;
statt sicherer Bindung – unsichere Bindung
statt Vermittlung eines Zugehörigkeitsgefühls – Vermittlung des Gefühls, ausgeschlossen zu sein
statt materielle Hilfe zu geben – materielle Leistungen verlangen
statt in der Umgebung von Ego wirken, um ihm zu helfen – in der Umgebung von Ego wirken, um ihm zu schaden
statt ein Repertoire sozialer Identitäten zu unterstützen – soziale Identitäten und Kompetenzgefühle unterminieren
statt Ego das Gefühl zu geben, für jemanden zu sorgen – Ego das Gefühl geben, ausgenutzt zu werden.

Aus dieser Aufzählung wird deutlich, daß soziale Nichtunterstützung ebenso zum normalen Alltagsleben gehört wie soziale Unterstützung. Vielleicht sind es gerade solche zwischenmenschlichen Widrigkeiten, die soziale Unterstützung als Puffer und Kompensation so wichtig machen.

Wenn es aus diesen Gründen sinnvoll erscheint, das umfassende soziale Netzwerk zu untersuchen, um soziale Unterstützung zu verstehen, muß zunächst geklärt werden, was ein soziales Netzwerk ist.

Definition

Über die Definition besteht große Einigkeit: Ein soziales Netzwerk ist ein System sozialer Beziehungen zwischen Individuen. Dieses System wird entsprechend der Metapher des Netzes als eine Struktur angesehen, die aus Knoten und Verbindungssträngen besteht, wobei die Knoten Personen oder andere soziale Entitäten darstellen und die Verbindungsstränge Formen des Austausches zwischen Personen symbolisieren, etwa Freundschaft, Zuneigung oder materielle Hilfe (s. Mitchell 1969; Wolfe 1970; Kaplan et al. 1977; Boissevain u. Mitchell 1973; Boissevain 1974; Hirsch 1982; Wellman 1982a, b; Burt 1983).

Die Grenzen sozialer Netzwerke sind schwer zu bestimmen. Wenn man die Verbindungslinien zwischen einzelnen Personen weit genug verfolgen könnte, so würde sich vielleicht herausstellen, daß jeder mit jedem indirekt über eine große Zahl von Mittlerpersonen verbunden ist. Eine Einschränkung ist also nötig. In der psychiatrischen Epidemiologie hat man sich bisher überwiegend mit einem bestimmten Typ von Netzwerken befaßt: dem persönlichen Netzwerk, auch als egozentrisches Netzwerk (Boissevain 1974) bezeichnet oder als persönliche Gemeinde (Hirsch 1982), bei dem die sozialen Verbindungen einer einzelnen Person als Einheit der Analyse betrachtet werden.

Zu einem persönlichen Netzwerk können Ehepartner gehören, Kinder, Eltern, andere Verwandte, Freunde, Bekannte, Arbeitskollegen, Vereinskollegen, Nachbarn, und natürlich auch berufsmäßige Helfer aus den edukativen, sozialen und medizinischen Bereichen die, wie Berger u. Berger (1984) feststellen, in den letzten Jahrzehnten immer tiefer in private Sphären vorgedrungen sind.

Netzwerkanalyse

Das Spezifikum der Netzwerkanalyse liegt in der Untersuchung der Auswirkung struktureller Merkmale sozialer Umwelten auf das Verhalten. Die Erklärung für soziales Verhalten wird nicht in der Wirksamkeit sozialer Normen gesucht, auch nicht in Persönlichkeitsmerkmalen, sondern in den strukturellen Eigenschaften der Verbindungen, die Menschen untereinander haben (Hirsch 1982; Wellman 1982 b). Der Begriff Netzwerkanalyse, wie er üblicherweise benutzt wird, umfaßt eine Reihe von inhaltlichen und strukturellen Konzepten, die jeweils miteinander kombiniert und ausdifferenziert werden können (s. z. B. die Zusammenstellung von Netzwerkeigenschaften in Schenk 1984, S. 250). Hier soll versucht, werden Grundtypen solcher Konzepte und Indizes zu beschreiben, die sich für die Analyse persönlicher Netzwerke eignen. Ich möchte drei Ebenen der Analyse unterscheiden:

- Umfang und Zusammensetzung, - Inhalte der Beziehungen zu Ego, - Verknüpfungen zwischen Netzwerkpersonen,

Umfang und Zusammensetzung

Der einfachste Index für die Beschreibung einer persönlichen Gemeinde ist die Anzahl der Personen, die hinzugehören. Mit dieser Zahl läßt sich natürlich nur dann etwas anfangen, wenn man weiß, wie die Grenzen des Netzwerks definiert sind. Einige Autoren machen das sehr deutlich, indem sie eine Reihe von Kriterien aufzählen, von denen Personen, die in die Netzwerkbeschreibung aufgenommen werden, wenigstens eine erfüllen müssen (McCallister u. Fischer 1983; Minor 1983; Burt 1983). Viele Untersuchungen fragen jedoch einfach nur nach den wichtigsten Personen (Brim 1974) oder begnügen sich mit dem Hinweis auf ein intensives Interview als Kriterium für die Umgrenzung des Netzwerks (Tolsdorf 1976). Laumann et al. (1983) stellen fest, daß oft zu leichtfertig sozialen Netzwerken, die aufgrund bestimmter Kriteriumsfragen zusammengestellt worden sind, der Charakter von Entitäten zugeschrieben wird. Die Autoren geben allerdings auch keine Lösung für das Umfangsproblem, so daß eigentlich nur eines übrigbleibt: die Bedingungen, unter denen eine Person als Netzwerkperson bezeichnet wird, in einer Untersuchung möglichst klar anzugeben, damit verankert ist, was ein großer oder kleiner Umfang bedeutet und damit die Umfangsdefinition in anderen Untersuchungen wiederholt werden kann.

Da es allgemein anerkannte Kriterien zur Bestimmung des Umfangs von Netzwerken nicht gibt, schwanken die berichteten Personenzahlen enorm. Tolsdorf (1976) beispielsweise kommt in einem 66-Fragen-Interview, das 2–6 Stunden dauert, bei schizophren Erkrankten auf durchschnittlich 30 Netzwerkpersonen. Wellman (1979, 1982b) findet 16–35 Netzwerkpersonen bei Einwohnern von East York (Kriterium: „bedeutsame Personen, mit denen Sie zusammenkommen"). Boissevain (1974) widmet eine ganze Studie der exemplarischen Analyse der Netzwerke zweier Bewohner von Malta. Einer davon, ein Dorfschullehrer, kennt ca. 1900 Personen, die mit ihm in irgendeiner, wenn auch noch so flüchtigen Beziehung stehen.

Die Zusammensetzung eines persönlichen Netzwerks wird zumeist im Hinblick auf konventionelle Rollenkategorien beschrieben: Verwandte, Freunde, Arbeitskollegen, Nachbarn usw. Aus solchen Klassifikationen lassen sich abgeleitete Indizes bilden wie z. B. bei Phillips u. Fischer (1981) der Anteil der Verwandten am Gesamtnetzwerk oder bei Tolsdorf (1976) der Anteil berufsmäßiger Helfer am Netzwerk. Minor (1983) untersucht soziale Netzwerke ehemaliger Heroinabhängiger in Hinblick auf den Anteil der in der Drogenszene involvierten Freunde und Bekannten.

Inhalte der Beziehung zu Ego

Die Systematik der Inhalte sozialer Beziehungen ist am besten in denjenigen Studien entwickelt, die einen mehrstufigen Datenerhebungsprozeß benutzen, wobei zunächst durch einen Satz von identifizierenden Fragen („eliciting questions") die Namen funktional bedeutsamer Netzwerkmitglieder erhoben werden und im zweiten Schritt weitere Fragen zu diesen Netzwerkmitgliedern folgen. Auf diese Weise ist es möglich, für jede Person des Netzwerks eine oder mehrere Funktionen aufzuzeichnen. Die Kombination mehrerer Funktionen in einer Beziehung wird als Multiplexität bezeichnet, manchmal auch als Multidimensionalität, Multifunktionalität oder „multistrandedness". Multiplexität ist eine formale Dimension, in der sich die Netzwerke verschiedener Menschen unterscheiden können: die einen vereinigen eine Reihe von Funktionen auf wenige Menschen, andere dagegen verstreuen ihre sozialen Bedürfnisse auf eine Vielzahl von Spezialbeziehungen. Messungen der Multiplexität hängen natürlich davon ab, welche Funktionen überhaupt betrachtet werden. Daher ist es zunächst notwendig, die Inhalte interpersoneller Beziehungen zu unterscheiden, in der Netzwerksprache ausgedrückt, die Fasern zu kennzeichnen, aus denen „multistranded" Verbindungsstränge bestehen können.

Über die Inhalte sozialer Beziehungen ist man bis zu einem gewissen Grade schon orientiert, wenn man allein die Rollenbeziehung kennt. Die Beziehungen etwa zu Eltern, Ehepartnern und Arbeitskollegen variieren nicht völlig zufällig, sondern gemäß den der betreffenden Rolle zugeordneten sozialen Erwartungen. Das Wissen um solche Rollenskripten reicht aber nicht aus, um in einem einzelnen Fall das Verhalten vorherzusagen, denn dann wären Rollendefinitionen sehr präzise, und menschliches Verhalten wäre mit ihnen identisch, was beides nicht zutrifft. Es ist daher notwendig funktionale Inhalte unabhängig von den Rollen zu betrachten. Hierzu sind viele Taxonomien entwickelt worden, einige in dem Bemühen, soziale Unterstützung zu erfassen (House 1981), andere um für Gemeindestudien den Umfang einzelner persönlicher Netzwerke möglichst weit auszuschöpfen. Als Beispiel für die letztere Gruppe möchte ich die „eliciting questions" bei McCallister u. Fischer (1983) erwähnen, die dazu dienen sollen, die Namen möglichst vieler Netzwerkpersonen mit unterschiedlichen Bedeutungen zu erfahren:

1) Wer würde auf die Wohnung aufpassen, wenn Sie ausgehen?
2) Mit wem sprechen Sie am Arbeitsplatz über Entscheidungen?
3) Wer hat Ihnen im Haushalt mitgeholfen (letzter Monat)?
4) Mit wem unternehmen Sie etwas (z.B. Einladung nach Haus, Essengehen, Kino)?
5) Mit wem sprechen Sie über Hobbies?
6) Wenn unverheiratet – wer ist Ihr Partner, fester Freund?
7) Mit wem reden Sie über persönliche Probleme?
8) Wessen Rat berücksichtigen Sie bei wichtigen Entscheidungen?
9) Von wem würden Sie sich eine große Summe Geld borgen?
10) Wer lebt mit Ihnen im Haushalt?

In solchen Aufzählungen sind Funktionen mit negativen Inhalten gewöhnlich nicht enthalten – einige Autoren beschäftigen sich aber auch damit. Barrera (1982) beispielsweise fragt nach Konflikten mit anderen Personen und Minor (1983) sammelt in einer Stichprobe von Heroinsüchtigen auch Informationen über Menschen, „die es schwer machen, von der Spritze fernzubleiben".

Multiplexität

Die Bedeutung einer Netzwerkperson kann durch eine Anzahl von Rollen und Funktionen charakterisiert werden (z. B. Freund, Schachpartner, Ansprechpartner bei beruflichen Problemen). Es ist klar, daß jede Messung von Multiplexität eine Kategorisierung der überhaupt zur Verfügung stehenden Funktionen voraussetzt. Eine einfache Messung wäre zunächst die Zahl der gleichzeitig für Ego wahrgenommenen Funktionen. Diese Operationalisierung ist allerdings sehr grob. Man betrachte nur die obige Liste funktionaler Inhalte und vergegenwärtige sich, auf wie verschiedene Weisen eine Person drei Funktionen auf sich vereinigen, also eine Multiplexität von 3 erhalten kann. Dennoch wird Multiplexität häufig so gemessen. Tolsdorf (1976) vergröbert sogar noch weiter, indem er den Anteil der Beziehungen mit mehr als einer Funktion als Maß der Konzentration im Gegensatz zu Verstreuung von Funktionen heranzieht. Andere Autoren nehmen die durchschnittliche Zahl der Funktionen, die eine Netzwerkperson auf sich vereinigt oder die Zahl der Personen mit einem bestimmten Beziehungsinhalt, wie z. B. „Konflikt" (Barrera 1982).

Burt (1983) benutzt als Indikator für die Zusammenhänge zwischen funktionalen Inhalten konditionale Wahrscheinlichkeiten. Wenn beispielsweise F(G) die Häufigkeit ist, mit der die Funktion der Geselligkeit genannt wird, und F(B) die Häufigkeit, mit der eine enge Bindung zu einer Person ausgedrückt wird, dann soll F(GB) die Häufigkeit sein, mit der beide Funktionen zusammen auftreten, also Geselligkeit bei enger Bindung. Die bedingte Wahrscheinlichkeit, daß jemand geselligen Umgang mit einer Person pflegt, zu der eine enge Bindung besteht, ist $P(G|B) = F(GB)/F(B)$. Umgekehrt ist die bedingte Wahrscheinlichkeit, daß eine Person sich an jemanden gebunden fühlt, dem sie sich oft hinzugesellt $P(B|G) = F(GB)/F(G)$. Die Relation ist also nicht symmetrisch. Für jedes persönliche Netzwerk gibt es eine Matrix solcher bedingter Wahrscheinlichkeiten aus der ersichtlich wird in welcher Weise Ego die Beziehungsinhalte zu seinen Netzwerkpersonen miteinander kombiniert oder voneinander getrennt hält.

Aus bedingten Wahrscheinlichkeiten können Distanzmaße abgeleitet werden, um die Struktur funktionaler Austauschbeziehungen etwa mit Hilfe von Clusteranalysen zu beschreiben (Burt 1983, s. auch Klusmann u. Angermeyer in diesem Band). Natürlich kommen auch andere Ähnlichkeitsmessungen in Frage (s. z. B. das Programm Proximities des Programmpakets SPSS x21, Norusis 1985). Eine weitere Möglichkeit, den inneren Zusammenhang von Beziehungsinhalte zu analysieren, bietet die Regressionsanalyse, die besonders wirkungsvoll ist, wenn ein klares Kriterium vorliegt, wie z. B. bei Fischer (1982) der Begriff der Freundschaft, der durch seinen Zusammenhang mit anderen Zuschreibungen empirisch mit Inhalt gefüllt wird.

Gegenseitigkeit

Wir haben bisher die Verbindung zwischen Ego und Alter nur dem Inhalt nach betrachtet, nicht aber unter dem Aspekt des Austausches. Sozialer Austausch ist ein elementares Prinzip zum Verständnis sozialen Verhaltens und ganz besonders des Phänomens der interpersonellen Anziehung (Huston 1974). Es ist daher für die Charakterisierung der interpersonellen Funktionen in einem Netzwerk wichtig zu wissen, wie balanciert der Austausch in der jeweiligen Hinsicht ist. Beispielsweise findet Surtees (1980), daß ein Vertrauensverhältnis auf Gegenseitigkeit besser vor den negativen Auswirkungen von Lebensereignissen schützt, als eine nur einseitige Vertrauensbeziehung, die jedoch immer noch dem völligen Fehlen einer Vertrauensperson vorzuziehen ist. Boszormenyi-Nagy u. Spark (1973) haben die subtilen Prinzipien der Balance des Gerechtigkeitsempfindens in der Familie beschrieben. In umfassenderen Netzwerken mag dieser Aspekt noch bedeutsamer sein, da die Beziehungen zwischen Nichtverwandten wahrscheinlich stärker von Austauschrelationen bestimmt sind, als die zwischen Verwandten.

Verknüpfungen zwischen Netzwerkpersonen

Persönliche Netzwerke variieren nicht nur in Umfang und Multiplexität, sondern auch in der Struktur der Verküpfungen zwischen einzelnen Netzwerkmitgliedern. Um solche Strukturen bei verschiedenen Netzwerkinhabern miteinander zu vergleichen, müssen Indizes geschaffen werden, die wesentliche Aspekte der Form widerspiegeln. Nehmen wir einmal „sich kennen" als Verknüpfungsrelation. Zwei Extremformen persönlicher Netzwerke sind:

a) jeder kennt jeden (maximale Dichte);
b) keine Netzwerkperson hat jemals die Bekanntschaft einer anderen gemacht hat (minimale Dichte).

Die meisten Netzwerkbeziehungen liegen zwischen diesen beiden Extremen. Ein einfacher Index der Dichte ist das Verhältnis der Zahl der tatsächlichen Verbindungen zu der Zahl der möglichen Verbindungen.

$$\text{Dichte} = \frac{\text{Zahl der tatsächlichen Verbindungen}}{\text{Zahl der möglichen Verbindungen}} = \frac{a}{n(n-1)/2}$$

a Anzahl der tatsächlichen Verbindungen;
n Anzahl der Netzwerkmitglieder

Beispielsweise gibt es bei 8 Netzwerkmitgliedern 28 mögliche Verbindungen. Wenn 14 davon bestehen beträgt die Dichte 50%. Jedem Netzwerk sind soviele Dichtemessungen zugeordnet wie es sinnvolle Aspekte gibt, unter denen Verknüpfungen betrachtet werden, z.B. „sich kennen", „sich oft sehen", „in Konflikt sein" „eine Vertrauensbeziehung besitzen".

Das Konzept der Dichte kann noch weiter verfeinert werden, indem man die Rollenfunktion der Netzwerkpersonen berücksichtigt, z.B. nur den Freundeskreis betrachtet oder nur Verbindungen, die die Grenzfläche zwischen Familiensystem und Freundschaftssystem schneiden (Hirsch 1982). Dennoch ist die Dichte nur eine grobe summarische Messung. Gleiche Werte für Dichte können ganz unterschiedliche Netzwerkstrukturen verbergen – es wird ja nur das Verhältnis der tatsächlich beobachteten Verbindungen zu den möglichen betrachtet. Wie diese Verbindungen verteilt sind, ob sie Subcluster bilden oder ob es eine hierarchische Struktur mit einer zentralen Person gibt, ist dem Dichtemaß nicht anzusehen. Boissevain (1974) erwähnt als Beispiel für eine differenzierte Clusterstruktur das Netzwerk einer jungen Frau mit 7 verschiedenen Clustern, die jeweils unterschiedliches soziales Rollenverhalten, ja sogar unterschiedliche Kleidung erforderlich machten – je nach dem ob sie z.B. mit ihren traditionsbewußten Verwandten zusammenkam oder mit einer Gruppe von Kunststudenten. Den unterschiedlichen sozialen Lebenswelten entspricht auf der Seite des Individuums ein Repertoire sozialer Identitäten, die beim Übergang von einer Lebenswelt in die andere ebenfalls wechseln müssen. Auf diese Weise besteht zwischen Netzwerkstruktur und Persönlichkeitsstruktur eine Isomorphie.

Die differenziertesten Beschreibungen von Clusterstrukturen in sozialen Netzwerken kommen aus der Ethnographie und stützen sich auf die Methode der teilnehmenden Beobachtung. In Interviewstudien werden Lebenskontexte oft schon vorgegeben (z.B. Familie, Arbeit, Freizeit bei Phillips u. Fischer 1981). Wenn solche Information nicht direkt erhoben wurde kann es immer noch möglich sein, sie nachträglich mit einem statistischen Clusterverfahren zu synthetisieren (Minor 1983b).

Die Identifizierung sozialer Netzwerke

Die Methoden zur Erhebung von Informationen über soziale Netzwerke lassen sich in zwei Gruppen einteilen: a) Methoden, in denen Fragen nach der Wahrnehmung von Netzwerkressourcen ohne Differenzierung der Netzwerkpersonen gestellt werden, und b) Verfahren, die auf irgendeine Weise Netzwerkpersonen identifizieren, um dann in einem nächsten Schritt zu diesen Personen weitere Fragen zu stellen.

Das letztere Verfahren ermöglicht es, strukturelle Dimensionen persönlicher Netzwerke wie z.B. Multiplexität oder Clusterstruktur empirisch mit Inhalt zu füllen. Der Ausgangspunkt des mehrstufigen Untersuchungsvorgangs ist eine Liste der Netzwerkmitglieder, die durch eine Reihe von Fragen zusammengestellt wird. Diese identifizierenden Fragen legen zugleich fest, welchen Ausschnitt aus dem gesamten Netzwerk von Ego die Untersuchung einbezieht. Beispielsweise fragt Brim (1974) nach Menschen, die als wichtig empfunden werden oder die Ego emotional nahestehen. Ratcliffe et al. (1978) unterscheiden 8 grundlegende interpersonelle Bedürfnisse:

1) Mit wem verbringen Sie den größten Teil Ihrer freien Zeit?
2) Mit wem fühlen Sie sich am engsten verbunden?
3) Mit wem sprechen Sie, wenn Sie unglücklich oder durcheinander sind?
4) Wem möchten Sie am ähnlichsten sein?
5) Wer weiß über Sie am meisten?
6) Wer kümmert sich um Sie am meisten?
7) Wessen Rat ist für Sie am wichtigsten?
8) Wer würde so gut wie immer zu Ihnen stehen?

Auf diese Fragen werden im Durchschnitt 3-4 Menschen genannt. Die funktionale Differenzierung der 8 Items geht jedoch wenig über die globale Frage nach wichtigen Personen, denen man sich emotional nahe fühlt, hinaus, so daß diese relativ geringe Anzahl der genannten Netzwerkpersonen nicht überrascht. Die bereits erwähnten identifizierenden Fragen, die McCallister u. Fischer (1983) stellen, sind breiter gestreut und führen daher auch zu einem größeren Umfang des genannten Netzwerkkreises. Noch umfassender geht Minor (1983) vor, der mit Hilfe von 54 identifizierenden Fragen einen Median von 17 Netzwerkpersonen erhält mit einer Spannweite von 3-48 Personen. Es ist klar, daß die Zahl der genannten Netzwerkpersonen umso größer wird, je breiter die Variation der Gesichtspunkte ist, unter denen das Netzwerk betrachtet wird. Eine solche, die Relativität betonende Auffassung übertreibt allerdings die Beliebigkeit, mit der Netzwerkgrenzen gezogen werden können. Burt (1983) sieht durchaus die Möglichkeit, mit wenigen gut ausgewählten Fragen „to span the domain of relational contents" in einer für die meisten Forschungszwecke hinreichend erschöpfenden Weise. Folgende Fragen hat Burt aus bisherigen Untersuchungserfahrungen dafür ausgewählt:

1) Wer sind Ihre engsten persönlichen Freunde?
2) Mit welchen Menschen kommen Sie mehr als einmal in der Woche zu geselligen Gelegenheiten zusammen?
3) Haben Sie in den letzten 5 Jahren Menschen kennengelernt, die für Sie sehr wichtig sind aber die Sie nicht als enge Freunde bezeichnen würden?
4) Mit wem sprechen Sie über Ihre Arbeit?
5) Sind Sie im letzten Jahr mit Ihren Angehörigen (Alter über 21) zusammengekommen? Mit wem?

Das Ziel, diejenigen Personen zusammenzustellen, die das persönliche Netzwerk konstituieren, kann allerdings auch durch andere Methoden als durch identifizierende Fragen erreicht werden. Garrison u. Podell (1981) z.B. haben den Ablauf der letzten Woche rekonstruieren und dabei alle Personen notieren lassen, mit denen Ego zusammengekommen ist. Im Unterschied zu den bisher genannten Beispielen für identifizierende Fragen geht es hier nicht um funktionale Bedeutungen, sondern um Interaktionshäufigkeiten. Anderson et al. (1980) benutzten einfache Rollenkategorien wie „Familie, Freunde, Nachbarn" um ein Netzwerk zu identifizieren. Westermeyer u. Pattison (1982) sowie Perrucci u. Targ (1982) befragten nicht nur Ego selbst über das Netzwerk, sondern auch Netzwerkmitglieder. Die Methode der teilnehmenden Beobachtung wandte Estroff (1981) an, indem sie ein Jahr lang den Alltag psychiatrischer Patienten in einer Übergangseinrichtung beobachtete.

Zwei exemplarische Untersuchungsverfahren

Ich möchte mich darauf beschränken, zwei Untersuchungsverfahren zur Beschreibung sozialer Beziehungen genauer darzustellen, die beide durch ihre Sorgfalt und Differenziertheit herausragen und daher auch andere Forscher beeinflußt haben.

Es handelt sich um den „Interview Schedule for Social Interaction" (ISSI) der Gruppe um Henderson (Duncan-Jones 1981; Henderson et al. 1980, 1981). Dieser Fragebogen ist ins Deutsche übertragen und zur Beschreibung der sozialen Netzwerke von Alkoholikern benutzt worden (Angermeyer u. Bock 1984), sowie für eine Studie zur sozialen Integration von Bewohnern psychiatrischer Wohnheime (Angermeyer 1984). Das zweite Instrument, das „Self-Evaluation and Social Support Interview" (SESS) ist in der Arbeitsgruppe um Brown entstanden und wurde in einer Untersuchung im Londoner Stadtteil Islington eingesetzt (O'Connor u. Brown 1984; Brown u. Bifulco 1985; Brown et al. 1986; Brown u. Andrews 1986)

Der „Interview Schedule for Social Interaction" (ISSI) soll die sozialen Beziehungen eines Menschen im engeren und weiteren Umkreis beschreiben. Der konzeptuelle Hintergrund stammt aus einer Arbeit von Weiss (1974) mit dem Titel „Provisions of social relationships". Es handelt sich um die Unterscheidung verschiedener sozialer Bedürfnisse: Bindung, soziale Integration, für andere sorgen, Bestätigung, Eingebundenheit und Orientierung. Der ISSI deckt diese Kategorien jedoch nicht gleichmäßig ab. Zwei Komponenten, „für andere sorgen" und „Orientierung", gehen in die Fragensammlung nicht ein. Daher kritisieren O'Connor u. Brown (1984) zu Recht, daß die konzeptuelle Korrespondenz zu der Arbeit von Weiss weniger stark ist, als behauptet. Weiter oben habe ich zwischen Instrumenten unterschieden, die ganz global nach sozialen Ressourcen fragen, und solchen, die einzelne Netzwerkmitglieder identifizieren und näher beschreiben. Der ISSI enthält Fragen beiden Typs. Allerdings beschränkt sich die sogenannte Bindungstabelle, die Informationen über einzelne Netzwerkmitglieder zusammenfaßt, auf den Bereich der nahen oder intimen Beziehungen, wie überhaupt der ganze Fragebogen stärker vom Konzept der sozialen Bindung geprägt ist, als von dem der sozialen Unterstützung. Für fast alle Items werden jeweils zwei Fragen gestellt. Die eine betrifft die Erreichbarkeit der entsprechenden Unterstützungsquelle und die andere die wahrgenommene Adäquatheit.

Beispiel (Henderson et al. 1981a, S. 213):

30. Is there any particular person you feel you can lean on?
  No one (Go to Q. 30 D)   1
  Yes, but don't need anyone   2
  Yes   3

  A. What is his/her name? (Fill in only one on the Attachment Table)

  B. Would you like to be able to lean more or less on?
  Less   1
  About right   2
  Depends on the situation 3
  More   4
  Not applicable   5

Aus einer Reihe von Faktorenanalysen geht hervor, daß die Items, wenn nach bloßer Erreichbarkeit von Unterstützung gefragt wird, eine andere Struktur aufweisen, als wenn nach Adäquatheit der Unterstützung gefragt wird. Für die Erreichbarkeit ist die Struktur wesentlich differenzierter als für die Adäquatheit, wo im wesentlichen ein einziger Hauptfaktor gefunden wird, den Henderson als „wanting more" bezeichnet.

Als grobe Repräsentation des Fragebogens schlagen die Autoren eine Vierteilung vor, die sich aus der Gegenüberstellung von Bindung – sozialer Integration und Erreichbarkeit – Adäquatheit ergibt.

Erreichbarkeit von Bindung	wahrgenommene Adäquatheit von Bindung
Erreichbarkeit von sozialer Integration	wahrgenommene Adäquatheit von sozialer Integration

Der ISSI unterscheidet damit im wesentlichen eine intime (Bindung) von einer eher öffentlichen Komponente (soziale Integration) sozialer Beziehungen sowie deren Erreichbarkeit und Bewertung.

Die Methode der Datenerhebung von Henderson kann als ein besonders differenziert entwickeltes Beispiel für eine Strategie stehen, die Brown als „respondent based measurement" bezeichnet hat (Brown et al. 1986). Die Problematik solcher Messungen soll noch erörtert werden, und daher möchte mich hier auf eine spezifische Kritik der Erhebungsmethode von Henderson beschränken. Sie betrifft die unklare Abgrenzung zwischen sozialen Bindungen und sozialer Unterstützung. Brown kritisiert, daß der Index, den Henderson als „availability of support" bezeichnet, eher enge Bindungen erfaßt als konkret unterstützende Funktionen. Hier ist allerdings auch eine gewisse Begriffsverwirrung zu beklagen, die darin besteht, daß Henderson die Begriffe „social bonds", „social relations" und „social support" praktisch wie Synonyme benutzt, während Brown und Kollegen gerade aufgrund empirischer Erfahrungen eine klare Unterscheidung zwischen sozialer Unterstützung und empfundener Bindung vornehmen: „There is no guarantee that those to whom one feels most attached will be those who provide support „ (Brown et al. 1986, S. 814). Die von Henderson erfaßte Information über Bindungen sagt nichts darüber aus, was im Follow-up-Zeitraum tatsächlich passiert, besonders, ob im Falle einer Krise sich das Vertrauen in eine Bindung als gerechtfertigt erweist.

Die Arbeit der Forschergruppe um Brown im Bereich der sozialen Unterstützung beginnt mit einem einfachen Rating der Vertrauensbeziehung („intimate confiding", Brown u. Harris 1978a). Die Einschätzung basiert auf umfassenden Interviews mit Frauen über den Kontext von Lebensereignissen. Dabei wurde die Befragte gebeten, einen Menschen zu nennen, mit dem sie über Schwierigkeiten sprechen könnte. Ein A-Rating wurde immer dann gegeben, wenn der Interviewer den Eindruck einer engen und vertrauensvollen Beziehung mit dem Ehemann oder einem anderen Partner hatte. Frauen, die ihren Ehemann als Vertrauensperson nannten, später aber im weiteren Verlauf des Interviews diesen Eindruck zerstörten, wurden nicht in diese A-Kategorie aufgenommen. Die Unterscheidung zwischen diesem A-Rating und allen schwächeren Einstufungen der Beziehung zum Ehemann erwies sich als eine Variable, die den Einfluß von Lebensereignissen moderierte – ein Vulnerabilitätsfaktor. Frauen mit einem A-Rating zeigten nach schwerwiegenden Lebensereignissen ein geringeres Risiko, Depressionen zu entwickeln als Frauen, deren Partnerbeziehung eine schwächere Einschätzung erhalten hatte.

Dieser Ansatz wurde in den folgenden Jahren ausgeweitet und verfeinert. O'Connor u. Brown (1984) sowie Brown et al. (1986) beschreiben ein umfangreiches Interview, das „Self Evaluation and Social Support Interview" (SESSI), das ungefähr drei – fünf Stunden beansprucht und mehrere hundert Ratings auf der Basis von Tonbandaufzeichnungen nach sich zieht. Die Ratings lassen sich in drei Gruppen einteilen: solche, die Verhaltensweisen betreffen, solche, die die Selbstwahrnehmung zum Gegenstand haben, und Einschätzungen der erwarteten und erhaltenen sozialen Unterstützung. Für letztere hat der Interviewer zunächst in Erfahrung zu bringen, welche Menschen zur Probandin (die Stichprobe besteht ausschließlich aus Frauen) eine enge Beziehung besitzen. Diese Beziehungen (maximal 3 „core relationships") werden auf einer Reihe von Ratingdimensionen beschrieben, wie z. B. das Sicherheitsgefühl, das die Beziehung vermittelt, das Ausmaß des Sich-Anvertrauens („confiding"), Abhängigkeit, aktive emotionale und praktische Unterstützung sowie die Intensität der empfundenen Bindung. Negative und positive Aspekte werden dabei getrennt registriert. Zusätzlich gibt es eine Messung, die ausschließlich die Verhaltensebene reflektiert, also tatsächlich gegebenes Unterstützungsverhalten reflektiert. Ebenso ist auch eine weitere Messung beschaffen, die nach dem einjährigen Follow-up-Zeitraum vorgenommen wird. Sie hat zur Voraussetzung, daß in der Zwischenzeit eine Krise stattgefunden hat. Wenn das so ist, fragt der Interviewer danach, wie die Unterstützung durch die im ersten Interview genannten Personen („core relationships") wirklich ausgesehen hat: „The behavioral measure of confiding was rated according to examples of different topics which the subject woman reported she had *actually* discussed, not in answer to general questions such as ‚Do you feel you can confide in her?'" (Brown et al. 1986, S. 818). Für die wichtigsten Messungen dieses Instruments liegen Reliabilitätsstudien vor, die in Kontinuität mit früheren Arbeiten dieser Forschergruppe (Brown u. Rutter 1966) zu befriedigenden Resultaten kommen. Die mit dem SESSI gewonnenen Ergebnisse machen deutlich, daß die tatsächliche Mobilisierung sozialer Unterstützung in einer Krise viel mehr zur Erklärung psychischer Symptome beiträgt, als eine globale Einschätzung der Qualität enger Beziehungen zu Beginn des Follow-up-Zeitraums.

Meßmethoden für soziale Beziehungen

Die gebräuchlichsten Messungen für soziale Unterstützung und für andere Merkmale sozialer Netzwerke lassen sich drei Gruppen zuordnen: demographische Kategorien, standardisierte Fragen und Untersucherratings.

Demographische Kategorien

Einfache demographische Kategorien wie der Zivilstand können einen groben Anhaltspunkt dafür geben, mit welcher Wahrscheinlichkeit soziale Unterstützung erreichbar ist. Zum Beispiel stellt Eaton (1978) bei einer Reanalyse der New-Haven-Daten fest, daß Lebensereignisse bei Verheirateten, die zusammenleben, die geringsten Auswirkungen auf die seelische Gesundheit haben. Stärkere Beeinträchtigungen finden sich bei Unverheirateten und unter diesen die stärksten bei den Alleinlebenden. Auch Berkman u. Syme (1979) kommen in ihrer prospektiven Studie über Faktoren, die die Sterblichkeit beeinflussen, zu interessanten Resultaten, obwohl sie nur grobe Indikatoren verwenden. Die Grenzen demographischer Kategorien als Indikatoren für soziale Unterstützung liegen in der großen Offenheit für Interpretationen. Wie schon ausgeführt kann die Tatsache verheiratet zu sein vielerlei bedeuten – nicht nur daß wahrscheinlich eine Bindungsperson vorhanden ist, sondern auch daß vermutlich die Fähigkeit besteht, eine enge Bindung einzugehen und aufrechtzuerhalten.

Standardisierte Fragen

Die wohl am häufigsten benutzte Methode, soziale Unterstützung einzuschätzen, besteht in der Vorgabe standardisierter Fragen, bei denen die Antwortkategorien vom Probanden selbst markiert werden müssen oder seine Antworten vom Interviewer direkt übertragen werden. Dieses Verfahren wird von Brown als „respondend-based measure" bezeichnet, im Unterschied zur „investigator-based measure", die vom Untersucher im Anschluß an ein Interview vorgenommen wird. Im deutschen Sprachgebrauch kommt das Begriffspaar Selbstrating–Untersucherrating dieser Unterscheidung am nächsten. Der Begriff Selbstrating kann zweierlei bedeuten, einmal daß der Proband sich selbst zum Gegenstand seiner Einschätzung nimmt und zum zweiten, daß die Einschätzung von ihm selbst stammt, was immer auch der Gegenstand ist. Im letzteren Sinne entspricht der Begriff dem der „respondend-based measure" und soll im folgenden so verstanden werden. Die Methode des Selbstratings ist sehr ökonomisch, denn der Proband selbst produziert die Daten, welche leicht in Zahlen übertragen werden können. Zu diesem Zweck tragen viele dieser Instrumente am rechten Rand eine Codierungsleiste, die die Spalten einer Lochkarte widerspiegelt. Selbstratingverfahren tun scheinbar das einzig richtige: sie überlassen es dem Betroffenen, seine Angelegenheiten einzuschätzen. Wer sonst wüßte besser, ob z.B. seine Ehe glücklich ist, als derjenige oder diejenige, der oder die diese Ehe führt. Das mag so sein, doch wird er oder sie auch das Kreuz an die richtige Stelle setzen? Welches ist überhaupt die richtige Stelle und was bedeutet in dieser Frage das Wort Glück?

In Tabelle 1 sind zwei willkürlich herausgegriffene Fragen aus Inventaren zur Erfassung sozialer Unterstützung aufgeführt. Es handelt sich nicht um uncharakteristische Ausrutscher, sondern ich denke, daß die Einwände, die man gegen diese beiden exemplarischen Fragen machen kann, auch auf viele andere zutreffen. Die erste Frage aus einem vielbenutzten Fragebogen von Sarason et al. (1983) lautet in einer deutschen Übersetzung (Quast 1985, Appendix 8.2, S. 243) „Wieviele würden Ihnen wirklich zuhören, wenn Sie mit jemandem sprechen möchten?" Hierauf ist eine Zahl zu nennen. Danach wird man gefragt: „In welchem Maße wäre diese Beziehung positiv, nützlich und hilfreich für Sie? Wie zufrieden wären Sie also in diesem Fall?" Schon der erste Teil der Frage – wieviele würden mir wirklich zuhören wenn ich mit ihnen sprechen möchte? – ist schwierig zu beantworten. Man kann den Text nicht wörtlich nehmen, denn das wäre ziemlich trivial, weil man normalerweise damit rechnen kann, daß die Regeln der Höflichkeit eingehalten werden und die Menschen einem zuhören, wenn man ihnen etwas

Methoden zur Untersuchung sozialer Unterstützung und persönlicher Netzwerke 49

Tabelle 1. Items zur Messung sozialer Unterstützung. (Nach Sarason et al. 1983, Social Support Questionnaire, Item Nr. 1, **a**; nach Henderson et al. 1981a, Interview Schedule for Social Interaction, Item Nr. 14, **b**)

a Whom can you really count on to listen to you when you need to talk?
(No one) (1) (2) (3) (4) (5) (6) (7) (8) (9)

How satisfied?

| 6-very satisfied | 5-fairly satisfied | 4-a little satisfied |
| 3-a little dissatisfied | 2-fairly dissatisfied | 1-very dissatisfied |

b How many friends do you have who could come to your home at any time and take things as they find them – they wouldn't be embarrassed if the house were untidy or you were in the middle of a meal.

None	1
1-2	2
3-5	3
6-10	4
11-15	5
More than 15	6

mitzuteilen hat. Diese Ebene ist sicher nicht gemeint sondern gewissermaßen ein intensiviertes Zuhören und ein intensiviertes Sprechen, ein Zuhören in einer Situation, in der es um Entlastung von Sorgen geht oder um die Suche nach Rat. Nehmen wir einmal an, diese Interpretation wäre selbstverständlich, dann ist die Frage noch immer schwierig, denn wie kann ich die Zahl solcher Menschen bestimmen? Vielleicht indem ich blitzschnell eine Reihe von Problemsituationen in meinem Leben rekapituliere und mich daran erinnere, mit wem ich gesprochen habe. Diese Menschen werden registriert. Nun kann es aber sein, daß es in der letzten Zeit wenige solcher Situationen gab, ich aber, sollte es einmal dazu kommen, mich bestimmt an die eine oder andere Person wenden würde. Auch diese Personen müssen noch registriert werden, zu den bereits vorhandenen addiert und die Zahl unter einer der Antwortkategorien markiert. Damit ist aber die Arbeit noch nicht getan, denn in welchem Maße wäre diese Beziehung positiv, nützlich oder hilfreich für mich? Wie zufrieden wäre ich also in einem solchen Fall? Eigentlich könnte ich es mir jetzt leicht machen, denn, da feststeht, daß mir jemand zuhört – zuhört in einem vertieften psychologischen Sinn, sonst hätte ich das Rating nicht machen können – müßte ich eigentlich auch zufrieden sein. Nun fällt mir aber ein, daß ich auch einmal unzufrieden war. Das lag aber daran, daß ich das Gefühl hatte, der Betreffende würde mir gar nicht richtig zuhören. Daher hätte ich ihn in erster Linie nicht oben aufführen dürfen. Ich muß ihn also wieder abziehen. Andererseits hatte ich auch einmal das Gefühl, daß trotz intensiven Zuhörens das ganze Gespräch nichts gefruchtet hat. So war es aber nur in einem Fall, in anderen wiederum nicht. Soll ich jetzt einen Mittelwert bilden? An dieser Stelle möchte ich die Reflexion eines imaginären Respondenten abbrechen, denn ich glaube, es ist klar genug geworden, daß schwer zu sagen ist, was eine Antwort in der einen oder anderen Kategorie auf diese Frage bedeutet. Die Frage ist einfach zu abstrakt, als daß eine vorkategorisierte Antwort einen klaren Sinn ergeben könnte.

Kommen wir nun zu dem zweiten Beispiel: „Wieviele Freunde haben Sie, die jederzeit zu Ihnen kommen könnten, bei denen es nichts ausmachen würde, wenn die Wohnung gerade unaufgeräumt wäre oder Sie gerade bei einer Mahlzeit sind?" Diese Frage ist wohltuend konkret gegenüber der vorangegangenen, aber sie weist ein anderes Problem auf: Was ist, wenn ich generell nichts dagegen habe, Leute in meiner Wohnung zu empfangen so, wie sie gerade zum Zeitpunkt ihres Besuchs beschaffen ist? Bei den Vorstudien zu einem eigenen Fragebogen, die mit Studenten als Probanden durchgeführt wurden, hat diese Frage keine Differenzierung bringen können, da sie Voraussetzungen macht, die in dieser Gruppe nicht üblich sind. Natürlich haben die Interviewer diesen Umstand schnell bemerkt. Die Variation solcher stillschweigenden Voraussetzungen ist aber nicht immer so offensichtlich.

Die Probleme mit den Items solcher Skalen liegen selten darin, daß diese etwa „geladen" wären oder doppelt verneint oder sonstige Fehler aufwiesen, wie sie in Textbüchern zur Itemformulierung beschrieben werden (s. z. B. Sudman u. Bradburn 1982), es ist im wesentlichen die Abstraktheit, die hohe Ebene der Generalität die notwendig ist, um eine Messung des Konzepts möglichst auf direktem Wege zu erreichen (Roiser 1974). Dadurch entsteht, wie bereits beispielhaft demonstriert beim Respondenten ein Gefühl des Umhertastens im Nebel – er muß nicht nur die Frage beantworten, sondern zuvor erst den abstrakten Inhalt der Frage in Begriffe übersetzen, die mit seinem eigenen Leben in einem sinnhaften Bezug stehen. Dieser Vorgang bleibt dem Untersucher, der standardisierte Fragen benutzt, meist verborgen, man könnte vielleicht auch sagen, er ist in ein barmherziges Dunkel gehüllt. Zurück bleiben Zahlenkolonnen, denen man die verschiedenartigen, oft nicht beabsichtigten Verständnisweisen, die sich in ihnen ausdrücken, nicht mehr ansieht.

Standardisierte Fragen als Meßmethode sind gewiß in vielen Forschungsfeldern sehr brauchbar, wie z. B. in der Einstellungsforschung, bei Meinungsumfragen sowie unter Bedingungen instrumenteller Validität in der klinischen Forschung. Im Feld der sozialen Unterstützung scheinen dagegen Bedingungen vorzuliegen, die den Wert dieser Methode erheblich einschränken:

a) Soziale Beziehungen sind in einen komplexen Lebenskontext eingebettet und ohne wenigstens eine minimale Kenntnis dieses Kontexts kaum zu verstehen. Das gilt ganz besonders für die Qualität sozialer Unterstützung in Krisen.
b) Kaum ein Bereich menschlicher Wahrnehmung ist so von Verzerrungen durch Abwehrvorgänge bedroht, wie die Wahrnehmung der eigenen zwischenmenschlichen Beziehungen.
c) Die Begriffe, die zu Charakterisierung menschlicher Beziehungen herangezogen werden, z. B. Freundschaft, sich gut kennen, sich anvertrauen, sind offen für sehr weite Auslegungen in denen sich Anspruchsniveau, persönliche Reife, Projektionen und andere persönliche Dispositionen ausdrücken.

Hinzu kommt, daß gerade weil soziale Beziehungen so wichtig sind, jeder Mensch über differenzierte Vorstellungen darüber verfügt. Pauschale standardisierte Fragen wirken daher leicht kränkend, besonders wenn sie Lebensbereiche betreffen, in denen emotional viel auf dem Spiel steht. Viele Probanden können sich dann nicht vorstellen, wie der Untersucher ein im Vergleich zur Alltagserfahrung tieferes und glaubwürdigeres Wissen mit diesen Verfahren gewinnen will.

Mit dieser Betrachtung wollte ich zeigen, daß Selbstratings eine trügerische Qualität besitzen: sie liefern zwar Zahlen doch es ist oft unklar, welche soziale Realität die Zahlen widerspiegeln und damit auch, welche Glaubwürdigkeit Ergebnisse besitzen, die auf solchen Zahlen basieren. Ein Ausweg bestünde darin, die Annahme fallenzulassen, daß die Antworten auf solche Fragen mit einer bestimmten Realität korrespondieren, sie also nur als verbales Verhalten gelten zu lassen, mit dem die Probanden auf standardisierte Reize (die Fragen) reagieren.

Validität

Gäbe es für soziale Unterstützung und andere Netzwerkvariablen ein unabhängiges Kriterium, an dem man die instrumentelle Validität von Befragungsinstrumenten ermessen könnte, dann müßte die Antwort auf ein Item nicht als Beschreibung einer Realität oder eines subjektiven Zustandes interpretiert werden, sondern könnte in den Worten von Meehls (1945) behandelt werden als „an instrinsically interesting and significant bit of verbal behavior, the nontest correlates of which must be discovered by empirical means" (zit. nach Wiggins 1973, S. 386). Es wäre also gleichgültig, ob das verbale Verhalten irgendetwas sinnvolles ausdrückt, denn die Bedeutung würde sich nur durch die Korrelation mit einem externen Kriterium ergeben wie z.b. beim „Strong Vocational Interest Blank" in welchem nicht der Inhalt der angegebenen Interessen interpretiert wird, sondern die Ähnlichkeit des Antwortprofils mit einem bekannten berufstypischen Profil. Wiggins (1973, S. 389) zeigt, daß instrumentelle Validität von inhaltlicher Validität stark abweichen kann. Wenn für ein Instrument instrumentelle Validität behauptet werden kann, sind eine Reihe von Problemen gelöst: man muß nicht wissen, wie die Probanden das Item verstanden haben und es ist auch gleichgültig, was sie mit ihrer Antwort ausdrücken wollten. Die meisten Einwände gegen standardisierte Fragebögen (siehe z.B. Cicourel 1964; Deutscher 1973) greifen nicht mehr, denn diese Einwände haben zur Voraussetzung, daß Fragebogenitems inhaltlich interpretiert werden. Ein Instrument befindet sich also methodisch in weitaus größerer Sicherheit, wenn es eine instrumentelle Qualität erreicht hat, als wenn es nur auf Inhaltsvalidität basiert. Nun haben Fragebogenmessungen zur sozialen Unterstützung äußerlich zwar Ähnlichkeit mit bewährten Inventaren der Persönlichkeits- und Einstellungsforschung, sie teilen aber nicht deren instrumentelle Absicherung in externen Validitätskriterien. Sie sind damit entweder Meßinstrumente in Vorbereitung, also Vorstufen zu wirklich instrumentellen Instrumenten oder sie beabsichtigen gar nicht weiterzugehen. Da sie den rettenden Schritt in die Instrumentalität nicht tun können, müssen diese Instrumente darauf bestehen, eine korrekte Überlieferung sozialer und psychologischer Sachverhalte abzubilden und können an diesem Anspruch gemessen werden.

In einem Aufsatz zur empirischen Methodik schreibt George Brown über die Selbsttäuschung bei der Anwendung standardisierter Fragebögen: „One marvels that the situation has been accepted for so long (Brown 1981, S.550). Vielleicht liegt ein Grund dafür, daß standardisierte Messungen so lange und so selbstverständlich als sozialwissenschaftliche Datenlieferanten akzeptiert werden darin, daß diese Methode oft mit der Idee verknüpft wird, es würde über kurz oder lang einen Übergang von der (nicht akzeptablen) Inhaltsvalidität zur (akzeptablen) instrumentellen Validität geben. Das Hauptproblem, zu diesem Schritt zu gelangen, besteht darin, daß es so schwer ist, Validitätskriterien zu finden. In der psychopathologischen Forschung werden solche Kriterien durch psychiatrische Diagnosen gegeben. Beim „Strong Vocational Interest Blank" ist das Kriterium die tatsächliche Berufswahl. Welches Kriterium könnte für soziale Unterstützung angesetzt werden? Es müßte zweifellos eine überzeugendere, plausiblere Qualität haben, als die Fragebogenmessungen, ein Verfahren also, das wie die psychiatrische Diagnose einen größeren Informationsreichtum heranzieht und durch Expertise angeleitet ist. Es wäre also denkbar, die Realität, der für eine Person verfügbaren sozialen Unterstützung durch ein differenziertes Verfahren der Exploration und Ratingprozeduren zu erheben und dieser aufwendigen Diagnose Fragebogenmessungen gegenüber zu stellen. Leider ist meines Wissens eine solche Untersuchung noch nicht durchgeführt worden. Das liegt wahrscheinlich auch daran, daß Ratingverfahren in der Forschung zur sozialen Unterstützung relativ selten eingesetzt werden, so daß das in der Islington-Studie eingesetzte Instrument (SESSI, Brown et al. 1986; Brown u. Andrews 1986) fast allein dasteht. Eine solche, mit einem erheblichen Zeitaufwand durchgeführte Untersuchung (3-5 Stunden) könnte ein Kriterium dafür bieten, die Frage nach der Validität gebräuchlicher Skalen zur sozialen Unterstützung zu beantworten. In der Lebensereignisforschung ist eine solche Validierungstudie durch den Vergleich der sehr verbreiteten Checkliste von Holmes u. Rahe (1967) mit dem Interviewverfahren von Brown und Mitarbeitern bereits durchgeführt worden (Katschnig 1986); mit dem Ergebnis, daß Checkliste und Interview überraschend unterschiedliche Ergebnisse lieferten, die Checkliste also, gemessen an der ausführlichen Exploration durch das Interview, nur eine geringe Validität besitzt. Dieser Befund ist um so gravierender wenn man bedenkt, daß die Skala von Holmes u. Rahe und ihre verschiedenen Adaptationen in mehr als 1000 Untersuchungen eingesetzt worden ist (Kessler et al. 1985).

Interviewerratings

Einmal vorausgesetzt, daß die bisherige Kritik an der Methode der standardisierten Messungen zur Untersuchung sozialer Beziehungen zutrifft, daß diese Methode also im gegebenen Feld oft unzulänglich ist - welche Gründe gibt es dann dafür, daß sie so verbreitet ist und geradezu als die Methode überhaupt angesehen wird? Von den Vermutungen die zur Beantwortung dieser Frage vorgebracht werden können (Deutscher 1973; Brown 1971, 1979, 1981), möchte ich nur eine herausgreifen: es ist das scheinbare Fehlen einer Alternative. Die naheliegendste Alternative wäre das Interviewerrating oder - wie Brown es emphatisch ausgedrückt hat - : „to use the most sensitive of all measuring instruments - the human being" (Brown 1979, S. 613). Dagegen werden jedoch, besonders von behavioristisch orientierten Wissenschaftlern schwere Einwände vorgebracht (s. die Debatte Brown/Shapiro, Brown 1979), hieße es doch Verzerrungen durch subjektive Interpretationen des Interviewers in Kauf zu nehmen, die durch die saubere Vorgabe standardisierter Fragelisten einfach zu vermeiden sind. Die Probleme die durch die Subjektivität des Interviewers in den Datenerhebungsvorgang hineinkommen, übertreffen in den Augen der Kritiker dieser Erhebungsmethode noch die Probleme, die in der Erhebung durch „respondent-based" Messungen liegen („the sins of interviewer bias are considered of die expense of noticing respondent bias", Brown 1979, S. 612).

Woher kommt dieses Mißtrauen gegen den Interviewer als Meßinstrument? Einer der Gründe liegt vielleicht in einer mißverstandenen Auffassung der Rolle des Verstehens bei der Gewinnung von Daten. Dieses Mißverständnis besteht in der irrtümlichen Gleichsetzung von Verstehen mit projektiver Einfühlung in das Untersuchungssubjekt oder mit introspektiven Vorgängen im Anschluß als an eine vorangegangene Identifikation des Untersuchers mit dem Untersuchungssubjekt (zur Kritik dieser Auffassung in der Phänomenologie s. Schütz 1932, S. 159; in den Sozialwissenschaften: Schütz 1954, S. 262; Leat 1972; Brown 1979, 1983). Ein solches Verständnis von „Verstehen" würde in der Tat bedeuten, daß private Gefühle und Haltungen in das Forschungssubjekt hineingelegt werden und daß Verzerrungen durch Interviewer kaum kontrolliert werden können. Verstehen im Sinne der verstehenden Soziologie ist jedoch etwas anderes als einfühlende Identifikation und die Anwendung eines privaten Wertesystems auf Beobachtungen – es ist, viel elementarer, der Vorgang durch den die Eindrücke von der sozialen Welt einen Sinn erhalten, denn jedes einzelne Objekt oder Ereignis wird auf einem Hintergrund typischer Erwartungen und Vorerfahrungen erlebt. Dieser Wissensvorrat ist die Grundlage nicht nur der pragmatischen Orientierung und Verständigung im Alltagsleben, sondern auch der Sozialwissenschaften, deren Konstrukte im Sinne von Konstrukten zweiter Ordnung auf den vorwissenschaftlichen Alltagskategorien aufbauen müssen (Schütz 1953). Diese Auffassung ist keineswegs selbstverständlich, besonders dann nicht, wenn es um die Quantifizierung sozialer Phänomene geht. Cook u. Campbell (1979), also Autoren, denen man gewiß nicht methodische Unbekümmertheit vorwerfen kann, befinden, daß „a fundamental oversight of uncritical quantifiers has been to misinterpret quantification as replacing rather than depending on ordinary perceptions and judgement (Cook u. Campbell 1979, S. 93). Dieser Vorgang, die Anwendung gewöhnlicher Wahrnehmungsweisen und Urteile, hat mit empathischer Introspektion nichts zu tun; es ist die Anwendung eines in verschiedenen Graden der Allgemeingültigkeit vorliegenden Vorrats von Deutungsschemata, ohne den sich niemand in der sozialen Welt zurechtfinden könnte. Dazu gehört auch ein Wissen um die Verschiedenheit der Deutungsschemata in der sozialen Welt, sei es bei vertrauten Menschen der unmittelbaren Umgebung oder bei größeren Gruppen, die nur in Form typisierender Generalisierungen erfaßt werden können – z. B. alterstypische, schichtspezifische oder für eine Subkultur typische Deutungsschemata. Daher ist es möglich, von den eigenen bevorzugten Interpretationen zeitweise abzugehen, sie auszuklammern, um das Handeln anderer zu verstehen (eine ausführliche Diskussion dieses Aspekts des Verstehens geben Berger u. Kellner 1981).

Wenn Mueller (1980, S. 148) schreibt, daß die Abwesenheit adäquater sozialer Beziehungen einen großen Teil der Zusammenhänge zwischen sozialen Faktoren und seelischen Störungen erklärt, dann liegt der Sinn dieser Aussage in dem Verständnis des Wortes adäquat. Was adäquat bedeutet ist eine Frage des Urteils, entweder des Subjekts, oder des Untersuchers. Wenn das Subjekt, wie in der Untersuchung von Henderson et al. (1981), selbst beurteilt, was adäquat ist, dann legt jede Person unterschiedliche Bewertungsmaßstäbe zugrunde. Die Messung reflektiert dann zum großen Teil einen persönlichen Wahrnehmungsstil oder eine bestimmte Persönlichkeitsstruktur (so wird sie auch von Henderson interpretiert). Wenn der Untersucher dagegen einen echten Vergleich der Adäquatheit sozialer Beziehungen beabsichtigt, dann kommt er eigentlich nicht darum herum, bei allen Personen die gleichen Maßstäbe anzulegen, er muß also einen Standpunkt einnehmen, von dem aus bestimmt werden kann, wie adäquat eine geschilderte soziale Beziehung in den für das Forschungthema relevanten Hinsichten ist. Das ist natürlich ein willkürlicher Akt, aber im Unterschied zu den vielen willkürlichen Urteilen der einzelnen Subjekte ist dieser Akt kontrollierbar und er kann nach Belieben elaboriert werden. Damit werden Interpretationsvorgänge, die weniger explizit auch bei der Arbeit mit Selbstratings stattfinden, ans Licht gebracht, oder, wie Becker es in seiner plastischen Sprache ausgedrückt hat: „Inasmuch as we all interpret the conduct of our fellows, whatever our confession of faith, why should we not interpret with full anwareness of what we are doing ?" (Becker 1950, S. 189).

Es genügt natürlich nicht, der Tatsache gewahr zu sein, daß Interpretationen stattfinden, man muß diesen Vorgang kontrollieren können, und die Meinungen darüber wie gut dies möglich ist, gehen auseinander (s. die Supervison in der Psychotherapie, oder die Feststellung von Sachverhalten und Beweggründen in einem Gerichtsprozeß). Alfred Schütz geht so weit, die konsensuelle Kontrolle des Verstehens mit der interpersonellen Überprüfung sensorischer Wahrnehmung zu vergleichen: „Verstehen is moreover, by no means a private affair of the observer which cannot be controlled by the experiences of other observers. It is controllable at least to the same extent to which the private sensory perceptions of the individual are controllable by any other individual under certain conditions (Schütz 1954, S. 264).

Solche Kontrollen im Prozeß der Datenerhebung, also die Konzeption geeigneter Ratingdimensionen, das Training der Interviewer und Verfahren zur Erreichung eines Konsens sind allerdings sehr aufwendig und mühsam. Sie lassen sich nicht so schnell durchführen wie die Konstruktion einer neuen Itemskala, und sie lassen sich auch nicht so leicht von einem Forschungszentrum in ein anderes transportieren. Vielleicht ist es auch diese eher vordergründige Schwierigkeit, die der Methodik des Untersucherratings eine weitere Verbreitung im Feld der Untersuchung sozialer Beziehungen verwehrt, mehr noch als eine behavioristische Abwehrhaltung gegen den Einsatz des Interviewers als Meßinstrument. Wie dem auch sei, mit der Anerkennung des Verstehens als einer kontrollierbaren Grundlage von Messungen im Bereich sozialer Beziehungen können die bereits aufgeführten Probleme besser gelöst werden:

a) Der Kontext, in dem einzelne Schilderungen sozialer Beziehungen stehen, kann vom Interviewer bei seiner Einschätzung berücksichtigt werden.
b) Die Verzerrungen des Berichts durch psychische Abwehr und unrealistische Vorstellungen sind wenigstens zu einem gewissen Teil kontrollierbar.
c) Es ist möglich, die Definition von Schlüsselbegriffen zur Beschreibung sozialer

Beziehungen Untersuchung zu vereinheitlichen (jedenfalls für die Zwecke der Untersuchung) und in diesem Sinne erst wahrhaft zu standardisieren, so daß ein fester Standpunkt vorhanden ist, von dem aus etwa beurteilt werden kann, wie eine Beziehung aussehen muß, die als Freundschaft eines bestimmten Typs zu bezeichnen ist. Darüber hinaus ist es vielleicht auch möglich, ein Problem anzugehen, das innerhalb der Selbstrating- Methodik völlig unlösbar erscheint (Kessler et al. 1985; Lazarus u. Folkman 1986): die Unterscheidung von subjektiven und objektiven Aspekten sozialer Beziehungen.

Ist eine vom Subjekt unabhängige Messung möglich?

Soziale Unterstützung wird, wie Turner (1983) in einer Übersicht feststellt, meist als subjektive Qualität gemessen, als die Kognition oder die berichtete Erfahrung von anderen gestützt und gefördert zu werden. Dabei entsteht natürlich das Problem, daß seelische Befindlichkeit, zu deren Erklärung die Messung sozialer Unterstützung dienen soll, selbst diese Messung prägt, z.B. dann, wenn ein Mensch in der eingeengten Welt einer depressiven Verstimmung seine Beziehungen zu anderen Menschen entwertet. Um solche Konfundierungen zu vermeiden, besteht ein großes methodisches Interesse daran, soziale Unterstützung unabhängig vom subjektiven Erleben zu erfassen. Die Lebensereignisforschung hat ein ähnliches Problem zu lösen. Dort geht es um die Frage, wie die Bedeutung eines Lebensereignisses im Kontext individueller Lebensumstände ermessen werden kann, *ohne* die Reaktion des Betreffenden in Rechnung zu stellen. Das mag zunächst absurd erscheinen, ist doch ein Lebensereignis nur insofern von Belang, als jemand sich überhaupt davon betroffen fühlt. Andererseits ist die Variabilität, mit der Menschen auf bestimmte Klassen von Situationen reagieren, gar nicht so groß. Für die meisten bedeutet der Tod des Ehepartners ein einschneidendes unglückliches Ereignis, und nur wenige mögen davon in anderer Weise betroffen sein. Der Tod des Ehepartners muß gewissermaßen „by default" zunächst als schwerwiegend angenommen werden. Wenn dann weitere Informationen über den Kontext erreichbar sind, etwa über die bisherige Geschichte der Ehe, die Lücken, die entstanden sind, die Veränderungen, die geschehen müssen, kann diese Einschätzung differenzierter werden, sie muß aber nicht mit dem übereinstimmen, was der Betroffene wirklich empfindet. Es ist nur eine Vermutung, die auf den erreichbaren Informationen über den Verlust basiert und auf einem alltagsweltlichen Wissensvorrat über die typische Bedeutungen von Lebensereignissen in unterschiedlichen Kontexten. Solche Typisierungen erlauben es, Lebensereignisse in ihrer *wahrscheinlichen Bedeutung* zu verstehen, ohne daß überhaupt Vorgänge im fremden Bewußtsein in den Blick gefaßt werden. Diese Form des Verstehens ist für Alfred Schütz die im Alltagsleben vorherrschende:

> But the world of every day life is from the outset also a social cultural world in which I am interrelated in manifold ways of interaction with fellow-men known to me in varying degrees of intimacy and anonymity. To a certain extent, sufficient for many practical purposes, I understand their behavior, if I understand their motives, goals, choices, and goals originating in *their* biographically determined circumstances. Yet only in particular situations and then only fragmentarily, can I experience the other's motives, goals etc. - briefly, the subjective meanings they bestow upon their actions, in their uniqueness. I can however experience them in their

typicality. In order to do so I construct typical patterns of the actor's motives and ends, even of their attitudes and personalities, of which their actual conduct is just an example (Schütz 1954, S. 268).

In dem von Brown und Mitarbeitern entwickelten Verfahren (Brown 1974, 1981; Brown u. Harris 1978a, 1986) schildert der Interviewer einer Gruppe von Kollegen das Ereignis und alle wichtigen Umstände, die das Ereignis umgaben, also den Kontext der Lebenssituation. Er vermeidet allerdings jeden Bezug auf die Reaktionen der betroffenen Person. Wir haben jetzt eine Situation, in der die Reaktionen der Personen gewissermaßen aus der Geschichte des Lebensereignisses herausgeschnitten sind. Es bleibt eine Lücke, und man muß sich fragen, womit sie ausgefüllt werden kann. Was wird also für die reale Person, die das Lebensereignis erlebt hat, substituiert? Alfred Schütz hat dieser Fiktion einen Namen gegeben: Es ist ein „sozialer Homunkulus", eine fiktive Person, über die gerade soviel bekannt ist, wie für den Forschungszweck für notwendig gehalten wird, in diesem Fall die demographischen Daten und eine Schilderung des Lebenskontext. Wir alle haben ein differenziertes Wissen über solche Homunkuli, z.B. über alterstypische Erfahrungsweisen, Motive und Pläne. Die Rater, die ebenso wie wir und die Probanden Mitglieder unserer gemeinsamen sozialen Welt sind (auch wenn diese sich aus unterschiedlichen Subkulturen zusammensetzt), nutzen dieses Wissen und kommen für die in Frage stehenden Unterscheidungen gewöhnlich gut überein, indem sie z.B. die Bedrohlichkeit eines geschilderten Lebensereignisses als stark oder gering einstufen.

Die Rater können natürlich nur dann systematisch übereinkommen, wenn ihre alltagsweltlichen Typisierungen auch hinreichend ähnlich sind. Das muß bis zu einem gewissen Grade schon deshalb der Fall sein, weil diese Typisierungen als stillschweigend vorausgesetzte Selbstverständlichkeiten die Grundlage jeder Kommunikation bilden. Andererseits muß, was dem einem selbstverständlich ist, dem anderen ganz und gar nicht so erscheinen. Die fundamentalen Annahmen vom Typ der von Husserl so genannten Fundamentalthese des Alter ego, „wonach auch das Du ein Bewußtsein habe ... und daß sein Erlebnisstrom die gleichen Urformen aufweise wie der meine" sind Selbstverständlichkeiten; darüber läßt sich kaum streiten. Andere Annahmen sind weniger selbstverständlich, etwa Deutungsschemata, die die Frage betreffen, was in einer gegebenen Situation als belastend angesehen werden muß, was angemessene soziale Unterstützung ist und was „im Stich lassen" heißt (s. Brown et al. 1986). Auf dieser Ebene, wo die alltagsweltlichen Deutungsschemata weder invariant sind, noch völlig idiosynkratisch, wo sie schon deutlich durch Besonderheiten von Kultur und Biographie geprägt sind, findet der Einigungsprozeß der Rater statt. Hier werden die Möglichkeiten der Konsensbildung sichtbar, sowie auch die Grenzen, die sich durch zusätzliche Information, genauere Definition und weitere Differenzierung des Ratingkonzepts zwar weiter vorschieben lassen, aber nur bis zu einem gewissen Punkt. Dieser Punkt markiert die Unvollkommenheit des in Frage stehenden Konzepts. Ihn, wie Becker sagt, mit vollem Bewußtsein ins Auge zu fassen, ist sicherer, als konzeptuelle Probleme allzuschnell der Korrelationsstatistik zu überlassen, wie es bei der Benutzung standardisierter Fragebögen oft geschieht.

Was hat das nun mit sozialer Unterstützung zu tun? Wie schon angedeutet glaube ich, daß eine gewisse Ähnlichkeit der methodischen Problematik in den

Domänen „Lebensereignisse" und „soziale Unterstützung" besteht. Die Schwierigkeiten scheinen aber im Falle sozialer Unterstützung vertrackter zu sein. Man müßte die sozialen Ressourcen eines Menschen einschätzen, ohne die Art und Weise zu berücksichtigen, wie er persönlich darauf reagiert. Das mag absurd erscheinen, aber wir haben schon gesehen, daß auch bei den Lebensereignissen das Ausblenden der persönlichen Reaktion zunächst einen merkwürdigen Eindruck hinterließ. Versuchen wir erst einmal, für diese Möglichkeit zu argumentieren, bevor wir uns wieder kritisch auf sie zurückwenden: Das soziale Netzwerk eines Menschen ist natürlich auch sein Werk, denn er hat es durch seine soziale Aktivität so geformt wie es ist. Aber es fällt auch auf ihn zurück, es ist im Laufe der Zeit eine Art objektive Realität geworden, jedenfalls eine Wirklichkeit, die nicht jeden Tag nach Gutdünken wieder verändert werden kann. Darin liegt gerade die stabilisierende Seite sozialer Verbindungen: daß sie relativ konstant bleiben, auch wenn das einzelne Individuum vielleicht von Schicksalsschlägen heimgesucht wird und daß sie gerade aufgrund dieser Beharrlichkeit dem einzelnen seine Kontinuität wiedergeben können, wenn er sie einmal verloren hat. Netzwerke haben also auch etwas quasi objektives, und daher mag es gerechtfertigt sein, sie unabhängig von ihrem Besitzer zu untersuchen.

Wenn wir Lebensereignisse und Netzwerke miteinander vergleichen, dann mutet allerdings die quasi- objektive Natur von Netzwerken viel schwächer an. Lebensereignisse können sich auch ganz ohne Zutun der Person ereignen (z.B. Massenentlassung), während Netzwerke nicht einmal Ereignisse sind, geschweige denn Phänomene ohne subjektive Prägung sein können. Viele Lebensereignisse haben allerdings einen direkten Einfluß auf Beschaffenheit des persönlichen Netzwerks. Thoits (1982) und zuletzt Brown et al. (1985) haben darauf hingewiesen, daß die schwerwiegendsten Lebensereignisse den Verlust geliebter Menschen oder zumindest den Entzug wichtiger Unterstützungspersonen betreffen, also eine plötzliche Verarmung des persönlichen Netzwerks bedeuten. Das Phänomen „Netzwerk" hat also einen dynamischen Aspekt, der sich mit dem Begriff des Lebensereignisses ausdrücken läßt.

Der statische Aspekt, die überdauernde Beschaffenheit des Netzwerks ist so nicht einzufangen. Ihm entspricht in der Lebensereignisforschung das, was Brown als „überdauernde Schwierigkeit" bezeichnet - die Streßhaftigkeit einer chronisch gewordenen Belastungssituation. Vielleicht wäre es möglich, in Analogie auch das Unterstützungspotential eines persönlichen Netzwerks als Ratingkonzept zu definieren. Ein Ansatz hierzu ist in der Meßmethodik der Islington-Studie (Brown et al. 1986) zu finden. Eine in dieser Studie entwickelte Messung erfaßt soziale Unterstützung auf der Basis des von Ego berichteten *Verhaltens* nahestehender Personen in einer Krisensituationen - unabhängig davon, wie Ego auf dieses Verhalten reagiert hat. Wie bei der Lebensereignisforschung ist auch hier ein Problem, daß die betroffene Person, also der Besitzer des persönlichen Netzwerks, selbst über seine Umgebung Auskunft gibt, auf dieser Grundlage jedoch eine quasi-objektive Einschätzung erreicht werden soll. Die Hauptschwierigkeit scheint darin zu bestehen, daß der Interviewer, der einer Gruppe von Beurteilern über die sozialen Beziehungen eines nicht näher beschriebenen Ego berichtet, diesen Bericht so vorträgt, daß die emotionalen Reaktionen von Ego darin möglichst wenig eingehen (sie sollen ja gesondert gemessen werden) und das tatsächliche Verhalten der

Netzwerkmitglieder deutlich hervortritt. Das ist umso leichter, je krisenhafter die Lebenssituation ist, je deutlicher also für das Netzwerk eine Bewährungsprobe entsteht. In der Islington-Studie wird „crisis support" auf diese Weise eingeschätzt. Diese im Vergleich mit den üblichen Verfahrensweisen der Sozialwissenschaften ungewöhnliche Methodik ruft unterschiedliche Reaktionen hervor: „The authors emphasize that making their assessments of crisis support, the interviewers placed great weight on a description of actual behavior in a diligent attempt to avoid bias by either subject or interviewer. Their view of their likely success in this is sanguine, ours somewhat less so " (Alloway u. Bebbington 1987, S. 105). Leider begründen die Autoren nicht, warum ihnen die Zuversicht fehlt – vielleicht ist es das bereits erörtete Mißtrauen in den Interviewer als Meßinstrument.

Ein anderes Verfahren, das ebenfalls eine quasi- objektive Messung sozialer Unterstützung intendiert, ist das „Social Stress and Support Interview" (SSI, Jenkins et al. 1981; Bailey u. Garralda 1987). Dieses Interview verlangt für verschiedene Lebensbereiche (Beruf, Finanzen, Wohnen, Freunde, Ehe, Kinder, andere Mitglieder der Kernfamile) jeweils ein Selbstrating des Befragten und ein Untersucherrating durch unabhängige Beurteiler, die das Selbstrating nicht kennen, auf der Grundlage der vom Interviewer durchgeführten Exploration. Die Autoren sagen allerdings wenig über diese Informationsbasis der Ratings. Die Übereinstimmung der Untersucherratings mit den Selbstratings der Befragten liegt bei dichotomen Kategorien im Bereich von 85%.

In den beiden beschriebenen Verfahren gründet sich die quasi-objektive Einschätzung von „crisis support" oder allgemeiner sozialer Unterstützung auf die Befragung der gleichen Person über die auch eine Aussage zu treffen ist. Es liegt auf der Hand, daß ein gut informierter und emotional neutraler Beobachter wahrscheinlich besser wäre, aber eine solche Person ist schwer zu finden. Wer sollte es sein? Die Mutter, der Ehemann, der beste Freund? Diese externen Beobachter sind meist weder umfassend informiert noch emotional neutral. Daß aber selbst dann, wenn Ego die einzige Informationsquelle ist, der Versuch, eine objektive Perspektive meßbar zu machen, nicht völlig undurchführbar ist, können wir uns vor Augen führen, wenn wir bedenken, wie im Alltagsleben solche quasi objektiven Einschätzungen vorgenommen werden. Es ist z. B. durchaus möglich, daß ein Beobachter allein auf Grund eines Gesprächs mit Ego zu der Auffassung gelangt, Ego würde zwar adäquate soziale Unterstützung erhalten, er empfinde diese aber subjektiv nicht als hinreichend oder nähme sie nicht einmal als solche wahr oder umgekehrt, er sei mit einer ungewöhnlich dürftigen Unterstützung zufrieden. Diese Erfahrungen konnten z. B. in einer Untersuchung zur Pflege kranker alter Menschen durch ihre Töchter und Schwiegertöchter im gemeinsamen Haushalt gemacht werden (Klusmann et al. 1981). Warum sollte es nicht möglich sein, solche Diskrepanzen in den systematischen Rahmen eines sozialwissenschaftlichen Ratingverfahrens zu bringen?

Literatur

Alloway R, Bebbington P (1987) The buffer theory of social support - a review of the literature. Psychol Med 17: 91-108

Anderson CM, Hogarty GE, Reiss DJ (1980) Family treatment of adult schizophrenic patients: A psychoeducational approach. Schizophr Bull 6: 490-505

Andrews G, Tennant C, Hewson DM, Vaillant GE (1978) Life event stress, social support, coping style, and risk of psychological impairment. J Nerv Ment Dis 166: 307-316

Aneshensel CS, Stone JD (1982) Stress and depression. A test of the buffering model of social support. Arch Gen Psychiatry 39: 1392-1396

Angermeyer MC (1984) Mitten in der Gemeinde und doch allein ? - Eine quantitative Untersuchung des sozialen Netzwerks von Bewohnern psychiatrischer Übergangswohnheime. Gruppenpsychother Gruppendyn 19: 313-333

Angermeyer MC, Bock B (1984) Das soziale Netzwerk Alkoholkranker. Z Psychother Med Psychol 34: 1-9

Bailey D, Garralda ME (1987) The use of the social stress and support interview in families with deviant children: methodological issues. Soc Psychiatry 22: 209-215

Barrera M Jr (1982) Social support in the adjustment of pregnant adolescents - assessment issues. In: Gottlieb BH (ed) Social networks and social support. Sage, London, pp 69-96

Becker H (1950) Through values to sociological interpretations. Essays on social context, actions, types and prospects. Duke Univ Press, Durham

Berger PL, Kellner H (1981) Sociology reinterpreted. An essay on method and vocation. Penguin, London

Berger B, Berger P (1983) The war over the family. Penguin, Harmondsworth

Berger PL, Neuhaus RJ (1977) To empower people. American Enterprise Institute for Public Policy Research, Washington

Berkman LF, Syme SL (1979) Social networks, host resistance, and mortality: A nine-year follow-up study of Alameda County residents. Am J Epidemiol 109: 186-204

Blumer H (1954) What is wrong with social theory? Am Sociol Rev 19: 3-10

Boissevain JF (1974) Friends of friends. Manipulators and coalitions. Blackwell, Oxford

Boissevain J, Mitchell JC (eds) (1974) Network analysis: Studies in human interaction. Mouton, The Hague

Boszormenyi-Nagy I (1979 Entitlement and accountability. In: Lennard H, Lennard SC (eds) Ethics of health care. Gondolier Press, Woodstock/ NY

Boszormenyi-Nagy I, Spark GM (1973) Invisible loyalties. Harper & Row, Cambridge

Bowlby J (1980) Attachment and loss, vol III: Loss, sadness and depression. Basic, New York

Breier A, Strauss JS (1984) The role of social relationships in the recovery from psychotic disorders. Am J Psychiatry 141: 949-955

Brim J (1974) Social network correlates of avowed happiness. J Nerv Ment Dis 158: 432-439

Brown GW (1973) Some thoughts on grounded theory. Sociology 7: 1-16

Brown GW (1974) Meaning, measurement, and stress of life events. In: Dohrenwend BS, Dohrenwend BP (eds) Stressful life events: Their nature and effects. Wiley, New York pp 217-244

Brown GW (1981a) Teaching data collection in social research. Sociology 15: 550-557

Brown GW (1981b) Contextual measures of life events. In: Dohrenwend BS, Dohrenwend BP (eds) Stressful life events and their contexts. Rutgers Univ Press, Rutgers, pp 187-201

Brown GW (1983) Accounts, meaning and causality. In Nigel G, Abell P (eds) Accounts and action. Surrey conferences on sociological theory and method. Gower, London, pp 35-68

Brown GW (1987) Social factors in the aetiology and course of psychiatric disorder: A report on progress. In: Angermeyer MC (ed) From social class to social stress. Springer, Berlin Heidelberg New York, Tokyo, pp 118-132

Brown GW, Andrews B (1986) Social support and depression. In: Appley MH, Trumbull R (eds) Dynamics of stress. Plenum, London, pp 257-282

Brown GW, Bifulco A (1985) Social support, life events and depression. In: Sarason I, Sarason B (eds) Social support: Theory, research and applications. Nijhoff, Dordrecht, pp 349-370

Brown GW, Harris T (1978a) Social origins of depression. A study of psychiatric disorder in women. Tavistock, London

Brown GW, Harris T (1978b) Social origins of depression: A reply. Psychol Med 8: 577-588

Brown GW, Harris T (1979) The sin of subjectivism: A reply to Shapiro. Behav Res Ther 17: 605–613

Brown GW, Harris T (1986) Establishing causal links: The Bedford College studies of depression. In: Katschnig H (ed) Life events and psychiatric disorders: Controversial issues. Cambridge Univ Press, London, pp 107–184

Brown GW, Rutter M (1966) The measurement of family activities and relationships: A methodological study. Hum Relat 19: 241–263

Brown GW, Andrews B, Harris T, Adler Z, Bridge L (1986) Social support, self-esteem and depression. Psychol Med 16: 813–831

Brown GW, Bifulco A, Harris TO (1987) Life events, vulnerability and onset of depression: Some refinements. Br J Psychiatry 150: 30–42

Bruhn JG, Philips BU (1984) Measuring social support: A synthesis of current approaches. J Behav Med 7: 151–169

Burt RS (1983) Distinguishing relational contents. In: Burt RS, Minor MJ (eds) Applied network analysis. Sage, London, pp 35–74

Caplan G, Killilea M (1976) Support systems and mutual help. Grune & Stratton, New York

Cassel J (1975) Social science in epidemiology: Psychosocial processes and „stress" theoretical formulation. In: Struening EL, Guttentag M (eds) Handbook of evaluation research. Sage, Beverly Hills, pp 537–549

Cicourel AV (1964) Method and measurement in sociology. The Free Press of Glencoe, Collier-Macmillan, London

Cleary PD, Kessler RC (1982) The estimation and interpretation of modifier effects. J Health Soc Behav 23: 159–169

Cobb S (1976) Social support as a moderator of life stress. Psychosom Med 38: 300–314

Cobb S (1979) Social support and health through the life course. In: Riley MW (ed) Aging from birth to death: Interdisciplinary perspectives. West Vile Press, Boulder/ CO

Cohen S, Syme SL (1985) Issues in the study and application of social support. In: Cohen S, Syme SL (eds) Social support and health. Academic Press, Orlando, pp 3–22

Cohen S, Wills TA (1985) Stress, social support, and the buffering hypothesis. Psychol Bull 98: 310–357

Cook TD, Campbell DT (1979) Quasi-experimentation: Design and analysis issues for field settings. McNally, Chicago

Davis MS (1971) That's interesting. Towards a phenomenology of sociology and a sociology of phenomenology. Phil Soc Sci 1: 309–344.

Deutscher I (1973) What we say/ what we do. Sentiments and acts. Foresman, Glenview

Dohrenwend BS, Dohrenwend BP, Dodson M, Shrout PE (1984) Symptoms, hassles, social supports, and life events: The problem of confounded measures. J Abnorm Psychol 93: 222–230

Duncan-Jones P (1981) The structure of social relationships: Analysis of a survey instrument, part 1,2. Soc Psychiatry 16: 55–61, 143–149

Eaton WW (1978) Life events, social supports, and psychiatric symptoms: A re-analysis of the New Haven data. J Health Soc Behav 19: 230–234

Estroff SE (1981) Making it crazy. Univ California Press, San Francisco

Fischer CS (1982) What do we mean by ‚friend'? an inductive Study. Soc Network 3: 287–306

Frydman MI (1981) Social support, life events and psychiatric symptoms: A study of direct, conditional and interaction effects. Soc Psychiat 16: 69–78

Garrison V, Podell J (1981) „Community Support Systems Assessment" for use in clinical interviews. Schizophr Bull 7: 101–108

Gore S (1978) The effect of social support in moderating the health consequences of unemployment. J Health Soc Behav 19: 157–165

Gore S (1981) Stress-buffering functions of social support: An appraisal and clarification of research models. In: Dohrenwend BS, Dohrenwend BP (eds) Stressful life events and their contexts. Rutgers Univ Press, Rutgers, pp 202–222

Gottlieb BH (1978) The development and application of a classification scheme of informal helping behaviors. Can J Behav Sci 10: 105–115

Hammer M, Schaffer A (1975) Interconnectedness and the duration of connections in several small networks. Am Ethnologist 2: 297–308

Heinrichs DW, Hanlon TE, Carpenter ET Jr (1984) The quality of life scale: An instrument for rating the schizophrenic deficit syndrome. Schizophr Bull 10: 388-398

Heller K (1979) The effects of social support: Prevention and treatment implications. In: Goldstein AP, Kanfer FH (eds) Maximizing treatment gains: Transfer enhancement in psychotherapy. Academic Press, New York, pp 353-382

Henderson S, Duncan-Jones P, Byrne DG, Scott R (1980) Measuring social relationships. The Interview Schedule for Social Interaction. Psychol Med 10: 723-734

Henderson S, Byrne DG, Duncan-Jones P (1981) Neurosis and the social environment. Academic Press, London

Hirsch BJ (1982) Social networks and the coping process: Creating personal communities. In: Gottlieb BH (ed) Social networks and social support. Sage, London, pp 149-170

Holmes Th, Rahe RH (1967) The social readjustment rating scale. J Psychosom Res 11: 213-218

House JS (1981) Work stress and social support. Addison-Wesley, Reading/ MA

House JS, Kahn RL (1985) Measures and concepts of social support. In: Cohen S, Syme SL (eds) Social support and health. Academic Press, Orlando, pp 83-108

Huston TL (ed) (1974) Foundations of interpersonal attraction. Academic Press Press, New York

Jenkins R, Mann AH, Belsey E (1981) The background, design and use of a short interview to assess social stress and support in research and clinical settings. Soc Sci Med 15: 195-203

Jones EE, Davis KE (1965) From acts to dispositions: The attribution process in person perception. In: Berkowitz L (ed) Advances in experimental social psychology, vol 2. Academic Press, New York

Kahn RL, Antonucci TC (1980) Convoys over the life course: Attachment, roles, and social support. In: Baltes PB, Brim OG (eds) Life-span development and behavior. Academic Press, New York, pp 253-286

Kaplan GH, Cassel JC, Gore S (1977) Social support and health. Medical Care 15: 47-58

Katschnig H (1986) Measuring life stress - a comparison of the checklist and the panel technique. In: Katschnig H (ed) Life events and psychiatric disorders: Controversial issues. Cambridge Univ Press, London, pp 74-105

Kernberg O (1976) Object relations theory and clinical psychoanalysis. Aronson, New York

Kernberg O (1980) Internal world and external reality. Aronson, New York

Kessler RC, McLeod JD (1985) Social support and mental health in community samples. In: Cohen S, Syme SL (eds) Social support and health. Academic Press, Orlando, pp 219-240

Kessler RC, Price RH, Wortman CB (1985) Social factors in psychopathology: Stress, social support and coping processes. Ann Rev Psychol 36: 531-572

Keupp H, Rerrich D (1982) Soziale Netzwerke. Einleitung: Ist das Netzwerkkonzept das „missing link" der Gemeindepsychologie? In: Keupp H, Rerrich D (Hrsg) Psychosoziale Praxis - gemeindepsychologische Perspektiven. Urban & Schwarzenberg, München

Klusmann D, Bruder J, Lüders I, Lauter H (1981) Beziehungen zwischen Patienten und ihren Familienangehörigen bei chronischen Erkrankungen des höheren Lebensalters. Bericht des Sonderforschungsbereichs 115, Universität Hamburg

Laumann EO, Mardsen PV, Prensky D (1983) The boundary specification problem in network analysis. In: Burt RS, Minor MJ (eds) Applied network analysis. Sage, London, pp 18-34

Lazarus RS, Folkman S (1986) Cognitive theories of stress and the issue of circularity. In: Appley MH, Trumbull R (eds) Dynamics of stress. Plenum, New York, pp 63-80

Leat D (1972) Misunderstanding Verstehen. Sociol Rev 20: 29-38

Lin N, Simeone RS, Ensel WM, Kuo W (1979) Social support, stressful life events and illness: A model and an empirical test. J Health Soc Behav 20: 108-119

Lowenthal MF, Haven C (1968) Interaction and adaptation: Intimacy as a critical variable. Am Sociol Rev 33: 20-30

McCallister L, Fischer CS (1983) A procedure for surveying personal networks. In: Burt RS, Minor MJ (eds) Applied network analysis. Sage, London, pp 75-88

McMiller PC, Ingham JG (1976) Friends, confidants and symptoms. Soc Psychiatry 11: 51-58

Minor MJ (1983a) New directions in multiplexity analysis. In: Burt RS, Minor MJ (eds) Applied network analysis. Sage, London, pp 223-244

Minor MJ (1983b) Panel data on ego networks: A longitudinal study of former heroin addicts. In: Burt RS, Minor JM (eds) Applied network analysis. Sage, London, pp 89-99

Mitchell JC (1969) Social networks in urban situations. Manchester Univ Press
Mitchell JC (1973) Networks, norms and institutions. In: Boissevain J, Mitchell JC (eds) Network analysis: Studies in human interaction. Mouton, The Hague, pp 19-40
Mueller DP (1980) Social networks: A promising direction for research on the relationship of the social environment to psychiatric disorder. Soc Sci Med 14A:147-161
Norusis MJ (1985) SPSSx Advanced statistics guide. McGraw-Hill, New York
O'Connor P, Brown GW (1984) Supportive relationships: Fact or fancy? J Soc Pers Relationships 1: 159-195
Perrucci R, Targ DB (1982) Mental patients and social networks. Auburn House, Boston
Phillips SL, Fischer CS (1981) Measuring social support networks in general populations. In: Dohrenwend BS, Dohrenwend BP (eds) Stressful life events and their contexts. Prodist, New York, pp 223-233
Pinneau SR Jr (1975) Effects of social support on psychological and physiological strains. Ph D dissertation, University of Michigan
Quast HH (1985) Different perspectives in research on social support and stress, appendix 8.2. In: Schwarzer R (ed) Stress and social support. Dep. of Psychology-Educational Psychology, Freie Universität Berlin, pp 45-82
Ratcliffe WD, Zelhart PF, Azim HFA (1978) Social networks and psychopathology. Department of Psychology, University of Alberta, Canada
Roiser M (1974) Asking silly questions. In: Armistead N (ed) Reconstructing social psychology. Penguin, Harmondsworth, pp 101-114
Sarason IG, Levine HM, Basham RB, Sarason BR (1983) Assessing social support: The social support questionnaire. J Pers Soc Psychol 44: 127-139
Schenk M (1984) Soziale Netzwerke und Kommunikation. Mohr, Tübingen
Schmidbauer W (1977) Die hilflosen Helfer. Rowohlt, Reinbek
Schütz A (1932) Der sinnhafte Aufbau der sozialen Welt. Springer, Wien (Neuaufgelegt 1973 bei Suhrkamp, Frankfurt am Main)
Schütz A (1953) Common-sense and scientific interpretation of human action. Phil Phenomenol Res 14: 1-38
Schütz A (1954) Concept and theory formation in the social sciences. J Philos 51: 257-273
Sudman S, Bradburn NM (1982) Asking questions. A practical guide to questionnaire design. Jossey-Bass, San Francisco
Surtees PG (1980) Social support, residual adversity and depressive outcome. Soc Psychiatry 15: 71-80
Tennant C, Bebbington P (1978) The social causation of depression: A critique of the work of Brown and his colleagues. Psychol Med 8: 565-575
Thoits PA (1982) Conceptual, methodological, and theoretical problems in studying social support as a buffer against life stress. J Health Soc Behav 23: 145-159
Tolsdorf CC (1976) Social networks, support, and coping: an exploratory study. Fam Process 15: 407-417
Turner RJ (1981) Social support as a contingency in psychological well-being. J Health Soc Behav 22: 357-367
Turner J (1983) Direct, indirect and moderating effects of social support on psychological distress and associated conditions. In: Kaplan HB (ed) Psychosocial stress. Trends in theory and research. Academic Press, New York, pp 106-155
Udris I (1982) Soziale Unterstützung: Hilfe gegen Stress? Psychosozial 5: 78-91
Ullah P, Banks M, Warr P (1985) Social support, social pressures and psychological distress during unemployment. Psychol Med 15: 283-295
Vaillant GE (1977) Adaptation to life. Little, Brown, Boston
Veiel HOF (1986) Dimensions of social support: A conceptual framework for research. Soc Psychiatry 20: 156-162
Weiss RS (1974) The provisions of social relationships. In: Rubin Z (ed) Doing unto others. Prentice-Hall, Englewood Cliffs, pp 17-26
Wellman B (1982a) Applying network analysis to the study of support. In: Gottlieb BH (ed) Social networks and social support. Sage, London, pp 171-200
Wellman B (1982b) Studying personal communities. In: Marsden PV, Lin N (eds) Social structure and network analysis. Sage, London, pp 61-80

Wellman B, Leighton B (1979) Networks, neighborhoods, and communities. Urban Affairs Q 14: 363-390
Westermeyer J, Pattison EM (1982) Social networks and mental illness in a peasant society. Schizophr Bull 7: 125-134
Wheaton B (1985) Models for the stress-buffering functions of coping resources. J Health Soc Behav 26: 352-264
Wiggins JS (1973) Personality and prediction: Principles of personality assessment. Addison-Wesley, Reading/ MA
Wolfe AW (1970) On structural comparisons of networks. Can Rev Soc Anthropol 7: 226-244

Sozialer Rückhalt und Normalität sozialen Handelns

K. Siegrist

Einleitung

Die sozialepidemiologische Erforschung psychiatrischer Störungen unterteilt die soziale Wirklichkeit grob in belastende und in protektive Faktoren. Konsistent als belastend erwies sich die Zugehörigkeit zu den unteren Schichten. Als protektiv, und das ebenfalls recht konsistent, zeigte sich der Familienstand „verheiratet". Menschen strukturieren sich ihre Wirklichkeit über Symbole. Wenn die Zugehörigkeit zur Unterschicht belastend wirkt, dann nicht nur deshalb, weil sie mit Deprivation, sondern auch, weil sie mit relativer Deprivation verbunden ist. Belastend ist der Vergleich mit den etwas besser Gestellten, deren Anstrengungen im Beruf sich offenbar mehr auszahlen, während die eigenen Bemühungen nur relativ wenig Anerkennung finden. Verheiratetsein gilt als protektiv, weil die Ehe eine klassische Institution zur Stabilisierung sozialen Rückhalts ist. Sozialer Rückhalt (hier synonym mit „soziale Unterstützung" gebraucht) meint emotionale Nähe, Information und Rat und im Bedarfsfall auch praktische Hilfe.

Der Mensch sei des Menschen Wolf, so sagte vor längerer Zeit Thomas Hobbes. Erst Vergesellschaftung, erst ein System aus Normen und Werten, die das Verhalten regeln, transformiere unberechenbar-feindseliges in vorhersehbar-wertorientiertes Verhalten. Dennoch bleibt, gerade in der modernen Gesellschaft, der andere, mit dem Ego umgeht, häufig anonym, unverstehbar und dadurch latent bedrohlich. Anonymität sozialer Kontakte ist eine Funktion von Komplexität, Heterogenität, Größe des sozialen Systems und der individuellen Kompetenz, damit umzugehen.

Sozialen Rückhalt vermitteln demgegenüber jene Beziehungen, die durch eine gewisse Kontinuität aus der eher fremden sozialen Wirklichkeit ausgegrenzt sind. Rückhalt ist protektiv, weil er den Bereich des Vertrauten ausdehnt und damit Vertrauen erlaubt. Ich möchte im folgenden die These vertreten, daß die Frage, warum sozialer Rückhalt vor einer Reihe seelischer und körperlicher Erkrankungen schützt, ein Stück weit einer soziologischen Betrachtung zugänglich ist – mehr jedenfalls als bisher in der einschlägigen Literatur sichtbar wird.

In ihrem Artikel über Familienstand, Distress und Depression weisen Pearlin u. Johnson (1977) darauf hin, daß gelegentlich die Epidemiologie uns deutliche Zusammenhänge zwischen sozialstrukturellen Faktoren und psychischen Störungen vor Augen führt, lange bevor die entsprechenden Mechanismen entdeckt werden. Wenn von „Mechanismen" die Rede ist, denkt man meist an neokortikal angestoßene, über das limbische System vermittelte neuroendokrine Prozesse, die die gedanklich-emotionale Erfahrung sozialer Faktoren in eine Erfahrung des ganzen Organismus transformieren.

Dabei wird leicht übersehen, daß auch die Transformation sozialer Faktoren in individuelle Erfahrung erklärungsbedürftig ist. Wie diese ablaufen könnte, dazu haben Klassiker der Soziologie wie Durkheim (1973), Mead (1967) der Esoteriker Schütz (1971), der zwischen europäischer Tradition und amerikanischer Sozialpsychologie vermittelnde Parsons (1980) und schließlich Luhmann (1973) einiges gesagt, wenn auch nicht unter dem Stichwort „sozialer Rückhalt".

Das Schwierige am Thema ist die Allgegenwärtigkeit und Selbstverständlichkeit von Rückhalt vermittelnden Austauschprozessen. In einer normalen Population findet man üblicherweise nur eine kleine Minderheit, die durch Mangel an sozialer Unterstützung auffällt. Das ist zu erwarten, wenn man die Operationalisierungen betrachtet: verheiratet sein, Freunde besitzen, gesellige Kontakte pflegen, einem Verein oder einer freiwilligen Organisation angehören – all das sind Merkmale, die auf die Mehrheit der Bevölkerung zutreffen. Wer von alledem nichts hat, dem fehlt offenbar Rückhalt. Er ist sozial isoliert. Die umgekehrte Behauptung mag eher auf Widerspruch stoßen: jeder Verheiratete, der sich regelmäßig mit Freunden, Bekannten oder Vereinskollegen trifft, sei allein deshalb als gut unterstützt zu betrachten. Die Ehe ist möglicherweise wenig glücklich. Bietet sie auch dann Rückhalt? – Es gibt empirische Hinweise darauf, daß dem so ist. Badura et al. (1987) fanden bei Männern mit Herzinfarkt im Jahr nach der Erkrankung niedrigere Angst und Depressivitätswerte bei denen, die ihre Ehe als nicht so gut einstuften als bei jenen, die gar nicht verheiratet waren (allerdings wiesen, wie erwartet, die glücklich Verheirateten die günstigsten Werte auf). Im übrigen gilt, daß ohnehin die Mehrheit der verheirateten Männern mit der Ehe sehr zufrieden ist (vgl. Siegrist 1986).

Derartige Ergebnisse bleiben unbefriedigend, solange ein Interpretationsrahmen nicht nahelegt, was sie bedeuten könnten. Ein Erklärungsversuch – aus meiner Sicht der schwierigere – setzt am Alltäglichen an. Ich möchte zunächst die Soziologie des Alltäglichen zurückstellen und mit dem Extremfall beginnen. Hier scheint es leichter, die Existenz von „social support" sichtbar zu machen. Eine schwere Krise, eine extreme Bedrohung, das sind vulnerable Phasen der Biographie, in denen das Fehlen oder Vorhandensein sozialen Rückhalts Spuren hinterläßt. Hier zeigt sich auch, ob sich in den Interaktionen zwischen den Betroffenen und seiner oder seinem Vertrauten angemessener sozialer Rückhalt herstellt oder ob es sich um gutgemeinte Versuche handelt. Und ähnlich wie ein Experiment gibt der Extremfall Hinweise auf Mechanismen.

Sozialer Rückhalt nach Wirklichkeitsverlust

Eine Fallgeschichte, die die Essenz von „social support" birgt, stellte Dellen (1984) in der Zeitschrift *Zwischenschritte* vor. Es handelt sich um die Geschichte des kleinen Gregor.

Der dreijährige Gregor wurde von einem Auto erfaßt, als er auf dem Dreirad vom elterlichen Bauernhof auf die Straße fuhr. Er erlitt zahlreiche schwere innere Verletzungen, Knochenbrüche, ein Schädel-Hirn-Trauma. Zunächst ist das ein Fall für den Chrirugen, der auch angesichts der schwierigen Situation erfolgreich ist: Gregor lebt; alle verletzten inneren Organe sind wieder funktionstüchtig.

Aber: Gregor kommuniziert nicht, weder verbal, noch nonverbal. Der Neurologe findet keine Hinweise auf eine zerebrale Schädigung. Der Chirurg ist machtlos. Er zieht in seiner Verzweiflung den Psychologen D. zu Rat. Der fragt sich, wie sich für Gregor die Welt nach dem Aufwachen aus der Narkose dargestellt haben mag. Was nimmt Gregor wahr? Wie interpretiert er seine Wahrnehmungen? Dazu vergegenwärtigt sich D. die Welt des Kindes vor dem Unfall: der Bauernhof, wo die Zuckerrübenernte eingefahren wird, dazwischen das Kind, das sich auf seinem Dreirad frei bewegt. Nach dem Unfall: ein fremder Raum, Rückenlage, angebunden, Schläuche im Körper, Apparate, fremde Menschen, die, auch wenn sie lächeln, dann doch schmerzhaft zustechen. Es gibt keine Verbindung vom Zustand vorher zum Zustand jetzt (retrograde Amnesie). Mögliche Folgerung für Gregor: das kann nicht die wirkliche Welt sein. Es ist das Beste, sich auf diese Welt gar nicht einzulassen, vielmehr sich tot zu stellen.

Um Gregor wieder Anschluß an seine vertraute Welt zu geben, holt D. den liebsten Menschen des Kindes in die Klinik, die große Schwester. Die Klinik macht mit. Die Schwester legt sich zu dem Kleinen ins Bett. Personal betritt nur selten das Zimmer und wenn, dann ohne Kittel. Die Schwester kuschelt und redet mit Gregor. Nach zwei Tagen lächelt er zum ersten Mal. Hätte der Therapeut sie nicht zwischendurch unterstützt und ihr Hoffnung gemacht, hätte sie zwei Tage ohne Zeichen der gelingenden Kommunikation kaum durchgehalten.

Stückweise läßt sich Gregor auf die Wirklichkeit ein: essen, die Stimme gebrauchen, zunächst Laute formend, dann sprechen. Nach knapp zwei Wochen kann er nach Haus entlassen werden; medizinische und psychotherapeutische Behandlung werden ambulant forgesetzt.

An dieser Geschichte machte Dellen (1984) eindrücklich klar, daß von einem schweren körperlichen Unfall der ganze Organismus betroffen ist. Dazu gehören auch die gedanklich-emotionalen Prozesse. Diese so wieder in Gang zu bringen, daß sie den Organismus mit seiner Außenwelt verbinden, dazu bedurfte es in diesem Fall besonders intensiven sozialen Rückhalts. Der kam zwar aus dem „natürlichen Hilfssystem", sprich: von der großen Schwester, aber damit er kam, mußte der Bedarf vom Therapeuten erkannt und angemeldet werden. Schließlich erwies sich die Fixierung des Jungen auf die so uneingeschränkt Rückhalt gebende Schwester als bearbeitungsbedürftig.

These: Nach schlagartigem extremen Wirklichkeitsverlust, wie er nur durch eine Katastrophe entstehen kann, ist sozialer Rückhalt durch körperliche Nähe und intensive Zuwendung einer vertrauten und geliebten Person das einzige Mittel, den Weg in die „wirkliche" Wirklichkeit zurückzufinden, in die mit anderen Menschen geteilte Wirklichkeit.

Zur mikrosoziologischen Erklärung der Wirkung von sozialem Rückhalt

Wenn wir mit dem symbolischen Interaktionismus (Mead 1967) und der phänomenologischen Schule der Soziologie (Schütz u. Luckmann 1975) davon ausgehen, daß die soziale Konstruktion von Wirklichkeit und die Genesis des Selbst zwei Seiten ein und desselben Prozesses darstellen, dann kann die außerordentliche Bedeutung sozialen Rückhalts angesichts von Wirklichkeitsverlust nicht verwundern.

Soziale Erfahrungen v. a. in Familie, Nachbarschaft und Freundeskreis schaffen jene Lebenswelt, in der wechselseitige Verständigung wie von selbst gelingt, eine quasi „natürliche" soziale Welt. „Natürlich" heißt auch, daß Individuen es sich im Alltag nicht klar machen, wie weit ihr realitätsgerechtes Handeln, ihr Bezug zur wirklichen Welt außerhalb der eigenen Person, ihr psychisches Wohlbefinden abhängen vom Austausch mit anderen.

Solange der Alltag jene Kontinuität aufweist, die ihn gewöhnlich auszeichnet, besteht die unausgesprochene Erwartung, daß die Welt so weiter läuft wie bisher und daß Ego in dieser Welt weiterhin fähig ist, so zu handeln wie bisher. Die Phänomenologen (Schütz 1974; Schütz u. Luckmann 1975) sprechen anknüpfend an Husserl von den Idealitäten des „Und so weiter" und des „Ich kann immer wieder". Diese beiden idealisierenden Annahmen zur Konstanz der Weltstruktur sind fundamental für die Sicherheit, mit der Ego sich in der Welt bewegt.

Unfall, sich plötzlich manifestierende Erkrankung, jäher Verlust einer geliebten Person, aber auch Arbeitsplatzverlust – all das sind Lebensereignisse, die den Betroffenen unter Druck setzen und ihm große Adaptationsleistungen abverlangen, weil sie jene Idealitäten des Alltags abrupt außer Kraft setzen. Es geht nicht so weiter wie bisher und Ego kann nicht mehr kompetent handeln wie bisher. Ego ist genötigt, sich eine neue Wirklichkeit aufzubauen und zu strukturieren, in der die Idealität des „Ich kann immer wieder" erneut funktioniert. Dies gelingt ihm umso leichter und schneller, je intensiver er im Austausch mit „signifikanten anderen", also mit jenen, die ihm etwas bedeuten, seine durch das Lebensereignis veränderte Situation bearbeitet. „Sozialer Rückhalt" heißt in diesem Moment: Hilfe beim Aufbau neuer Deutungsschemata und die Möglichkeit, die Adäquanz dieser Schemata immer wieder am anderen zu überprüfen. Es kann auch, wie im Fall des kleinen Gregor, darum gehen, die alten Schemata, deren Geltung nur unterbrochen war, wieder aufzunehmen.

Ein Individuum, dessen Interpretationssystem angesichts einer radikal veränderten Wirklichkeit versagt, hat Angst. Angst erfüllt eine adaptive Funktion, insofern sie den Organismus zur Suche nach neuen Interpretationen bewegt. Gregors Reaktion lag jenseits der Angst. Wo aktive Adaptationsstrategien nicht möglich sind, bleibt nur Rückzug. Von Physiologen ist die Rückzugsreaktion schon früh (Selye 1950) als gekennzeichnet durch anhaltende Aktivierung der Hypophysen-Nebennierenrinden-Achse beschrieben worden. Die erhöhte Ausschüttung von ACTH und Cortisol fördert eine katabole Stoffwechsellage. Das heißt: auch Rückzug impliziert Energieverbrauch.

Wenn „social support" das Individuum in die Wirklichkeit zurückholt, dann hat dies Folgen für den ganzen Organismus: mit einer Wiederaufnahme sozialen Handelns finden die gedanklich-emotionalen Prozesse ein neues Gleichgewicht und die neuroendokrine Distress-Reaktion hört auf.

Sozialer Rückhalt und Bedrohung sozialer Orte

Die epidemiologische Erforschung von Unterbrechungserfahrungen bietet Hinweise auf die Bedeutung sozialen Rückhalts für die Normalität sozialen Handelns. Die im folgenden angesprochenen Unterbrechungssituationen sind weniger extrem als die Situation Gregors. Ein wesentlicher Unterschied besteht darin, daß es sich um Erwachsene handelt, die auf eine lange Zeit kompetenten Umgangs mit der Welt zurückblicken können. Außerdem geht es um Lebensereignisse, die zwar einschneidend sind, jedoch nur einen von mehreren Lebensbereichen betreffen, so daß kein totaler Wirklichkeitsverlust eintritt.

Statusbedrohung

Der Verlust des Arbeitsplatzes ist ein Ereignis, in dessen Folge Störungen der körperlichen und psychischen Gesundheit gehäuft auftreten (Brenner 1973; Cobb u. Kasl 1977). Schon die Antizipation möglicher Arbeitslosigkeit wirkt sich ungünstig auf Indikatoren der Herzkreislaufgefährdung aus (Siegrist et al. 1986). Die soziologische Begründung der starken Stressorwirkungen von (drohendem) Arbeitsplatzverlust geht von dem Wissen aus, daß in unserer Gesellschaft der soziale Status weitgehend über die berufliche Position definiert wird. Und die berufliche Position wird in modernen Gesellschaften erworben, nicht zugeschrieben. Positionen, die in Adoleszenz und frühem Erwachsenenalter erworben oder, wie die Alltagssprache zutreffend sagt, „erkämpft", später dann gehalten oder gesichert werden, markieren soziale Orte. Wenn an der Arbeitssituation wesentliche materielle und ideelle Gratifikationen der Gesellschaft für erbrachte Leistungen hängen, dann bedeutet dies auch, daß diese für die Herausbildung und Stabilisierung von Identität eine wichtige Rolle spielt. Arbeitslosigkeit bedroht Selbstwertgefühl und Identität. Wie verschiedene Autoren zeigen konnten (Cobb u. Kasl 1977; Gore 1978), ist sozialer Rückhalt in der Lage, die ungünstigen Effekte dieses Lebensereignisses abzumildern. An dieser Stelle ist es nicht möglich zu zeigen, wie sich diese Bedrohung in den Organismus hinein fortsetzt, verschiedene Erkrankungen begünstigt und wie „support" gegenregulatorisch angreift. Es geht vielmehr darum, Stressor und Moderator in ihrer Relevanz für soziales Handeln zu verstehen, im sozialen Handeln pathologische und normalisierende Prozesse zu analysieren.

Den Gedanken, daß Wirklichkeit sozial konstruiert wird (Schütz u. Luckmann 1975) hat Durkheim in seiner Rezeption des Pragmatismus bereits 1913 formuliert, als er sagte, die Wahrheit sei sozial. In kollektiven Deutungsprozessen bilde sich jene Sicht der Welt, die eine Norm für das Denken darstelle. Wahrheit als soziale sei kreativ, insofern sie Wirklichkeit produziere. Ähnlich wie Mead ist Durkheim fasziniert von Wirklichkeit nicht nur als fremder Macht, die uns bedrohlich und kaum beeinflußbar erscheint, sondern von ihrer Plastizität, die nur darauf wartet, von uns geformt zu werden.

Das Ereignis „Arbeitsplatzverlust" entzieht Ego in einem wichtigen Lebensbereich die Möglichkeit, sich an der Herstellung von Wahrheit und damit an der von Wirklichkeit zu beteiligen. In gewisser Weise bleibt die Wirklichkeit dieselbe: Egos Denken orientiert sich weiterhin an der Norm, daß der gesellschaftliche Ort primär über berufliche Tätigkeit zu erwerben und zu sichern sei. Kongruent mit seinem Denken ist die Erfahrung, daß Nachbarn, Freunde und Kollegen weiterhin ihrem Beruf nachgehen. Kongruent ist die Erwartung anderer an ihn, in den Kreis der Arbeitenden zurückzukehren. Inkongruent ist, daß dies nicht ohne weiteres möglich ist. Die Bedrohung des sozialen Orts hat aber nicht nur zur Folge, daß Egos Bindung an die Gesellschaft und ihre Normen gefährdet ist, sondern sie betrifft auch ein Stück Lebenswelt. Am Arbeitsplatz unter Kollegen bildet sich, weniger ausgeprägt zwar als in der Familie, eine eigene nomische Struktur heraus, die nur in dieser Nahwelt gilt. Hier wird Wirklichkeit im überschaubaren Bereich produziert. Ego macht spezifische Erfahrungen von Austausch, wechselseitiger Anerkennung und Hilfeleistung, die ihm helfen, seine Identität zu sichern. Ohne zwischenmenschliche Beziehungen am Arbeitsplatz idealisieren zu wollen, sei hier nur auf die Tatsache hingewiesen, daß in einer kürzlich auf das Herz-Kreislauf-Risiko untersuchten Industriearbeiterpopulation sich 65% der Befragten sowohl von Kollegen als auch von Vorgesetzten ausreichend unterstützt fühlten (Siegrist 1986). Es ist anzunehmen, daß bei Arbeitslosigkeit auch der Verlust dieser Nahwelt, wo eigene Kompetenzen vor kompetenten Beurteilern sichtbar werden wie sonst nirgendwo, schmerzlich empfunden wird.

Wenn sozialer Rückhalt die negativen Wirkungen der Bedrohung des sozialen Orts auf Wohlbefinden und Gesundheit abschwächt, dann vermutlich deshalb, weil er Ego komplementär in Prozesse der Herstellung von Wahrheit und Wirklichkeit einbindet. Arbeitslosigkeit bedeute eine Abweichung von sozialen Normen? Sicher, aber wenn Ehepartner, Familie und Freunde Ego darin bestätigen, daß diese Abweichung nur temporär ist, es sich nicht um einen endgültigen Verlust, sondern nur um eine Unterbrechung handelt, dann schlagen sie eine Brücke von seiner alten zur antizipierten Wirklichkeit. Das „Und so weiter" ist nur partiell gestört. Die Bedrohung ist relativiert. Arbeitslosigkeit bedeute Entzug von Möglichkeiten der Kompetenzerfahrung? Gewiß, aber wenn signifikante andere Ego in diesem Moment darin bestätigen, daß seine alten Kompetenzerfahrungen Gewicht besitzen, daß er dort anknüpfen kann, wenn eine neue Stelle gefunden sein wird, dann bleibt das „Ich kann immer wieder" als Idealität in Geltung.

In jenen Fällen, wo aufgrund von Lebensalter oder Arbeitsmarktsituation die Wahrscheinlichkeit gering ist, in naher Zukunft an alte Erfahrungen anknüpfen zu können, äußert angemessener Rückhalt sich anders. Dann geht es um die Aufwertung sozialer Rollen Egos, die bisher im Schatten der Arbeitsrolle standen: zur Stabilisierung von Selbstwertgefühl und Identität werden jetzt die Erwartungen an ihn als Ehepartner, Familienvater, Freund, Nachbar, Vereinskollegen bedeutsamer. Je nach Alter braucht Ego Ermutigung, eine neue berufliche Perspektive zu entwickeln, Umschulung und Ortswechsel ins Auge zu fassen, oder aber es ist an der Zeit, sich an das Leben nach der Berufstätigkeit zu adaptieren. In jedem Fall vermag der Austausch mit Nahestehenden das Probehandeln im Denken zu erleichtern, neue Deutungsmuster zu kreieren, die nicht Hirngespinste sind, sondern ihre Adäquanz am anderen überprüfen.

Die Möglichkeit von „support" angesichts von Bedrohungserfahrungen skizzieren, heißt nicht behaupten, daß der Austausch zwischen Ego und seinem sozialen Netzwerk immer in Rückhalt mündet. Geteilter Kummer kann doppelter Kummer sein; so wenn Ego an der Partnerin nur den individuellen Ausdruck der gesellschaftlichen Erwartung erlebt: ein Mann im mittleren Lebensalter hat zu arbeiten und den Status der Familie zu sichern.

Bedrohung einer engen Bindung

Das Eingebettetsein in ein soziales Netzwerk garantiert noch nicht optimalen Austausch angesichts aller denkbaren Bedrohungen. Es stellt eine notwendige, doch keine hinreichende Bedingung von Unterstützung dar. Das zeigt sich auch bei jenem Lebensereignis, von dem nach Meinung der meisten Menschen die stärkste Belastungswirkung ausgeht, nämlich Verlust des Ehepartners (Holmes u. Rahe 1967). In zahlreichen epidemiologischen Studien erwies sich dieses Ereignis als extremer Stressor: psychische und körperliche Erkrankungen, Unfälle und Selbstmorde häuften sich bei den Betroffenen im darauf folgenden halben Jahr bzw. Jahr (Lynch 1979). Welche sozialen Erfahrungen werden durch Partnerverlust unterbrochen? Verlassen wird das Lebensereignis und betrachten wir den Alltag, so weiß die Epidemiologie mit hoher Konsistenz zu belegen, daß Verheiratete - das gilt v.a. für Männer -, durchschnittlich gesünder sind als Unverheiratete. Gehen wir davon aus, daß diese Unterschiede nicht allein mit Selektionseffekten zu erklären sind - Kranke bleiben unverheiratet -, sondern die Ehe protektive Wirkungen entfaltet (für psychische Erkrankungen vgl. zusammenfassend Cockerham 1981), dann fragt sich, warum das so ist. Eine Erklärung setzt an der spezifischen Art und Weise an, wie in der Ehe gemeinsam Wirklichkeit konstruiert wird. Die Ehe ist in der modernen Gesellschaft mit ihrer hohen Mobilität und ihrem schnellen sozialen Wandel ein relativ sicherer Ort in einer in vielen Aspekten fremden, schwer verständlichen Welt. Je mehr die Welt außerhalb von Egos gewöhnlichem Handlungsradius Ego Angst macht, desto offensichtlicher fungiert die Ehe als geschützte Lebenswelt. Die Ehe konstituiert eine Lebenswelt weitgehend unabhängig davon, ob sie als glücklich empfunden wird. Wenn also auch die nicht so glückliche Ehe protektiv wirkt, dann spricht das dafür, daß die Geborgenheit, die eine sich nach außen klar abgrenzende Nahwelt bietet, das Entscheidende ist. In diese Richtung geht auch die Interpretation von Gove (1983). Die Ehe ist eine Institution, so Gove, die ihre eigene nomische Struktur definiere, eigene Werte heraushebe, sich spezifische Normen und Deutungsmuster schaffe. In ihrem Rahmen ist Validierung des Selbst unter geschützten Bedingungen möglich.

Wer nun plötzlich den Partner verliert, der verliert eine Welt, wo Normen sicher gelten und gemeinsam hergestellte Bedeutungen die Konsensbildung erleichtern. Liebe und Vertrauen lassen sich auch beschreiben als Mechanismen zur Reduktion von Komplexität (Luhmann 1973). Die Ehe, in der beide Mechanismen funktionierten, vermittelte Sicherheit auch dann, wenn genaue Information über das Handeln und Denken des Partners fehlte. Tod des Partners bedeutet: mit dem anderen, dessen Persönlichkeit Ego vermutlich am unbedenklichsten in die Zukunft verlängerte, ist ein Stück Vorhersehbarkeit entzogen. Der Bereich des Unvorhersehbaren hat sich ausgedehnt. Stroebe und Mitarbeiter (1980) haben sich mit der Frage beschäftigt, welche Subgruppen von Verwitweten nach dem Lebensereignis besonders gefährdet sind, mit Erkrankung zu reagieren. Wenn der Schutzeffekt der Ehe primär von ihrem Nahweltcharakter ausgeht, dann sollten v.a. jene betroffen sein, die außerhalb der Ehe wenig konsensgesicherte Nahwelt erleben oder anders formuliert: die nur ungenügend in unterstützende soziale Beziehungen eingebunden sind. Stroebe et al. kommen auf anderen Wegen zu einer ähnlichen Hypothese: die Gefährdung sei besonders bei jenen hoch, die auf das Verlustereignis mit Hoffnungslosigkeit reagierten. Hoffnungslosigkeit trete typischerweise als Folge von wahrgenommenem Kontrollverlust auf. Zu Gefühlen von Kontrollverlust führten folgende Aspekte von Verwitwung: die Schwierigkeit, eigene Meinungen und Urteile sozial validieren zu lassen; Mangel an emotionalem und instrumentellem Rückhalt. Beide Argumentationsmuster konvergieren in dem Punkt, daß das Ausmaß der Abhängigkeit des Verwitweten vom Verstorbenen für die Gefährdung bedeutsamer ist als die emotionale Qualität der Beziehung. Starke Abhängigkeit heißt, daß die Fähigkeit zu autonomem sozialen Handeln wenig ausgeprägt und die Identität labil ist.

Welche Art von Rückhalt hilft wem nach Verlust der vertrauten, Rückhalt vermittelnden Person ?

Wo eine Abhängigkeit bestand derart, daß Identität sich nur im kontinuierlichen Austausch mit dem anderen stabilisieren konnte oder besser, der andere als Identitätskrücke fungierte, da ist zur Kompensation von Identitätsdiffusion und Kontrollverlust und zur Wiederanbindung an Wirklichkeit kompetente Hilfe von anderen nötig. Wahrscheinlich ist das Laiensystem überfordert, es geht nicht ohne professionelle Hilfe.

Bei weniger ausgeprägter Abhängigkeit der Partner erwies sich Rückhalt in mehreren Schritten als günstig (Walker u. McBride 1977). Unmittelbar nach dem Ereignis ist Hilfe durch körperlich-emotionale Nähe und Einfühlung in den Trauernden wichtig; später, wenn neben dem Gefühl der Trauer der Platz für die Welt draußen wächst, gewinnt Hilfe durch Information und Rat an Bedeutung. Sie muß nicht von engen Freunden, sie kann auch von entfernteren Bekannten kommen. Förderlich zur Entwicklung neuer Lebensperspektiven ist ein relativ großes Netzwerk, dem auch Individuen angehören, die Egos Lebenswelt ferner stehen. Es mag Ego Wirklichkeitsbereiche erschließen, denen sich zu nähern ihm sonst der Mut fehlte. Adaptation auf den Ebenen von sozialem Handeln und Identitätsentwicklung werden erleichtert.

Austausch und Identitätssicherung

Wenn ich die Funktionen von sozialem Rückhalt beschreibe, indem ich auf die Zusammenhänge zwischen sozialem Austausch und Prozessen der Identitätsentwicklung hinweise, scheint eine kurze begriffliche Klärung angezeigt. „Identität", das ist jene Klammer, die die verschiedenen Rollen Egos zusammenhält: jene möglicherweise recht heterogenen Rollen, die Ego zu einem Zeitpunkt nebeneinander (bzw. immer nur ganz kurz zeitlich versetzt im Wechsel) spielt sowie auch jene Rollen, die er im Verlauf seiner Biographie nacheinander spielte. Identität ist die Fähigkeit, zu sich selbst über Diskontinuitäten und Brüche hinweg „ich" zu sagen. Das schließt die Fähigkeit ein, gewisse Ausschnitte der sozialen Realität, in denen Ego in verschiedenen Rollen auftritt, adäquat im Kopf abzubilden. Für Parsons (1980) ist Identität das Codeerhaltungssystem des Individuums und somit, wenn im Erwachsenenalter voll entfaltet, die stabilste aller Persönlichkeitskomponenten. Vom symbolischen Interaktionismus ausgehend macht es Sinn, eine keineswegs nach der Adoleszenz stillgestellte Dynamik von Identitätsentwicklung anzunehmen und soziale Austauschprozesse als Motor dieser Entwicklung zu betrachten.

Bisher haben wir sozialen Rückhalt aus der Perspektive des Individuums betrachtet und dabei Gesellschaft nur in Ausschnitten in den Blick genommen, nämlich soweit sie dem Individuum über Denken und Handeln direkt verfügbar ist. Wenden wir uns jetzt jenen sozialen Tatsachen zu, die Ego als eine Realität sui generis begegnen.

Die integrative Kraft von Normen und Werten als Determinante sozialen Handelns

Vergesellschaftung, die das „homo homini lupus" außer Kraft setzt, kann viele Formen annehmen. Wert- und Normsysteme verschiedener Art können in ganz ähnlicher Weise geeignet sein, die moralische Ordnung einer Gesellschaft herzustellen. Dabei müssen sie immer eines leisten: Bindungen zwischen einzelnen Individuen erleichtern sowie Bindungen zwischen Individuum und Gesellschaft bzw. gesellschaftlichen Subsystemen definieren. Was in einer Gesellschaft „sozialer Rückhalt" heißt, welche Erscheinungsformen er annimmt, ist damit vorstrukturiert. Auch sein Gegenteil, die soziale Isolation, trägt verschiedene Gesichter. In Zeiten schnellen sozialen Wandels, wo Krisenbewußtsein aufkommt, wenn überlieferte Denkschemata und neue Erfahrungen nicht kongruent sind, entsteht häufig der Eindruck, soziale Integration nähme nicht bloß neue Formen an, sondern nähme ab. Durkheim (1973), der sowohl ausgeprägtes Krisenbewußtsein besaß, als auch der Auffassung war, als Soziologe der Krise ordnend entgegentreten zu müssen, scheint auf den ersten Blick zu den Theoretikern des Niedergangs sozialer Integration und zwischenmenschlicher Bindungen zu zählen. In diesem Sinn wird er auch vorwiegend in der „support"-Literatur zitiert (vgl. z. B. Henry u. Stephens 1977). Bei genauerer Beschäftigung mit einigen seiner größeren Arbeiten, die am Ende des vorigen Jahrhunderts entstanden sind, ergibt sich jedoch ein differenzierteres Bild (vgl. zusammenfassend Siegrist 1986). Sozialer Wandel produziert gleichzeitig Desintegration und gegenläufig neue Integrationsprozesse. Traditionelle Werte und Normen werden ersetzt durch solche, die an Industrialisierung, Urbanisierung und damit einhergehende Segmentierung von Lebensbereichen besser angepaßt sind. Tönnies' (1963) Gegenüberstellung von „Gemeinschaft" und „Gesellschaft" legt noch nahe, im Wandel v.a. Auflösung von Bindungen zu sehen, an die Heimatgemeinde, die Familie, den Partner, den Nachbarn. Und um die Jahrhundertwende mochte es Weber (1965) scheinen, als ordne anstelle von verinnerlichten moralischen Regeln Bürokratie als ein „ehernes Gehäuse der Hörigkeit" das soziale Leben. Statt emotional gestützter Bindungen rationale Zweckbündnisse, die Integration durch das Heilige abgelöst von der Integration durch das wissenschaftliche Erwiesene, die Fakten: traurige Entzauberung der Welt.

Die nachfolgende Soziologengeneration hat sich adaptiert. Parsons' „pattern variables" (1964), Grundorientierungen, die jeder Interaktion unterliegen sollen, knüpfen sowohl an die Unterscheidung von „Gemeinschaft" und „Gesellschaft" an als auch an Webers Überlegungen zur Rationalisierung und Bürokratisierung.

Dabei sind sie jedoch geeignet, gesellschaftliche Neuordnungsprozesse wertfrei – oder besser: angstfrei – zu betrachten. Die Grundorientierungen, die Egos Wahrnehmung von Alter und Egos Art der Beteiligung an der Interaktion vorstrukturierten, lauten:

   ascription – achievement
   diffuseness – specificity
   affectivity – neutrality
   particularism – universalism
   collectivity – self orientation

Die linke Spalte läßt sich unschwer der „Gemeinschaft", die rechte der „Gesellschaft" zuordnen. Der lebensweltlichen Orientierung im inneren Kern des sozialen Netzwerks, in Familie und Freundeskreis entsprechen die Charakterisierung des anderen mittels zugeschriebener Attribute, die ganzheitliche Wahrnehmung seiner Person, das Zulassen und geradezu Kultivieren von Gefühlen ihm gegenüber und die Definition der Situation als eine, wo partikulare, nicht universalistische Deutungsmuster und Maßstäbe gelten, schließlich die Orientierung an den Zielen der Gruppe. Die entgegengesetzten Orientierungen definieren, was von Ego im Beruf und in anonymen Sozialbeziehungen erwartet wird. Genauso gilt, daß sie Ego anzeigen, was er mit Recht von anderen erwarten darf. Insofern erweitern sie Vorhersehbarkeit. Schließlich erfüllen auch sie eine integrative Funktion: so binden sie Ego an seine Gesellschaft in dem Fall, wo zu seiner Identitätsbildung das Lernen der Anerkennung ihrer Geltung in bestimmten Lebensbereichen gehört.

Wie formen nun Industrialisierung, Urbanisierung und Segmentierung von Lebensbereichen – die entsprechende Segmentierung auf Seiten der Grundorientierung des Handelns eingeschlossen – Strukturen Rückhalt gewährender sozialer Austauschprozesse und Strukturen der Identitätsbildung? Schwächt rascher sozialer Wandel die integrative Kraft von Werten und Normen?

Es ist sinnvoll, aus dieser reichlich allgemeinen Frage einzelne, empirischer Prüfung zugängliche Hypothesen abzuleiten und zu sehen, zu welchen Ergebnissen die Forschung gekommen ist. In der Stadtsoziologie hat man sich mit der These beschäftigt, mit wachsendem Urbanisierungsgrad – Indikatoren sind Stadtgröße und Bevölkerungsdichte – und mit zunehmender Mobilität würden die nachbarschaftlichen Beziehungen zurückgehen, z.B. lasse die Bereitschaft zu gegenseitigen Hilfeleistungen nach. Industrie- und Betriebssoziologie haben bürokratische Organisationen darauf untersucht, wieweit neben der formellen Struktur, gekennzeichnet durch Orientierung an Leistung, Spezifität, universalistische Maßstäbe etc. eine informelle Struktur besteht, wo sich die älteren Orientierungen erhalten und eine „konsensgesicherte Nahwelt" möglich wird. In beiden Fällen zeigte sich, daß sozialer Wandel in Richtung auf Versachlichung von Beziehungen und Bürokratisierung sogleich jene Nischen mit produziert, in denen er suspendiert ist. Nachbarschaft stiftet nicht mehr eine lebenslange – wenn nicht generationenüberdauernde – Beziehung, gewiß, und da ist kein allgemeingültiges Wertsystem, das Egos Umgang mit seinem Nachbarn verbindlich regelt, und doch ist immer noch Nachbarschaftshilfe die Norm, auch in der amerikanischen Großstadt mit ausgesprochen hoher Mobilität (Litwak u. Szeleny 1969). Große Betriebe *sind* bürokratisch organisiert, Entfremdungserfahrungen, Erfahrungen von Machtlosigkeit und Sinnlosigkeit werden unter bestimmten Bedingungen gefördert, und doch ist sozialer Rückhalt am Arbeitsplatz üblich, und es ist durchaus typisch, daß die Beschäftigten das bürokratische Reglement unterlaufen (Luhmann 1964). Schließlich hat der soziale Wandel Ehe und Familie ergriffen, schon Durkheim (1973) hielt diesen Prozess für irreversibel, Parsons sprach vom Funktionsverlust der Familie, und doch – trotz hoher Scheidungsquoten – erfüllt die Ehe für die Mehrzahl auch heute offenbar eine protektive Funktion. Für wen gilt das typischerweise nicht? Wer kommt typischerweise nicht in den Genuß hilfreicher Nachbarschaftsbeziehungen? Und wer erlebt den Betrieb als Ort der Entfremdung und nicht als Rahmen für den eigenen, Sicherheit vermittelnden sozialen Ort?

Abschließend möchte ich zu zeigen versuchen, daß soziale Ungleichheit als Strukturmerkmal unserer Gesellschaft sich nicht nur in berufsbezogenen Gratifikationszusammenhängen ausdrückt, sondern auch in den lebensweltlichen Zusammenhängen des persönlichen sozialen Netzwerks. Die Chancen, im Rahmen sozialer Austauschprozesse Rückhalt zu erleben, sind nicht gleich verteilt. Damit unterscheiden sich per definitionem die Chancen, mittels Partizipation an der Herstellung von Wirklichkeit Handlungskompetenzen zu erweitern bzw. überhaupt Kompetenzerfahrungen zu machen. Normalität sozialen Handelns bemißt sich in der modernen Gesellschaft auch an der Fähigkeit, mit Komplexität und raschem sozialen Wandel umzugehen. Ich-Identität als übergeordnete Ressource bedarf zu ihrer Entwicklung zunächst einer gewissen Kontinuität, um später selbst Kontinuität stiften zu können.

Sozialer Rückhalt und soziale Ungleichheit in der Lebensgeschichte

Verschiedene Formen sozialen Rückhalts lassen sich verschiedenen Phasen bzw. Situationen in der Lebensgeschichte zuordnen. Am Anfang steht der „verinnerlichte Rückhalt" (die folgenden Ausführungen lehnen sich stark an Siegrist 1987 an), der sich auf der Basis der frühen Bindung an die Mutter entwickelt. Am Beginn eines glücklichen Verhältnisses von Individuum und Gesellschaft steht die hinreichend gute Mutter (Winnicott 1965). Adäquater verinnerlichter sozialer Rückhalt heißt, spätere Sicherheit als Ergebnis einer frühen, Urvertrauen vermittelnden Bindung. Hier wird die Basis der emotionalen Entwicklung und auch der spezifischen emotionalen Kultur gelegt. Wenn das Kind in einer unvollständigen Familie aufwächst, ist die Wahrscheinlichkeit erhöht, daß in der am meisten vulnerablen Phase seiner Entwicklung nicht ausreichend „support" gegeben wird, um als Basis späterer Sicherheit in der Welt und späteren Vertrauens anderen gegenüber dienen zu können.

Das „Klima sozialen Rückhalts" ist lebenslang von Bedeutung. Damit ist gemeint kontinuierlicher Austausch in einem sozialen Netzwerk (dabei kann sich das Netzwerk durchaus umstrukturieren), wo Ego sich verstanden, anerkannt und geliebt fühlt, mindestens zuweilen. Vor diesem Hintergrund differenzieren sich die früh gebahnten Kompetenzen aus. Der Austausch mit Personen aus dem Netzwerk hilft Ego, mit den kleinen, kaum benennbaren Veränderungen in der sozialen Umgebung umzugehen. Hilfe bedeutet in diesem Fall erst in zweiter Linie, daß andere Ego die Entscheidung abnehmen oder sonstwie direkt unterstützen. In erster Linie ist gedacht an den alltäglichen und damit selbstverständlichen (bei Befragungen gar nicht abrufbaren) Austausch von Gefühlen, Eindrücken und Einschätzungen, der Egos Nahwelt konstituiert. Verschiedene Untersuchungen haben gezeigt, daß Netzwerkgröße und Ausmaß der über das Netzwerk verfügbaren Kompetenzen mit sozialer Schichtzugehörigkeit positiv korreliert sind (zusammenfassend Siegrist 1986).

Zu „problembezogenem Rückhalt" kommt es v. a. bei den Alltag unterbrechenden Lebensereignissen. Ihn nimmt Ego bewußt wahr, da er sich vom Alltag abhebt. Auch das Ergebnis unterstützender Interaktion ist sichtbarer. In einer größeren Lebenskrise, wie sie durch ein belastendes Ereignis ausgelöst werden mag, wird viel augenfälliger Wirklichkeit rekonstruiert als im langsamer dahinfließenden Alltag. Es gibt Hinweise darauf, daß problembezogener Rückhalt nur dann gelingt, wenn Ego die Kompetenzen hat, ihn zu nutzen. Es gibt darüber hinaus Hinweise, daß diese Kompetenzen in den unteren Schichten weniger gut ausgeprägt sind als in den mittleren und höheren (zusammenfassend Siegrist 1986).

„Gesellschaftlicher Rückhalt" ist besonders im mittleren Erwachsenenalter von Bedeutung, wenn Ego den sozialen Status erwirbt und sichert. Gemeint ist die soziale Integration mittels Partizipation an den zentralen gesellschaftlichen Werten, besonders am Wert der Leistung. Diese Art von Rückhalt erleichtert Ego die Arbeit an der Wirklichkeit, insofern er mit Erfolgserfahrungen im sozialen Raum verbunden ist. Ego erlebt sich als voll akzeptiertes Mitglied der Gesellschaft. Er erlebt sich als fähig, in affektiv neutralen Rollen zielgerichtet zu handeln und hat teil an wesentlichen gesellschaftlichen Belohnungen. So ist es naheliegend, daß er sich als aktiv Mitgestaltender und nicht als Opfer sieht. Es ist evident, daß diese Art von Rückhalt mit sozialem Status variiert.

Fassen wir zusammen, so bedeutet niedriger sozialer Status eine geringere Wahrscheinlichkeit, aktiv an der Konstruktion von Wirklichkeit teilzunehmen, wie sie durch die verschiedenen Formen sozialen Rückhalts geschieht. Es bedeutet damit, in einer weniger vertrauten, weniger kontrollierbaren Umwelt zu leben. Es liegt nahe zu vermuten, daß unter diesen Umständen Normalität sozialen Handelns häufiger mißlingt und daß kompensatorische Ansätze notwendiger werden, sozialen Rückhalt über das „natürlicherweise" Gegebene hinaus zu vermitteln.

Literatur

Badura B, Bauer J, Kaufhold G, Lehmann H, Pfaff H, Schott T, Waltz M (1987) Leben mit dem Herzinfarkt. Springer, Berlin Heidelberg New York Tokyo
Brenner MH (1973) Mental illness and the economy. Harvard Univ. Press, Cambridge, MA
Cobb S, Kasl SV (1977) Termination: The consequences of job loss. NIOSH Publication No 77-224, Cincinnati
Cockerham WC (1981) Sociology of mental disorder. Prentice-Hall, Englewood Cliffs
Dellen RG (1984) Der kleine Gregor - ein Fall nur für den Mediziner? Zwischenschritte 1: 37-45
Durkheim E (1973) Der Selbstmord. Luchterhand, Neuwied Berlin
Gore S (1978) The effect of social support in moderating health consequences of unemployment. J Health Soc Behav 19: 157-165
Gove W, Hughes M, Style C (1983) Does marriage have positive effects on psychological wellbeing of the individual? J Health Soc Behav 24: 122-131

Henry JP, Stephens P (1977) Stress, health, and the social environment. Springer, Berlin Heidelberg New York
Holmes T, Rahe R (1967) The social readjustment rating scale. J Psychosom Res 11: 213-218
Litwak E, Szeleny J (1969) Primary group structures an their functions: Kin, neighbors and friends. Am Soc Rev 34: 465-481
Luhmann N (1964) Zweck- Herrschaft - System. Grundbegriffe und Prämissen Max Webers. Der Staat 64: 90-112
Luhmann N (1973) Vertrauen. Enke, Stuttgart
Lynch JJ (1979) Das gebrochene Herz. Rowohlt, Reinbek
Mead GH (1967) Mind, self, and society. Univ. Chicago Press, Chicago
Parsons T (1964) Beiträge zur soziologischen Theorie. Luchterhand, Neuwied Berlin
Parsons T (1980) Der Stellenwert des Identitätsbegriffs in der allgemeinen Handlungstheorie. In: Döbert R, Habermas J, Nunner-Winkler G (Hrsg) Entwicklung des Ichs. Athenäum, Hain, Scriptor, Hanstein, Königstein
Pearlin L, Johnson J (1977) Marital status, life strains and depression. Am Soc Rev 42: 704-715
Schütz A (1971) Das Problem der Relevanz. Suhrkamp, Frankfurt am Main
Schütz A, Luckmann T (1975) Strukturen der Lebenswelt. Luchterhand, Neuwied Berlin
Selye H (1950) The physiology and pathology of exposure to stress. Acta Inc, Montreal
Siegrist J (1987) Impaired quality of life as a risk factor in cardiovascular disease. J Chronic Dis 40: 571-578
Siegrist K (1986) Sozialer Rückhalt und kardiovaskuläres Risiko. Ein soziologischer Beitrag zum Verständnis menschlicher Adaptation. Minerva, München
Siegrist K (1987) Soziologische Überlegungen zu sozialem Rückhalt. Klin Psychol 16: 368-382
Stroebe W, Stroebe M, Gergen M, Gergen K (1980) Der Kummer-Effekt: Psychologische Aspekte der Sterblichkeit der Verwitweten. Psychol Beitr. 22: 1-26
Tönnies F (1963) Gemeinschaft und Gesellschaft. Wissenschaftliche Buchgesellschaft, Darmstadt (Nachdruck der 8. Auflage von 1935)
Walker K, McBride N (1977) Social support networks and the crisis of bereavement. Soc Sci Med 11: 35-41
Weber M (1965) Asketischer Protestantismus und kapitalistischer Geist. In: Weber M, Soziologie, weltgeschichtliche Analyse, Politik. Kröner, Stuttgart
Winnicott D (1965) The theory of the parent-infant-relationship. In: Winnicott D, The maturational process and the facilitating environment. Hogarth Press, Institute of Psycho-Analysis, London

Das Mannheimer Interview zur Sozialen Unterstützung: Konstruktion, Erprobung, Anwendungsmöglichkeiten

H. O. F. VEIEL

Theoretische und konzeptuelle Grundlagen: der Begriff der sozialen Unterstützung [1]

Zur Begriffsbestimmung

Die noch junge Geschichte des Begriffs „soziale Unterstützung" oder „social support" ist gekennzeichnet von einer Vielzahl verschiedener, oft nicht miteinander zu vereinbarender Definitionen und Operationalisierungen (vgl. etwa Cobb 1976; Kaplan et al. 1977; House 1981) und einem entsprechendem Wirrwarr empirischer Resultate (vgl. Broadhead et al. 1983). Die vielfältigen konzeptuellen und empirischen Diskrepanzen auf diesem Forschungsgebiet sind Gegenstand einer Reihe von neueren Arbeiten (Barrera 1986; Baumann u. Pfingstmann 1986; Cohen u. Wills 1985; Thoits 1982; Veiel, 1987b, 1987c), und ich werde die daraus resultierenden Probleme deshalb hier großenteils übergehen. Die zentrale Frage, was eigentlich unter „sozialer Unterstützung" zu verstehen ist, kann jedoch nicht umgangen werden. Obwohl die große Bedeutung sozialer Unterstützungsfaktoren bei der Genese und Aufrechterhaltung von psychischen Störungen ausführlich belegt ist, was schon eine kursorische Übersicht einschlägiger (v. a. englischsprachiger) Zeitschriften der letzten Jahre zeigt, muß das Konzept, um seine fruchtbare Anwendung auf ätiologischem, therapeutischem und präventivem Gebiet zu gewährleisten, hinreichend von verwandten Begriffen abgegrenzt werden, insbesondere von dem des sozialen Netzwerks. Letzterer bezieht sich hauptsächlich auf Strukturen des sozialen Umfelds einer Person, ohne eine bestimmte Funktion für diese Person zu implizieren (vgl. Mitchell u. Trickett 1980). Die Bestimmung von *Unterstützungsfunktionen* des sozialen Umfelds erfordert dagegen einen Rekurs auf die spezifischen Bedürfnisse der betroffenen Person (French et al. 1974; Kaplan et al. 1977; Veiel 1987c; vgl. Henderson 1984). Soweit es sinnvoll ist, abstrakt über „soziale Unterstützung" zu reden (vgl. Barrera 1986), muß es deshalb als ein wesentlich *relationales* Konzept betrachtet werden, das sich auf das Verhältnis von individuellen und sozialen Bedingungen bezieht. Soziale Unterstützung kann so als *die Funktion des sozialen Netzwerks bei der Befriedigung individueller Bedürfnisse* definiert werden. Soziale Unterstützung ist dann gegeben, wenn individuelle Bedürfnisstrukturen mit Strukturen des sozialen Umfeldes kongruent

---

[1] Dies ist ein kurzer Abriß der theoretischen Überlegungen, die bei der Konstruktion des MISU Pate standen. Eine ausführliche Darstellung findet sich in Veiel (1988).

sind („person-environment fit", French et al. 1974) und kann aus diesem Grund nur bei gleichzeitiger Erfassung individueller und sozialer Faktoren bestimmt werden. Viele Parameter des sozialen Umfelds, die üblicherweise unter „soziale Unterstützung" subsumiert werden, können deshalb in der Regel nur *potentielle* Unterstützung, Unterstützungsressourcen erfassen, die erst dann aktuell und wirksam werden, wenn und falls das betreffende Individuum ihrer bedarf. Um den tatsächlichen Unterstützungswert solcher Unterstützungspotentiale zu bestimmen, müssen diese so differenziert erfaßt werden, daß sie mit individuellen Bedürfnisstrukturen verglichen werden können. Ich werde im folgenden ein Instrument vorstellen, das „Mannheimer Interview zur sozialen Unterstützung" (MISU), dessen Ziel die detaillierte Erfassung solcher potentieller Unterstützungsstrukturen ist.

Empirische und theoretische Differenzierungen

In neueren empirischen Untersuchungen wird in der Regel unterschieden zwischen verschiedenen Klassen von Personen, die Unterstützung leisten, zwischen verschiedenen Arten von Unterstützungsleistungen und zwischen potentieller, stattgefundener und subjektiv wahrgenommener Unterstützung (vgl. Barrera 1986; Cohen u. Syme 1985). Empirische Untersuchungen, die verschiedene Unterstützungsaspekte simultan erfassen, zeigen regelmäßig unterschiedliche funktionale Zusammenhänge für die so erhaltenen verschiedenen Indizes (z. B. Monroe et al. 1983; Norbeck u. Tilden 1983; Schaefer et al. 1981; Veiel 1987a, Veiel et al. in diesem Band).

Eine sinnvolle Differenzierung empirischer Strukturen setzt eine konzeptuelle Gliederung des Gegenstandsbereichs voraus. Die meisten einschlägigen Untersuchungen wählten ihre Erfassungskategorien entweder entsprechend den psychosozialen Bedürfnissen, die durch soziale Unterstützung vermutlich befriedigt werden (vgl. etwa Weiss 1974), oder sie übernahmen Instrumente früherer Untersuchungen, die empirische Assoziationen mit abhängigen Variablen aufwiesen. Es finden sich auch einige systematischere Strukturierungsversuche in der Literatur (House 1981; Turner 1983), doch sind diese meines Wissens nicht als Grundlage für die Konstruktion empirischer Erfassungsinstrumente verwendet worden.

Eine systematische Erfassung von Strukturen potentieller sozialer Unterstützung setzt differenzierte Antworten auf die folgenden grundsätzlichen Fragen voraus (Veiel 1985, 1987c):

1) *Welche Funktionen* werden erfüllt?
2) *Wer* erfüllt sie?
3) *Wie* werden sie *erfaßt?*

Die erste Frage thematisiert die *Art*, also den funktionalen Aspekt, unterstützender sozialer Beziehungen und Transaktionen. Die zwei hier wesentlichen Dimensionen definieren, ob Unterstützung in Krisen oder in Alltagssituationen stattfindet und ob es sich um instrumentelle oder um psychologische Unterstützung handelt (vgl. Dean u. Lin 1979; Kaplan et al. 1977; House 1981; Veiel 1985). In den letzteren beiden Kategorien kann noch (bei instrumenteller Unterstützung) zwischen praktischer Hilfe und Information, bzw. (bei psychologischer Unterstützung) zwi-

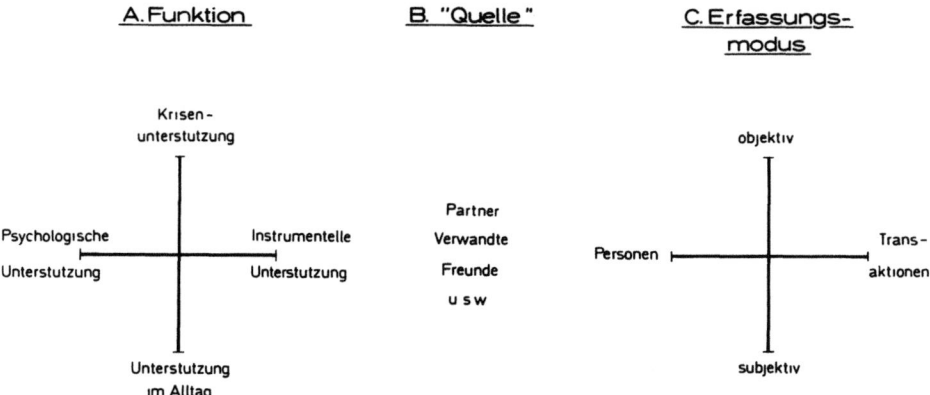

Abb. 1 Erfassungsdimensionen sozialer Unterstüzung

schen emotionaler Zuwendung und positivem Feedback (zur gezielten Erhöhung des Selbstwertgefühls) unterschieden werden (vgl. House u. Kahn 1985).

Die zweite Frage spricht die übergreifende *Rollenbeziehung* zwischen Geber und Empfänger von sozialer Unterstützung an. Diese stellt den Hintergrund für die funktionale Beziehung dar, die durch die Art der gegebenen Unterstützung definiert wird. Hier sind insbesondere die Kategorien Ehepartner, Verwandte sowie Bekannte von Wichtigkeit (vgl. Brown et al. 1986; Froland et al. 1979; House u. Wells 1978; Kobasa et al. 1981; Veiel et al., in diesem Band).

Die dritte Frage betrifft die Spezifizierung des *Erfassungsmodus*, bzw. der Untersuchungsperspektive. Hier ist v. a. bedeutsam, wieviel Raum der subjektiven Bedeutung bestehender Unterstützungsstrukturen, ihrer Wahrnehmung und Bewertung durch die betroffene Person eingeräumt wird. Mit anderen Worten, der Erfassungsmodus definiert, ob eher objektivierbare Parameter, wie z. B. beobachtbare Beziehungen und Transaktionen oder mehr subjektive Variablen, wie deren Wahrnehmung und Einschätzung durch die betreffende Person, erfaßt werden (vgl. Cohen u. Wills 1985; Cohen et al. 1985; House 1981; Kessler u. McLeod 1984; Schaefer et al. 1981). Weiterhin ist von Bedeutung, ob einzelne Transaktionen (Verhaltensweisen) erfaßt werden oder ob die Erfassungseinheit als eine Person (Beziehung) definiert wird (vgl. Blazer 1982; Monroe et al. 1983). Die angeführten Aspekte können als Erfassungsdimensionen von sozialer Unterstützung betrachtet und in einem Analyseschema zusammengefaßt werden (s. Abb. 1), das den theoretischen Rahmen für das Mannheimer Interview zur Sozialen Unterstützung (MISU) darstellt.

Das „Mannheimer Interview zur Sozialen Unterstützung" (MISU)
Ziele

Das Hauptanliegen bei der Konstruktion des MISU war es, eine detaillierte Bestandsaufnahme potentiell unterstützender Strukturen des sozialen Umfelds einer Person zu ermöglichen. Dabei sollten die jeweils interessierenden funktionalen Unterstützungsdimensionen (instrumentell/psychologisch, krisenbezogen/alltäglich) und die übergreifende Rollenbeziehungen zwischen Geber und Empfänger von Unterstützung (Verwandte, Freunde usw.) systematisch variiert werden können. Das heißt, es mußten sowohl grobe Unterscheidungen, wie Krisenunterstützung gegenüber Unterstützung im Alltag, als auch sehr feine Kategorisierungen, wie z.B. emotionale Zuwendung in Krisen durch Verwandte, möglich sein. Die resultierenden Meßwerte sollten in dem beschriebenen konzeptuellen Rahmen abbildbar sein, so daß damit erhobene Daten in theoretische Überlegungen über Rolle und Struktur sozialer Unterstützung einbezogen werden können. Darüber hinaus sollten auch Netzwerkparameter wie Größe, Kontakthäufigkeit und Multiplizität erfaßt werden können.

Aufbau und Struktur

Der Ansatz des MISU und die Inhalte der einzelnen Interviewfragen haben viel mit der Erfassungsstrategie von Fischer und Mitarbeitern (Phillips u. Fischer 1982; Phillips 1981) gemeinsam. Die hauptsächlichen Unterschiede liegen im konzeptuellen Rahmen des MISU und der damit verbundenen systematischen Abdeckung relevanter Unterstützungsfunktionen, sowie in der expliziten Trennung zwischen der Verfügbarkeit sozialer Unterstützung und ihrer subjektiven Angemessenheit. Der Hauptteil des MISU besteht aus 12 Items, die jeweils entweder eine prototypische Krisensituation vorgeben, welche eine bestimmte Unterstützungsleistung erfordert, oder eine Klasse alltäglicher Interaktionen spezifizieren. Diese Situationen sind so ausgewählt, daß sie alle 4 Schnittpunkte der beiden dichotomen Dimensionen Krisenunterstützung / alltägliche Unterstützung und psychologische / instrumentelle Unterstützung abdecken und zusätzlich noch eine Unterscheidung nach praktischer Hilfe / Information (im instrumentellen Bereich) und emotionale Zuwendung / aktive Selbstwertstützung (im Bereich psychologischer Unterstützung) ermöglichen (vgl. Abb. 1).

Bei der Auswahl der Items wurde größtmögliche Allgemeingültigkeit angestrebt: sie sollten im Erfahrungsbereich der überwiegenden Mehrzahl der Probanden liegen und die gleichen Implikationen und auch möglichst ein gleiches Ausmaß an Wichtigkeit haben. Alternativitems sind für jene Fragen angegeben, bei denen dies nicht gewährleistet schien. In Voruntersuchungen wurde die große Akzeptanz der Items bestätigt. Ein Nachteil dieses Verfahrens ist, daß Unterstützungsstrukturen, die für umgrenzte Lebensbereiche (insbesondere den der Arbeit) oder Bevölkerungsgruppen (z.B. ältere Menschen) besonders wichtig sind, nicht sehr differenziert erfaßt werden. Der konzeptuelle Rahmen des MISU erlaubt es jedoch, auf spezielle Populationen oder Zielsituationen abgestimmte Items zu formulieren, die denen der Standardversion funktional äquivalent sind.

Die Probanden werden gefragt, welche Personen in den angegebenen Situationen die geforderte Unterstützung leisten könnten. Es werden also *wahrgenommene* Strukturen sozialer Unterstützung erfaßt. Die Formulierung „könnte" wurde hier bewußt gewählt; es sollte vermieden werden, daß die unterschiedliche Bereitschaft von Probanden, um Hilfe zu bitten oder Hilfe in Anspruch zu nehmen, die Antwort über Gebühr beeinflußt. Im Zweifelsfall soll dies im Interview deutlich gemacht werden. Die Bereitschaft zur Inanspruchnahme von sozialer Unterstützung wird zum Schluß des Interviews in einem zusätzlichen Item angesprochen. Wenn alle in Frage kommenden Personen aufgezählt sind, wird gefragt, ob dem Probanden die zur Verfügung stehende Unterstützung für die entsprechende Situation ausreichend erscheint. Damit soll zusätzlich zur vorhandenen potentiellen Unterstützung ihre subjektive Angemessenheit erfaßt werden (vgl. Henderson et al. 1981). Weil Krisensituationen im Regelfall seltene Situationen sind, erschien es hier aus methodischen Erwägungen heraus wenig sinnvoll, tatsächlich erfolgte Unterstützungsleistungen zu erheben. Bei den Items A1-A2 und B1, die sich auf alltägliche Situationen beziehen, werden tatsächlich erhaltene Unterstützungsleistungen in der Zeit unmittelbar vor dem Interview erhoben.

Beschränkungen

Inhaltliche und pragmatische Anforderungen schränkten die Anzahl der möglichen Items in den einzelnen Erfassungskategorien zwangsläufig ein. Es war deshalb notwendig, modale Unterstützungsleistungen zu definieren, deren Deckung mit den jeweiligen Kategorien natürlich nicht bei allen Probanden gewährleistet sein kann. Das Risiko, durch die beschränkte Zahl der einzelnen Items nur einen einseitigen Ausschnitt aus den betreffenden Unterstützungskategorien zu erfassen, wird im MISU jedoch dadurch minimiert, daß *alle* Personen erfaßt werden, die Unterstützungsleistungen in den von den Items angesprochenen Bereichen erbringen. Es kann angenommen werden, daß die dadurch erfaßten Personen auch für funktional ähnliche, in den Items nicht direkt angesprochene Transaktionen wichtig sind.

Ein häufig erwähnter Nachteil der Verwendung von Netzwerkparametern wie Dichte des Netzwerks, Kontakthäufigkeit usw. als Indikatoren von sozialer Unterstützung ist die Vermengung von positiven (unterstützenden) und negativen sozialen Interaktionen. Durch die Beschränkung auf *per definitionem* positive (unterstützende) Interaktionen wird mit dem MISU dieses Problem vermieden. Allerdings kann auch nichts über solche negativen Interaktionen ausgesagt werden. Diese stellen jedoch Belastungs- oder Streßfaktoren dar und sollten getrennt erfaßt werden (vgl. Monroe u. Steiner 1986).

Die Konstruktion des MISU zielte darauf ab, von subjektiven Einstellungen und psychischen Zuständen des Probanden möglichst unabhängige Einschätzungen der bestehenden Unterstützungsstrukturen zu erheben. Dem sind durch die Natur der Datenquelle – dem betroffenen Individuum selbst – Grenzen gesetzt. Während die Erfassung der subjektiven Angemessenheit erhaltener Unterstützung eine Datenerhebung bei der betroffenen Person voraussetzt, sind Verzerrungen zu erwarten, wenn es um die Erfassung tatsächlich vorhandener Strukturen geht (vgl. Antonucci 1985). Das MISU minimiert den Einfluß von „response sets" und Gedächtnisfaktoren dadurch, daß potentielle und aktuelle Unterstützungsleistungen detailliert beschrieben werden und daß keine globalen Einschätzungen, sondern die Nennung konkreter Personen gefordert werden. Dennoch ist die Unabhängigkeit der so erhaltenen Meßwerte von subjektiven Verfälschungen nur relativ im Vergleich zu solchen Werten, die mit vage formulierten und von subjektiven

Bewertungen abhängigen Items erhoben werden (vgl. etwa „If I needed *some help* in moving to a new home, I would have *a hard time* finding someone to help me", Cohen et al. 1985; Hervorhebungen hinzugefügt). In welchem Ausmaß der Einfluß subjektiver Faktoren dadurch verringert werden kann, wird jedoch erst eine breitere Verwendung des MISU erweisen können.

Materialien und Durchführung

Das MISU-Material setzt sich zusammen aus einem Fragenteil (s. Anhang) und aus Protokoll- und Kodierbögen (vom Autor erhältlich). Es wird als strukturiertes Interview vorgegeben, das zwischen 20 und 35 Minuten dauert. Die Antworten des Probanden werden auf den Protokollbögen vermerkt: genannte Personen werden namentlich eingetragen und bei der Auswertung eindeutig kodiert; dadurch können bei einer Wiederholung des Interviews eventuelle Änderungen von Unterstützungsstrukturen genau dokumentiert werden.

Als erstes werden die einzelnen Personen erfragt, die für die verschiedenen Unterstützungsbereiche relevant sind (Items A1-D3).

Im zweiten Teil des Interviews werden für jede einzelne dieser Personen das Alter, die Häufigkeit des Kontakts mit dem Probanden, die Entfernung von dessen Wohnung und die Einstellung des Probanden zu diesen Personen erfaßt (Item E1-F1). Diese Werte werden in den entsprechenden Spalten des Protokollbogens vermerkt. Soweit noch nicht bekannt, werden dann noch allgemeine Fragen zu Familienverhältnissen gestellt.

Im dritten Teil des Interviews wird nach der Bereitschaft des Probanden gefragt, Hilfe in Anspruch zu nehmen und nach seiner allgemeinen Einschätzung der Nützlichkeit sozialer Unterstützung.

Um der Intention des MISU möglichst weitgehend zu entsprechen, sind bei der Durchführung folgende Punkte zu beachten:

1) Die Items zielen auf Typen von Situationen ab. Dies wird dem Probanden ggf. dadurch vermittelt, daß mehrere Beispiele der betreffenden Situationskategorie genannt werden. Im Zweifelsfall sollte dies auch im Interview deutlich gemacht werden. Spezifische Situationen werden nur dann erwähnt, wenn sie prototypisch sind und im Erfahrungsbereich praktisch aller Probanden liegen.
2) Die spezifischen Vorteile der Interviewsituation sollen genützt werden. Den Probanden werden deshalb keine Skalierungskategorien vorgegeben, sondern die Antworten werden durch den Interviewer kategorisiert. Aus diesem Grunde sollen sowohl die Interviewfragen wie auch der Protokollbogen während des Interviews den Probanden möglichst nicht zur Einsicht vorgelegt werden.
3) Es ist darauf zu achten, daß die Information zu den einzelnen Items möglichst vollständig erhoben wird. Bei Fragen nach Personen wird immer, wenn die Nennungen des Probanden stocken, nachgefragt „gibt es sonst noch jemanden?" (oder ähnlich). Gleichzeitig muß jedoch gewährleistet werden, daß solche Nennungen nicht übermäßig forciert werden. Deshalb wird höchstens zweimal nachgefragt, und bei der ersten Verneinung einer solchen Nachfrage wird die weitere Befragung zu diesem Item abgebrochen.

4) Die bei den Fragen jeweils genannten Personen, wenn sie noch nicht vorher genannt oder aufgeschrieben waren, werden in den Protokollbogen eingetragen und die Frage, bei der sie genannt werden, dann markiert. Wenn eine Person in mehreren Beziehungen zum Probanden steht, wird die engste (die mit der kleinsten Codenummer) kodiert. Eine Ausnahme bilden die Codes 17 und 18 bzw. 170–189 (geschiedene Ehepartner). Die Namen und Beziehungen der Personen zum Probanden müssen auf jeden Fall eindeutig niedergeschrieben werden.

Beschreibung der einzelnen Items (s. Anhang)

Psychologische Unterstützung im Alltag wird als die kognitive und emotionale Integration im jeweiligen Sozialverband aufgefaßt (Items A1–A4), wobei 2 Items (A1, A2) sich auf emotional befriedigende soziale Aktivitäten beziehen (gemeinsame Aktivitäten und nicht-zweckbestimmte Unterhaltung), und 2 weitere Items (A3, A4) auf positives Feedback und Wertschätzung durch andere (Anerkennung der Kompetenz des Probanden und seine Wertschätzung als Sozialpartner).

Instrumentelle Unterstützung im Alltag ist nur mit einem Item vertreten (Item B1), weil es auf Grund von Voruntersuchungen wenig sinnvoll erschien, hier weiter zu differenzieren.

Im Bereich instrumenteller Krisenunterstützung zielen je 2 Items auf instrumentell-praktische Unterstützung (Items C1 und C2) und auf Information (Items C3 und C4) ab. Items C1 und C2 repräsentieren die 2 Hauptkategorien instrumenteller Hilfe in persönlichen Krisensituationen: finanzielle Hilfe (unpersönlich, übertragbar) und die Bereitschaft anderer Personen, dem Probanden persönlich beizustehen. Items C3 und C4 thematisieren die Verfügbarkeit von Informationsquellen in Krisensituationen, die in der heutigen komplizierten Welt so eminent wichtig sind. Item C3 stellt dabei eine Situation dar, in der der Proband dem „System" ausgeliefert ist, während Item C4 eine vom Probanden persönlich beeinflußbare und lenkbare Situation widerspiegelt.

Im Bereich psychologischer Krisenunterstützung zielen 2 Items auf (eher passive) emotionale Zuwendung in prototypischen emotionalen Krisen (D1, D2) und 1 Item auf den (mehr aktiven) Beitrag des sozialen Umfelds zur Stützung und Erhöhung des Selbstwertgefühls des Probanden (Item D3). Item D1 stellt ein schweres Verlustereignis vor und Item D2 das, was in der psychoanalytischen Literatur eine „narzißtische Kränkung" genannt wird.

Zwischen den Items D1/D2 und D3 einerseits und A1/A2 und A3/A4 andererseits bestehen parallele Unterschiede: die Items mit den kleineren Nummern beziehen sich auf das eher passive Vorhandensein positiver emotionaler Beziehungen, während die anderen einen aktiven Beitrag des sozialen Umfelds zur Aufrechterhaltung beziehungsweise Erhöhung des Selbstwerts („positive appraisal") des Probanden implizieren.

Die Items E1–E6 und F1 dienen zur genaueren Bestimmung des Charakters der angesprochenen Beziehungen und können zur Präzisierung der Netzwerkvariablen verwendet werden (s. unten). Item G1 erfaßt globale Einschätzungen des Unterstützungspotentials des sozialen Umfelds in Krisen und Item H1 die eigene

Bereitschaft, in Krisen auf die Unterstützungsleistungen des sozialen Umfelds zurückzugreifen. Es kann angenommen werden, daß diese beiden Items sehr wesentliche Moderatorvariablen operationalisieren, deren Ausprägung die Wichtigkeit und die Bedeutung bestehender sozialer Unterstützung wesentlich beeinflußt.

Auswertung

Detaillierte Hinweise zur Auswertung des MISU, sowie Einleseformate und Transformationsalgorithmen können vom Autor angefordert werden. Ein Hauptziel des MISU war es, eine flexible Auswertung zu ermöglichen, um den verschiedenen Bedürfnissen einzelner Anwendungsbereiche (epidemiologische Forschung, ätiologische Untersuchungen, Interventionsplanung usw.) Rechnung zu tragen. Dies wird dadurch erreicht, daß die erhobenen Daten sowohl nach der Art der Unterstützung, als auch nach ihrer „Quelle" und dem Erfassungsmodus differenziert und ausgewertet werden können (vgl. Abb. 1).

Das MISU wird einmal nach den 4 hauptsächlichen funktionalen Klassen potentieller sozialer Unterstützung ausgewertet, d.h. das Unterstützungspotential in den funktionalen Bereichen der instrumentellen und der psychologischen Krisenunterstützung, der instrumentellen Unterstützung im Alltag und der sozialemotionalen Integration wird bestimmt. Die Anzahl der verfügbaren Personen in diesen Kategorien (Doppelnennungen bei verschiedenen Items innerhalb dieser Kategorien werden nur einfach gezählt) stellen die hauptsächlichen Indizes der einzelnen Unterstützungsfunktionen dar. Diese können bei Bedarf noch weiter differenziert werden (nach praktischer Hilfe/Information im instrumentellen Bereich, nach positiver Interaktion/positivem Feedback im Bereich psychologischer Unterstützung). Bezüglich der Unterstützung im Alltag lassen sich analoge Indizes berechnen, die auf der tatsächlichen Frequenz unterstützender Transaktionen beruhen. Zusätzlich zur Verfügbarkeit von Unterstützung lassen sich für jeden Bereich Werte für die subjektive Angemessenheit des Unterstützungspotentials berechnen.

Wie sich in verschiedenen empirischen Untersuchungen gezeigt hat, stellt die „Quelle" von sozialer Unterstützung einen wichtigen Bestimmungsfaktor ihrer Bedeutung dar (Veiel 1985, 1987c; vgl. Thoits 1982). Ein wesentliches Charakteristikum des MISU und eine Grundlage seiner Flexibilität ist die eindeutige Erfassung und Kodierung aller genannten Personen und ihre Zuordnung zu denjenigen Unterstützungsfunktionen, für die sie relevant sind. Die Struktur des MISU und die Art seiner Protokollierung lassen auch die Berechnung mehrerer Netzwerkparameter zu (v.a. Größe, Kontaktfrequenz und Multiplizität). Entsprechend dem Konstruktionsprinzip des MISU basieren diese auf demjenigen Teil des gesamten sozialen Netzwerks, mit dem der Proband eher positive Beziehungen unterhält: er wird hauptsächlich solche als potentielle Unterstützungsquellen nennen. Diese Parameter können einmal auf die Basis aller genannter Personen berechnet werden oder aber es können nur die Personen in Betracht gezogen werden, die vom Probanden explizit als wichtig, als in einem positiven Verhältnis zu ihm stehend oder als beides bezeichnet werden. Durch die genaue Erfassung der einzelnen Personen kann die Multiplizität der Beziehungen des Probanden zu ihnen einfach bestimmt werden. Das Format, in dem die Antworten der Probanden protokolliert werden, erleichtert die Formulierung zusätzlicher Items zur Erfassung von Querverbindungen zwischen den genannten Personen (d.h. die „Dichte" des sozialen Netzwerks). Die hauptsächlichen Variablen, die sich mit MISU-Daten berechnen lassen, sind also:

1. die *Verfügbarkeit* (differenziert nach Beziehungsklassen) von
   - instrumenteller Krisenunterstützung (praktische Hilfe und Information),
   - psychologischer Krisenunterstützung (emotionale Zuwendung und Selbstwertstützung),
   - instrumenteller Unterstützung im Alltag,
   - psychologischer Unterstützung im Alltag (soziale Integration und Wertschätzung);
2. die *subjektive Angemessenheit* sozialer Unterstützung in diesen Kategorien;
3. die *Häufigkeit* von
   - alltäglichen sozial-integrativen Verhaltensweisen,
   - alltäglicher instrumenteller Unterstützung;
4. die *Größe* des positiven sozialen Netzes (differenziert nach Beziehungsklassen);
5. die *Kontakthäufigkeit* des Probanden mit diesem Netz (ebenfalls differenziert);
6. die *Multiplizität* der Unterstützungsfunktionen.

Anwendungsbereiche des MISU

Das MISU in seiner Standardform erlaubt die Bestimmung des Unterstützungspotentials in den verschiedenen funktionalen Kategorien, sowie dessen subjektive Angemessenheit. Weiterhin werden die Netzwerkparameter der Größe, Kontakthäufigkeit und Multiplizität direkt berechnet. Die meisten dieser Werte werden nach ihrer „Quelle" differenziert. Mit relativ geringem Aufwand können innerhalb des zugrunde liegenden konzeptuellen Rahmens weitere Unterstützungsparameter gemessen werden. Die Differenzierung der erhobenen Werte und die Flexibilität des MISU als Ganzes lassen es für die Untersuchung einer Reihe von theoretischen und praktischen Problemen geeignet erscheinen. Darunter zählt insbesondere die Erforschung von *Prozessen*, die die gesundheitsfördernde Wirkung sozialer Unterstützungsfaktoren vermitteln, aber auch die Untersuchung von *Langzeitverläufen*, der *Vergleich typischer kultureller Unterstützungsmuster*, die erst die Bewertung abweichender Parameter ermöglichen, die *Bestimmung der differentiellen Bedeutung verschiedener „Quellen"* für bestimmte Unterstützungsfunktionen, sowie die Untersuchung der Faktoren, die die *Aktualisierung* von Unterstützungspotentialen beeinflussen.

Vermittelnde Prozesse

Die Vielzahl der Untersuchungen, die die gesundheitsfördernde Wirkung von sozialer Unterstützung belegen, haben in der Regel potentiell oder aktuell unterstützende Strukturen und Verhaltensweisen mit psychopathologischen Dimensionen oder Kategorien in Beziehung gesetzt. Dabei ist das betroffene Individuum als „black box" behandelt worden: meist wurde weder geklärt, welche potentiell unterstützenden Transaktionen und Beziehungen von dem betroffenen Individuum als solche aufgefaßt wurden, noch wurde untersucht, welche psychologischen Prozesse und Mechanismen ihre positive Wirkung im einzelnen vermitteln.

Die systematische Differenzierung der verschiedenen Unterstützungsparameter im MISU erlaubt es, genauer zu untersuchen, unter welchen Umständen z. B. potentielle psychologische Krisenunterstützung als solche wahrgenommen und in Anspruch genommen wird und welche Krankheitsparameter und individuelle Voraussetzungen ihren Effekt moderieren. Eine funktionale Differenzierung (und auch eine solche nach den beteiligten Personen) erscheint hier besonders wichtig, weil nicht vorausgesetzt werden kann, daß diese Prozesse bei veschiedenen Unterstützungsfunktionen vergleichbar sind.

Veränderungen von Unterstützungsstrukturen

In der überwiegenden Mehrzahl bisheriger Untersuchungen zum Thema wurde soziale Unterstützung als eine statische Variable bzw. Variablengruppe betrachtet. Sogar wenn das Ausmaß an sozialer Unterstützung über mehrere Zeitpunkte hinweg erfaßt worden war wurde praktisch nie untersucht, in welchem Maße dieselben oder verschiedene Personen dafür verantwortlich waren. Wenn globale Meßwerte erhoben werden, kann nichts über die Veränderung der Zusammensetzung des Gesamtmeßwerts ausgesagt werden. Im MISU wird festgehalten, welche Personen für welche Unterstützungsleistungen relevant sind. Dadurch können bei mehrmaliger Erhebung Verschiebungen der Unterstützungsstruktur dokumentiert werden. Insbesondere ist von Interesse, in welchem Ausmaß bestimmte Unterstützungsfunktionen an einzelne Personen gebunden sind, und ob die verfügbaren Unterstützungsstrukturen unabhängig von einem sich verändernden Pool verfügbarer Personen konstant bleiben.

Variable Bedeutung verschiedener „Quellen" von Unterstützung

Wenn empirische Untersuchungen zwischen verschiedenen Aspekten sozialer Unterstützung differenziert haben, so meist zwischen relativ globalen „Quellenkategorien" (Verwandte, Bekannte), oder ebensolchen funktionalen Kategorien (emotionale-instrumentelle Unterstützung). Bei einer Untersuchung von Suizidversuchern in Mannheim (Veiel et al., in diesem Band) hat sich jedoch gezeigt, daß deren spezifische Defizite an sozialer Unterstützung sich auf bestimmte Kombinationen von Unterstützungsfunktionen und diese Funktion erfüllenden Personenklassen (Verwandte, Bekannte) beschränkt. Das MISU ermöglicht eine Differenzierung der erhobenen Meßwerte nach Personenkategorien; dadurch kann ggf. genau bestimmt werden, welches die wesentlichen „Quellen" bestimmter Unterstützungsfunktionen sind. Die Implikationen für präventive und therapeutische Interventionen liegen auf der Hand.

Die Aktualisierung von Unterstützungspotentialen

Für die meisten Anwendungsbereiche wird bei Krisensituationen nur die Erfassung hypothetischer Unterstützungsleistungen sinnvoll sein, da die Häufigkeit einzelner Klassen von Krisensituationen in der Regel zu gering ist, um aktuelles Unterstützungsverhalten analysieren zu können. Bei entsprechender Zielsetzung und geeignetem Untersuchungsdesign können aber die Bedingungen der Aktualisierung potentieller Unterstützungsfunktionen in Krisen auch direkt untersucht werden. Dies kann insbesondere dadurch erfolgen, daß für im Rahmen einer Erhebung stattgefundene Streßereignisse und -situationen die erfolgten Unterstützungsleistungen in geeigneten Kategorien erfaßt und mit der früher gemessenen hypothetischen Unterstützung verglichen werden.

Die kulturelle Relativität von Unterstützungsfunktionen

Einen wesentlichen Bestimmungsfaktor der Relevanz potentieller Unterstützungskategorien stellen die Erwartungen dar, die eine Person an ihr soziales Umfeld und insbesondere an einzelne Bereiche (z. B. die Familie) heranträgt. Solche Erwartungen und damit die Relevanz einzelner Unterstützungsfunktionen und -quellen sind aber sehr stark kulturabhängig (Triandis 1980). Das MISU ermöglicht die Bestimmung (sub)kultureller Normen dafür, welche Unterstützungsleistungen von welchen Personengruppen erwartet werden. Die Bestimmung solcher kultureller Normen ist die Voraussetzung für die Übertragbarkeit einschlägiger Forschungsergebnisse von einem Kulturbereich zu einem anderen (vgl. Triandis 1980).

Die Untersuchung dieser Themenbereiche und die Beantwortung der darin impliziten Fragen sind wesentliche Voraussetzungen für die fruchtbare Anwendung des Konzepts der sozialen Unterstützung bei der Prävention, Therapie und Rehabilitation psychischer Störungen. Der potentielle Effekt solcher Interventionsformen läßt sich aus den beträchtlichen Unterschieden zwischen unterstützten und nicht unterstützten Populationen hinsichtlich der allgemeinen Mortalitätsrate (vgl. Blazer 1981) und der Häufigkeit psychischer Störungen, v. a. von Depression (vgl. Brown u. Harris 1978) ersehen. Die – erst in jüngerer Zeit wieder beachtete – große Stabilität individueller Dispositionen („traits"; vgl. Costa u. McRae 1986) läßt erwarten, daß auf das soziale Umfeld einer Person gerichtete Interventionsformen in Zukunft größere Bedeutung bei psychischen Störungen erlangen werden. Eine gezielte Erstellung solcher Interventionsstrategien erfordert aber systematische Kenntnisse der Umstände, unter denen positive Effekte von sozialer Unterstützung zustande kommen.

Vorläufige Ergebnisse zur Reliabilität des MISU

Die Nützlichkeit eines Erfassungsinstruments steht und fällt mit seiner Zuverlässigkeit und Gültigkeit. Dadurch, das das MISU direkt das Vorhandensein sozialer Beziehungen registriert und keine latenten oder theoretischen Konstrukte messen will, und dadurch, daß soziale Unterstützung als ein wesentlich relationales Phänomen betrachtet werden muß, sind die üblichen Verfahren zur Bestimmung von Konstruktvalidität, die die Struktur eines Itempools analysieren (etwa Cronbachs α), hier unangebracht: die Kovarianz der MISU-Items spiegelt Auftretensmuster wider, die für die entsprechende Klasse von sozialen Umwelten charakteristisch sind; sie erlauben jedoch keinen Schluß auf *funktionale* Äquivalenzen verschiedener Kategorien von sozialer Unterstützung (vgl. Veiel 1987a, 1987c). Adäquate Validitätskriterien sind hier deshalb Vorhersagegenauigkeit (prädiktive Validität) und Repräsentativität (inhaltliche Validität; vgl. Cronbach u. Meehl 1955). Über erstere kann zu diesem Zeitpunkt noch nichts ausgesagt werden; letztere wird durch das Konstruktionsprinzip und das Fehlen von Rückschlüssen auf nichtbeobachtbare Grössen plausibel gemacht.

Ein wichtiges und in jedem Falle zu bestimmendes Kriterium für die Nützlichkeit des MISU ist die kurz- und mittelfristige Stabilität seiner Meßwerte: es ergäbe wenig Sinn, relativ überdauernde Krankheitsparameter mit kurzfristig schwankenden Parametern des sozialen Umfelds in Beziehung setzen zu wollen. Ein weiters wichtiges Gütekriterium für das MISU stellt die Unabhängigkeit seiner Meßwerte von systematischen (Interviewer-) und zufälligen Einflüssen dar. Die gegenwärtig durchgeführten Untersuchungen zur Reliabilität und Validität des MISU zielen deshalb hauptsächlich auf die Bestimmung seiner zeitlichen Stabilität seiner Daten ab. Im folgenden werden die Ergebnisse einer Validitätsstudie zur Bestimmung der Test-Retest-Reliabilitäten dargestellt. Eine ausführliche Darstellung findet sich in Veiel (1988).

Methode. An 71 Studenten der Universitäten Heidelberg und Mannheim und der Fachhochschule Ludwigshafen wurden zu Beginn des Sommersemesters 1987 zweimal im Abstand von 4 Wochen das MISU vorgegeben, wobei in der Regel jeweils der gleiche Interviewer die beiden Interviews durchführte (weitere Angaben zur Stichprobe s. Veiel u. Herrle 1988). Folgende Indizes wurden zu beiden Zeitpunkten berechnet:

a) Netzwerkparameter: Größe des Netzwerks (Anzahl aller genannten Personen), Kontaktfrequenz (pro Woche) mit allen Personen, mittlere Einschätzung der Angemessenheit verfügbarer Unterstützung (gemittelt über alle Items A1B, A2B-D3B).

b) Funktionale Unterstützungsvariablen: psychologische Alltagsunterstützung (Gesamtzahl aller bei den A-Items genannten Personen), instrumentelle Alltagsunterstützung (Item B1), psychologische Krisenunterstützung (Items D1-D3), instrumentelle Krisenunterstützung (Item C1-C4).

Alle diese Variablen (mit Ausnahme des Angemessenheitswerts) wurden getrennt für Verwandte (inkl. Ehepartner und vergleichbare Partner) und Freunde und Bekannte berechnet. Die Spalten 1, 2, 5 und 6 von Tabelle 1 zeigen die Mittelwerte und Standardabweichungen dieser Variablen.

Die Spalten 3 und 7 von Tabelle 1 zeigen die Test-Retest-Korrelationen der einzelnen Variablen. Diese bewegen sich zwischen 0,66 und 0,85. Sie sind vergleichbar mit Kennwerten, die von Cohen et al. (1985) für ähnliche Skalen berichtet wurden, welche allerdings hauptsächlich auf subjektiven Einschätzungen basieren. Die Korrelationskoeffizienten zeigen an, in welchem Ausmaß die gleiche *Anzahl* von Personen zu den Untersuchungszeitpunkten T1 und T2 genannt werden. Korrelationskoeffizienten lassen nicht erkennen, ob jeweils die *gleichen Personen* genannt wurden. Identische Werte könnten auf 2 völlig verschiedenen Personengruppen basieren. Um die tatsächliche Überlappung der bei T1 und T2 genannten Personen zu bestimmen wurde die Anzahl der Personen, die sowohl zu T1 als auch zu T2 in den jeweiligen Kategorien genannt wurden, durch den kleineren

Tabelle 1. Mittelwerte, Standardabweichungen, Test-Retest-Korrelationen und mittlere Überlappungen[a] von Unterstützungsvariablen und Netzwerkparametern bei Verwandten und Bekannten (n = 71)

	Verwandte[b]				Bekannte/Freunde:			
	x̄	SD	r_{tt}	X(Ü) 1)	x̄	SD	r_{tt}	X(Ü) 1)
Psychologische Alltagsunterstützung (abgeleitet von Items A1-A4):	2,7	1,7	0,81	99%	7,9	3,7	0,84	99%
Instrumentelle Alltagsunterstützung (Item B1):	2,4	1,6	0,74	98%	5,0	3,0	0,71	91%
Instrumentelle Krisenunterstützung (Items C1, C2, C3, C4):	3,8	1,6	0,85**	98%	5,1	2,9	0,66**	89%
Psychologische Krisenunterstützung (Items D1, D2, D3):	2,5	1,5	0,73	96%	4,6	2,7	0,68	86%
Netzwerkgröße	3,9	2,0	0,88**	98%	11,7	3,8	0,72**	83%
Kontaktfrequenz (pro Woche)	10,6	5,9	0,87	-	18,9	12,2	0,83	-

* Unterschiede zwischen korrespondierenden Werten sind signifikant (p < 0,05) unter der (zu strengen) Annahme unkorrelierter Korrelationen
** Wie oben, jedoch p < 0,01

[a] Der Überlappungsindex wurde folgendermaßen berechnet:

$$Ü = 100 \cdot \frac{\text{Anzahl der Personen, die bei T1 und T2 genannt wurden}}{\text{Minimum (zu T1 genannte Personen, zu T2 genannt Personen)}}$$

Er zeigt die Proportion der kleineren Menge von genannten Personen, die in der größeren enthalten ist. Es existiert kein exakter Signifikanztest für Vergleiche solcher Proportionen. Annähernde Konfidenzintervalle ($\alpha = 0{,}05$) sind jedoch für Werte im Bereich von 80% ± 8%, für Werte um 90% ± 5%, und für Werte um 97% liegt die untere Grenze des Konfidenzintervalls ungefähr bei 94%.
[b] Einschließlich Ehe- und anderer Partnern.

der zu T1 und T2 erhaltenen Werte geteilt. Die dadurch erhaltene Prozentzahl repräsentiert die Proportion der kleineren Personenmenge, die in der größeren enthalten ist. Diese Überlappungsindizes sind in den Spalten 4 und 8 von Tabelle 1 aufgeführt. Diese Indizes sind allgemein ziemlich hoch, aber es sollte bedacht werden, daß sie mit dem *kleineren* der beiden Werte im Nenner kalkuliert worden waren. Insgesamt waren die Überlappungen der Werte, die sich auf Verwandte bezogen, alle über 95%, während Überlappungen der Bekanntenwerte mehr variierten. Insbesondere war die Überlappung der Bekannten bei Krisenfunktionen und Netzwerkgröße signifikant niedriger als die entsprechenden Werte für Bekannte. Ähnliche Unterschiede, wenn auch etwas weniger konsistent, zeigten sich bei den Test-Retest-Korrelationen. Die hohen Überlappungswerte sind bemerkenswert. Sie sind ein Indiz für eine ziemlich klar definierte Hierarchie von Unterstützungsleistenden in den jeweiligen Funktionen. Eine solche „Unterstützungshierarchie" würde zu Aufzählungen von größeren oder kleineren, aber immer hochinklusiven Personengruppen, je nach den (wahrgenommenen) Anforderungen der speziellen Krise. Anderseits würde ein relativ niedriger Überlappungsindex, wie etwa bei den Krisenscores, die sich auf Bekannte beziehen, darauf hindeuten, daß bei den Probanden Unsicherheit über das Unterstützungspotential der jeweiligen Netzwerkmitglieder bestand.

Schlußbemerkungen

Die in dieser Untersuchung erhaltenen Resultate zur Stabilität und Struktur der MISU-Variablen stellen akzeptable Ausgangswerte dar, die das MISU für die Anwendung bei substantiellen Fragestellungen brauchbar erscheinen lassen. Bei der Interpretation der Stabilitätswerte sollte auch beachtet werden, daß die untersuchte Population (Studenten) zum einen wohl relativ wenig Erfahrung mit schweren Krisensituationen, zum andern einen fluiden Freundes- und Bekanntenkreis hat. Beide Bedingungen beeinflussen die Stabilität der MISU-Variablen weit unmittelbarer als solche Werte, die sich in größerem Ausmaß auf Einschätzungen durch die Probanden stützen. Hier kann eine künstliche Erhöhung von Stabilitätswerten durch die Auswirkungen von relativ überdauernden Einstellungen und Response-ets angenommen werden, deren Einfluß durch die spezifischen Fragen des MISU stark vermindert wird.

Anhang

Das „Mannheimer Interview zur sozialen Unterstützung" (MISU)

A 1. *Mit wem unternehmen Sie manchmal gerne etwas gemeinsam - essen zusammen, gehen ins Kino oder spazieren, spielen Karten, treiben Sport, gehen einen Trinken*

A 1 f. *Mit wem haben Sie während der letzten Woche etwas unternommen? Wann? Noch ein andermal?* (Woche = die letzten 7 Tage)
(Alles zusammenzählen; jede Person pro Tag nur einmal zählen)

A 1 b. *Würden Sie gerne öfter etwas gemeinsam unternehmen?*
(1: öfter   3: reicht   8: unwichtig   9: weiß nicht)

A 2. *Mit wem unterhalten Sie sich gerne (auch telefonisch) über Dinge, die Sie interessieren, wie etwa gemeinsame Bekannte, alltägliche Ereignisse, Urlaub usw.?*

A 2 f. *Mit wem haben Sie sich während der letzten Woche über solche Dinge unterhalten? Wann? Wann noch?* (Woche = die letzten 7 Tage)
(Alles zusammenzählen; jede Person pro Tag nur einmal zählen)

A 2 b. *Würden Sie sich gerne häufiger mit jemand darüber unterhalten?*
(1: öfter   3: reicht   8: unwichtig   9: weiß nicht)

A 3. *Wer von Ihren Bekannten und Verwandten hat Ihnen im letzten halben Jahr seine persönlichen Probleme anvertraut, oder hat Sie bei wichtigen Entscheidungen um Rat gefragt?*

A3b. *Würden Sie gerne mehr ins Vertrauen gezogen werden?*
(1: gern mehr   3: reicht   8: unwichtig   9: weiß nicht)

A4. *Wer von Ihren Bekannten und Verwandten hat Sie in den letzten 4 Wochen gefragt, ob Sie mit ihm oder ihr etwas unternehmen wollen?*

A4b. *Würden Sie gerne öfter gefragt werden, ob Sie etwas unternehmen möchten?*
(1: gern mehr   3: reicht   8: unwichtig   9: weiß nicht)

B1. *Wenn Sie jemanden um eine Gefälligkeit bitten müßten, z. B. etwas ausleihen, etwas abholen, an wen könnten Sie sich da wenden?*
(andere Beispiele: beim Umzug helfen, ein Fest vorbereiten)

B1f. *Wenn Sie an die letzte Woche denken, wer hat Ihnen da eine Gefälligkeit erwiesen? (Wann, Wann noch?)* (Woche = die letzten 7 Tage)
(Alles zusammenzählen; jede Person pro Tag nur einmal zählen)

B1b. *Hätten Sie gerne mehr Möglichkeiten, jemanden um einen Gefallen zu bitten?*
(1: gern mehr   3: reicht   8: unwichtig   9: weiß nicht)

C1. *Nehmen Sie an, Sie sind in große finanzielle Schwierigkeiten geraten und brauchen plötzlich dringend eine größere Summe Geld – etwa so viel, wie sie normalerweise in einem halben Jahr zur Verfügung haben. Von wem könnten Sie es sich leihen?* (Wenn eine Bank oder Ähnliches genannt wird, nachfragen mit: „Und wenn die Bank Ihnen keinen Kredit geben will?")

C1b. *Würden Sie sich für einen solchen Fall gerne mehr Unterstützung wünschen?*
(1: gern mehr   3: reicht   8. unwichtig   9: weiß nicht)

C2. *Angenommen, sie werden schwer krank und können das Bett nicht verlassen. Wer würde in so einem Fall bereit sein, Sie zu versorgen?*

C2b. *Hätten Sie in einem solchen Fall gerne mehr Unterstützung?*
(1: gern mehr   3: reicht   8: unwichtig   9: weiß nicht)

C3. *Stellen Sie sich vor, Ihr Haus soll wegen eines geplanten Straßenbaus abgerissen werden, oder . . . Die Folgen für Sie wären schwerwiegend und Sie möchten unbedingt etwas dagegen unternehmen. Kennen Sie jemanden, der in solchen Dingen Bescheid weiß und der Sie beraten könnte?*
(zweites Beispiel immer vorgeben)

Zweites Beispiel je nach Situation des Probanden:

- Institut soll geschlossen werden, kein anderes am Ort; Stipendium gestrichen (Studenten)
- Firma (evtl. des Ehemanns) will Belegschaft verkleinern und es droht die Entlassung
- Arbeitslosengeld soll gestrichen werden
- Rente soll gekürzt werden

(Bei Rechtsanwalt etc. auch nach Bekannten/Verwandten fragen)

C3b. *Hätten Sie in so einem Fall gerne mehr Möglichkeiten, sich Rat zu holen?*
(1: gern mehr   3: reicht   8: unwichtig   9: weiß nicht)

C 4. *Angenommen, Sie müssen eine sehr wichtige persönliche Entscheidung mit weitreichenden Folgen treffen, etwa ob Sie sich über längere Zeit stark verschulden sollen. Mit wem könnten Sie eine solche Entscheidung besprechen?* (Bank nicht codieren) (Andere Beispiele: Sicheren Arbeitsplatz für eine sehr viel besser bezahlte, aber sehr unsichere Stelle eintauschen; heiraten)

C 4 b. *Würden Sie in so einem Fall gerne mehr Möglichkeiten haben, sich Rat zu holen?* (1: gern mehr   3: reicht   8: unwichtig   9: weiß nicht)

D 1. *Stellen Sie sich vor, ein sehr enger Freund oder naher Angehöriger ist unheilbar erkrankt oder gestorben, und Sie haben einfach das Bedürfnis, sich bei jemandem auszusprechen, der Sie versteht. An wen könnten Sie sich wenden?*

D 1 b. *Würden Sie da gerne mehr Möglichkeiten zur Aussprache haben?*
(1: gern mehr   3: reicht   8: unwichtig   9: weiß nicht)

D 2. *Angenommen, Sie haben in einem wichtigen Bereich Ihres Lebens versagt, einem Bereich, der Ihnen immer sehr viel bedeutet hat und auf den Sie stolz waren (evtl. Beispiele anbieten: Arbeit, Kinder, Ehe, Studium etc.); Wem könnten Sie sich ohne Vorbehalte anvertrauen?*

D 2 b. *Würden Sie da gerne mehr Möglichkeiten haben, sich jemandem anvertrauen?*
(1: gern mehr   3: reicht   8: unwichtig   9: weiß nicht)

D 3. *Manchmal geht einem alles schief, und man ist dann sehr niedergeschlagen und mutlos und zweifelt an sich selbst. Wer könnte Ihnen in einer solchen Situation ihr Vertrauen in sich selbst und in ihre Fähigkeiten wiedergeben?*

D 3 b. *Würden Sie in einem solchen Fall gerne mehr Unterstützung bekommen?*
(1: gern mehr   3: reicht   8: unwichtig   9: weiß nicht)

Für *jede Person* fragen (wenn nicht schon vorher klar) und eintragen: (Kategorien nicht vorgeben, sondern Aussagen der Pbn selbst einordnen)

E 1. *In welcher Beziehung stehen Sie zu . . . . . .?*

E 2. *Wie alt ist . . . . . . (ungefähr?)*

E 3. *Wie weit wohnt . . . . . entfernt?*
1: gleiche Wohnung   2: Nachbar   3: gleiche Stadt   4: Großraum   5: weit weg

E 4. *Wie häufig sprechen Sie mit . . . . . (auch telefonisch)?*
1: täglich   2: 2-3 × pro Wo.   3: 1 × pro Wo.   4. 1 × pro w Wo.
5: 1 × pro Mo.   6: 1 × pro 3 Mo.   7: 1 × pro Jahr (o. weniger)

E 5. *Ist Ihnen . . . . eher wichtig oder eher nicht so wichtig?*
1: eher wichtig   2: eher unwichtig   9: weiß nicht

E 6. *Sind sie mit Ihrer Beziehung zu . . . . eher zufrieden oder eher unzufrieden?*
1: zufrieden   2: unzufrieden   9: weiß nicht

Ganz am Ende fragen:

F 1. *Von allen Ihren Bekannten und Verwandten, wer ist Ihnen* ganz besonders *wichtig?* (Bei allen angegebenen Personen in der Spalte „Wi." die „4" markieren)

G 1. *„Wenn es wirklich darauf ankommt, kann man sich eigentlich nur auf sich selbst richtig verlassen"*.... *Würden Sie dieser Aussage zustimmen?* (Ausmaß der Zustimmung/Ablehnung explorieren)
(1: stimmt voll zu   2: ein bißchen   3: eher nicht   4: lehnt ab)

H 1. *Neigen Sie bei Problemen dazu, andere erst dann um Hilfe zu bitten, wenn Sie ganz bestimmt nicht allein damit fertig werden?* (Ausmaß der Zustimmung/ Ablehnung explorieren)
(1: stimmt voll   2: ein bißchen   3: eher nicht   4. stimmt nicht)

Literatur

Antonucci TC (1985) Social support: Theoretical advances, recent findings and pressing issues. In: Sarason IG, Sarason BR (eds). Social support: Theory, research, and applications. Nijhoff, Dordrecht, pp 21-38

Barrera M (1986) Distinctions between social support concepts, measures, and models. Am J Community Psychol 14: 413-445

Baumann U, Pfingstmann G (1986) Soziales Netzwerk und soziale Unterstützung. Ein kritischer Überblick. Nervenarzt 57: 686-691

Blazer DG (1982) Social support and mortality in an elderly community population. Am J Epidemiol 115: 684-694

Broadhead WE, Kaplan BH, James SA et al. (1983) The epidemiological evidence for a relationship between social support and health. Am J Epidemiol 117: 621-637

Brown GW, Harris T (1978) Social origins of depression. Tavistock, London

Brown GW, Andrews B, Harris T, Adler Z, Bridge L (1986) Social support, self-esteem and depression. Psychol Med 16: 813-831

Cobb S (1976) Social support as a moderator of life stress. Psychosom Med 38: 300-315

Cohen S, Syme SL (1985) Issues in the study and application of social support. In: Cohen S, Syme SL (eds) Social support and health. Academic Press, New York, pp 3-22

Cohen S, Wills T (1985) Stress, social support, and the buffering hypothesis. Psychol Bull 98: 310-357

Cohen S, Mermelstein R, Kamarck T, Hoberman H (1985) Measuring the functional components of social support. In: Sarason IG, Sarason BR (eds), Social support: Theory, research, and applications. Nijhoff, Dordrecht, pp 73-94

Costa PT, McCrae RR (1986) Personality stability and its implications for clinical psychology. Clin Psychol Rev 6: 407-423

Cronbach LJ, Meehl PE (1955) Construct validity in psychological tests. Psychol Bull 52: 281-302

Dean A, Lin N (1977) The stress-buffering role of social support. J Nerv Ment Dis 165: 403-417

French JRP, Rodgers W, Cobb SI (1984) Adjustment as person-environment fit. In: Coelho GV, Hamburg DA, Adams JE (eds) Coping and adaptation. Basic Books, New York, pp 316-333

Froland C, Brodsky G, Olson M, Stewart C (1979) Social support and social adjustment: Implications for mental health professionals. Community Ment Health J 15: 82-93

Henderson AS (1984) Interpreting the evidence on social support. Soc Psychiatry 19: 49-52

Henderson S, Byrne DG, Duncan-Jones P (1981). Neurosis and the social environment. Academic Press, London

House JS (1981) Work stress and social support. Addison-Wesley, Reading, MA

House JS, Kahn RL (1985) Measures and concepts of social support. In: Cohen S Syme SL (eds) Social support and health. Academic Press, New York, pp 83-108

House JS, Wells JA (1978) Occupational stress, social support and health In: McLean A, Black G, Collins M (eds) Reducing occupational stress: Proceedings of a conference. US Department of Health, Education, and Welfare, Washington IDC HEW(NIOSH) Publication No 78-140

Kaplan BH, Cassel JD, Gore S (1977) Social support and health. Med Care 15: 47-58

Kessler RC, McLeod J (1984) Social support and mental health in community samples. In: Cohen S Syme L (eds) Social support and health. Academic Press New York, pp 219-240

Kobasa SC, Maddi SR, Courington S (1981) Personality and constitution as mediators in the stress-illness relationship. J Health Soc Behav 22: 368-378

Mitchell RE, Trickett EJ (1980) Social networks as mediators of social support. Community Ment Health J 16: 27-44

Monroe SM, Steiner SC (1986) Social support and psychopathology: Interactions with preexisting disorders, stress, and personality. J Abnorm Psychol 95: 29-39

Monroe SM, Imhoff DF, Wise BD, Harris JE (1983) Prediction of psychological symptoms under high-risk psychosocial circumstances: Life events, social support, and symptom specifity. J Abnorm Psychol 92: 338-350

Norbeck JS, Tilden VP (1983) Life stress, social support, and emotional disequilibrium in complications of pregnancy: A prospective, multivariate study. J Health Soc Behav 24: 30-46

Phillips SL (1981) Network charaktersitics related to the well-being of normals: A comparative model. Schizophr Bull 7: 117-124

Phillips SL, Fischer CS (1981) Measuring social support networks in general populations. In: Dohrenwend BS, Dohrenwend BP (eds) Stressful life events and their contexts. Prodist, New York, pp 223-233

Schaefer C, Coyne JC, Lazarus RS (1981) The health-related functions of social support. J Behav Med 4: 381-406

Thoits PA (1982) Conceptual, methodological, and theoretical problems in studying social support as a buffer against stress. J Health Soc Behav 23: 145-159

Triandis HC (1980) Handbook of cross-cultural psychology. Allyn & Bacon, Boston

Turner RJ (1983) Direct, indirect, and moderating effects of social support on psychological distress and associated conditions. In: Kaplan HB (ed) Psychosocial stress. Academic Press, New York, pp 105-155

Veiel HOF (1985) Dimensions of social support: A conceptual framework for research. Soc Psychiatry 20: 156-162

Veiel HOF (1987a) Patterns of social support among suicide attempters: An analytical approach. In: Cooper B (ed) Psychiatric epidemiology: Progress and prospects. Croom Helm, London, pp 150-163

Veiel HOF (1987b) Threshold effects or buffer effects? An alternative interpretation of non-linearities in the relationship between social support, stress, and depression. Am J Community Psychol

Veiel HOF (1987c) Soziale Unterstützung gibt es nicht. Zur Strukturierung eines Konzepts. In Amelang M (Hrsg) Bericht über den 35. Kongreß der Deutschen Gesellschaft für Psychologie (Bd. 2). Hogrefe, Göttingen, S 545-556

Veiel HOF (1988) The "Mannheim Interview on Social Support" (MISS). Reliability and Stability in three different samples. (Manuskript)

Veiel HOF, Herrle J (1988) Depressivität und Einsamkeit. (Manuskript)

Weiss RS (1974) The provision of social relationships. In Rubin Z (ed) Doing unto others. Prentice-Hall, Englewood Cliffs, pp 17-26

Persönliche Netzwerke bei psychotisch Erkrankten. Messung und Beschreibung[1]

D. KLUSMANN, M.C. ANGERMEYER

Einleitung

Soziale Unterstützung und soziales Netzwerk sind zu neuen Leitbegriffen der empirischen Sozialforschung geworden. Sie korrespondieren mit fundamentalen menschlichen Erfahrungen: der biblischen Einsicht, daß es gut ist, daß der Mensch nicht allein sei (Genesis 2, Vers 18) und der Erkenntnis, daß wir alle irgendwie miteinander zusammenhängen. Die wissenschaftliche Arbeit mit diesen Konzepten besteht hauptsächlich in der Differenzierung ihrer unterscheidbaren Aspekte und in der Untersuchung ihrer Bedeutung für das Verständnis menschlichen Verhaltens, besonders der Bedingungen von Gesundheit und Krankheit.

Das persönliche Netzwerk eines Menschen ist das System seiner Beziehungen zu anderen Menschen, anschaulich vorgestellt als ein sternförmiges Gebilde, in dessen Mittelpunkt sich Ego als der Besitzer seines Netzwerks befindet. Da alle Mitglieder des Netzwerks auch selbst ein Netzwerk besitzen, durchdringen sich die sozialen Kreise, und jedes egozentrisch geprägt, daß Ego in der Vorgeschichte des Netzwerks besondere Chancen für soziale Beziehungen erhalten hat oder nicht (soziale Determinanten) und daß er solche Chancen gesucht und genutzt hat oder nicht (psychische Determinanten).

Die Ergebnisse einer Reihe von Feldstudien deuten auf systematische Zusammenhänge zwischen bestimmten soziodemographischen Charakteristika der Bevölkerung und der Beschaffenheit des sozialen Netzwerks hin; Vier der insgesamt sechs uns bekannten einschlägigen Untersuchungen stammen aus den USA: die 1965/1966 durchgeführte Detroit Area Study (Laumann 1973; Verbrugge 1977; Jackson et al. 1977; Campbell et al. 1986), die New Haven Study aus dem jahre 1969 (Thoits 1982), die Northern California Community Study von 1977 (Fischer 1982; Fischer u. Oliker 1983; Campbell et al. 1986) und der 1985 durchgeführte General Social Survey (Marsden 1987). Weiter sind zu nennen eine Erhebung bei einer Bevölkerungsstrichprobe in Toronto (Shulman 1975) sowie die von Hansen u. Östergren (1987) durchgeführte Untersuchung einer Stichprobe 68

---

[1] Diese Untersuchung ist von der Deutschen Forschungsgemeinschaft im Rahmen des Sonderforschungsbereich 115 gefördert worden. Sie fand an der Psychiatrischen und Nervenklinik des Hamburger Universitätskrankenhauses Eppendorf, dem Allgemeinen Krankenhaus Ochsenzoll und der Psychiatrischen Abteilung des Allgemeinkrankenhauses Eilbek statt. Für ihre Unterstützung sind wir den Projektleitern Herrn Prof. Dr. J.Gross und Herrn Prof.Dr. G. Schmidt sehr dankbar. Unser Dank gilt auch den Mitarbeitern des Projekts, Herrn Dr. U.John, Herrn Dr. K.Ibes, Frau Dr. S. Wedel, Herrn Dr. T.Bock, den Doktoranden, den Patienten und den Mitarbeitern der Krankenhäuser.

Jahre alter Männern in Malmö. Die Ergebnisse einer Bevölkerungsumfrage in Mannheim lagen zum Zeitpunkt der Abfassung des Manuskripts noch nicht vor (ZUMA 1987). Alle Studien haben miteinander gemein, daß sie sich in erster Linie auf die Erfassung der Netzwerkgröße sowie einiger struktureller Merkmale (Zusammensetzung des Netzwerks, Dichte, Multiplexität) konzentrieren und das Ausmaß der vom Netzwerk bereitgestellten sozialen Unterstützung meist unberücksichtigt lassen.

In drei Studien wurde übereinstimmend eine inverse Beziehung zwischen dem *Alter* und der Netzwerkgröße festgestellt (Thoits 1982; Fischer u. Oliker 1983, Marsden 1987). Der Anteil der Verwandten am Netzwerk weist zwei Untersuchungen zufolge eine U-förmige Verteilung auf, mit Maximalwerten in den jüngsten und ältesten Altersgruppen (Fischer u. Oliker 1983; Marsden 1987). In einer Studie wurde ein kontinuierlicher Abfall des Anteils der Verwandten mit zunehmendem Alter beobachtet (Shulman 1975). Hinsichtlich des Zusammenhangs zwischen Alter und Netzwerkdichte fielen die Ergebnisse verschiedener Studien widersprüchlich aus (Laumann 1973; Shulman 1975; Marsden 1987). Der Grad der Heterogenität des Netzwerks im Hinblick auf seine alters- und berufsmäßige Zusammensetzung scheint altersunabhängig zu sein (Laumann 1973; Marsden 1987), die Heterogenität im Hinblick auf das Geschlecht der Netzwerkmitglieder nimmt mit zunehmendem Alter ab (Marsden 1987). Shulman (1975) zufolge nimmt mit zunehmendem Alter auch die Kontaktfrequenz sowie der Austausch an gegenseitiger Hilfe ab.

Generell scheint das Netzwerk bei beiden *Geschlechtern* ähnlich groß und homogen sowie ähnlich dicht geknüpft zu sein; lediglich der Anteil der Verwandtschaft scheint bei Frauen höher zu sein als bei Männern (Thoits 1982; Fischer u. Oliker 1983; Marsden 1987). Differenziert man nach den einzelnen Phasen des Lebenszyklus, so stößt man auf deutlichere Geschlechtsunterschiede: zu Beginn der Ehe und Elternschaft scheint der Freundeskreis der Frau stärker zu schrumpfen als der des Mannes, umgekehrt nimmt die Zahl der Freunde im höheren Lebensalter, beim Mann, wenn dieser aus dem Berufsleben ausscheidet, stärker ab als bei der Frau (Fischer u. Oliker 1983).

Am deutlichsten ist der Zusammenhang zwischen *Ausbildung* und Netzwerkbeschaffenheit. Mit der Höhe des Ausbildungsniveaus nimmt der Umfang des Netzwerks zu, ebenso der Grad der Diversifizierung im Hinblick auf Beruf, Alter und Geschlecht sowie die Multiplexität der Beziehungen; umgekehrt nehmen Dichte und Anteil der Verwandtschaft am Netzwerk ab (Thoits 1982; Campbell et al. 1986; Marsden 1987).

Umfang des Netzwerks und Multiplexität der Beziehungen sind positiv mit dem *Familieneinkommen* korreliert, die Dichte hingegen negativ. Untersuchungen zum Zusammenhang zwischen Einkommen und Grad der Diversifizierung des Netzwerks ergaben keine eindeutigen Ergebnisse (Laumann 1973; Thoits 1982; Campbell 1986).

Zwischen *Berufsstatus* und Umfang sowie Grad der Diversifizierung des Netzwerks besteht ein positiver Zusammenhang. Gleiches gilt für das Ausmaß der bereitgestellten emotionalen, materiellen und informationellen Unterstützung. Umgekehrt nimmt der Anteil der Verwandten mit der Höhe des Berufsstatus ab. Kein Zusammenhang fand sich für die Netzwerkdichte, die Multiplexität der

Beziehungen und das Ausmaß der „sozialen Verankerung", d. h. wie stark jemand in formelle Gruppen eingebunden ist und sich diesen zugehörig fühlt (Laumann 1973; Verbrugge 1977; Jackson et al. 1977; Thoits 1982; Campbell et al. 1986; Hanson und Östergren 1987).

Im folgenden wollen wir nun untersuchen, ob die hier referierten Zusammenhänge zwischen soziodemographischen Merkmalen und verschiedenen Netzwerkdimensionen bei der von uns untersuchten Gruppe psychotisch Erkrankter replizierbar sind. Wir werden zunächst ein Erhebungsinstrument für persönliche Netzwerke vorstellen und dann die Kovarationen zwischen Netzwerkmerkmalen und Geschlecht, Alter, Schulbildung sowie Diagnose beschreiben. Eine spezielle Analyse der Zusammenhänge zwischen Netzwerk und Chronizität ist in dem Beitrag von Ibes und Klusmann in diesem Band zu finden.

Während der Durchführung und Auswertung der Untersuchung tauchten immer wieder Zweifel an der Zweckmäßigkeit der von uns gewählten Erhebungsmethode auf. Aus diesen Zweifeln, die wohl jeder Sozialforscher kennt, entstand schließlich eine kritische Rückwendung auf die epistemologischen Grundlagen unserer Methodik, die wir in einem Epilog zusammengefaßt haben.

Interviewleitfaden

Der Interviewleitfaden wurde mit dem Ziel entwickelt, die Beziehungen eines Patienten zu seiner unmittelbaren sozialen Umgebung zu beschreiben – sein persönliches Netzwerk. Die wichtigsten Arbeiten zu diesem Thema im Feld der psychiatrischen Epidemiologie stammen aus den Arbeitsgruppen um G. W. Brown und S. Henderson. Sowohl Henderson als auch Brown beschränken ihr Interesse auf die emotional besonders nahestehenden Personen des Netzwerks. Das geschieht bei Henderson aus theoretischen Gründen, indem er sich in Anknüpfung an Bowlbys Arbeiten auf die Bedeutung enger Bindungen konzentriert. Brown dagegen verweist auf eigene empirische Ergebnisse, die darauf hinauslaufen, daß soziale Beziehungen, die nicht als „core relationship" bezeichnet werden können, kaum einen Einfluß darauf nehmen, ob nach einem belastenden Lebensereignis eine Depression auftritt (Brown et al. 1986). Verfahrensweisen, die ein breiteres Spektrum sozialer Beziehungen beschreiben, sind v. a. aus der Gemeindesoziologie bekannt. Gerade solche nichtintimen Aspekte sozialer Netzwerke scheinen für das soziale Leben von Menschen mit psychotischen Störungen besonders wichtig zu sein (Beels et al. 1984). Da wir bei der Erfassung des persönlichen Netzwerks psychiatrischer Patienten nicht von einer überragenden Bedeutung weniger naher Bindungspersonen ausgehen wollten, haben wir uns besonders an Erhebungsmethoden aus der Gemeindesoziologie orientiert. Die Stuktur des „Interviews zur Beschreibung sozialer Beziehungen" folgt daher solchen Vorbildern, besonders der Erhebungstechnik von McCallister u. Fischer (1983). Auch der *Interview Schedule for Social Interaction* (Henderson et al. 1981) und das Erhebungsinstrument von Ratcliffe et al. (1978) haben den Entwurf mitbestimmt. Der Leifaden wurde mehrmals mit Hilfe leicht erreichbarer Versuchspersonen (Studenten und Patienten der Klinik) erprobt und modifiziert. Das von uns entwickelte Interview zur Beschreibung sozialer Beziehungen (ISB) ist die Grundlage von Messungen sozialer Ressourcen in verschiedenen Inhaltsbereichen und aus verschieden Quellen. Es liefert strukturelle Merkmale wie Dichte und Multiplexität und erlaubt eine Messung des Ausmaßes in dem soziale Bedürfnisse erfüllt oder unerfüllt sind. Das Interview dauert 45-60 Minuten. Es umfaßt drei Schritte: 1) identifizierende Fragen, 2) Beschreibung der Netzwerkmitglieder und 3) Verknüpfungen zwischen den Netzwerkmitgliedern.

1. Schritt: Identifizierende Fragen

Zuerst wird erfragt, welche Personen im Netzwerk eine oder mehrere funktionale Bedeutungen haben. Die meisten Fragen beziehen sich auf gegenwärtig verfügbare Ressourcen (gibt es jemanden, der...?), einige sind konditional (an wen würden Sie sich wenden...?). Jede Frage wird ergänzt durch Nachfragen nach weiteren Personen, die die Funktion erfüllen könnten (wer noch...?). Für einige Funktionen wird auch nach der Gegenseitigkeit gefragt (glauben Sie, daß ‹Netzwerkperson› sich Ihnen ebenso anvertrauen würde?). Die Fragen in Stichworten:

Instrumentell: * würde Geld leihen * würde beim Umzug helfen * würde bei Krankheit für P einkaufen *.

Geselligkeit: * ist Kollege von P (mit persönlicher Bedeutung) * teilt Interessen, Hobbies, Freizeit mit P * ist zusammen mit P in Verein, Gruppe, Organisation (mit persönlicher Bedeutung) *.

Rat, Orientierung: * ist Gesprächspartner vor wichtiger Entscheidung * gibt Rat im Allgemeinen *.

Feedback: * kennt P gut * sagt P offen, was er/sie über P denkt * gibt P Anerkennung und Bestätigung *.

Vertrauensbeziehung: *ist Partner zur Aussprache bei Schwierigkeiten * würde immer auf Ps Seite stehen *.

Bindung: * P hängt an ihm/ihr * P möchte mit ihm/ihr für lange Zeit zusammen sein * ist für P wichtig, aber lange kein Kontakt * P liebt ihn/sie *.

Konflikt: * P hatte in letzter Zeit viel Streit mit ihm/ihr * P geht ihm/ihr möglichst aus dem Weg *.

Für jemanden sorgen: ist auf P angewiesen.

Zur Funktion „instrumentelle Unterstützung" wird z.B. die Frage gestellt: „Wenn Sie sich Geld leihen müßten, sagen wir einmal DM 50.-, an wen würden Sie sich zuerst wenden? ... und wer käme dann?" Der Proband nennt darauf meist eine Reihe von Personen, die vom Interviewer per Namen oder Kürzel in einer dazu vorbereiteten Codeliste notiert werden. Zu jedem Namen wird die Funktion markiert und zwar auch dann, wenn der Name schon vorher einmal genannt worden ist. So können zu jeder Funktion die Personen notiert werden und zu jeder Person die Funktionen.

2. Schritt: Beschreibung der Netzwerkmitglieder

Die bisher erfragten Netzwerkmitglieder werden auf Kärtchen geschrieben und diese vor dem Probanden ausgebreitet. Nach Vervollständigung des Personenkreises (gibt es noch jemanden, der für Sie wichtig ist und der noch fehlt?) erfragt der Interviewer soziodemographische Merkmale, erhebt die Häufigkeit der Kontakte in der letzten Woche und stellt ergänzende Fragen zur Bedeutung der Netzwerkmitglieder (z. B. Wer wird als „guter Freund" bezeichnet?). Alle Fragen sind einfache Ja/Nein-Feststellungen. Nur die Rollenbeziehung wird weiter differenziert (30 Kategorien aus den Bereichen: Familienangehörige, Partner, Freunde, Bekannte, Nachbarn, Kollegen, berufmäßige Helfer). Das Netzwerkraster kann jetzt zusammengestellt werden (Tabelle 1).

3. Schritt: Verknüpfungen zwischen Netzwerkpersonen

Nachdem der Interviewer die Namen der 8 wichtigsten Netzwerkmitglieder in Erfahrung gebracht hat, stellt er zu jedem der 28 Paare, die aus diesen 8 Personen gebildet werden können, drei Fragen: ob sich beide kennen, ob sie sich häufig treffen und ob sie oft Spannungen miteinander haben. Aus diesen Angaben können drei Maße der Dichte des Netzwerks berechnet werden.

Wir haben bisher nur erfaßt, welche Funktionen genannt worden sind und wie diese sich auf bestimmte Personen verteilen. Wie zufrieden der Patient damit ist, wissen wir nicht. Im ISSI (Henderson et al. 1981) wird die Frage nach der Zufriedenheit unmittelbar bei jeder einzelnen angesprochenen Funktion gestellt. Durch die fortwährende Wiederholung wird das Interview jedoch monoton. Wir haben deshalb das Thema Zufriedenheit in einen eigenen Abschnitt verlegt, wo es summarisch für alle Funktionen behandelt wird. Die Frage lautet:

„Jeder Mensch hat Wünsche und Bedürfnisse gegenüber anderen, z. B. wünschen sich die meisten jemanden, der sie versteht. Ich habe solche Wünsche auf

Tabelle 1. Beispiel für ein Netzwerkraster (Ausschnitt)

	Instrumentelle Hilfe	Gut gekannt werden	Sich anvertrauen	Geselligkeit	Konflikt	Letzte Woche gesehen
Mutter	X	X	X			
Vater	X					
Freund A		X	X	X		X
Freund B			X		X	X
Bekannter C				X		X
Sozialarbeiter D			X			
...						
...						

Tabelle 2. Erfüllung sozialer Wünsche und Bedürfnisse (Angaben in %)

	Unzufrieden	Zufrieden	Unwichtig
– jemanden haben, mit dem man zärtlich sein kann	58	34	8
– Freunde haben, mit denen man etwas unternehmen kann	54	36	10
– Menschen haben, von denen man etwas lernen kann	51	34	5
– Menschen haben, mit denen man sich gut unterhalten kann	51	42	7
– jemanden haben, von dem man gebraucht wird	51	37	12
– Menschen haben, die einem Anerkennung und Bestätigung geben	49	39	12
– das Gefühl haben, zu anderen hinzuzugehören	49	37	14
– von anderen verstanden werden	47	48	5
– sich an jemanden anlehnen können	47	40	13
– jemanden haben, auf den man sich verlassen kann	43	55	2
– jemanden haben, mit dem man sich auseinandersetzen kann	40	42	18
– praktische Hilfe von anderen erhalten können	28	51	21

Karten geschrieben und möchte Sie bitten, mir bei jedem Wunsch zu sagen, ob er für sie wichtig ist, ob Sie zufrieden sind oder unzufrieden". Danach legt der Interviewer 12 Itemkarten vor (Tabelle 2).

Die Untersuchungsgruppe

Die Patienten mußten folgende Kriterien erfüllen, um in die Untersuchung aufgenommen zu werden:

- Diagnose Schizophrenie, schizoaffektive Psychose oder affektive Psychose gemäß den RDC-Kriterien; – Alter 18–60 Jahre;
- der Patient hat innerhalb der letzten drei Jahre nicht mehr als 12 Monate insgesamt in einem psychiatrischen Krankenhaus verbracht;
- der Patient wohnte vor der Aufnahme in einem Privathaushalt;
- Wohnsitz ist Hamburg.

Es handelt sich also um Patienten mit einer funktionellen Psychose, die bisher überwiegend in der Gemeinde gelebt haben. Patienten, die stärker in das psychiatrische Versorgungssystem eingebunden sind, etwa durch sehr lange stationäre Aufenthalte oder weil sie in einem Wohnheim oder Übergangsheim leben, wurden absichtlich ausgeschlossen, um die Untersuchung auf Formen sozialer Integration zu konzentrieren, die nicht institutionsgebunden sind.

In den drei großen psychiatrischen Krankenhäusern Hamburgs (AK Ochsenzoll, AK Eilbek und UK Eppendorf) haben wir die Stationsärzte angesprochen, um eine Vorauswahl der Patienten zu treffen. Nach Überprüfung der Stichprobenkriterien durch den Interviewer wurde der Patient noch während seines stationären Aufenthalts zum ersten Mal interviewt. Diese erste Welle der Datenerhebung fand zwischen Februar 1985 und März 1986 statt. Die einzelnen Krankenhäuser sind in der Gesamtstichprobe mit einem Gewicht vertreten, das ihrem Anteil an der Versorgung psychotisch Kranker in Hamburg entspricht (Klusmann et al. 1984). Als Interviewer standen 9 Mitarbeiter des Projekts zur Verfügung (3 Psychologen, eine Ärztin und 5 Medizinstudentinnen kurz vor dem Examen).

Beim Erstinterview während der stationären Behandlung wurden die Patienten um ihr Einverständnis für eine zweite Befragung nach der Entlassung gebeten und um die Zustimmung zur Befragung einer nahestehenden Bezugsperson durch den gleichen Interviewer. Das zweite Interview sollte idealerweise 3 Monate nach der Entlassung stattfinden. Tatsächlich kam es jedoch in einer Reihe von Fällen zu Verzögerungen oder Vorverlegungen aus verschiedenen Gründen wie z.B. Urlaub, Umzug, schlechte Erreichbarkeit, erneute Aufnahme innerhalb der Dreimonatsfrist. Das Kriterium mußte also weiter gefaßt werden: Bei 85% der zum zweiten Mal interviewten Patienten fand das Interview in einem Zeitraum von 2-4 Monaten nach der Entlassung statt.

Während der ersten Phase wurden 227 Patienten interviewt. Bei 153 konnte auch ein zweites Interview nach der Entlassung durchgeführt werden. Die 74 Patienten ohne Zweitinterview verteilen sich auf folgende Gruppen: Interview abgelehnt 25; nach unbekannt verzogen 10; weit fortgezogen 4, gestorben 2; noch im Krankenhaus 8; verlegt in Langzeiteinrichtung 7; lebt jetzt in einem Heim 13; wieder im Krankenhaus 5. Bei Wiederaufnahme in den ersten 4 Monaten nach der Entlassung wurde das Interview in der Regel verschoben und dann nach der zweiten Entlassung durchgeführt; 5 Patienten wurden nach Zweitaufnahme nicht mehr innerhalb des Untersuchungszeitraums entlassen.

Nicht alle 153 durchgeführten Netzwerkinterviews konnten verwendet werden. Übertreibungen und Verzerrungen, z.B. die Behauptung, mit fast allen Menschen in Konflikt zu sein oder beinahe alle zum Freund zu haben waren bei 5 Patienten so deutlich ausgeprägt, daß wir sie aus der Analyse ausgeschlossen haben. Es bleiben also 148 Patienten, die nach der Behandlung in eine Privatwohnung zurückgekehrt sind und von denen ein brauchbares Netzwerkinterview vorliegt.

Da die wichtigste Voraussetzung für das Interview darin bestand, daß der Patient überhaupt belastbar genug geworden war und einen ausreichenden Kontakt zur Realität wiedergefunden hatte, konnte die Auswahl nicht auf der chronologischen Reihenfolge der Aufnahmen gründen, sondern mußte sich nach der Ansprechbarkeit richten. Bald zeichnete sich ab, daß auf diese Weise keine echte Repräsentativität zu erreichen war, denn 1) konnten manche Patienten nicht erreicht werden, weil der Stationsarzt ihnen die Belastung eines Interviews nicht zumuten wollte und 2) war die Bereitschaft, sich auf das Interview einzulassen, zu einem gewissen Grade von den äußeren Merkmalen der Interviewer abhängig. Da viele Interviews von jungen Frauen durchgeführt wurden, ist nicht verwunderlich, daß häufiger jüngere männliche Patienten in das Gespräch einwilligten, Frauen, besonders mittleren Alters, dagegen eher ablehnten. Das demographische Profil und die psychiatrischen Merkmale der Untersuchungsgruppe (Tabelle 3) sind natürlich auch von den Selektionskriterien bestimmt, wonach nur Patienten in die Studie aufgenommen wurden, die keine ausgesprochene Langzeitbehandlung hinter sich haben und die privat wohnen.

Tabelle 3. Demographische und psychiatrische Beschreibung der 3 Diagnosegruppen (Anzahl)

	Schizophrenie n=60	Schizoaffektive Psychosen n=40	Affektive Psychosen n=48	$p_{(\chi^2)}$
Geschlecht				0,19
Männer	36	17	23	
Frauen	24	23	25	
Alter				0,01
unter 30	33	12	11	
30–39	13	15	16	
über 40	14	13	21	
Familienstand				0,00
ledig	45	21	16	
verheiratet	7	7	17	
geschieden	7	11	12	
verwitwet	1	1	1	
Lebensgemeinschaft				0,03
allein lebend	37	23	18	
mit Partner	9	7	20	
mit Eltern	10	6	7	
andere	4	4	3	
Schulbildung				0,49
bis Hauptschulabschluß	23	19	17	
Realschule, Abitur	37	21	31	
Stellung im Berufsleben				0,43
gegenwärtig berufstätig	15	7	17	
Hausfrau	5	4	8	
arbeitslos gemeldet	14	12	10	
Frührente	9	8	6	
in Ausbildung	9	5	2	
sonstige	8	3	4	
Erste stationäre Aufnahme				0,85
Erstaufnahme	15	7	11	
vor 1–2 Jahren	15	7	9	
vor 3–9 Jahren	17	13	15	
vor mehr als 10 Jahren	13	13	13	
Anzahl bisheriger Aufnahmen				0,34
Erstaufnahme	15	7	4	
1–2	22	8	16	
3–5	12	13	9	
mehr als 5	11	12	12	

Struktur der Beziehungsinhalte

Schon bei der Durchsicht der Items wird klar, daß einige Funktionen eng zusammengehören: wenn die eine Funktion genannt wird, ist auch die andere zu erwarten. So wird z. B. jemand, der bevorzugt um Rat angegangen wird, auch ein Mensch sein, der Ego gut kennt. Andere Funktionen scheinen voneinander unabhängig zu sein wie z. B. Geselligkeit und instrumentelle Hilfe. Einige schließen sich gegenseitig fast aus (Konflikt und Sichanvertrauen).

Um die Analyse der Zusammenhänge zwischen den Beziehungsinhalten zu vereinfachen, haben wir vorweg einige Variablen zusammengefaßt: instrumentelle Unterstützung ergibt sich aus den Funktionen „Geld leihen, bei Krankheit einkaufen, beim Umzug helfen". Wer für eine oder mehrere dieser Funktionen genannt wurde, gilt als Person mit einer Funktion instrumenteller Unterstützung. Ähnlich wurde mit der Domäne „Geselligkeit" verfahren: hier wird nur gezählt, ob eine Netzwerkperson irgendeinen Aspekt geselligen Verkehrs, sei es in einem Verein, einem gemeinsamen Hobby oder auch im Berufsleben erfüllt. Der Kern dieser Kategorie „Geselligkeit" ist die gemeinsam verbrachte Zeit im Kontext einer mehr oder weniger strukturierten sozialen Aktivität.

Das Ausmaß, in dem zwei Funktionen dazu tendieren, zusammen genannt zu werden, kann statistisch auf viele Arten ausgedrückt werden (s. das Angebot des „Proximities Program" in SPSS x 21). Da die Ähnlichkeit zweier Funktionen etwas mit der Frage zu tun hat, wie oft jemand, der die eine erfüllt, auch für die andere genannt wird, haben wir uns für ein Maß entschieden, das auf konditionalen Wahrscheinlichkeiten basiert.[2]

Als Verfahren zur Zusammenfassung der Variablen in Gruppen wurde eine Clusteranalyse benutzt, die nach der Methode der mittleren Verbindungen zwischen Gruppen verfährt („unweighted pair-group method using arithmetic averages"). Diese Methode definiert den Abstand zwischen zwei Clustern als den mittleren Abstand zwischen allen Variablenpaaren, bei denen der eine Teil des Paares zum ersten Cluster gehört und der andere Teil zum zweiten Cluster (Norusis 1985).

In Abb. 1 ist die schrittweise Agglomeration der Items dargestellt. Durchgezogene Striche zwischen zwei Punkten bedeuten die Zusammenfügung in einen gemeinsamen Cluster. Da es sich um ein hierarchisches Verfahren handelt, werden einmal zusammengefaßte Variablen und Variablengruppen nicht wieder getrennt. Ein wirkungsvolles mathematisches Kriterium für die Auswahl einer bestimmten Lösung gibt es nicht, obwohl gewisse Anhaltspunkte durch den Zuwachs der Distanz, die bei einem neuen Clusterschritt überbrückt werden muß, gewonnen werden können. Mit diesem Kriterium scheiden allerdings nur extreme Lösungen aus wie z. B. die Dreierlösung. Betrachten wir einmal den Vorgang der Agglomeration in Abb. 1. Zuerst werden die Funktionen B1 und B4 verbunden. Menschen, von denen man sagt, daß man sie liebt (B4), sind also meist auch solche, an denen man hängt (B1) und umgekehrt. Die nächste Zusammenfügung spiegelt ebenfalls eine nahe Sinnverwandtschaft der Begriffe wider: daß man sich solchen Personen

---

[2] Grundlage des Ähnlichkeitsmaßes „Sokal und Sneath 4" (SS 4) ist die bedingte Wahrscheinlichkeit dafür, daß Item Nr. 1 den gleichen Wert annimmt wie Item Nr. 2 (Merkmal beide Male vorhanden oder nicht vorhanden). Da beide Items als Prädiktoren angesehen werden können, gibt es zwei solche bedingten Wahrscheinlichkeiten. Das SS 4- Ähnlichkeitsmaß ist der Mittelwert.

	Item Nr. 1	
	(+)	(−)
Item Nr. 2 (+)	a	b
(−)	c	d

$$SS4(X,Y) = \frac{a/(a+b) + a/(a+c) + d/(d+b) + d/(d+c)}{4}$$

Quelle: SPSS Inc. 1986, S. 740)

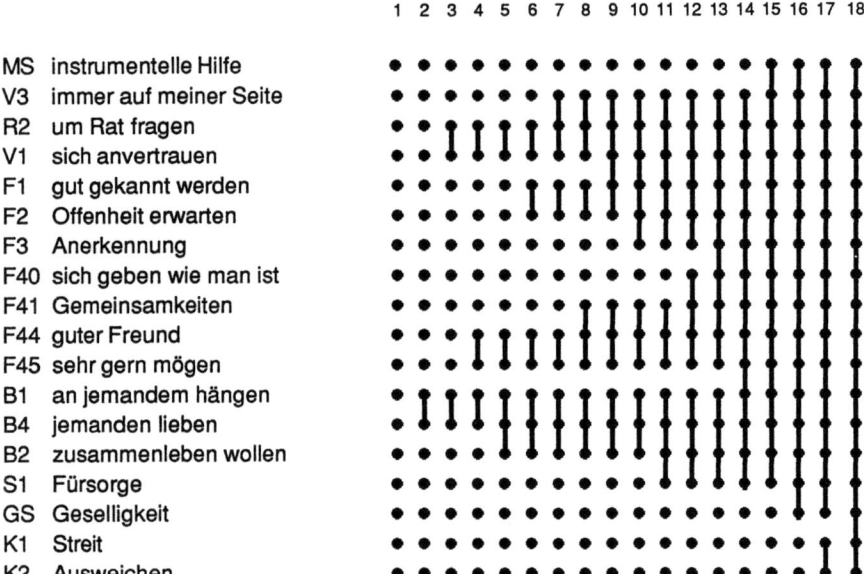

Abb. 1. Clusteranalyse der Beziehungsinhalte

anvertraut (V1), bei denen man auch Rat sucht (R2). Die ersten Zusammenlegungen stimmen also vollkommen mit unseren alltäglichen Erwartungen überein. Spätere Schritte binden Funktionen an die bereits entstandenen Cluster, die nicht mehr ganz so eng in Gemeinschaft genannt werden. Schließlich ergibt sich eine Struktur aus drei großen Blöcken und einigen Funktionen, die unverbunden bleiben (Schritt 12).

Die sinnvollste Taxonomie auf der Basis dieser Clusteranalyse scheint bei einer Gruppierung in 6 Funktionsbereiche zu liegen (s. folgende Übersicht mit dem vollen Wortlaut der Items).

„Streit" (K1) und „Ausweichen" (K2) sollen der Einfachheit halber zusammengelegt werden. Die Gruppen lassen sich dann mit den folgenden Stichworten bezeichnen: Instrumentelle Unterstützung, emotionale Unterstützung, freundschaftliche Beziehungen, Bindung, Geselligkeit und Spannungen. Natürlich spiegelt die Taxonomie in erster Linie wider, was in den Fragebogen hineingesteckt wurde, also die Auswahl der Fragen, die den Probanden gestellt worden sind. Dennoch bietet die Untersuchung der empirischen Zusammenhänge einen Erkenntnisgewinn, denn es wird deutlich, daß Variablen in der Wahrnehmung der Patienten eng zusammengehören, die konzeptuell unterschiedliche Qualitäten menschlicher Interaktion betreffen. Feedback, Vertrauensbeziehung und Orientierung sind drei Funktionen, die in der Clusteranalyse sehr früh zu einer Einheit zusammengefügt werden, die jedoch in theoretischen Taxonomien stets unterschiedliche Kategorien darstellen (z.B. bei House 1981).

Instrumentelle Hilfen
MS Jede Person, an die P sich in wenigstens einer der folgenden Angelegenheiten wenden würde: Geld leihen, beim Umzug helfen, bei Krankheit für den Einkauf sorgen.

Emotionale Unterstützung
V3 Gibt es jemanden, bei dem Sie damit rechnen können, daß er immer auf Ihrer Seite sein wird – egal was passiert?
V1 Wenn es für Sie Schwierigkeiten gibt oder Sie sich unglücklich fühlen, mit wem würden Sie dann darüber sprechen?
R2 Zu wem würden Sie i. allg. gehen, wenn Sie Rat brauchen?
F1 Gibt es jemanden, der Sie wirklich gut kennt?
F2 Gibt es jemanden, bei dem Sie meist sicher sein können, daß er Ihnen frei und offen sagt, was er über Sie denkt?
F3 Jeder Mensch braucht zuweilen Bestärkung und Anerkennung. Wer gibt Ihnen das?

Freundschaftliche Beziehungen
F40 Mit wem können Sie sich ganz so geben, wie Sie sind?
F41 Mit wem haben Sie viele Anschauungen und Interessen gemeinsam?
F44 Wen würden Sie als „guten Freund" oder als „gute Freundin" bezeichnen?
F45 Wen mögen Sie sehr gern?

Bindung
B1 Gibt es jemanden, an dem Sie sehr hängen?
B2 Haben Sie jemanden, mit dem Sie für lange Zeit Ihr Leben verbringen möchten?
B4 Gibt es jemanden, den Sie lieben?
S1 Gibt es Menschen, für die Sie sorgen, die auf Sie angewiesen sind?

Geselligkeit
GS Personen, mit denen Ego gemeinsame Interessen verfolgt, am Arbeitsplatz oft zusammenkommt, in Clubs, Vereinen und religiösen Gemeinschaften zusammentrifft.

Spannungen
K1 Gibt es jemand, mit dem Sie in letzter Zeit oft gestritten haben?
K2 Gibt es jemanden, dem Sie möglichst aus dem Wege gehen, mit dem Sie keinen Kontakt mehr haben wollen?

Konzeptuell befriedigend ist, daß Variablen, die Bindung ausdrücken, während des Agglomerationsprozesses sehr lange unabhängig von den Variablen der emotionalen Unterstützung bleiben und diese wiederum erst spät mit der Variablengruppe „freundschaftliche Beziehungen" einen einheitlichen Cluster bilden. Die Variable V3 („jemand, bei dem Sie damit rechnen können, daß er immer auf Ihrer Seite sein wird") befindet sich, wie zu erwarten, in enger Nachbarschaft zu der

Variable MS („instrumentelle Unterstützung"). Interessant ist, daß „Geselligkeit" wenig mit anderen Funktionen zu tun hat. „Geselligkeit" bedeutet im Interview „Geselligkeit in der Gestaltung der Freizeit, Miteinandersein in der Verfolgung gemeinsamer Freizeitinteressen". Dies scheint für viele Patienten ein besonderer Aspekt ihrer sozialen Beziehungen zu sein, der sich relativ wenig mit anderen überschneidet.

Die hierarchische Clusteranalyse mit einem aus konditionalen Wahrscheinlichkeiten abgeleiteten Ähnlichkeitsmaß ist nur eine unter vielen Methoden, die zur Gruppierung der Variablen herangezogen werden können. Um die Methodenabhängigkeit der gefundenen Lösung abzuschätzen haben wir ein zweites Verfahren eingesetzt: eine Faktorenanalyse mit Varimaxrotation auf der Basis der Produkt-Moment-Korrelationen. Die Faktorenlösung stimmt beinahe vollkommen mit der Clusterlösung überein.

Die Messung interpersoneller Ressourcen

Messungen sozialer Unterstützungsressourcen funktionieren in den meisten Untersuchungen nach dem Prinzip der klassischen Frage „wieviele Freunde haben Sie?" Nun werden aber sicher nur wenige Menschen ihren gesamten Bekanntenkreis gründlich durchforsten, um zu bestimmen wen sie als „guten Freund" bezeichnen würden und wen nicht. Die Antwort basiert deshalb meist auf einer vagen Schätzung. Bei unserem Verfahren müssen alle Personen, die eine interpersonelle Funktion wie etwa „guter Freund" erfüllen, namentlich genannt werden. Wir wissen also sowohl, wieviele Freunde jemand angegeben hat, als auch wer diese Freunde sind und wie Ego diese Personen sonst noch beschreibt. Die Messung „Anzahl der genannten Freunde" bekommt damit eine etwas solidere Qualität als sie die Antwort auf eine summarische Frage besitzt.

Domänen sozialer Ressourcen

Für jede Domäne sozialer Ressourcen (vgl. Übersicht) soll die Anzahl der Personen, die für eine Funktion aus dieser Domäne genannt worden ist, als Grundlage für ein Maß der interpersonellen Ressourcen herangezogen werden. Dem liegt die Annahme zugrunde, daß die persönlichen Ressourcen umso größer sind, je mehr Personen aufgezählt werden. Um das Prinzip zu verdeutlichen, sei die Domäne der emotionalen Unterstützung herausgegriffen. Hierzu gehören 6 Funktionen, die eine Netzwerkperson jeweils erfüllen kann oder nicht. Unter den vielen Möglichkeiten hieraus ein Maß für „Ressourcen emotionaler Unterstützung" zu konstruieren, haben wir zwei ausgewählt. Die erste (Modell 1) betont die Information die darin liegt, ob eine Person in dieser Domäne genannt worden ist oder nicht. Jemand wird als emotional unterstützend gezählt, wenn ihm auch nur eine einzige Funktion in dieser Domäne zugeschrieben worden ist. Dadurch erhält eine Person mit sechs Funktionen dasselbe Gewicht wie eine Person mit nur einer Funktion. Mit dieser Messung wird zwar der Tatsache Rechnung getragen, daß es wichtig ist, ob jemand überhaupt emotionale Funktionen hat, auf der anderen Seite aber kann nicht berücksichtigt werden, wie bedeutsam diese Person ist. Diesem Mangel hilft Modell 2 ab: jede funktionale Zuschreibung wird addiert, auch wenn sie ein und derselben Person gilt. Während in Modell 1 gezählt wird, wieviele Personen irgendwie emotional unterstützend sind, gibt Modell 2 ein Maß dafür, wieviele Funktionen aus dem Bereich der emotionalen Unterstützung überhaupt genannt worden sind. Man kann diese Messung als eine gewichtete Summe der Netzwerkpersonen verstehen, wobei das Gewicht einer Person die Anzahl der im emotionalen Bereich zugeschriebenen Funktionen ist. Die Messungen nach Modell 2 korrelieren mit den Messungen nach Modell 1 in der Größenordnung von $r=0,55$ bis $r=0,75$. Wir werden zunächst Modell 2 (Anzahl der Funktionen) für die Analyse benutzen.

Quellen möglicher Verzerrungen bei der Messung interpersoneller Ressourcen

Da in der empirischen Sozialforschung jede Messung mit Fehlern behaftet ist, hängt die Qualität der Information nicht davon ab, ob es solche Fehler gibt, sondern welcher Art sie sind und wie verzerrend sie sich auf das Ergebnis auswirken. C. Wright Mills hat die kritische Beurteilung einer Information im Lichte der Umstände unter denen sie erhoben wurde als „discounting" bezeichnet. „Discounting" bedeutet nicht Verwerfung, denn da es keine makellose Informationsüberlieferung gibt, würde bei Anwendung absoluter Maßstäbe nicht viel übrig bleiben. Es handelt sich vielmehr um eine Reserve gegenüber der Glaubwürdigkeit der Information.

Die Probleme, mit denen unsere Messung sozialer Ressourcen behaftet sind, wollen wir in 4 Kategorien einteilen.

1) Reale Veränderungen

Soziale Netzwerke sind immer im Fluß. Da wir nur an einem bestimmten Zeitpunkt die Befragung durchführen können, beleuchten wir die sich wandelnde Szenerie nur blitzlichtartig und wissen nichts über die Schwankungen im bisherigen und im weiteren Verlauf.

2) Veränderungen in der Wahrnehmung

Auch die kognitive Repräsentation des Netzwerkes ist Schwankungen unterworfen, selbst wenn das Netzwerk objektiv, d.h. in den Augen eines neutralen Beobachters, ungefähr gleich bleibt. Ein subklinischer Krankheitsschub etwa in die manische oder depressive Richtung, kann zu erheblichen Unterschieden in der Wahrnehmung der Beziehung zu anderen Menschen führen; auch alltägliche Stimmungsschwankungen genügen schon. Außerdem dominieren besonders bei psychotischen Patienten Abwehrformen, die die Wahrnehmung der Realität beeinträchtigen, im wesentlichen Projektion und Spaltung. In dem Maße, in dem solche Einflüsse wirksam werden, erhalten wir eine verzerrte Abbildung der sozialen Umwelt. Damit sich das Gefühl, ein verzerrtes Bild zu erhalten, einstellt muß der Interviewer die wahren Verhältnisse nicht unbedingt kennen. Es genügen Hinweise, die sich aus dem Stil der Berichterstattung ergeben, etwa eine übertriebene, undifferenzierte oder widersprüchliche Darstellung, die den Verdacht aufkommen zu läßt, daß es sich z. B. bei den vielen Freunden nicht wirklich um Freunde in einem konventionellen Sinne handelt.

3) Interviewsituation

Die Interaktion zwischen Interviewer und Interviewten birgt eine Reihe von Verfälschungsquellen, wie sie in jedem Lehrbuch für sozialwissenschaftliche Forschungsmethoden aufgezählt werden. Wir wollen uns hier auf die für unsere Untersuchung wichtigen beschränken. Zunächst die Wirkung der äußeren Erscheinung: Viele Interviews wurden von jungen Doktorandinnen durchgeführt, auf die junge männliche Patienten ganz anders reagierten, als beispielsweise Frauen mittleren Lebensalters. Die Männer versuchten oft, sich in einem günstigen Licht darzustellen, manchmal auch einen Kontakt anzubahnen. Natürlich werden sie dann versucht haben, ihr soziales Leben als möglichst akzeptabel darzustellen. Ein weiterer Faktor ist die verschieden große Bereitschaft der Probanden, sich lange und intensiv mit ihrer sozialen Welt zu beschäftigen. Diese Bereitschaft ist auch vom Verhalten des Interviewers abhängig, wie es ihm gelingt, zur Mitarbeit anzuregen, eine gute Atmosphäre zu schaffen, sich einem vielleicht etwas schwerfälligen Tempo anzupassen und wie er es vermag, sein Interesse an einer sorgfältigen Bestandsaufnahme zu signalisieren.

4) Sprachliche Interpretation

Überlegungen zum sprachlichen Verständnis gehören zu den elementarsten methodischen Vorbehalten, unter denen sozialwissenschaftliche Messungen betrachtet werden müssen. Deutscher (1973) stellt nach einer Serie von drei empirischen Untersuchungen über Vorurteile ernüchtert fest: „When we asked people questions they didn't always understand them as *we* intended and when we listenend to their answers, we didn't always understand them as *they* intended." Das ist auch unser Problem. Wie können wir wissen, ob etwa der Begriff „Sichanvertrauen" von allen auf die gleiche Weise verstanden wird oder was jemand meint, wenn er gewisse Menschen aus seinem Netzwerk als „guter Freund" bezeichnet? Natürlich können wir davon ausgehen, daß die Kriterien, nach denen die meisten Menschen den Begriff benutzen, sehr ähnlich sind, denn anders wäre ja eine sprachliche Verständigung gar nicht möglich. Wir haben allerdings nicht die Möglichkeit, dieses Vertrauen zu überprüfen. Daß wir keine Kontrolle über den Gebrauch der Sprache haben ist, wie wir glauben, der schwerwiegendste Einwand, der im „Discountingprozeß" gemacht werden muß. Wir könnten diese Schwäche hier nicht so freimütig zugeben, wenn wir nicht wüßten, daß mit wenigen Außnahmen fast alle Untersuchungen im Bereich der sozialen Unterstützung ebenso davon betroffen sind (siehe z. B die mit großer methodischer Sorgfalt durchgeführte Untersuchung von Henderson et al. 1982).

Bleiben wir bei unserem Beispiel, dem Begriff „guter Freund". In Abb. 2 ist die Verteilung der Anzahl guter Freunde dargestellt. Sie folgt nicht, wie wir erwartet haben, den Konturen einer Normalverteilung, sondern ist linksschief verteilt – fast

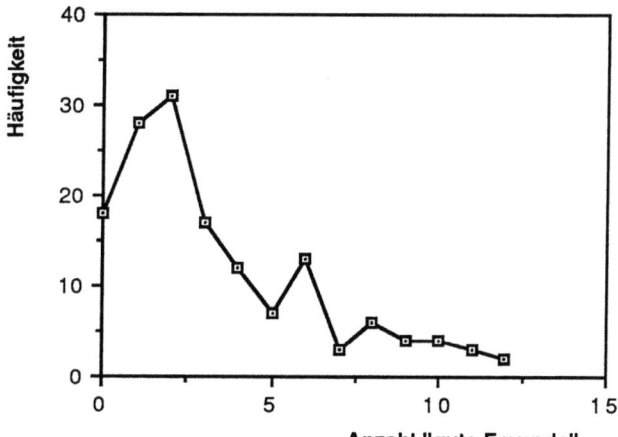

Abb. 2. Verteilung der Anzahl guter Freunde

könnte man sogar eine Tendenz zur Zweigipfligkeit darin erblicken. Die Frage ist mit dem Ziel gestellt worden, eine Messung freundschaftlicher Ressourcen zu erhalten. Haben aber Probanden, die nur einen einzigen Freund nannten, das gleiche Verständnis von Freundschaft zugrundegelegt, wie jene, die 10 oder mehr Freunde aufzählten? Dazu zwei Spekulationen:

1) Der Sinn des Begriffs „Freundschaft" hat etwas mit persönlicher Reife zu tun. Selman (1980) hat nach ausführlichen Untersuchungen an Kindern und Jugendlichen 5 Stadien der Konzeption von Freundschaft unterschieden:
a) gegenwärtige physische Interaktion; b) einseitige Unterstützung; c) Schönwetterkooperation, d) intime Gegenseitigkeit, e) autonome Interdependenz.

Es ist gut denkbar, daß Menschen, die Freundschaft im wesentlichen auf Stufe c als Schönwetterkooperation definieren, mehr Freunde nennen, als solche für die das reifste Kriterium, autonome Interdependenz, maßgeblich ist. Wenn es bei erwachsenen psychiatrischen Patienten ebensolche Unterschiede in der Konzeption der Freundschaft gäbe wie bei Jugendlichen, dann könnte dies die Linksschiefe der Verteilung verursacht haben. Die Gruppe mit einer relativ anspruchslosen Vorstellung von Freundschaft müßte dann am rechten Ende der Verteilung zu finden sein, und wenn es sich tatsächlich um eine distinkte Gruppe handeln sollte, dann müßte dies auch an der Verteilung abzulesen sein: als Tendenz zur Zweigipfligkeit. Plausibel, aber nicht zwingend, ist die Annahme, daß in dieser Gruppe mehr jüngere Patienten zu finden sind – schließlich unterstellen wir ja eine unreife Konzeption der Freundschaft. Das ist jedoch nicht der Fall, und wir nehmen dies als Mahnung unsere Spekulationen nicht zu weit zu treiben.

2) Das Wort Freundschaft hat in der deutschen Sprache im wesentlichen eine Bedeutung die, um die Unterscheidungen Selmans zu benutzen, der intimen Gegenseitigkeit und der automen Interdependenz entspricht. Die Bedeutung des angloamerikanischen Wortes „friend" ist zwar im Kern gleich, erstreckt sich

aber weiter hinein in die weniger anspruchsvollen Kategorien, etwa der Schönwetterkooperation oder der einseitigen Unterstützung. Nun ist es möglich, daß durch Medien wie Film, Fernsehen und Buchübersetzungen, die angloamerikanische Bedeutung des Wortes Freund in den deutschen Sprachraum eingedrungen ist und daß daher der Begriff von einigen (amerikanisierten) Probanden weiter gefaßt wird, als von denen, die an einem deutschen Sprachgebrauch festhalten. Auch das könnte die Linksschiefe erklären, aber auch hier würden wir einen Altersunterschied vermuten und ein solcher Unterschied besteht nicht.

Über solche Spekulationen käme man nur hinaus, wenn man ebenso wie Selman (1980) verfahren würde und die Frage, was Freundschaft bedeutet, in einem sehr ausführlichen Interview explorierte. Da wir die persönliche Bedeutung des Wortes Freundschaft im Einzelfall nicht kennen, müssen wir uns damit zufrieden geben, daß unsere Messung nicht nur den Umfang verfügbarer freundschaftlicher Ressourcen widerspiegelt, sondern zu einem uns unbekannten Teil auch Differenzen in dem Inhalt, den die Probanden dem Wort Freundschaft geben. Entsprechendes gilt auch für alle anderen Begriffe zur Beschreibung interpersoneller Beziehungen.

Validität der Messung interpersoneller Ressourcen

Konvergente und diskriminative Validität

Die Validität einer Messung ist das Ausmaß in dem sie mit anderen Messungen des gleichen Konzepts zusammenhängt. Solche Zusammenhänge können auch als Korrelationen zwischen Paralleltests verstanden werden, und damit wird aus der konvergenten Validität die Paralleltestreabilität. Die Grenzen der Konzepte Validität und Reabilität verschwimmen also miteinander (s. auch Deutscher 1973). Da die Komponenten unserer Messungen sozialer Ressourcen eher als Paralleltests anzusehen sind und nicht als unabhängige Validitätskriterien können wir strenggenommen nicht von konvergenter Validität sprechen. Daher beschränken wir uns auf den technischen Begriff der internen Konsistenz. Cronbach's α für emotionale Unterstützung beträgt 0,76, und in dieser Größenordnung liegen auch die internen Konsistenzen der anderen Skalen mit Ausnahme der der Skala „Spannungen" (Tabelle 4).

Die Werte liegen zwar nicht sehr hoch, aber es genügt um zu sagen, daß die Skalen konsistente Gebilde sind. Die Frage ist nun, ob sie auch unterschiedliche Phänomene messen, ob sie also diskriminative Validität besitzen. Ein Blick auf die Korrelationsmatrix (Tabelle 5) zeigt, daß mit Ausnahme der Skala „Spannungen" alle Skalen deutlich miteinander korrelieren. Eine hohe diskriminative Validität im Sinne geringer Interkorrelation zwischen Messungen unterschiedlicher Qualitäten von Ressourcen können wir also nicht annehmen. Zu einem ähnlichen Ergebnis kommen auch House u. Kahn (1985). Daß die einzelnen Dimensionen interpersoneller Ressourcen deutlich unabhängig voneinander variieren war allerdings auch nicht zu erwarten. Wenn wir einen engen Zusammenhang zwischen emotionaler Unterstützung und Bindung finden, dann folgt daraus, daß diejenigen, die viele Funktionen in der Domäne emotionale Unterstützung nennen, gleichzeitig auch

Tabelle 4. Interne Konsistenzen der Messungen interpersoneller Ressourcen

	Cronbach's α
Instrumentelle Unterstützung	0,66
Emotionale Unterstützung	0,76
Freundschaftlichkeit	0,77
Bindung	0,68
Geselligkeit	nicht berechenbar
Spannungen	0,38

Tabelle 5. Korrelationen der Messungen interpersoneller Ressourcen. (Obere Dreiecksmatrix: Partialkorrelationen, Kontrollvariable; Größe des Netzwerks; untere Dreiecksmatrix: einfache Korrelationen)

		IN	EM	FR	BI	GE	SP
Instrumentelle Unterstützung	IN		0,30	0,21	0,33	0,32	0,09
Emotionale Unterstützung	EM	0,46		0,44	0,26	0,33	0,12
Freundschaftlichkeit	FR	0,43	0,66		0,36	0,17	0,19
Bindung	BI	0,43	0,42	0,51		0,14	0,14
Geselligkeit	GE	0,49	0,56	0,54	0,34		0,00
Spannungen	SP	0,01	0,12	0,15	0,03	0,11	

viele Angaben zur Domäne Bindung machen. Es sind Menschen, die ein großes Netzwerk haben, die also einen großen Reichtum am Ressourcen besitzen, so daß wahrscheinlich nur aus diesem Grunde, weil eben viel mit viel korreliert und wenig mit wenig, auch die einzelnen Skalen eine hohe Interkorrelation besitzen. Um diese Hypothese zu prüfen, haben wir die Gesamtzahl der im Interview genannten Netzwerkpersonen als Kontrollvariable herauspartialisiert. Daraufhin sinken tatsächlich die Interkorrelationen der Skalen ab (Tab. 5, obere Dreiecksmatrix). Wir können diesen Abfall als einen Hinweis darauf ansehen, daß strukturelle Unterschiede in der Beschaffenheit interpersoneller Ressoucen durch Variationen im schieren Umfang des Netzwerks überlagert werden.

Urteil der Angehörigen

Eine echte Validitätuntersuchung benötigt ein unabhängiges externes Kriterium. Wir haben nicht nur die Patienten über ihr Netzwerk befragt, sondern in einer Teilstichprobe auch die Angehörigen, denen allerdings nur summarische Fragen gestellt wurden. Wie stimmen die Angaben der Angehörigen mit denen der Patienten überein? Tabelle 6 zeigt als ein Beispiel die Anworten auf die Frage nach der Zahl der Freunde.

Die Fragen sind allerdings auf verschiedene Weise gestellt worden: Der Patient hat angesichts namentlich genannter Personen (die Namen wurden auf Kärtchen geschrieben und vor ihm auf den Tisch ausgebreitet) auf die Frage geantwortet, wen er als „guten Freund" bezeichnen würde. Der Angehörige dagegen sollte einfach nur abschätzen, wieviele Freunde der Patient hat. Die Antworten von Patienten und Angehörigen fallen meist nicht in die gleiche Kategorie, immerhin besteht aber ein signifikanter Zusammenhang. Allerdings gibt es Patienten, deren Angaben im deutlichen Widerspruch zu denen der Angehörigen stehen. Beispielsweise sagen mehr als die Hälfte der Patienten, von denen die Angehörigen behaupten sie hätten keinen Freund, daß sie einen oder mehrere Freunde hätten. Umgekehrt benennen 3 Patienten überhaupt keinen Freund, die Angehörigen dagegen glauben, daß diese Patienten Freunde haben. Die Beurteilung beider Gruppen unterscheidet sich im wesentlichen in der 0-Kategorie, d.h. ob überhaupt ein Freund da ist oder nicht. Diese Kategorie wird von den Patienten seltener benutzt als von Angehörigen, obwohl die Frage, die den Patienten vorgelegt wurde, einen einschränkenden Charakter hatte (es sollte nicht nur ein „Freund" genannt werden, sondern sogar ein „guter Freund"). Daß uns dennoch fast jedesmal wenigstens ein Freund genannt wurde ist wahrscheinlich auf die Situationen der Befragung selbst zurückzuführen. Es fällt einfach schwer, ein Eingeständnis völliger sozialer Isolation zu machen und das besonders, wenn die möglichen Kandidaten für wenigstens rudimentäre Freundschaftsbeziehungen namentlich auf Kärtchen aufgeführt sind, die vor den Augen ausgebreitet liegen. Dann ist man vielleicht versucht, wenigsten einen oder zwei der dort repräsentierten Personen zum guten Freund zu erheben, selbst wenn dies einer kritischen Prüfung nicht standhielte. Die Angehörigen dagegen sind distanziert, sie reden ja nicht über sich, wollen vielleicht sogar über den Problemfall, den Einzelgänger, ihr Leid klagen.

Man müßte eigentlich erwarten, daß die nach Angaben der Angehörigen isolierten Patienten auch weniger soziale Ressourcen im Sinne unserer Definition angeben. Das trifft auf die Domäne der freundschaftlichen Beziehungen zu ($P_{(F)} = 0.00$) aber nicht für die anderen Skalen, auch wenn Tendenzen in der erwarteten Richtung bestehen. Alles in allem scheint der Zusammenhang zwischen den Angaben der Patienten und den Urteilen der Angehörigen recht lose zu sein, die Einschätzungen sind nicht völlig unbezogen, aber sie weichen doch in erheblichen Maße voneinander ab.

Tabelle 6. Anzahl der Freunde aus der Sicht der Patienten und der Angehörigen

Angabe des Patienten	Angabe des Angehörigen				
	Niemand	1	2–5	>5	Gesamt
Niemand	7	0	2	1	10
1	4	1	5	1	13
2–5	6	7	17	10	39
>5	1	1	10	3	15
Gesamt	18	9	34	16	77

$p_{(\chi^2)} < 0{,}02$

Zufriedenheit

Unsere Messungen sozialer Ressourcen sagen uns zwar, wieviele Personen für die eine oder andere Funktion erreichbar sind, wir wissen aber nicht, ob die entsprechenden sozialen Wünsche auch wirklich erfüllt werden. Wie schon erwähnt haben wir am Schluß des Interviews die Patienten gebeten, summarisch einige Aspekte ihres sozialen Lebens zu beurteilen (Tabelle 2). Diese Information können wir jetzt den gemessenen Netzwerkressourcen gegenüberstellen. Nennen diejenigen, die zufrieden sind, auch mehr Ressourcen? Für den Bereich freundschaftlicher Geselligkeit trifft das zu, aber nicht für emotionale Unterstützung. Dieser Unterschied ist intuitiv einleuchtend, denn für eine befriedigende Geselligkeit ist die Zahl der erreichbaren Personen wichtiger, als für das Gefühl, von jemandem verstanden zu werden. Allerdings können wir die Zufriedenheit nicht als ein echtes Kriterium für die Validität von Messungen sozialer Ressourcen anerkennen. Der Wunsch nach mehr Verständnis durch andere Menschen muß nicht unbedingt in einem Deprivationszustand begründet sein (ähnlich wie jemand der viel Geld besitzt, vielleicht gerade weil es für ihn so bedeutsam geworden ist, noch mehr haben möchte). Ein Unterschied müßte aber eigentlich zwischen Patienten bestehen, die niemanden genannt haben und solchen, die wenigstens einer einzigen Person die in Frage stehende Funktionen zugeschrieben haben. Wir können hier nicht alle Funktionen in dieser Hinsicht vergleichen, und deshalb sei nur beispielhaft ein Item aus dem Bereich emotionaler Unterstützung herausgegriffen, die Frage „Gibt es jemanden, der immer auf Ihrer Seite ist" ? Diese Frage wird dem Wunsch gegenübergestellt, sich auf jemanden verlassen zu können (Tabelle 7).

Wie zu erwarten ist der Prozentsatz der Unzufriedenen um so geringer, je mehr Personen genannt wurden, die das Bedürfnis, sich auf jemanden verlassen zu können, erfüllen. Der Trend besteht jedoch nicht in allen Diagnosegruppen. Bei den

Tabelle 7. „Jemand, der immer auf Ihrer Seite ist", Zahl der genannten Personen und Zufriedenheit mit der Erfüllung des Wunsches: „Sich auf jemanden verlassen können"

Zufriedenheit mit: „Sich auf jemanden verlassen können"	genannt als: „jemand der immer auf Ihrer Seite ist"			
	Niemanden	1 Person	Mehr als 1 Person	$p_{(\chi^2)}$
Schizophrenien				
Unzufrieden (%)	(54)	(53)	(38)	
Proportion	6/11	8/15	13/34	0,48
Schizoaffektive Psychosen				
Unzufrieden (%)	(77)	(30)	(30)	
Proportion	7/ 9	3/10	6/20	0,04
Affektive Psychosen				
Unzufrieden (%)	(71)	(70)	(30)	
Proportion	5/ 7	9/13	7/26	0,01
Gesamt				
Unzufrieden (%)	(66)	(53)	(32)	
Proportion	18/27	20/38	26/80	0,00

affektiven Psychosen ist der Zusammenhang zwischen Zufriedenheit und Zahl der genannten Personen eng, bei den Schizophrenien gibt es keinen Zusammenhang. Zusammenfassend ist zu sagen, daß die Zufriedenheit mit der Erfüllung sozialer Wünsche und Bedürfnisse nur schwach und in manchen Bereichen gar nicht mit unserer Messung interpersoneller Ressourcen zusammenhängt. Auch Henderson et al. (1981) finden keine enge Assoziation zwischen Messungen der Erreichbarkeit und der wahrgenommenen Adäquatheit sozialer Ressourcen.

Vertrauensbeziehung

Unsere Meßmethode ist im wesentlichen „respondent based", d. h. was die Probanden sagen wird ohne weitere Filterung vom Interviewer notiert, so als würde ein schriftlicher Fragebogen ausgefüllt. Wir haben im Laufe der Datenerhebung die Erfahrung gemacht, daß dieser scheinbar gradlinige Weg große Konflikte mit sich bringen kann, wenn die Angaben des Patienten widersprüchlich sind, dem Interviewers unwahr erscheinen oder einfach jeder Lebenserfahrung, sei sie nun sozialwissenschaftlich geschult oder nicht, widersprechen. In dieser Situation kann man innerhalb einer „respondent based" Methodik einfach nichts tun – dem Interviewer sind die Hände gebunden, denn der Souverän für die Überlieferung der Daten ist nun einmal der Proband. Um wenigstens post hoc ein Gegengewicht zu schaffen haben wir eine Raterkonferenz gebildet, in der jeder einzelne Fall daraufhin beurteilt wurde, ob es im persönlichen Netzwerk eine Vertrauensperson gibt und wie die Beziehung zu dieser Person beschaffen ist. Daraus entstand ein vierstufiges Rating, das wir nun unserer Messung emotionaler Unterstützung gegenüberstellen können (Tabelle 8).

Natürlich ist es nicht zwingend, daß jemand mit einer starken Vertrauensbeziehung auch sonst viele Beziehungen als sozial unterstützend bezeichnet. Wir würden uns aber wünschen, daß die Messungen nicht ganz und gar auseinanderlaufen. Tabelle 8 zeigt, daß die Tendenz auch in die richtig Richtung geht, die große Varianz der Messung emotional unterstützender Ressourcen allerdings die Mittelwertsunterschiede beim Rating überdeckt.

Tabelle 8. Ressourcen für emotionale Unterstützung[a] nach Interviewerrating „Vertrauensbeziehung"[b]

Vertrauensbeziehung	n	$\bar{x}$	SD
Keine oder schwache	30	13,0	11,2
Mäßige, situationsweise	68	16,3	10,3
Enge, intensive	68	17,1	9,6

$P_{(F)} = 0.29$
[a] Messung nach Modell 2: summierte Funktionen
[b] Das Rating bezieht sich auf diejenige Person, zu der die engste Beziehung besteht.

Die Repäsentation des persönlichen Netzwerks durch einen Variablensatz

Die Matrixform unserer Netzwerkerhebung ermöglicht eine große Anzahl von Indexbildungen, aus der wir natürlich eine Auswahl treffen müssen. Wir haben uns an den Empfehlungen von House u. Kahn (1985) sowie Hall u. Wellman (1985) orientiert und folgende Liste von Variablen zur Charakterisierung eines persönlichen Netzwerks zusammengestellt:

Umfang des Netzwerks. Anzahl der genannten Personen, die wenigstens eine der in der im Interview erfragten Funktionen erfüllen.

Anteil der Familie. Prozentanteil von Familienangehörigen (im weitesten Sinne) an der Gesamtzahl der genannten Personen.

Anteil berufsmäßiger Helfer. Prozentanteil der berufsmäßigen Helfer wie z. B. Psychiater, Krankenschwester, Psychologen, Sozialarbeiter an der Gesamtzahl der genannten Personen.

Anteil Patienten. Prozentanteil derjenigen Netzwerkmitglieder, die psychiatrische Patienten gewesen sind oder waren.

Dichte. Prozentanteil der Zahl der Paare von Netzwerkpersonen, die sich kennen, an der Zahl der Paare, die sich insgesamt bilden lassen. Für drei Viertel der Stichprobe basiert dieser Koeffizient auf Angaben zu den 8 wichtigsten Netzwerkmitgliedern. Im restlichen Teil mußten weniger als 8 Netzwerkpersonen zugrundegelegt werden.

Ressourcen. Gesamtzahl der genannten Funktionen in einer gegebenen Domäne (Definition der Domänen s. Übersicht auf S. 105).

Größte Multiplexität. Größte Anzahl von Funktionen, die für eine einzige Person genannt worden ist.

Anteil einseitiger Beziehungen. Prozentanteil der einseitigen Beziehungen relativ zur Gesamtzahl der Nennungen für eine gegebene Funktion. Einseitigkeit bedeutet, daß die Beziehung nur von Ego zur Netzwerkperson besteht, aber nicht umgekehrt.

Kontakthäufigkeit. Anzahl der Netzwerkpersonen, mit denen in der letzten Woche Kontakt bestand.

Soziale Wünsche unerfüllt. Gesamtscore in der Skala „soziale Wünsche", die aus einer Summierung der Items in Tabelle 2 entstanden ist (Kodierung: unzufrieden = 1, zufrieden = 0, unwichtig = 0). Je höher die Werte, desto größer die Unzufriedenheit. Die interne Konsistenz dieser Skala beträgt $\alpha = 0.71$.

Beschreibung der Netzwerke

Wie unterscheiden sich die Netzwerke von Männern und Frauen? Gibt es Unterschiede zwischen Patienten verschiedener Altersgruppen? Hat die Schulbildung einen Einfluß? Gibt es diagnosespezifische Merkmale von Netzwerken? Diese vier Fragen sollen nun mit Hilfe der bereits festgelegten Netzwerkvariablen beantwortet werden.

Die Ergebnisse in den Tabellen 9-12 vermitteln als ersten Eindruck ein gleichförmiges Bild: 72 statistische Tests (4 mal 18), wurden durchgeführt.[3] Das bedeutet, daß nach Zufall fast 4 signifikante Unterschiede auf dem 5%-Niveau zu erwarten sind; 7 solcher Unterschiede sind gefunden worden, davon 4 bei der Untersuchung des Merkmals Schulbildung. Die Schlußfolgerung kann also nicht anders lauten, als daß sich die Netzwerke weder nach Geschlecht, noch nach Alter, noch nach Diagnose unterscheiden – jedenfalls nicht was die von uns gemessenen Variablen betrifft. Einige Tendenzen und die wenigen signifikanten Unterschiede mögen in eine sinnvoll zu interpretierende Richtung zeigen. Tatsache ist jedoch, daß mit Ausnahme vielleicht der Schulbildung keiner der untersuchten Faktoren mit einem statistisch bedeutsamen charakteristischen Profil von Mittelwertsverläufen assoziiert ist.

In Kontrast dazu stehen die deutlichen Unterschiede der untersuchten Gruppen hinsichtlich des Familienstandes (Tabelle 13). Merkmale wie „verheiratet" und „alleinlebend" beschreiben zwar nicht direkt das Netzwerk einer Person, sie geben aber an, von welchem Typ es ist. Eine Analyse der Netzwerkvariablen in Abhän-

---

[3] Die Messungen sozialer Ressourcen können auf verschiedene Weise statistisch verarbeitet werden, parametrisch als Mittelwert, nichtparametrisch als Median oder als kategoriale Variable. Für die nichtparametrische Auswertung spricht die Tatsache, daß die Ressourcenmessung keine Intervallskala bildet, weil Differenzen an verschiedenen Stellen des Kontinuums nicht das gleiche bedeuten (z.B. die Differenz zwischen 0 und 1 genannten Freunden und die Differenz zwischen 10 und 11 Freunden). Die Darstellung durch Mediane hat allerdings den Nachteil, daß, wenn für ein Item nur wenige Personen genannt werden, eine differenzierte Darstellung nicht möglich ist, da nur ganze Zahlen in Betracht kommen. Der Median für die Funktion „für jemanden sorgen" liegt fast immer bei 0, weil weniger als die Hälfte der Stichprobe hier überhaupt jemanden nennt. Um die Daten differenzierter darzustellen, müßten also kategoriale Abstufungen eingeführt werden, etwa 1 = 0, 2 = 1, 3 = 2-5, 4 = 5 und mehr Personen. Dieses Verfahren hat den Vorteil, daß es der ordinalen Qualität unserer Ressourcenmessung Rechnung trägt, ist jedoch für die Darstellung sehr umständlich, denn jetzt müssen für jede Variable vier Zahlenwerte angegeben werden. Deshalb haben wir uns, letztlich aus Gründen einer einfachen Darstellung, für den Mittelwert entschieden; zum einen, weil die Information in einem einzigen Parameter zusammengefaßt ist, und zum anderen, weil im Unterschied zum Median feinere Differenzen zum Ausdruck kommen können. Unserem Wunsch nach knapper Darstellung sind auch die Standardabweichungen zum Opfer gefallen, die eigentlich für das Verständnis von Mittelwertsunterschieden erforderlich sind. Die Information darüber ist implizit in den Wahrscheinlichkeiten für die Prüfstatistiken enthalten. Man kann sich leicht vorstellen, daß die Streuungen meist sehr groß sind, da auch bei zahlenmäßig erheblichen Mittelwertsunterschieden selten eine statistische Signifikanz erreicht wird.
Was die zufallskritischen Tests betrifft, so sind wir alle drei sich anbietenden Wege gegangen: parametrische Tests für Mittelwertsdifferenzen, nonparametrische Tests für Mediandifferenzen bzw. die Annahme, die Vergleichsgruppen entstammten verschiedenen Grundgesamtheiten, sowie Tests für Kontingenztafeln. Die mit diesen drei statistischen Methoden erzielten Ergebnisse weichen so wenig voneinander ab, daß eine der Varianten, in unserem Fall also die parametrische, als stellvertretend auch für die anderen angesehen werden kann.

Tabelle 9. Geschlecht und Netzwerk (Mittelwerte)

	Männer n=76	Frauen n=72	$p_{(F)}$
Umfang des Netzwerks gesamt	13,6	13,4	0,84
Anteil am Netzwerk			
Familie (%)	(33,6)	(37,0)	0,26
berufsmäßige Helfer (%)	(7,9)	(9,0)	0,50
Patienten (%)	(13,4)	(12,0)	0,56
Dichte – sich gut kennen	(58,3)	(57,9)	0,89
Ressourcen			
instrumentelle Hilfe	9,0	9,7	0,33
emotionale Unterstützung	16,0	16,0	0,99
freundschaftliche Beziehungen	18,6	18,2	0,85
enge Bindung	4,3	6,2	0,01
Geselligkeit	6,4	7,3	0,51
Spannungen	1,1	1,3	0,38
Größte Multiplexität	9,9	11,1	0,02
Anteil einseitiger Beziehungen			
gut gekannt werden, nicht umgekehrt (%)	(11,8)	(11,0)	0,85
sich anvertrauen, nicht umgekehrt (%)	(24,1)	(27,5)	0,55
Kontakthäufigkeiten			
in der letzten Woche gesehen	6,2	5,7	0,38
fast täglich gesehen	1,9	1,7	0,61
in der letzten Woche telefoniert	2,6	3,0	0,42
Soziale Wünsche unerfüllt	5,9	5,5	0,48

gigkeit von diesen Merkmalen ergibt, daß Verheiratete mehr Familienmitglieder nennen als Unverheiratete und daß sie mehr Ressourcen aus der Familie beziehen. Die Netzwerke alleinlebender Patienten werden dagegen stärker durch Freunde und Bekannte bestimmt, von denen viele zum Umfeld der Psychiatrie gehören. Einige Unterschiede in den Netzwerkvariablen können mit Bezug auf diese einfachen demographischen Merkmalen verstanden werden. Da Frauen häufiger verheiratet sind als Männer ist einleuchtend, daß sie mehr enge Bindungen nennen (Tabelle 9) und daß die Beziehungen zur wichtigsten Person ihres Netzwerks eine hohe Multiplexität besitzt. Auch für die Erkärung der Differenzen in der Schulausbildung (Tabelle 11) kommen demographische Faktoren in Frage: Patienten mit Realschulabschluß oder Abitur geben mehr instrumentelle und freundschaftliche Ressourcen an, eine höhere Multiplexität der wichtigsten Person und einen geringeren Anteil der Familie am Netzwerk. Ein Grund hierfür wäre darin zu suchen, daß es in dieser Gruppe besonders viele jüngere Patienten gibt, die sich in der Ausbildung befinden.

Wegen der großen Zahl der Vergleiche können jedoch die gefundenen Unterschiede auch auf den Einfluß des Zufalls zurückzuführen sein. Das wesentliche Ergebnis bleibt, daß die meisten Netzwerkvariablen nicht zusammen mit den von uns berücksichtigten demographischen Merkmalen Geschlecht, Alter und Schulbildung sowie der diagnostischen Zuordnung variieren.

Tabelle 10. Alter und Netzwerk (Mittelwerte)

	Unter 30 n=56	30–39 n=44	40 und älter n=48	$p_{(F)}$
Umfang des Netzwerks gesamt	13,1	14,3	13,4	0,59
Anteil am Netzwerk				
Familie (%)	(32,6)	(33,4)	(40,0)	0,08
berufsmäßige Helfer (%)	(6,9)	(9,0)	(9,7)	0,31
Patienten (%)	(14,0)	(14,0)	(10,1)	0,36
Dichte – sich gut kennen	26,3	22,1	28,5	0,68
Ressourcen				
instrumentelle Hilfe	10,7	8,9	8,3	0,02
emotionale Unterstützung	10,2	10,9	9,3	0,36
freundschaftliche Beziehungen	13,1	15,9	11,0	0,19
enge Bindung	5,0	5,8	4,8	0,53
Geselligkeit	8,4	6,8	5,1	0,08
Spannungen	1,2	1,2	1,1	0,83
Größte Multiplexität	10,3	10,2	10,9	0,34
Anteil einseitiger Beziehungen				
gut gekannt werden, nicht umgekehrt (%)	(30,9)	(31,7)	(31,9)	0,36
sich anvertrauen, nicht umgekehrt (%)	(12,9)	(9,5)	(11,3)	0,81
Kontakthäufigkeiten				
in der letzten Woche gesehen	6,1	5,9	5,8	0,91
fast täglich gesehen	2,0	1,6	1,8	0,41
in der letzten Woche telefoniert	2,6	3,5	2,4	0,09
Soziale Wünsche unerfüllt	5,4	6,0	5,8	0,56

Tabelle 11. Ausbildung und Netzwerk (Mittelwerte)

	Hauptschule n=59	Realschule Abitur n=89	$p_{(F)}$
Umfang des Netzwerks gesamt	13,3	13,7	0,65
Anteil am Netzwerk			
Familie (%)	(20,3)	(16,6)	0,03
berufsmäßige Helfer (%)	(9,3)	(7,9)	0,42
Patienten (%)	(12,5)	(12,9)	0,86
Dichte – sich gut kennen	(58,5)	(58,1)	0,94
Ressourcen			
instrumentelle Hilfe	8,4	10,0	0,03
emotionale Unterstützung	14,2	17,3	0,06
freundschaftliche Beziehungen	15,7	20,3	0,04
enge Bindung	4,5	5,7	0,12
Geselligkeit	6,3	7,2	0,46
Spannungen	1,1	1,2	0,42
Größte Multiplexität	9,8	10,9	0,05
Anteil einseitiger Beziehungen			
gut gekannt werden, nicht umgekehrt (%)	(9,6)	(12,6)	0,49
sich anvertrauen, nicht umgekehrt (%)	(31,5)	(22,0)	0,10
Kontakthäufigkeiten			
in der letzten Woche gesehen	5,9	6,0	0,92
fast täglich gesehen	1,3	1,7	0,06
in der letzten Woche telefoniert	2,8	2,8	0,97
Soziale Wünsche unerfüllt	5,8	5,6	0,70

Tabelle 12. Diagnose und Netzwerk (Mittelwerte)

	Schizo-phrenien n=60	Schizo-affektive Psychosen n=40	Affektive Psychosen n=48	$p_{(F)}$
Umfang des Netzwerks gesamt	12,8	13,1	14,8	0,18
Anteil am Netzwerk				
Familie (%)	(34,6)	(32,7)	(38,1)	0,37
berufsmäßige Helfer (%)	(10,9)	(7,4)	(7,2)	0,29
Patienten (%)	(13,8)	(12,1)	(11,5)	0,78
Dichte – sich gut kennen	29,2	35,1	26,5	0,75
Ressourcen				
instrumentelle Hilfe	9,1	10,3	9,0	0,31
emotionale Unterstützung	16,8	14,3	16,5	0,45
freundschaftliche Beziehungen	16,6	17,9	21,2	0,22
enge Bindung	4,8	4,6	6,3	0,11
Geselligkeit	5,9	9,0	8,0	0,54
Spannungen	1,3	1,2	1,5	0,24
Größte Multiplexität	9,9	10,4	11,3	0,06
Anteil einseitiger Beziehungen				
gut gekannt werden, nicht umgekehrt (%)	(16,3)	(7,7)	(8,7)	0,16
sich anvertrauen, nicht umgekehrt (%)	(39,1)	(30,9)	(34,3)	0,21
Kontakthäufigkeiten				
in der letzten Woche gesehen	3,3	3,5	3,6	0,78
fast täglich gesehen	1,7	1,2	1,8	0,24
in der letzten Woche telefoniert	1,9	2,3	3,5	0,10
Soziale Wünsche unerfüllt	5,6	5,9	5,7	0,89

Tabelle 13. Anteil Verheirateter und Anteil Alleinlebender in verschiedenen demographischen Gruppen (%)

	Verheiratet	Alleinlebend
Geschlecht		
Männer	16	53
Frauen	28	53
$p_{(\chi^2)}$	0,05	0,99
Alter		
unter 30	5	48
30–39	18	61
über 40	41	50
$p_{(\chi^2)}$	0,00	0,39
Schulbildung		
bis Hauptschulabschluß	20	54
Realschule, Abitur	21	52
$p_{(\chi^2)}$	0,88	0,76
Diagnose		
Schizophrenie	12	62
Affektive Psychose	18	58
Schizoaffektive Psychose	35	38
$p_{(\chi^2)}$	0,00	0,03

Diskussion

Die geringe Kovariation der Netzwerkvariablen mit demographischen Faktoren und mit diagnostischen Unterscheidungen ist für uns überraschend, hatten wir doch eine Reihe von Vermutungen, z.B. daß die Netzwerke von Frauen reicher an emotionalen Bindungen sein müßten als die von Männern, daß jüngere Leute einen größeren Bekanntenkreis hätten, mehr Geselligkeit pflegten und mehr Freunde nennen würden als ältere, daß schizophrene Patienten, von denen wir ja wissen, daß viele von ihnen ein zurückgezogenes Leben führen, auch als Gesamtgruppe vergleichsweise kleine Netzwerke und geringe emotionale Ressourcen hätten. Viele dieser Vermutungen sind zwar tendenzweise in den Daten zu finden, doch ist die Varianz der Netzwerkvariablen meist viel zu groß als daß die Mittelwertunterschiede die von dem zufallskritischen Test gezogene Grenze überschreiten würden. Fast alle Netzwerkindizes variieren in hohem Maße. So gibt es Netzwerke mit einer Dichte von 0% und solche mit einer Dichte von 100%, Patienten, die niemanden als guten Freund bezeichnen mögen und solche, die über 10 Freunde nennen. Merkwürdigerweise scheinen die von uns untersuchten demographischen Variablen so gut wie keine Erklärung für diese Variation zu bieten. Sie ist also weitgehend auf Faktoren zurückzuführen, die weder etwas mit dem Alter, noch mit dem Geschlecht, noch mit der Schulbildung, noch mit der Diagnose zu tun haben können.

Die bessere Diskriminierung anhand des Familienstands steht dazu in einem Gegensatz, sollte man doch annehmen, daß grobe Messungen weniger gut unterscheiden als differenzierte Messungen. Offenbar egalisieren unsere Netzwerkmessungen Unterschiede, die auf einer demographischen Stufe noch bestehen, vielleicht nach der Regel: Soziale Ressourcen hat jeder, ob verheiratet oder nicht, ob allein lebend oder nicht, sie stammen nur aus verschiedenen Quellen. Damit wäre erklärbar, daß zwar Verheiratetsein und Alleinleben mit Alter, Geschlecht und Diagnose zusammenhängen, die Menge der verfügbaren sozialen Ressourcen und andere Netzwerkparameter aber nicht.

Wie ist dieses Ergebnis zu verstehen? Ist es die Widerspiegelung einer empirischen Realität, oder sind vielleicht die zu Beginn beschriebenen methodischen Einschränkungen so schwerwiegend, daß ein großer Teil der Varianz unserer Messungen auf Störeinflüsse zurückzuführen ist, daß, kurz gesagt, unsere Messungen keine ausreichende Validität besitzen? Wir müssen daher die Voraussetzungen, auf denen unsere Messungen basieren, noch einmal ins Auge fassen.

Typisierungen und Relevanzstrukturen

Die identifizierenden Fragen legen ein Raster fest, innerhalb dessen der Patient seine soziale Umgebung beschreiben muß. Die Typisierungen, die er dabei benutzen kann, sind mit den Fragen bereits vorgegeben. Der Patient kann daran nichts ändern, auch wenn er andere Typisierungen anwenden würde, um die ihm nahestehenden Personen zu gruppieren. Das Raster der identifizierenden Fragen gibt vakante Plätze vor – Funktionen die normalerweise für eine durchschnittliche Person von Bedeutung sind, aber durchaus nicht für jeden Menschen die gleiche

Wichtigkeit besitzen (z. B. jemanden lieben). Der Vorteil dieses Verfahrens liegt darin, daß von vornherein eine Vergleichbarkeit geschaffen wird. Schwieriger wäre es, unterschiedliche idiosynkratische Begriffssysteme einzelner Probanden zuerst zu registrieren und erst nachtäglich auf einen vergleichbaren Nenner zu bringen. Das Opfer, das für die a priori Standardisierung gebracht werden muß, ist eine Ungenauigkeit der Messung, die dadurch entsteht, daß manche Patienten ihr Netzwerk unter ganz anderen Aspekten wahrnehmen, als wir sie mit unserem Set von identifizierenden Fragen für wichtig halten. In der Sprache der soziologischen Phänomenologie ausgedrückt (Schütz 1932) legen solche Patienten eine andere Relevanzstruktur zugrunde als die Untersucher. Ein extremes Beispiel hierfür wäre ein Patient, dessen Wahn noch nicht ganz abgeklungen ist und für den das wichtigste Unterscheidungsmerkmal der Personen seiner Umgebung darin liegt, ob er vermutet, daß sie mit dem CIA zusammenarbeiten, oder nicht.

Die identifizierenden Fragen verlangen, daß der Proband eine Typisierung seines Bekanntenkreises vornimmt, eine Dichotomie der Form „jemand, der mich gut kennt" im Gegensatz zu „jemand auf den das nicht zutrifft, der mich also nicht gut kennt, jedenfalls nicht gut genug, als daß ich ihn zu dem Kreis hinzurechnen würde, den ich bereits im Sinn habe". Um beim Beispiel zu bleiben: Die Vorstellung gut gekannt zu werden ist eine komplexe Schlußfolgerung aus vorangegangenen Erfahrungen mit anderen Menschen, eine Kognition, aber auch ein Gefühl, nämlich das Gefühl verstanden zu werden. Dieses Gefühl kann von einer oberflächlichen Erleichterung (man muß sich nicht erst umständlich erklären) bis hin zu existentiellen Tiefendimensionen reichen (Erlösung aus der Einsamkeit). Was heißt also „von jemanden gut gekannt werden"? Bevor uns diese Frage in tiefes Nachsinnen zieht, wollen wir uns daran erinnern, daß unser Ziel viel bescheidener ist als die Auslotung solcher Bedeutungsdimensionen. Uns geht es um die Quantifizierung sozialer Ressourcen, und natürlich kann es dabei nicht so subtil zugehen wie in einer phänomenologischen Analyse. Deutlich wird aber die Diskrepanz zwischen der Idealisierung, die wir vornehmen, wenn wir ein modales, ungefähr gleiches Verständnis voraussetzen, und den möglichen Variationen der Bedeutung.

Zu dieser Idealisierung des Verständnisses kommt noch eine weitere Annahme hinzu, die wir benötigen um unsere Messungen als Ausdruck sozialer Ressourcen anzusehen: die Annahme, daß es sich wirklich so verhält, wie der Proband beschrieben hat. Einmal angenommen, die Bedeutung der Begriffe wäre vollkommen konstant – können wir dann sicher sein, daß die Menschen, von denen der Proband sagt, sie würden ihn gut verstehen, wirklich die Kriterien für gutes Verstehen (welche auch immer) erfüllen, oder hat er sie nur genannt, um nicht sozial entblößt dazustehen? Diese Überlegung ist natürlich hypothetisch, da sie eine Lösung des Problems der Standardisierung der Bedeutung voraussetzt. Sie weist jedoch auf eine davon unabhängige Fehlerquelle, die in diesem Fall darin besteht, daß soziale Isolation, weil oft mit Ablehnung und Kränkung verbunden, das Selbstwertgefühl bedroht und daher oft abgewehrt oder zumindest in der Selbstdarstellung geleugnet wird. Bei konditionalen Fragen kommt eine weitere Quelle der Ungewißheit hinzu. Es wird nach einer Handlungsabsicht gefragt (z. B „... würde mich anvertrauen, würde mir helfen lassen"), aber wir wissen nicht, ob diese Absicht in einer passenden Situation auch wirklich in die Tat umgesetzt wird. Die soziologische und sozialpsychologische Literatur ist voll von Befunden über eklatante Unterschiede zwischen geäußerten Handlungsabsichten und tatsächlichen Handlungen (Deutscher 1973).

Vorschläge zur Problemlösung

Die aufgezählten Schwierigkeiten sind weder neu noch spezifisch für die vorliegende Untersuchung, sie treten hier nur besonders deutlich zutage, weil drei Umstände gegeben sind, unter denen die Methode der standardisierten Frage schlecht funktioniert: a) ein komplexer Kontext, der bei der Übersetzung der abstrakten Frageformulierung in die spezifischen Lebensumstände des Probanden zugrundegelegt werden muß, aber unbekannt bleibt; b) emotional bedrohliche Inhalte, die Abwehrmechanismen auf den Plan rufen und c) weit auslegbare Begriffe, die je nach Sozialisation und Lebenserfahrung unterschiedlich interpretiert werden. Mögliche Lösungen können in dieser Arbeit natürlich nur angedeutet werden. Zwei Wege wollen wir unterscheiden, einen Weg innerhalb der Grenzen der Methode standardisierter Messungen und einen, der herausführt.

Der erste Weg ist im wesentlichen defensiv. Wir müssen versuchen, trotz der bereits vorgebrachten Einwände eine sinnvolle Interpretation der Daten geltend zu machen. Der erste Schritt besteht darin, ein hinreichend gleichförmiges Verständnis der Fragen bei allen Probanden einfach vorauszusetzen, der zweite, unsere Messung sozialer Ressourcen ausdrücklich als eine Widerspiegelung subjektiver Vorstellungen anzusehen, die nicht unbedingt viel damit zu tun haben müssen wie es sich in der Wirklichkeit verhält. Die Messung ist jetzt allerdings geschwächt, denn wir können, um es überspitzt zu sagen, zwischen Wahn und Wirklichkeit nicht unterscheiden. Unser Konzept von sozialen Ressourcen spiegelt die symbolische Repräsentation sozialer Ressourcen wider, wie immer diese auch in Wirklichkeit beschaffen sein mögen. Die Diskrepanz zwischen Realität (wie auch immer objektiviert) und subjektivem Abbild sollte allerdings auch nicht übertrieben werden. Aus dem Feld der Lebensereignisforschung wird ein Befund berichtet, der ein gewisses Vertrauen in subjektive Messungen nicht ganz ungerechtfertigt erscheinen läßt. In der Camberwell-Studie (Brown u. Harris 1978) wurde die Bedeutung von Lebensereignissen nach einer Methode eingeschätzt, die Brown als kontextuelles Rating bezeichnet und deren entscheidende Eigenschaft darin besteht, daß sie nicht auf subjektiven Angaben des vom Lebensereignis Betroffenen basiert, sondern mit Hilfe einer genauen Kenntnis des Kontext unter Rückgriff auf Common-sense-Typisierungen vorgenommen wird (Brown 1981, 1983). Zusätzlich zu dieser quasi objektiven Messung wurde auch die subjektive Einschätzung des Probanden herangezogen. Es stellte sich heraus, daß die Diskrepanz zwischen dem kontextuellen Rating und der subjektiven Einschätzung gering war. In unserer Untersuchung besitzen wir nur allein die subjektive Einschätzung und können daher nicht wissen, wie in unserem Fall eine solche Diskrepanz aussehen würde. Wir können nur hoffen, daß sie so wie bei den Lebensereignissen nicht allzu groß ist. Die erste Lösung der beschriebenen Problematik besteht also im wesentlichen aus Hoffnung, Hoffnung auf ein einigermaßen gleichförmiges Verständnis der Fragen und Hoffnung auf eine einigermaßen korrekte Widerspiegelung der Wirklichkeit in den Antworten. Es ist keine starke Lösung und doch, wenn auch selten expliziert, liegt diese Lösung den meisten Untersuchungen über Streß, soziale Unterstützung und soziale Netzwerke zugrunde.

Der zweite Lösungsweg verläßt die Grenzen, die durch die Methode der standardisierten Frage gesetzt sind. Kernpunkt ist eine Neudefinition des Begriffs des Standardisierung. Nicht die Formulierung der Frage soll standardisiert sein, sondern die Verständnisgrundlage, auf der der Untersucher die Informationen, die er erhält, interpretiert und kategorisiert. Die Messung ist (in der Terminologie von Brown) nicht „*respondent based*", sondern „*investigator based*". Damit wächst die Kontrolle über den Bedeutungsgehalt der Daten, es entstehen aber auch neue Probleme, denn die Entscheidung darüber, was wirklich ist, wird dem Untersucher nicht mehr vom Probanden abgenommen, er muß sie selbst treffen (s. hierzu Brown 1983). Ein solches Verfahren ist bereits in der Islington-Studie auf die Untersuchung sozialer Unterstützung angewandt worden (Brown 1985; O,Connor u. Brown 1984; Brown 1985). Es ähnelt dem kontextuellen Rating von Lebensereignissen. Verschiedene Aspekte sozialer Ressourcen werden als Ratingkonzepte definiert und, nachdem im Interview ausreichend Information gesammelt wurde, vom Interviewer oder von einer Gruppe von Ratern eingeschätzt. Auf diese Weise wird nicht nur das Möglichste getan, um die Bedeutung solcher zentralen Begriffe wie „Vertrauensbeziehung" für die Untersuchung konstant zu halten, es wird auch sichtbar, über welches Spektrum spezifischer interpersoneller Situationen die Messung generalisiert. Ein weiterer Vorteil des Verfahrens liegt darin, daß jetzt eine objektive von einer subjektiven Einschätzung der Qualität sozialer Beziehungen unterschieden werden kann. Wie sich die subjektive Repräsentation des persönlichen Netzwerks in Untersucherratings widerspiegeln kann, ist leicht zu sehen; wie aber kommt Objektivität ins Spiel? Dieser Schritt, obwohl schon lange in der verstehenden Soziologie inauguriert, ist wohl die originellste Erfindung der von Brown entwickelten Methode. Er wirkt kühn, geradezu zweifelhaft, weil etwas scheinbar paradoxes geschieht: man versucht die Situation eines Menschen zu verstehen, ohne sich für seine subjektiven Reaktionen zu interessieren. Stattdessen setzt man an seine Stelle ein Durchschnittsvorstellung (einen Homunculus in der Sprache von Alfred Schütz). Die Frage lautet nicht mehr: Was bedeutet das für diese besondere Person, sondern: Was würde es normalerweise für eine durchschnittliche Person in dieser Lage bedeuten. Auf diese Weise ist die Bedrohlichkeit von Lebensereignissen mit Erfolg eingeschätzt worden – warum nicht auch das unterstützende Potential und andere Merkmale sozialer Netzwerke so erfassen?

Epilog

Es war leicht die Skepsis gegenüber den eigenen Daten zuzugeben, aber schwer, einzusehen, daß jedes Mißtrauen gegenüber den eigenen Daten eine Befangenheit schafft, die sich lähmend auf den Prozeß der Interpretation auswirkt. Natürlich liegen die Dinge nicht so einfach, daß man entweder an Daten glaubt oder nicht. Wie bereits beschrieben gab es einen „discounting process", der unsere Messungen auf einem Kontinuum zwischen maximalem Vertrauen und maximaler Skepsis lokalisierte. Dieser Punkt lag weiter von dem Pol maximalen Vertrauens entfernt als uns lieb war, und nun kam die schmerzliche Erkenntnis, daß wir das hätten voraussehen können. Die Skepsis gegenüber der Messung konnte am Anfang der Studie noch zurückgedrängt werden, weil das Instrument ja schließlich von Vorbildern anerkannter Qualität abstammt (Henderson et al. 1981; McCallister u. Fischer 1983). Es ist uns wohl nicht gelungen, diese Vorlagen zu übertreffen; daß aber unsere Version erheblich stärkere Mängel aufweist, müssen wir nicht annehmen. Die grundsätzlichen Probleme des Messens sind bei den Vorbildern unserer Methode die gleichen, und sie sind dort auf die gleiche Weise behandelt oder, besser gesagt, nicht behandelt worden. Jetzt, nach Abschluß der Untersuchung, erscheint es uns merkwürdig, daß wir nicht gleich zu Beginn nach wirkungsvollen Lösungen für diese Probleme gesucht haben. In den ersten Stadien der Instrumentenwicklung wurde zwar darüber diskutiert. Da sich aber keine praktikable Lösung abzeichnete und weil, um es überspitzt zu sagen, das Literaturstudium zeigte, daß die übliche Antwort auf dieses Problem darin besteht, es zu ignorieren (Cicourel, 1964, S. 105-120), sind wir, so als sei es selbstverständlich und gewiß ohne ausdrücklich den Beschluß zu fassen, ein gravierendes methodisches Problem zu ignorieren, genauso verfahren. Die Erkenntnis kam spät, und sie hat eine gewisse Betretenheit hervorgerufen: Wenn ein großer Teil unserer Arbeit darin einmündet, festgestellt zu haben, daß standardisierte Fragen, so wie wir sie verwendet haben, große Zweifel an der Validität aufwerfen, welchen Erkenntnisfortschritt haben wir dann erreicht und um welchen Preis? Hätten wir das nicht schon zu Beginn wissen können? Hätten wir eine so groß angelegten Untersuchung, die so viele Mitarbeiter beschäftigt hat, überhaupt machen müssen, um diese Einsichten zu gewinnen? Alle Informationen, die wir hätten haben müssen, lagen doch schon bereit, bevor überhaupt der erste Interviewer ins Feld hinausging. Daß die Methode der standardisierten Frage nur in engen Grenzen in der Lage ist, Kontext und Bedeutung sozialer Tatsachen adäquat widerzuspiegeln, ist schon vor vielen Jahrzehnten erkannt und beschrieben worden (LaPierre 1935; Mills 1940; Merton 1940; Mills 1954; Blumer 1956). Wie kommt es, daß wir auf so umständliche Weise zu einem Verständnis gelangt sind, für das die Voraussetzungen schon so lange bereit liegen? Liegt der Fehler bei uns, oder haben wir nur eine Anomalie ausgelebt, die für unser ganzes Fach gilt – mit den Worten Deutschers, „the anomaly of acknowledging the correctness of a position while pursuing another" (Deutscher 1973, S. 35)?

Es war uns vollkommen klar, daß ein genaues Verständnis der Interpretationen der Probanden für den Entwurf einer validen Messung grundlegend sein muß. Dennoch konnten wir diese Position ignorieren oder, besser gesagt, in den Hintergrund drängen als „zwar sehr wünschenswert, aber zu aufwendig, unrealistisch und Ursache neuer Meßprobleme", so als befänden wir uns mit der Methode der standardisierten Frage auf einem sicheren Grund, den wir verlassen würden, wenn der Untersucher die Angaben des Patienten interpretieren müßte. Ein wichtiger Faktor, der uns half, methodische Skrupel zu verdrängen, lag darin, daß die Literaturübersicht gezeigt hatte, wie üblich es ist, solche Fragen entweder nicht zu stellen oder sehr oberflächlich, vielleicht im Rahmen meßtechnischer Erwägungen, aufzugreifen und ziemlich schnell wieder fallen zu lassen. Ein Phänomen für das man, falls unsere Generalisierung richtig ist, nach einer Erklärung suchen muß. An einer solchen Erklärung sind wir schon deshalb interessiert, weil sie uns aus der unangenehmen Situation befreit, in der sich jeder befindet, der zu einer Einsicht, die er schon längst hätte gewinnen können, erst nach langer Verzögerung und auf großen Umwegen vordringt. Es wäre also in unserem Interesse, könnten wir die Enttäuschung mit unserer Messung einer generellen Malaise der soziologischen Forschung zuschreiben, die sich bloß in unserem Beispiel manifestiert hat.

Tatsächlich haben sich schon längst andere Autoren, ebenso wie wir aus einem Gefühl des Erstauntseins heraus, damit auseinandergesetzt, welche Ursache die bis zum Ignorieren reichende stiefmütterliche Behandlung der Sinnebene bei sozialwissenschaftlichen Messungen haben mag und warum die Methode der standardisierten Frage so weite Verbreitung gefunden hat, als sei sie die sozialwissenschaftliche Meßmethode sui generis. Dabei geht sie mit ihrem „dispiriting pretense to measure almost everything" (Brown u. Harris, 1978, S. 10) oft weit über die Grenzen einer vertretbaren Anwendung hinaus: „Measurement is often so inadequate that one marvels that the situation has been accepted for so long" (Brown 1981a, S. 550). Deutscher (1973) beschreibt wie dieses Problem in den 40iger und 50iger Jahren einmal im Vordergrund der Diskussion gestandenen hat und dann praktisch in Vergessenheit geriet. Seine Erklärungsansätze für dieses „Vergessen" können folgendermaßen zusammengefaßt werden.

a) Gründe der Ökonomie. Die standardisierte Befragung, besonders in ihrer schriftlichen und postalischen Form, ist billig in der Anwendung, bietet sich leicht für eine zahlenmäßige Auswertung an und ist daher gut geeignet, schnell Resultate zu produzieren.

b) Bürokratie der Forschungsförderung. In den Worten von C. Wright Mills (1954, S. 570): „Many foundation administrators like to give money for projects that are thought to be safe from political or public attack, that are large-scale, hence easier ‚to administer' than more numerous handicraft projects, and that are scientific with a capital S, which often only means made ‚safe by trivialization." In unserem Fall trifft dies allerdings nicht zu, denn von der DFG wurde keinerlei Druck ausgeübt, der uns auf den methodischen Weg gelenkt hätte, den wir schließlich gegangen sind. Wir können uns also nicht in den Schutz dieser Erklärung begeben (etwa nach dem Motto: wir konnten ja nicht anders).

c) Eine wissenssoziologische Erklärung. Die Zielstrebigkeit, mit der sich die Soziologie in den 30er Jahren und danach einer quasi-naturwissenschaftlichen Auffassung von ihrem Gegenstand verschrieben hat, und die rasche Entwicklung einer quantitativen Forschungsmethodik, entsprangen einem Bedürfnis nach Respektabilität, Prestige und damit auch finanziellen Ressourcen. Vor dieser Zeit wurden Soziologen als eine Art Mischung zwischen Sozialarbeiter und Philosophen angesehen, jetzt verfügten sie über die anerkannten Insignien einer Wissenschaft: die von den Naturwissenschaften entlehnten Methoden, ihre Denkprinzipien und ihre Rhetorik. Diese Bewegung hin zur Respektabilität hatte Erfolg – allerdings mehren sich die Anzeichen dafür, daß dieser Erfolg nicht von Dauer war. In den 80er Jahren beschreiben Berger u. Kellner (1981) die Selbstzweifel und das geringe Prestige, unter denen die Sozialwissenschaften gegenwärtig zu leiden scheinen. Diesmal *nicht,* weil ihnen die den Naturwissenschaften nachgebildeten Methoden fehlen, sondern weil die massenhafte und schematische Anwendung dieser Methoden eine in Ritualen befangene oft unfruchtbare Forschungsindustrie hervorgebracht hat.

Auch G.W. Brown befaßt sich mit den möglichen Gründen für die Vorherrschaft der Methode der standardisierten Frage. Er kommt zu ähnlichen Überlegungen wie Deutscher, doch lassen sich zusätzlich noch zwei weitere Punkte herausheben:

d) Zu viel oder zu wenig Vertrauen in die eigene Theorie. Brown (1973) unterscheidet zwei Situationen, in denen die Beziehung zur empirischen Wirklichkeit degeneriert: 1) Wenn das Vertrauen in die zugrundegelegten theoretischen Vorstellungen sehr groß ist, erscheint deren Überprüfung als ein fast überflüssiger ritueller Vorgang, zu dem man deshalb möglichst Verfahren benutzt, die einfach anzuwenden sind und die wenig kosten. Ist dagegen das Vertrauen sehr gering, dann folgen daraus ähnliche Konsequenzen: „Research tools may again be used in a somewhat ritualistic fashion, with a reward coming from their mere employment rather than from using them to create and test theoretical ideas" (Brown 1973, S. 1).

e) Die Tradition des Behaviorismus. Eine weitere wissenssoziologische Erklärung liegt in der prägenden Wirkung des Behaviorismus, durch dessen Einfluß der Akt der Interpretation, vorgenommen durch den Wissenschaftler, in den Ruch des Unwissenschaftlichen gekommen ist. Damit ist eine Denkbarriere entstanden, die die Welt der akademischen Psychologie effektiv von den Denksphären trennt, die sich auf der Grundlage der verstehenden Soziologie entwickelt haben. Die weite Verbreitung der standardisierten Frage als Methode wissenschaftlicher Datengewinnung hat (paradoxerweise) etwas damit zu tun, daß ein besonderer methodischer Rigor mit dieser Methode verknüpft wird:

> There has been a widespread belief that the form of standardized questionnaire most often used in such surveys is in some way more scientific and superior to any alternative approach. How this belief arose is unclear, but it may well have been at its most influential during the heyday of the stimulus and response paradigm in psychology during the 1940's and 1950's. If it could be arranged for a respondent to receive a standard question this would have much the same kind of quality as the controlled stimulus in an experimental setting and the subjectivity of the investigator kept under control (Brown 1981b, S. 556).

Welche Konsequenzen sind aus dieser Kritik zu ziehen? Berger u. Kellner (1981) fordern, wie schon andere vor ihnen, eine Rückbesinnung auf genuin sozialwissenschaftliche Denkweisen, Denkweisen, die, auch wenn die Verfasser nicht vereinfachend von einer „Rückkehr zu Max Weber" sprechen wollen, wesentlich von dessen Entwurf einer verstehenden Soziologie geprägt sind. Eine Vertiefung erfuhr dieser Entwurf später durch die Arbeiten Alfred Schütz' zur Bedeutung phänomenologischer Überlegungen für die Sozialwissenschaften. Berger u. Kellner beschränken sich im wesentlichen auf eine programmatische Forderung. Wie die Methode des Verstehens im empirischen Forschungsprozeß Eingang finden soll, darüber hinterlassen sie nur vage Vorstellungen. Sehr konkret in dieser Hinsicht wird dagegen G.W. Brown, der mit seinen Mitarbeitern schon seit den 60er Jahren eine Methodik komplexer Messungen fortentwickelt hat, die durch Überlegungen aus der verstehenden Soziologie angeleitet ist (s. besonders Brown 1973, 1981; Brown 1983). Andere forschungsmethodische Enwicklungen, die unter dem

Oberbegriff „qualitative Forschung" zusammengefaßt werden können (z. B. „grounded theory", Glaser u. Strauss 1967) sollen uns hier weniger interessieren, da diese Ansätze, so fruchtbar sie bei inspirierter Anwendung auch sein mögen, ein für die epidemiologische Forschung zentrales Instrument empirischer Beweisführung nicht kultivieren: die Messung.

Diesen kleinen Ausflug in ein Feld, das man vielleicht als die Soziologie sozialwissenschaftlicher Meßmethoden bezeichnen könnte, haben wir unternommen, um das Gefühl der Unzufriedenheit mit unseren Messungen in einen breiteren Kontext zu stellen und dadurch auch etwas abzumildern. Natürlich hat es wenig Zweck, an diesem Punkt stehenzubleiben, denn die Tatsache, daß eine qualifizierte kritische Literatur zur Methodik der standardisierten Frage schon so lange besteht (siehe z. B. Cicourel 1964), ist nicht nur ein Beweis für die starken Gegenkräfte, die einer Umsetzung dieser Kritik bisher entgegengewirkt haben, sondern sie zeigt auch die verführerische Möglichkeit, sich in einer folgenlosen Rhetorik der Kritik zu verlieren. Es würde den Rahmen unseres Themas sprengen, an dieser Stelle methodische Auswege anzubieten; solche Auswege stehen nicht nur bereit (s. dazu den Beitrag zu Konzept und Messung in diesem Band), sondern es wird auch eine Herausforderung sein, sie noch weiter durch Anwendung auf konkrete Forschungsfragen zu explorieren und zu einem differenzierten methodischen Handwerk auszubauen.

Natürlich können diese Nachgedanken jetzt nichts mehr ändern, es ist „knowledge which comes too late". Alfred Schütz hat diese Worte benutzt, um in den 50er Jahren eine ähnliche Situation für die Sozialwissenschaften im Ganzen anzukündigen:

> Furthermore, the basis of meaning ‹Sinnfundament› in every science is the pre-scientific life-world ‹Lebenswelt› which is the one and unitary life-world of myself, of you, and of us all. The insight into this foundational nexus can become lost in the course of the development of a science through the centuries. It must, however, be capable in principle of being brought back into clarity through making evident the transformation of meaning which this life-world itself has undergone during the constant process of idealization and formalization which comprises the essence of scientific achievement. If this clarification fails to occur, or if it occurs to an insufficient degree, and if the idealities created by science are directly and naively substituted for the life-world, then in a later stage in the development of science those problems of foundation and those paradoxes appear from which all positive science are suffering today; they ought to be remedied by an *ex post facto* critique of knowledge which comes to late" (Schütz 1954, S. 120).

Vielleicht hat die kurze Geschichte unseres Forschungsprojekts im kleinen Maßstab etwas von der Entwicklung, die Schütz meint, widergespiegelt.

Literatur

Beels CC, Gutwirth L, Berkeley J, Struening E (1984) Measurements of social support in schizophrenia. Schizophr Bull 10: 399-411
Berger PL, Kellner H (1981) Sociology reinterpreted. An essay on method and vocation. Penguin, London
Blumer H (1956) Sociological analysis and the „variable". Am Sociol Rev 21: 683-690
Breier A, Strauss JS (1984) The role of social relationships in the recovery from psychotic disorders. Am J Psychiatry 141: 949-955
Brown GW (1973) Some thoughts on grounded theory. Sociology 7: 1-16
Brown GW (1974) Meaning, measurement, and stress of life events. In: Dohrenwend BS, Dohrenwend BP (eds) Stressful life events: Their nature and effects. Wiley, New York, pp 217-214
Brown GW (1981a) Teaching data collection in social research. Sociology 15: 550-557
Brown GW (1981b) Contextual measures of life events. In: Dohrenwend BS, Dohrenwend BP (eds) Stressful life events and their contexts. Rutgers Univ Press, Rutgers, pp 187-201
Brown GW (1983) Accounts, meaning and causality. In: Nigel G, Abell P (eds) Accounts and action. Surrey conferences on sociological theory and method. Gower, London, pp 35-68
Brown GW, Andrews B (1986) Social support and depression. In: Appley MH, Trumbull R (eds) Dynamics of stress. Plenum, London, pp 257-287
Brown GW, Bifulco A (1985) Social support, life events and depression. In: Sarason I, Sarason B (eds) Social support: Theory, research and applications. Nijhoff, Dordrecht, pp 349-370
Brown GW, Harris T (1978) Social origins of depression: A study of psychiatric disorder in women. Tavistock, London
Brown GW, Andrews B, Harris T, Adler Z, Bridge L (1986) Social support, self-esteem and depression. Psychol Med 16: 813-831
Campbell KE, Marsden PV, Hurlbest JS (1986) Social resources and socioeconomic status. Soc Networks 8: 97-117
Cicourel AV (1964) Method and measurement in sociology. The Free Press of Glencoe, Collier-Macmillan, London
Deutscher I (1973) What we say/ what we do. Sentiments and acts. Scott, Foresman, Glenview
Fischer CS (1982) To dwell among friends. Personal networks in town and city. Univ Chicago Press, Chicago
Fischer CS, Oliker SJ (1983) On friendship, gender, and the life cycle. Soc Forces 62: 124-133
Glaser BG, Strauss AL (1967) The discovery of grounded theory: Strategies for qualitative research. Aldine, Chicago
Hall A, Wellman B (1985) Social networks and social support. In: Cohen S, Syme SL (eds) Social support and health. Academic Press Press, Orlando, pp 23-41
Hanson BS, Östergren P-O (1987) Different social network and social support characteristics, nervous problems and insommia: Theoretical and methological aspects on some results from the population study ‚Men born in 1914', Malmö, Sweden. Soc Sci Med 25: 849-859
Henderson S, Byrne DG, Duncan-Jones P (1981) Neurosis and the social environment. Academic Press, London
House JS (1981) Work stress and social support. Addison-Wesley, Mass
House JS, Kahn RL (1985) Measures and concepts of social support. In: Cohen S, Syme SL (eds) Social support and health. Academic Press, Orlando, pp 83-108
Jackson RM, Fischer CS, Jones LMcC (1977) The dimensions of social networks. In: Fischer CS, Jackson RM, Stuwve CA, Gerson K, Jones LMcC (eds) Networks and places. Social relationships in the urban setting. Free Press, New York, pp 39-58
Klusmann D, Bruder J, Lüders I, Lauter H (1981) Beziehungen zwischen Patienten und ihren Familienangehörigen bei chronischen Erkrankungen des höheren Lebensalters. Bericht des Sonderforschungsbereichs 115, Universität Hamburg
Klusmann D, John U, Schmidt G, Gross J (1984) Die Sektorisierung der pschiatrischen Versorgung. Dokumentation, Evaluation und epidemiologische Aspekte. Bericht des Sonderforschungsbereichs 115, Universität Hamburg
LaPiere R (1935) Attitudes vs. actions. Soc Forces 13: 230-237
Laumann EO (1973) Bonds of pluralism. The form and substance of urban social networks. Wiley, New York

Marsden PV (1987) Core discussion networks of Americans. Am Sociol Rev 52: 122-131
McCallister L, Fischer CS (1983) A procedure for surveying personal networks. In: Burt RS, Minor MJ (eds) Applied network analysis. Sage, London, pp 75-88
Merton RK (1940) Fact and factitiousness in ethnic opinionnaires. Am Sociol Rev 5: 13-27
Mills CW (1940) Methodological consequences of the sociology of knowledge. Am J Sociol 46: 316-330
Mills CW (1954) IBM plus reality plus humanism=sociology. Saturday Review, May 1 (abgedruckt in: Horowitz IL (ed) (1963) Power, politics and people. The collected essays of C. Wright Mills. Oxford Univ Press, New York)
Norusis MJ (1985) SPSS X. Advanced statistics guide. McGraw-Hill, New York
O,Connor P, Brown GW (1984) Supportive relationships: Fact or fancy? J Soc Pers Relationships 1: 159-195
Ratcliffe WD, Zelhart PF, Azim HFA (1978) Social networks and psychopathology. Department of Psychology, Univ Alberta, Edmonton
Schütz A (1932) Der sinnhafte Aufbau der sozialen Welt. Springer, Wien. (Neuaufgelegt 1973 bei Suhrkamp, Frankfurt am Main)
Schütz A (1954) Concept and theory formation in the social sciences. J Philos 51: 257-273. (Abgedruckt in: Natason M (ed) (1962) Alfred Schütz. Collected papers I. The problem of social reality. Nijhoff, The Hague)
Selman RL (1980) The growth of interpersonal understanding. Developmental and clinical analyses. Academic Press, New York
Shulman N (1975) Life-cycle variations in patterns of close relationships. J Marr Fam 37: 813-821
SPSS Inc. (1985) SPSSx guide, 2nd edn. SPSS, New York
Thoits (1982) Life stress, social support, and psychological vulnerability. Epidemiological considerations. J Community Psychol 10: 341-362
Verbrugge L (1977) The structure of adult friendship choices. Soc Forces 56: 576-597
ZUMA (1987) Egozentrierte Netzwerke in Massenumfragen: Ein ZUMA-Methodenforschungsprojekt. ZUMA Nachrichten 20: 37-43

An wen kann ich mich um Hilfe wenden? Soziale Unterstützungssysteme als Ergebnis von Entscheidungen

P. M. WIEDEMANN, U. BECKER

Einführung

Soziale Unterstützung ist ein in der Psychiatrie und klinischen Psychologie bedeutsames Konzept (Gottlieb 1981; Keupp 1982). Ursprünglich in der soziologischen und sozialanthropologischen Forschung entwickelt (Barnes 1954; Bott 1971), ist es von klinischen Psychologen und Psychiatern für die Erklärung der Entstehung und Bewältigung psychischer Krankheiten und Störungen benutzt worden. Eine Vielzahl von Untersuchungen haben die Relevanz dieses Erklärungsansatzes belegt; allerdings weisen neuere Arbeiten darauf hin, daß das Konzept der sozialen Unterstützung ergänzungsbedürftig ist. Ein gewichtiges Argument bezieht sich dabei auf das Defizit der rein strukturellen Betrachtungsweise, die als „soziale Geometrie" die Entwicklungsbedingungen, die Kontexte und v. a. die subjektive Seite der sozialen Unterstützungssysteme vergißt (s. Rohner u. Wiedemann 1986). Eine Möglichkeit, gerade die subjektive Seite einzubeziehen, bietet die Analyse der Konstruktions- und Auswahlprinzipien, nach denen soziale Unterstützungssysteme aufgebaut und genutzt werden (Becker u. Wiedemann 1986). Dieser Ansatz soll hier im weiteren anhand einer Einzelfallstudie vorgestellt werden. Der Schwerpunkt liegt dabei auf der Darstellung des methodischen Vorgehens und der Diskussion der Leistungseigenschaften der dazu herangezogenen, aus der multiattruten Evaluation (Edwards u. Newman 1982) stammenden Vorgehensweise.

Von der individuellen psychologischen zur sozialstrukturellen Betrachtungsweise und zurück?

Entwicklungen wie die Sozialpsychiatrie (v. Cranach u. Finzen 1972) und die Gemeindepsychologie (Sommer u. Ernst 1977) haben das Verständnis für die Ätiologie psychischer Störungen und Krankheiten verändert; sie haben die Sicht auf die sozialen Bedingungen solcher Erkrankungen eröffnet. Dabei hat sich das Vorhandensein bzw. Nichtvorhandensein sozialer Unterstützungsbeziehungen als wesentlich erwiesen; soziale Unterstützung wurde als Faktor bei der Prävention und Bewältigung von psychischen und sozialen Belastungen erkannt. Das Vorhandensein solcher sozialer Hilfen bei der Bewältigung von Belastungen entscheidet auch über psychische Gesundheit/Krankheit (Alcalay 1983). Die Netzwerkanalyse liefert für die Erfassung von sozialen Beziehungen die geeigneten Methoden der Datenerhebung und -auswertung. Als Ansatz, der für die Erfassung von sozialen Systemen mittlerer und kleiner Reichweite geeignet ist, hilft die Netzwerkforschung, soziale Bedingungen und Lebenslagen wie soziale Isolation und Entfremdung präzise zu erfassen.

Beide Konzepte – soziale Unterstützung und Netzwerkansatz – sind fusioniert (s. Wellman 1981, 1983). Es wird deshalb auch von sozialen Unterstützungsnetzen gesprochen, die aus den Beziehungen „geflochten" sind, die einem Menschen Unterstützung gewähren. Die Netzwerkanalyse stellt dabei differenzierte Auswertungsmöglichkeiten zur Verfügung:

1) Neben der Größe können Dichte, Clusterung und andere strukturelle Eigenschaften des Netzes ermittelt werden. Eine Reihe von statistischen Verfahren (s. Knoke u. Kuklinski 1982) sind vorhanden, die die Auswertung von auf den ersten Blick nicht sichtbaren Netzwerkmerkmalen gestatten.
2) Das Netzwerkkonzept ermöglicht auch die Einbeziehung jeglicher Art von Beziehungen, nicht nur von Unterstützungsbeziehungen; es bietet so ein realistischeres Bild von dem Insgesamt der sozialen Beziehungen einer Person.
3) Auch die differenzierte Unterscheidung von einzelnen Unterstützungsformen ist möglich; soziale Unterstützung läßt sich im Hinblick auf ihre verschiedenen Funktionen erfassen (s. Tardy 1985).

Dennoch geht die Analyse sozialer Unterstützung im Netzwerkansatz nicht auf; oft ist die Erhebung von Netzwerkdaten zu aufwendig und zu schwierig (s. Dimatteo u. Hays 1981; Gottlieb 1981, 1985). Auch bleibt ihr der Vorwurf, geometrische Spielerei zu betreiben, nicht erspart.

Es kommt uns nicht darauf an, eine Übersicht der Vor- und Nachteile der Analyse sozialer Unterstützung mit dem Netzwerkansatz zu geben (s. Rohner u. Wiedemann 1986), vielmehr sollen hier Entwicklungen der Unterstützungsforschung, so wie sie sich im Lichte gegenwärtiger Forschung zeigen, kurz skizziert werden:

1) Soziale Unterstützungsbeziehungen als Bewältigungspotential von Krisen und Belastungen werden zusammen mit intrapsychischen Bewältigungsressourcen untersucht. Dabei stellt sich die Frage, in Abhängigkeit von welchen Kriterien diese beiden Ressourcen genutzt werden.
2) Subjektive Einschätzungen von sozialen Unterstützungsbeziehungen, wie z. B. die Geeignetheit sozialer Hilfen, werden einbezogen (Henderson et al. 1981).
3) Soziale Unterstützung wird zunehmend unter den Aspekten der Veränderbarkeit und Intervention betrachtet (Gottlieb 1984). Damit geraten Netzwerkkompetenzen, d. h. die Fähigkeiten, Beziehungen zu knüpfen, aufrechtzuerhalten und zu nutzen, in den Mittelpunkt des Interesses.

Der einstige Optimismus bei der Analyse von sozialen Unterstützungsnetzen ist einer vorsichtigeren Betrachtung gewichen. So bilanzieren Henderson et al. (1981) ihre berühmte Studie mit dem Titel *Neurosis and the social environment* mit Zurückhaltung: „The findings..., tentative as they may be, suggest that the role of protective influences from the immediate social environment can only be quite small compared to the large effects of long term interpersonal or constitutional factors".

Heißt das nun Rückkehr zur Binnenperspektive, zu Persönlichkeitsfaktoren, die zu psychischen Erkrankungen disponieren und zu intrapsychischen Bewältigungsmustern, die den Umgang mit Belastungen bestimmen?

Wir haben dazu eine Alternative vorgeschlagen (Becker u. Wiedemann 1986), die die Verknüpfung von Binnen- und Außenperspektiven ermöglicht: Netzwerke sozialer Unterstützung sind nicht als „vorfindbare" Strukturen in der sozialen Welt, sondern als Hervorbringungen, d. h. als Konstruktionen zu betrachten, die hergestellt, aufrechterhalten und verhandelt werden müssen. Diese Sichtweise ähnelt der enthnomethodologischen Blickweise, wie sie von Garfinkel (1967) und seinen Schülern entwickelt wurde. Soziale Realität als Hervorbringung bzw. als Vollzugsrealität (Bergmann 1974) zu betrachten, heißt im gegebenen Fall:

- die Konstruktionsprinzipien zu erfassen, die der Bildung von sozialen Unterstützungsnetzen zugrunde liegen;
- die Kriterien zu erfassen, die die Aufnahme von sozialen Beziehungen leiten und zwar in Abhängigkeit von den Problemen, die es zu lösen gilt und den Einschätzungen der Erreichbarkeit und Geeignetheit der Bezugspersonen.

In diesem Zusammenhang haben wir gezeigt (Becker u. Wiedemann 1986), daß diese Zielsetzung mit Hilfe von Konzepten und Methoden aus dem Bereich der Entscheidungsanalyse umgesetzt werden kann. Im weiteren soll dieser methodische Zugang genauer erörtert werden. Wir werden dabei auch auf mögliche Einwände in Bezug auf das mit der Entscheidungstheorie verbundene Menschenbild eingehen. Denn oft wird der entscheidungstheoretischen Sichtweise vorgeworfen, subjektive Werte, Emotionen und Bindungen auszuklammern und den Menschen als „Homo oeconomicus" zu behandeln.

Soziale Unterstützung als Entscheidungsproblem

Die entscheidungstheoretische Sichtweise ist der Netzwerkforschung nicht fremd; u.a. findet sich bei Jackson et al. (1977), die soziale Beziehungen unter Kosten-Nutzen-Gesichtspunkten konzeptualisieren: „People seek, consciously or not, to maximize rewards relative to their costs, and they therefore pick the most ‚profitable' and ‚rational' alternative" (1977, S. 42). Und weiter:

> We also assume that social relations are essentially exchanges – both of material goods and services and of less tangible rewards such as advice, comfort and praise. The costs of relations include the goods and services reciprocated, the bother of maintaining a tie (...), persevering through conflicts and difficulties, and the opportunity cost of alternative relations foregone. Over time people constantly choose whether to begin, continue, or cease exchanging with other people. And these choices, too, are weighted on the basis of rewards and costs, according to ‚bounded rationality' (S. 43).

Dieses Modell ist nicht unwidersprochen geblieben (s. Wellman 1981; Schenk 1984); argumentiert wird, daß die Minimierung von Kosten bzw. die Maximierung von Nutzen eine einseitig rationalistische Fassung sei, die den Menschen als Homo oeconomicus betrachtet und dabei alle nichtkognitiven Anteile ausspart. Die entscheidungstheoretische Sichtweise kann deshalb, so wird gefolgert, die sozialen Bindungen und Beziehungen nicht adäquat erfassen. Vor allem wird dabei auf traditionelle Bindungen und emotionale Beziehungen hingewiesen, beispielsweise auf die aufopferungsvolle Pflege eines Kranken, wo Kosten-Nutzen-Aspekte offenbar nicht kalkuliert werden.

Unseres Erachtens basiert diese Kritik auf Mißverständnissen. Zum einen werden Nutzen und Kosten zu eng gefaßt (s. dazu die erweiterte Fassung bei Jackson et al. 1977), zum anderen besteht Blindheit gegenüber Nutzenaspekten, wie sie in anderen, insbesondere auch tiefenpsychologischen Modellen zu finden sind, die oft als Alternative zitiert werden.

Die Psychoanalyse (s. Laplanche u. Pontalis 1972) besitzt z. B. mit dem Konzept vom primären und sekundären Krankheitsgewinn ein Modell, das auf Nutzenerwägungen beruht. Der Gewinn durch ein neurotisches Symptom wird in der Spannungsminderung und der Aussparung der Konflikte gesehen, die die Flucht in die Krankheit bewirken. Krankheitsgewinn betrifft weiterhin die Ausnutzung einer bestehenden Krankheit, wie es Freud (1926) formuliert: „Das Ich (benimmt sich), als ob es von der Erwägung geleitet würde: Das Symptom ist einmal da und kann nicht beseitigt werden; nun heißt es, sich mit dieser Situation befreunden und den größtmöglichen Vorteil aus ihr ziehen". Auch familiäre Beziehungen und Beziehungsstörungen werden, wie beispielsweise bei Boszormenyi-Nagy u. Sparks (1981), unter Nutzengesichtspunkten gesehen. Boszormenyi-Nagy u. Sparks sprechen von einem „Familienhauptbuch", in das die Schulden eingetragen werden, die die Familienmitglieder wechselseitig eingehen. Dieses Schuldensystem konstituiert Verpflichtungen, die die Beziehungen zwischen den Familienmitgliedern bestimmen. Probleme ergeben sich dann, wenn der Ausgleich der Schulden zu langsam verläuft und über Generationen verlagert wird.

Diese Hinweise mögen genügen. Wir sehen, daß sowohl in der Psychoanalyse als auch in der Familientherapie mit dem Konzept der Nutzenkalkulation gearbeitet wird; dabei werden unter Nutzen auch Emotionen und Werte subsumiert.

Eine erweiterte Fassung des Nutzenbegriffs ist auch innerhalb der Entscheidungstheorie vorhanden. Nutzen ist subjektiver Nutzen, der im Einzelfall jeweils zu explorieren ist. In der Praxis der Entscheidungsanalyse wird dies über die Erfassung der subjektiven Werte geleistet, die den Nutzen von Handlungsalternativen für die jeweilige Person ausmachen. Hier hat sich mit der multiattributiven Nutzentheorie ein Ansatz herausgebildet, der davon ausgeht, daß:

- Entscheidungen von mehreren Werten bestimmt sind;
- diese Werte unterschiedliche Aspekte betreffen;
- nichtmonetäre Werte berücksichtigt werden (s. Humphreys 1984; Keeney u. Raiffa 1976).

Hierzu ein Beispiel: Bei der Analyse von Entscheidungen zwischen der Benutzung öffentlicher Verkehrsmittel und des eigenen Wagens haben Beach et al. (unveröffentlicht) folgende, die Entscheidung bestimmende Werte ermittelt:

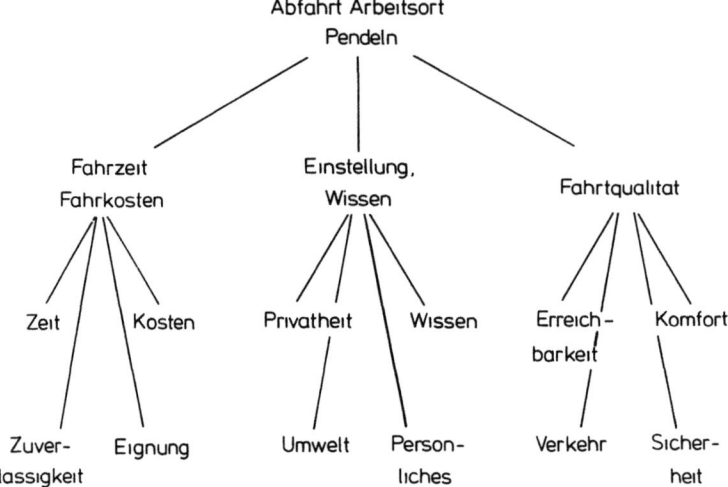

Abb. 1. Wertebaum für die Entscheidung zwischen öffentlichen und privatem Transportmitteln

Aus der Abbildung wird deutlich, daß die Entscheidung von 12 verschiedenen Werten abhängt, die sich in einem hierarchisch strukturierten Wertebaum darstellen lassen. Die globale Bewertung gliedert sich in drei Bereiche auf: in die Bewertung der Fahrzeit und Fahrtkosten, den Bewertungsbereich Einstellung und Wissen und in die Bewertung der Fahrtqualität. Jeder dieser Bereiche wird anhand von vier Dimensionen bestimmt. Der Bereich Fahrzeit und -kosten wird unterteilt in Zeitverbrauch, Zuverlässigkeit und Bequemlichkeit des Transportmittels und Kosten. Einstellung und Wissen gliedert sich in Privatheit, Wissen (um die Nutzungsmöglichkeiten öffentlicher Verkehrsmittel, das Wegenetz, Umweltschutz) und persönliche Vorliebe usw.

Dieses Beispiel zeigt, welche unterschiedlichen Aspekte in entscheidungstheoretische Analysen Eingang finden und daß der Vorwurf der rationalistischen Verkürzung nicht greift.

Bei dem eben geschilderten Beispiel handelt es sich um ein relativ klar definiertes Problem: das Gegenstandsgebiet „Pendeln", also Zurücklegen der Strecke zwischen Wohnung und Arbeitsort, ist eingegrenzt, die Alternativen „Benutzung öffentlicher Verkehrsmittel" und „Benutzung des eigenen Wagens" sind vorgegeben. Für den Bereich der sozialen Unterstützung stellt sich das anders dar. Im einzelnen ergeben sich folgende Unterschiede:

1) „Soziale Unterstützung" ist ein abstraktes Konzept, das im Alltagsleben in der Regel nicht gebräuchlich ist. Eine erste Aufgabe ist es daher, den Bedeutungsgehalt von sozialer Unterstützung zu spezifizieren. Im Beispiel von Beach et al. (unveröffentlicht) ist das Gegenstandsgebiet eindeutig definiert und vorstrukturiert. Für das Gegenstandsgebiet „soziale Unterstützung" muß die Struktur des Problems erst ermittelt werden. Denn: was als soziale Unterstützung aufgefaßt wird, kann subjektiv sehr verschieden sein.

2) Anders als bei dem Beispiel von Beach et al. (unveröffentlicht) sind bei der Analyse sozialer Unterstützung die Alternativen nicht vorgegeben, ja nicht ein-

mal bekannt: Der Untersucher weiß nicht a priori, welche Alternativen einer Person zur Verfügung stehen, d.h. welche Bezugspersonen als Unterstützung Leistende in Frage kämen. Damit ergibt sich die zweite Aufgabe, nämlich die Ermittlung des Gesamts der prinzipiell zur Verfügung stehenden Helfer.

McCallister u. Fischer (1978) haben gezeigt, daß in Abhängigkeit von der Erhebungsmethode verschiedene Gruppen von Personen als Helfer genannt werden. Typische Fragen, die in der Netzwerkforschung zu finden sind – wie die Frage nach engen Freunden oder nach Personen, denen man sich nahe fühlt –, haben keine eindeutige Bedeutung. Auch die Frage nach „Kontakten" wird oft sehr unterschiedlich verstanden.

Weiterhin treten Probleme der Verzerrung auf: Personen, die eher isoliert sind, werden ihre sozialen Kontaktmöglichkeiten übertreiben, um nicht den Eindruck einer „ungeliebten" Person zu erwecken.

Lösungsmöglichkeiten ergeben sich, wenn:
a) nach thematischen Feldern differenziert wird, etwa mit wem man seine Freizeit verbringt, mit wem man über persönliche, mit wem über berufliche Angelegenheiten spricht etc.;
b) die Personen ermittelt werden, die in der Vergangenheit bereits soziale Unterstützung geleistet haben. Hier ist auch festzustellen, welche Unterstützung die entsprechenden Personen gegeben haben. Eine solche Exploration setzt aber bereits die Spezifizierung dessen, was der Befragte unter sozialer Unterstützung versteht, voraus.

3) Nachdem auf diese Weise die Personen, die das jeweilige soziale Unterstützungsnetz bilden, ermittelt wurden, ist im nächsten Schritt zu explorieren, warum z.B. gerade Person X für eine bestimmte Hilfeleistung in Anspruch genommen wurde, nicht aber Person Y. Hier geht es also, ähnlich wie bei Beach et al. um die Entscheidung bezüglich Ansprechen/Nichtansprechen für eine bestimmte Form sozialer Unterstützung.

Somit erhalten wir Informationen über die Konstruktion sozialer Unterstützung und über die Auswahlkriterien, die die Aktivierung des sozialen Netzes bestimmen.

Einzelfallanalyse: Anwendung des entscheidungsanalytischen Modells zur Untersuchung sozialer Unterstützung

Die oben genannten Schritte bei der Erfassung der subjektiven Konstruktion sozialer Unterstützungsnetze sollen an einem Beispiel erläutert werden. Vorausgeschickt werden einige Vorinformationen über die von uns interviewte Patientin.

Es handelt sich um eine 23jährige, ledige Patientin, die nach einem Suizidversuch stationär behandelt wurde. Die Patientin hatte schon 4 Jahre zuvor versucht, sich das Leben zu nehmen. Beide Suizidversuche standen im Zusammenhang mit der Trennung vom jeweiligen Partner. Die Patientin lebt seit etwa einem Jahr in Westberlin, nachdem sie aufgrund eines Ausreiseantrages aus der DDR nach Westberlin aussiedeln konnte. Während ihres Klinikaufenthaltes wurde die Patientin von uns interviewt.

Erfassung des Unterstützungsnetzes und des subjektiven Bedeutungsgehalts von sozialer Unterstützung

Zuerst wurde die Patientin nach Personen befragt, die ihr schon einmal in irgendeiner Weise geholfen hatten. Dabei bezogen wir uns auf die Zeit nach ihrer Übersiedelung aus der DDR. Da Hilfe bzw. Unterstützung ein vieldeutiges Konzept ist, versuchten wir, mittels Beispielen ein gemeinsames Verständnis von Hilfe bzw. Unterstützung herzustellen. Im gegebenen Fall war es notwendig darauf hinzuweisen, daß auch kleinere alltägliche Hilfen von Interesse sind. Wir fragten sie nach Freunden, Arbeitskollegen, Bekannten, Nachbarn, Verwandten und Mitpatienten, an die sie sich schon einmal mit der Bitte um Unterstützung gewandt hatte bzw. die ihr Unterstützung gewährt hatten. Auf diese Weise elizitierten wir ihr Unterstützungsnetz, das aus 10 Personen besteht. Dabei stellte sich heraus, daß in ihrem Unterstützungsnetz Verwandte, Arbeitskollegen und Nachbarn keine Rolle spielen: Ihre Verwandten lebten alle in der DDR, sie hatte in Westberlin bislang nur kurzfristige Jobs ausgeübt und war wiederholt umgezogen, so daß sie weder im Arbeits- noch im Wohnumfeld feste Kontakte etablieren konnte. Ihr Unterstützungsnetz besteht aus Freunden und Bekannten, die fast alle, wie sie auch, aus der DDR stammen und einer Mitpatientin. In bezug auf jede dieser Personen erfragten wir die Unterstützungsleistungen. Folgende Übersicht gibt Personen und Unterstützungsleistungen wieder:

Erika	Zimmer angeboten, Probleme und Sorgen besprechen, Kleider geborgt
Jürgen	Zimmer angeboten, Adressen und Informationen von Ämtern, und Behörden gegeben
Luise	gemeinsam in Urlaub gefahren, Begleitung zum Zahnarzt
Ina	Zimmer angeboten, Rat gegeben, Probleme und Sorgen besprechen, gemeinsame Freizeitunternehmungen
Andrea	Zimmer angeboten, finanzielle Unterstützung, Trost, Probleme und Sorgen besprechen
Anton	Schutz gegeben, Wärme und Geborgenheit bieten, finanzielle Unterstützung, Über vieles reden können, mit der Umwelt vertraut machen
Herbert	Sicherheit gegeben, Rat in emotionalen Dingen geben, Gesprächsmöglichkeiten bieten, Anregungen geben

Maria	Rat in emotionalen Dingen, Anregung
Annette	Probleme und Sorgen besprechen, kleine Besorgungen übernehmen, Gesellschaft
Sigrid	Probleme und Sorgen besprechen, Besorgungen übernehmen

Die hier gewählte Vorgehensweise der Elizitierung von konkreten Unterstützungsleistungen ist der erste Schritt für die Erfassung der subjektiven Struktur von sozialen Unterstützung im Rahmen der Bottom-up-Strategie (s. Becker u. Wiedemann 1986). Das charakteristische Merkmal dieser Strategie ist die schrittweise Zusammenfassung und Strukturierung von konkreten Verhaltensweisen zu dem Konstruktsystem „soziale Unterstützung".

Diese Zusammenfassung kann mit verschiedenen Methoden erfolgen; hier sind prinzipiell alle Verfahren möglich, wie sie auch zur Elizitierung persönlicher Konstrukte (Fransella u. Bannister 1977) vorgeschlagen werden. Wir haben uns für die „context-free method" entschieden, da diese Vorgehensweise die geringsten kognitiven Anforderungen stellt und zeitökonomisch ist.

Die Patientin bekam die Liste der von ihr genannten Unterstützungsleistungen vorgelegt; jede Leistung war auf einem separaten Kärtchen notiert. Sie wurde instruiert, die einzelnen Unterstützungsformen nach Zusammengehörigkeit in Gruppen zu ordnen. Für jede Gruppe hatte die Befragte eine Bezeichnung zu finden, die die Gemeinsamkeit ausdrückte. Die so gebildeten Gruppen wurden auf die gleiche Weise wiederholt zusammengefaßt, bis sie zu einer Gruppierung vereint waren. Im Prinzip ist diese Vorgehensweise einer agglomerativen Clusteranalyse von Hand ähnlich (s. Everitt 1981). Ergänzend wurden abstraktere Ausgangsnennungen in Komponenten zerlegt; dieses Verfahren entspricht der „Laddering" Technik bei der Analyse persönlicher Konstrukte (s. Fransella u. Bannister 1977; Stewart et al. 1981).

Die zugrundeliegende Leitidee ist die Erstellung eines hierarchisch strukturierten Wertebaums. Die Grobstruktur des Wertebaums der Patientin ist schematisch in Abb. 2 dargestellt. Sie unterscheidet 5 Hauptaspekte sozialer Unterstützung, die wiederum untergliedert sind und aus Platzgründen gesondert als „Teilbäume" in den Abb. 3–7 dargestellt werden.

Vergleicht man die hier gegebene subjektive Struktur sozialer Unterstützung mit den üblichen Taxonomien (s. Tardy 1985), so fallen individuelle Besonderheiten auf, die sich aus der Biographie der Patienten erklären lassen. So gehören für sie

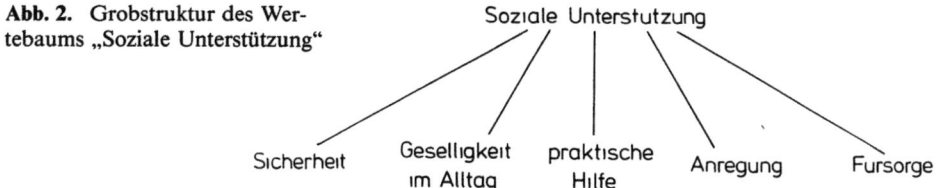

Abb. 2. Grobstruktur des Wertebaums „Soziale Unterstützung"

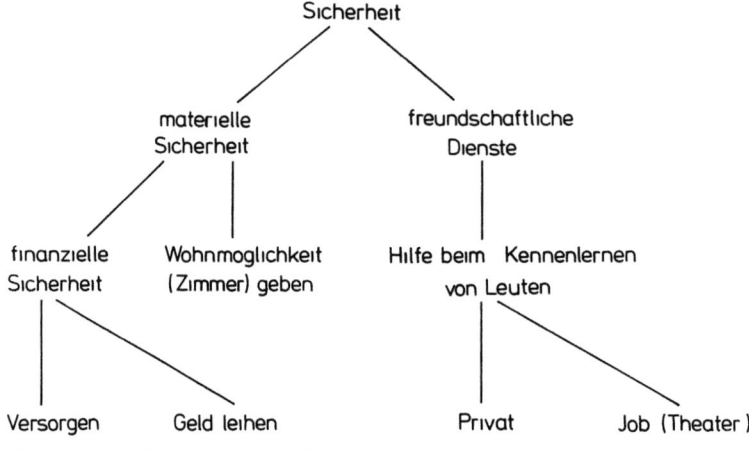

Abb. 3. Wertebaum „Sicherheit"

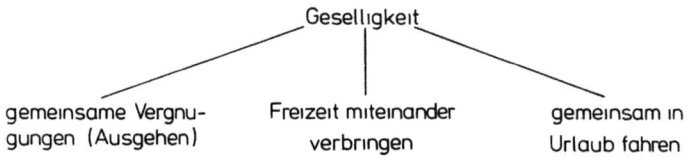

Abb. 4. Wertebaum „Geselligkeit im Alltag"

zu „Sicherheit" neben finanzieller Hilfe auch die Möglichkeit des Wohnens und Hilfe beim Kennenlernen. Diese Zusammensetzung spiegelt ihre jetzige Lebenslage: ihr fehlt eine eigene Wohnung sowie ein weitreichendes Beziehungsnetz, das bei der Jobsuche helfen könnte.

Wertebäume sind hierarchisch aufgebaute Ordnungsstrukturen, in denen ein abstrakter Wert oder Begriff – wie hier „soziale Unterstützung" – in seine einzelnen Bedeutungsaspekte zerlegt wird (s. Keeney u. Raiffa 1976; v. Winterfeldt u. Edwards 1986). Diese semantische Dekomposition erfolgt auf mehreren Ebenen; die Begriffe auf einer unteren Ebene definieren dabei den oder die Begriffe auf der nächsthöheren Ebene. Wertebäume können mittels einer Top-down-Analyse oder im Bottom-up-Verfahren konstruiert werden. Eine der beiden Strategien zur Konstruktion von Wertebäumen, das Bottom-up-Verfahren, wurde bereits demonstriert. Beide Techniken sollen nun noch einmal in allgemeiner Form dargestellt werden.

Im Top-down-Verfahren wird das allgemeine Konzept „soziale Unterstützung" schrittweise immer weiter spezifiziert. Die einzelnen Schritte dabei sind:

1) Verankerung des Thema ‚Soziale Unterstützung' durch Beispiele.
2) Elizitierung der Bedeutungsgehalte von „sozialer Unterstützung". Als Anstoß lassen sich Fragen verwenden wie „Unterstützung ist, wenn jemand mich..." oder „Unterstützung ist, wenn mir jemand mit ... hilft".

An wen kann ich mich um Hilfe wenden? 139

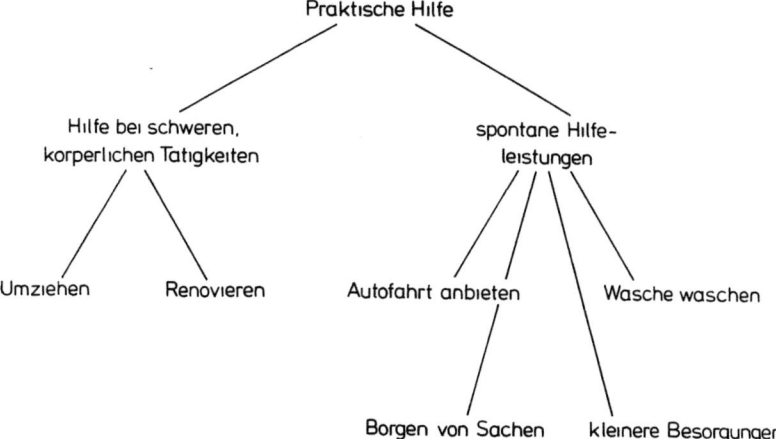

Abb. 5. Wertebaum „Hilfe durch Handeln" (praktische Hilfe)

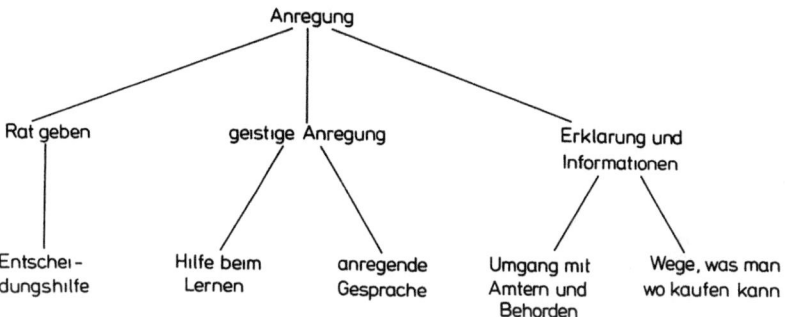

Abb. 6. Wertebaum „Anregung"

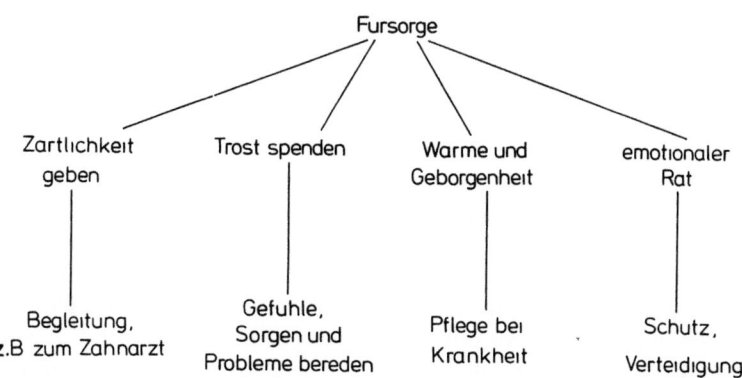

Abb. 7. Wertebaum „Fürsorge"

Alle generierten Aspekte werden auf Kärtchen geschrieben.

3) Die einzelnen Aspekte werden nach ihrem Allgemeinheitsgrad in zwei Grupen eingeteilt; der einen Gruppe werden die eher allgemeinen, der anderen die eher spezifischen Aspekte von Unterstützung zugeordnet.
4) Es wird ein allgemeiner Aspekt ausgewählt, und es wird nach Spezifikationen gefragt. So könnte man z. B. bei dem allgemeineren Aspekt „Sicherheit" fragen: „Sicherheit ist/bedeutet/heißt, wenn jemand Sie ...".
5) Sind alle allgemeinen Aspekte spezifiziert, beginnt die Erstellung des Wertebaums. Die im 2. Schritt als eher spezifisch beurteilten Aspekte werden in die Hierarchie eingeordnet. Ist eine Einordnung nicht möglich, so müssen neue Oberpunkte generiert werden.
6) Der Wertebaum wird auf Vollständigkeit, Konsistenz und Spezifität überprüft. Vollständigkeit ist dabei ein subjektives Kriterium; der Interviewte beurteilt die Vollständigkeit des Wertebaums. Konsistenz bezieht sich auf das Abstraktionsniveau: Begriffe auf einer Ebene sollten ähnlichen Allgemeinheits- bzw. Spezifitätsgrad besitzen. Weiterhin sollte hinlängliche Spezifität gesichert sein, d.h. Dekomposition des Oberbegriffs auf mindestens zwei Ebenen.

Das Bottom-up-Verfahren beginnt mit spezifischen Unterstützungsleistungen, die schrittweise zusammengefaßt werden. Auch hierzu eine Übersicht der einzelnen Erhebungsschritte:

1) Verankerung bzw. Rahmung.
2) Es wird eine Liste der Personen aufgestellt, an die sich der/die Befragte schon einmal um Unterstützung gewandt hat.
3) Ausgehend von dieser Liste wird exploriert, welche Unterstützung bzw. Hilfe die einzelnen Personen geleistet haben.
4) Die generierten Aspekte werden nach Ähnlichkeit in Gruppen geordnet. Die Gruppen werden benannt; gesucht ist der allgemeinere Aspekt, unter dem sich die spezifischen Unterstützungsformen innerhalb einer Gruppe zusammenfassen lassen.
5) Nach dem gleichen Prinzip werden die so erhaltenen allgemeinen Aspekte sozialer Unterstützung weiter zusammengefaßt.
6) Der Wertebaum wird anhand der bereits genannten Kriterien beurteilt.

Exploration der Kriterien bei der Suche nach sozialer Unterstützung

Wir gehen davon aus, daß Menschen Kriterien haben, nach denen sie sich entscheiden, wen sie um bestimmte Hilfeleistungen bitten und wen nicht. Diese These wird durch Alltagserfahrungen gestützt; beispielsweise werden emotionale Schwierigkeiten und Probleme nicht jeder Person aus dem eigenen Bekanntenkreis offenbart, ebenso wie nicht überall um Hilfe beim Ausfüllen der jährlichen Lohnsteuererklärung nachgesucht werden kann. Im ersten Fall spielen solche Kriterien wie Zuverlässigkeit, Verschwiegenheit, Nähe und Einfühlungsvermögen eine Rolle, im zweiten die unterstellte Sachkompetenz, die Einschätzung der Belastung für die Person, die Zumutbarkeit der Bitte und die Vertrauenswürdigkeit.

Wir nehmen also an, daß bei solchen Entscheidungen Kosten Nutzen-Gesichtspunkte gegeneinander abgewogen werden. Dabei spielen, wie die beiden Hinweise zeigen, mehrere, oft auch unterschiedlich wichtige Kriterien eine Rolle, nach denen die potentiellen Helfer beurteilt und ausgewählt werden.

Anknüpfungspunkte für diese Sichtweise auf soziale Unterstützung finden sich auch in der Literatur: Tolsdorf (1976) stellt mit dem Konzept der Netzwerkorientierung die Beurteilungsgesichtspunkte bezüglich der Nutzung sozialer Netze in den Mittelpunkt seiner Analyse. Er konnte zeigen, daß schizophrene Patienten nicht nur kleinere Netze haben als vergleichbare Patineten mit körperlichen Erkrankungen, darüber hinaus beurteilen sie ihr soziales Netz negativ und halten es für unangebracht und gefährlich, die Hilfe anderer in Anspruch zu nehmen. Ähnlich unterschiedliche Netzwerkorientierungen finden sich auch in Abhängigkeit von der sozialökonomischen Lage und der ethnischen Zugehörigkeit (s. Gourash 1978; Korte 1983; Stack 1974). Weiterhin erfolgt die Wahl von Bezugspersonen, die um Hilfe angesprochen werden, problemspezifisch. Im Falle von Krankheiten wird die Verwandtschaft, bei Einsamkeit oder persönlichen Problemen werden Freunde und bezüglich geringfügiger Unterstützungsleistungen werden eher Nachbarn angesprochen (s. Korte 1983). Corrigan (1978) ermittelte die Gewichtung von Merkmalen, nach denen professionelle und Laienhelfer beurteilt werden, und Clark (1983) beschrieb die unterschiedlichen Entscheidungsregeln, die bei der Suche nach Hilfe in engen und losen sozialen Beziehungen wirksam werden.

Innerhalb der Entscheidungstheorie beschäftigt sich die multiattribute Nutzenmessung mit Wahlsituationen dieser Art. Die Grundidee ist folgendermaßen: Es wird angenommen, daß jede der zur Wahl stehenden Alternativen auf mehreren verschiedenen Bewertungsdimensionen beurteilt werden kann. Diese Bewertungsdimensionen werden ermittelt, und jeder der Alternativen wird auf jeder Dimension ein Wert zugewiesen. Anschließend werden die Dimensionen gewichtet, und unter Verwendung einer Aggregationsregel werden die Werte pro Alternative über die Dimensionen zusammengefaßt.

In dem hier gegebenen Zusammenhang interessiert uns die multiattribute Nutzenmessung unter heuristischen Gesichtspunkten, d.h. als eine mögliche Analyseperspektive zur Erfassung der Bewertungsdimensionen bzw. Kriterien, die das Bitten um bzw. das Geben und Annehmen von sozialer Unterstützung bestimmen; d.h. hier wird nur der erste Schritt innerhalb einer multiattributen Nutzenmessung, nämlich die Zerlegung komplexer Bewertungen in handhabbare Dimensionen, realisiert.

Bei der Erhebung der Bewertungskriterien gehen wir von den bereits identifizierten subjektiven Komponenten der „sozialen Unterstützung" der Patientin aus (s. Abb. 2-7): Für jeden Bereich wurden zuerst gefragt, an welche Person(en) sie sich wenden könnte und an wen nicht. Anschließend wurden die Merkmale exploriert, anhand derer sich die potentiellen Helfer von den „Nichthelfern" unterschieden, um so zu einer ersten Liste von Bewertungsgesichtspunkten zu kommen. Bevor die Ergebnisse dieses Analyseschritts diskutiert werden, sollen die Schwierigkeiten und Probleme dieses Verfahrens und darauf bezogene Lösungsmöglichkeiten dargestellt werden:

1) Die Auswahl einer geeigneten Hierarchieebene:

Die Ermittlung der subjektiven Struktur „sozialer Unterstützung" ergibt einen Wertebaum mit verschiedenen Hierarchieebenen, wobei prinzipiell jede als Startpunkt für die Exploration der problemspezifischen Attribute bzw. Entscheidungskriterien ausgewählt werden könnte. Eine zu „globale" Ebene (im Extremfall nur die Klasse „soziale Unterstützung", d.h. die Frage „An wen würden Sie sich um soziale Unterstützung wenden und an wen nicht, und wie unterschieden sich diese beiden Gruppen?") bedeutet einen Informationsverlust. Wird dagegen eine zu differenzierte Aufteilung gewählt (werden z.B. konkrete Hilfeleistungen einzelner Personen zum Ausgangspunkt genommen), so besteht die Gefahr, sehr viele und auch unwesentliche Merkmale zu erfassen, die dann doch wieder zusammengefaßt werden müssen.

2) Salienz von nicht-entscheidungsrelevanten Merkmalen:

Wenn nach Kriterien von Personen gefragt wird, an die man sich um eine bestimmte Unterstützung wenden kann, dann fallen oft hervorstechende Personenmerkmale zuerst ein, unabhängig davon, ob sie im Hinblick auf die Unterstützungsleistung relevant sind oder nicht. Eine Lösung bietet sich an, wenn von Merkmalen von einzelnen Personen zu Gruppenmerkmale übergegangen wird („Was haben die Personen gemeinsam, die z.B. um emotionalen Rat gefragt werden?") und wenn immer wieder auf Unterscheidungen fokussiert wird („Unterscheiden sich die beiden Gruppen wirklich anhand der genannten Merkmale?").

3) Abstraktheit/Vagheit der genannten Merkmale:

Oft ist es notwendig, im „Laddering"-Verfahren (s. Stewart et al. 1981) die genannten Kriterien zu präzisieren. Schrittweise werden hier vage Kennzeichnungen durch Nachfragen präzisiert. Dabei kann sich auch die Bedeutung ursprünglicher Kriterien ändern, sie können zusammengelegt werden oder neue können generiert werden.

4) Das Problem der Redundanz von Kriterien:

Konstrukte, die genannt werden, können die gleiche Sache mit unterschiedlichen Namen nennen. Beispielsweise nannte unsere Patientin Sensibilität, Einfühlungsvermögen und Aufmerksamkeit gegenüber Gefühlen als Kriterien der Bezugspersonen, die sie um Trost/Fürsorge anspricht. Diese Kriterien sind aber nicht unabhängig voneinander, wie durch eine einfache Probe festgestellt werden kann: gefragt wird, ob hohe Ausprägung eines Konstrukts mit der geringen Ausprägung des anderen Konstrukts einhergehen kann.

Für die einzelnen Bereiche „sozialer Unterstützung" nannte die Patientin folgende Kriterien, die potentielle Helfer erfüllen müssen:

1) MATERIELLE SICHERHEIT:
   Einfühlungsvermögen,
   Vertrauen,

Ehrlichkeit,
keine Schwatzhaftigkeit,
kein Egoismus;
2) FREUNDSCHAFTLICHE DIENSTE:
Kennen von vielen Leuten,
Aktivität,
Bereitschaft zu helfen;
3) TROST:
Einfühlungsvermögen,
ähnliche Problemkenntnis,
Vertrauen;
4) WÄRME UND GEBORGENHEIT:
„Zuneigung zu mir muß zu spüren sein",
„muß zu mir halten";
5) EMOTIONALER RAT:
Menschenkenntnis,
Vertrauen,
Vernunft;
6) PRAKTISCHE HILFE (größere Dinge):
handwerkliche Fähigkeiten,
Zeit haben;
7) PRAKTISCHE HILFE (kleinere Dinge/spontane Hilfeleistungen):
Entgegenkommen,
Hilfsbereitschaft,
Zeit haben,
aktiver Kontakt/"sehe ich öfters";
8) RATSCHLÄGE, INFORMATIONEN:
Offenheit,
Kenntnisse,
ähnliche Lebenssituation;
9) GEISTIGE ANREGUNGEN:
„muß mich ernstnehmen",
Vertrauen/"ich muß meine Schwächen zugeben können";
10) GESELLIGKEIT IM ALLTAG:
kulturell interessiert,
aktiv und selbständig,
nicht weltfremd.

Es handelt sich dabei nicht um Bewertungsdimensionen, sondern um Kriterien, die eine Person erfüllen muß, um für eine bestimmte Unterstützungsleistung in Betracht zu kommen. Erfüllt die Person das Kriterium nicht, scheidet sie als möglicher Helfer aus.

Die von der Patientin genannten Kriterien beziehen sich auf drei Klassen von Merkmalen: auf Personenmerkmale, Situationsmerkmale und Beziehungsmerkmale. Ein Beziehungsmerkmal ist z.B. „Sehe ich öfter"; ein Beispiel für Situationsmerkmal ist „Zeit haben". Personenmerkmale bilden die bei weitem größte Klasse bei den Kriterien der Befragten.

Die Netzwerkorientierung der Patientin ist eher gering; sie sagt von sich, daß sie „es immer erst alleine versucht, mit Belastungen fertig zu werden". Erst später, wenn sie sehe, daß es alleine gar nicht gehe, versuche sie, Hilfe zu bekommen. Im Gegensatz dazu steht, daß ihre Freunde und Bekannten sie eher schon einmal um einen Gefallen bitten, z.T. in einer Weise, daß sie sie dann „nicht mehr los bekommen" habe.

Netzwerkorientierung heißt also für die Patientin immer auch Abhängigkeit bzw. Bindungspflichten, denen sie lieber aus dem Wege geht. Andererseits war sie aufgrund ihrer Lebensveränderungen (Übersiedlung aus der DDR) in verstärktem Maße auf Unterstützung angewiesen, sowohl in Bezug auf kleinere Hilfen und Orientierungen als auch in fundamentalen Lebensbereichen (Wohnmöglichkeit, finanzielle Situation, Kontakte für die Jobsuche). Vor allem im Bereich „Fürsorge" zeigen sich Defizite: hier hat die Patientin zur Zeit niemanden, der in bezug auf Zärtlichkeit, Wärme und Geborgenheit in Frage käme. Die Kriterien, die die Patientin ansetzt, zeigen eine restriktive Einengung: die von ihr formulierten Kriterien Vertrauen, emotionale Zuneigung und ähnliche Lebenslage beziehen sich dabei auf Alter und gleiche kulturelle Erfahrungen; es sind so in der Regel frühere DDR-Bürger, die als Ansprechpartner in Frage kommen.

Weitere Möglichkeiten für den hier vertretenen Ansatz der Analyse von Konstruktions- und Auswahlprinzipien im Hinblick auf soziale Unterstützung bieten sich unserer Auffassung nach in drei Bereichen an:

1) Erfassung der formalen Struktur der Kriterien: Inwieweit dominieren situationsbezogene, interaktionsbezogene oder Personenmerkmale?
2) Ermittlung der zugrundeliegenden Entscheidungsregeln wie etwa Schuldenkontenausgleich, einseitige oder wechselseitige Obligationen.
3) Identifikation verschiedener Typen von Unsicherheit bezüglich der Möglichkeiten, Hilfe anzufordern. Drei mögliche Typen von Unsicherheit sind:
   - Unsicherheit bezüglich situativer Merkmale: Hat der potentielle Ansprechpartner ausreichend Zeit? Hat er eigene Probleme?
   - Unsicherheit bezüglich der Beziehung: Ist die Beziehung wirklich belastbar/ stark genug? Ist sie symmetrisch?
   - Unsicherheit bezüglich Personenmerkmale: Stimmt die Beurteilung des Anderen? Ist er vertrauenswürdig?
4) Beurteilung der Angemessenheit von Auswahlkriterien, z.B. über die Beurteilung der Korrespondenz zwischen Problem (benötigter Hilfeleistung) und angelegten Auswahlkriterien.

Mit diesen Erweiterungen läßt sich der hier vorgeschlagene Ansatz auch als Grundlage für die Entwicklung therapeutischer Interventionen nutzen: Netzwerkanalyse mündet so in Netzwerktherapie.

Literatur

Alcalay R (1983) Health and social support networks: A case for improving interpersonal communication. Soc Networks 5: 71–88
Barnes JA (1954) Class and committees in a Norwegian island parish. Hum Relat 7: 39–58

Beach LR, Mai-Dalton R, Marshall M (unveröffentlicht) Characteristics of potential bus riders. Decision Making Research, Department of Psychology, University of Washington, Seattle

Becker U, Wiedemann PM (1986) Der Nutzen entscheidungstheoretischer Konzepte für die Analyse sozialer Unterstützung. (Vortrag auf dem Symposion „Soziale Netzwerke", Berlin)

Bergmann J (1974) Der Beitrag Harold Garfinkels zur Begründung des ethnomethodologischen Forschungsansatzes. Unveröff. Diplomarbeit, Universität München

Boszormenyi-Nagy I, Sparks G (1981) Unsichtbare Bindungen. Klett-Cotta, Stuttgart

Bott E (1971) Family and social network. Tavistock, London

Clark MS (1983) Some implications of close social bonds for help-seeking. In: DePaulo BM, Nadler A, Fischer JD (eds) New directions in helping, vol 2. Academic Press, New York, pp 205-229

Corrigan JD (1978) Salient attributes of two types of helpers: Friends and mental health professionals. J Counseling Psychol 25: 588-590

Cranach M v, Finzen A (Hrsg) (1972) Sozialpsychiatrische Texte. Springer, Berlin Heidelberg New York

Dimatteo MR, Hays R (1981) Social support and serious illness. In: Gottlieb BH (ed) Social networks and social support. Sage, Beverly Hills, pp 117-148

Edwards W, Newman JR (1982) Multiattribute evaluation. Sage, Beverly Hills

Everitt B (1981) Cluster analysis. Heinemann, London

Fransella F, Bannister D (1977) A manual for repertory grid technique. Academic Press, London

Freud S (1926) GW Bd 4 (zit. nach LaPlanche u. Pontalis 1971)

Garfinkel H (1967) Studies in ethnomethodology. Prentice Hall, Englewood Cliffs NJ

Gottlieb BH (1981) Preventive interventions involving social networks and social support. In: Gottlieb BH (ed) Social Networks and Social Support. Sage, Beverly Hills, pp 201-232

Gottlieb BH (1985) Social support and community mental health. In: Cohen S, Syme SL (eds) Social support and health. Academic Press, New York, pp 303-326

Gourash N (1978) Help-seeking: A review of literature. Am J Community Psychol 6: 413-429

Henderson S, Byrne DG, Duncan-Jones P (1981) Neurosis and the social environment. Academic Press, New York

Humphreys P (1984) Levels of representation in structuring decision problems. J Appl Syst Anal 11: 3-22

Jackson RM, Fischer CS, McCallister JL (1297 The dimension of social networks. In: Fischer CS, Jackson RM, Stueve CA, Gerson K, Jones LM (eds) Network and places: social relations in the urban setting. Fress Press, New York, pp 39-58

Jungermann H (1980) Speculations about decision theoretic aids for personal decision making. Acta Psychol 45: 7-34

Keeney RI, Raiffa H (1976) Decisions with multiple objectives: Preferences and value tradeoffs. Wiley, New York

Keupp H (1982) Soziale Netzwerke. In: Keupp H, Rerrich D (Hrsg) Psychosoziale Praxis. Ein Handbuch in Schlüsselbegriffen. Urban & Schwarzenberg, München, S 43-53

Knoke D, Kuklinski JD (1982) Network analysis. Sage, Bervely Hills

Korte CH (1983) Help-seeking in a city: Personal and organizational sources of help. In: Nadler A, Fisher JD, DePaulo BM (eds) New directions in helping, vol 3, Academic Press, New York, pp 255-271

Laplanche J, Pontalis JB (1972) Das Vokabular der Psychoanalyse. Suhrkamp, Frankfurt am Main

McCallister L, Fischer CS (1978) A method for surveying personal networks. Soc Methods Res 7: 131-148

Rohner R, Wiedemann PM (1986) Wie werden die Daten der Netzwerkforschung produziet? Ein Blick hinter die Konzepte und Methoden der Netzwerkforschung. (Vortrag auf dem Symposium „Soziale Netzwerke", Berlin 1984)

Schenk M (1984) Soziale Netzwerke und Kommunikation. Mohr, Tübingen

Sommer G, Ernst H (Hrsg) (1977) Gemeindepsychologie. Urban & Schwarzenberg, München

Stack BC (1974) All our kin. Strategies for survival in a black community. Harper & Row, New York

Stewart V, Stewart A, Fonda N (1981) Business applications of repertory grid. McGraw-Hill, London

Tardy CH (1985) Social support measurement. Am J Community Psychol 13: 187-202
Tolsdorf C (1976) Social networks, support, and coping: An exploratory study. Fam Proc 15: 407-417
Wellman B (1981) Applying network analysis to the study of social support. Sage, Beverly Hills, pp 171-200
Wellman B (1983) From social support to social network. Center for Urban and Community Studies, University of Toronto (Research Paper, no 146)
Winterfeldt D von, Edwards W (1986) Behavioral research and decision analysis. Cambridge Univ Press, Cambridge

Empirische Studien zum
sozialen Netzwerk psychisch Kranker

Soziale Unterstützung, belastende Lebensereignisse und psychogene Erkrankung in einer epidemiologischen Stichprobe[1]

R. MANZ, H. SCHEPANK

Theoretische Vorstellungen

Zwei wesentliche präventive Auswirkungen der sozialen Unterstützung auf psychogene Erkrankung lassen sich beschreiben: ein sogenannter Haupteffekt und ein sogenannter Puffereffekt (vgl. z.B. House 1981; Waltz 1981). Während man die allgemeine Funktion sozialer Unterstützung für psychisches Wohlergehen als „Haupteffekt" bezeichnet, wird unter dem „Puffereffekt" v.a. die streßmindernde Funktion sozialer Unterstützung im Rahmen belastender Lebensereignisse verstanden.

Nach Weiss (1974) lassen sich folgende basale soziale Bedürfnisse des Individuums anführen: Bedürfnis nach sozialer Bindung, nach Integration, gebraucht zu werden, die Selbstwertbestätigung, die Eingebundenheit in eine Gruppe sowie die Möglichkeit, sich an anderen zu orientieren. Sofern das Individuum zur Befriedigung dieser sozialen Bedürfnisse auf „soziale Ressourcen" zurückgreifen kann, sprechen Cohen u. Syme (1985) von sozialer Unterstützung. Der eigentliche Vorgang dieser Unterstützung kann mit House (1981) als interpersonelle Transaktion verschiedener Inhalte wie die Versicherung emotionaler Verbundenheit, instrumentelle Hilfen oder Informationen und Wertschätzung verstanden werden. Unterstützende Transaktionen können somit in emotionale (Sorge, Liebe, Sympathie, Wertschätzung) und instrumentelle (Rat, Information, Dienstleistungen, finanzielle Hilfen) unterteilt werden (vgl. Thoits 1982; Henderson 1980).

Soziale Unterstützung wird aus dem das Individuum umgebenden sozialen Netz erfahren. Soziale Netze - verstanden als Personen, die miteinander in Beziehung stehen (Wellmann 1981) - weisen für unterschiedliche Personengruppen verschiedene Charakteristika auf. So verfügen nach Müller (1980) Neurotiker im Vergleich zu psychisch gesunden Personen über kleinere und weniger dichte Netze. Auch fehlten häufiger wichtige Bezugspersonen und zeigten sich vermehrt negative soziale Interaktionen. Vergleichbare Ergebnisse referierten auch Henderson et al. (1978), lassen jedoch die Frage nach der Kausalität von mangelndem sozialen „support" und psychogener Erkrankung offen. Brown u. Harris (1978) konnten in ihrer Studie über Witwen zeigen, daß die Existenz eines engen Vertrauten - eines „confidant" - protektiv gegen depressive Erkrankungen wirkte. Auch Miller u. Ingham (1976) beschreiben die protektive Wirkung eines „confidant", wie auch

---

[1] Das Projekt wurde durch die Deutsche Forschungsgesellschaft im Rahmen des Sonderforschungsbereiches Psychiatrische Epidemiologie (SFB 116/D2) unterstützt.

weniger intimer Beziehungen. Allerdings weisen die Autoren auf deutliche Geschlechtsunterschiede hin; während Frauen sehr deutlich von einem „confidant" profitierten, war dieser Effekt bei Männern allenfalls tendenziell nachweisbar.

Spezifizierung der Untersuchungshypothesen

Da die vorliegende Studie an einem bereits erhobenen Datenmaterial durchgeführt wurde – dem epidemiologischen Feldforschungsprojekt über psychogene Erkrankungen (Schepank 1987a, b) – richtet sich die zu bearbeitende Fragestellung zu einem großen Teil danach, welche Daten vorlagen bzw. aus dem vorliegenden Material erschlossen werden konnten:

Hypothese 1. Psychogen erkrankte Personen sollten seltener über eine enge stützende Bezugsperson (Lebenspartner und/oder sehr enger Freund) verfügen.

Hypothese 2. Auch in peripheren sozialen Rollenbereichen (Bekannte im weiteren Sinne aus Arbeit und Freizeit) sollten psychogen Erkrankte über weniger Kontakte verfügen.

Hypothese 3. Die protektive Wirkung einer engen supportiven Bezugsperson (Lebenspartner und/oder sehr enger Freund) sollte sich v.a. im Zusammenhang mit in den letzten sechs Monaten erlebten belastenden Lebensereignissen darstellen. Der negative Einfluß belastender Lebensereignisse auf die psychische Beeinträchtigung einer Person sollte durch eine enge Bezugsperson begrenzt werden.

Untersuchungsstichprobe

Im Rahmen der oben erwähnten epidemiologischen Untersuchung wurden 600 nach Zufall aus dem Einwohnermelderegister ausgelesene Probanden der Mannheimer[2] Bevölkerung der Geburtsjahrgänge 1935, 1945 und 1955 intensiv untersucht von 1979 bis 1982 (also im Alter von jeweils 25, 35 oder 45 +/−1 Jahren). Hierbei handelte es sich um zwei- bis dreistündige tiefenpsychologische Interviews kombiniert mit standardisierten sozialwissenschaftlichen Befragungsinstrumenten[3] wie z.B. einem Life-event-Inventar.

Von diesen 600 Interviewprobanden wurde eine Zufallsstichprobe (n = 200) der im folgenden beschriebenen Studie zugrundegelegt. Die Beschränkung auf 200 war aus arbeitsökonomischen Gründen notwendig, da ein Teil der benötigten

---

[2] Mannheim, eine wirtschaftlich florierende Großstadt mit ca. 300000 Einwohnern ist durch eine ausgewogene Mischung aus sekundärem und tertiärem beruflichen Sektor charakterisiert (Groß- und Mittelindustrie, Handel, großer Binnenhafen; zwei Universitäten, Fach- und Hochschulen, Bank- und Versicherungswesen, Oberlandes- und Bundesgerichte, Verwaltung). Mannheim ist insofern repräsentativ für die meisten Großstädte der Bundesrepublik.
[3] Details des Designs, der Stichprobe und der Instrumente s. Schepank 1987a, b.

Daten aus den umfangreichen Interviewklartexten (über 10 engzeilige Schreibmaschinenseiten pro Proband) nachträglich extrahiert werden mußte.

Operationalisierung der Variablen

Psychische Erkrankung

Als psychisch krank („Fall") wurde identifiziert, wer in den letzten sieben Tagen (Punktprävalenz) das qualitative Kriterium einer ICD-Diagnose der Ziffern 300–306 (WHO, 8. Revision)[4] erfüllte und zusätzlich mindestens eines der beiden folgenden quantitativen Kriterien:

- einen Summenscore von mindestens 20 Punkten im Goldberg-Cooper-Interview (GCI) (Goldberg et al. 1970) und/oder
- einen Summenwert von mindestens 5 Punkten im Beeinträchtigungsschwerescore (BSS) für psychogene Erkrankungen (Schepank 1974, 1980/81, 1987; Manz 1987). Das Instrument beinhaltet eine körperliche, psychische und sozialkommunikative Beurteilungsskala.

Lebensereignisse

Belastende Lebensereignisse wurden mittels eines Life-event-Inventars erfaßt, das in Anlehnung an Siegrist et al. (1980) entwickelt wurde (Hönmann 1980; Hönmann u. Schepank 1983; Schepank u. Tress 1987; Schiessl 1987). Die vorliegende Version erfaßt 25 einzelne Ereignisse für mehrere Prävalenzabschnitte (z. B. untergliedert innerhalb der letzten drei Jahre). Chronische Life-events enthält die vorliegende Form jedoch nicht. Auf einem Zusatzbogen wurde jedes Life-event näher beschrieben, zeitlich eingegrenzt und vom Probanden hinsichtlich der Qualität als angenehm, neutral oder unangenehm beurteilt.

Soziales Netz

Als Indikatoren für den Umfang des sozialen Netzwerkes verwendeten wir im Interview enthaltene Fragen nach Partnerschaft, Familie, Freunden und Bekannten, Berufstätigkeit sowie Freizeitaktivitäten und Vereinsmitgliedschaften.

---

[4] Nach der damals gültigen 8. Revision waren das:
ICD 300 Psychoneurosen;
ICD 301 Persönlichkeitsstörungen;
ICD 302 sexuelle Verhaltensabweichungen;
ICD 303 Alkoholismus;
ICD 304 andere Süchte;
ICD 305 (meist funktionelle) psychosomatische Symptome;
ICD 306 sonstige (ebenfalls überwiegend psychosomatische) Symptome.

Soziale Unterstützung

Das Konzept soziale Unterstützung war in der skizzierten epidemiologischen Studie anfangs noch nicht explizit enthalten. Da jedoch von tiefenpsychologischer Seite die Bereiche Partnerschaft und soziale Beziehungen von Interesse sind (Objektbeziehung, Konflikte, Sexualität) (vgl. Dührssen 1981), wurden Aussagen der Probanden und Urteile der Interviewer hierzu zusammen mit anderem Material in Form von umfangreichen Interviewdokumentationen für jeden Probanden niedergeschrieben. Wir verfügten somit über die Möglichkeit, die Qualität wichtiger sozialer Bezüge der Probanden zu beurteilen.

Wir unterschieden zwischen engen Bezugspersonen („confidant 1"), bei denen es sich in der Regel um gegengeschlechtliche Lebenspartner handelte und engen Freunden („confidant 2"). Um einer oder beiden Kategorien zugeordnet zu werden, mußte eine Person jeweils eine Reihe von Kriterien erfüllen, die im Anhang wiedergegeben sind. Diese Einteilung enger Bezugspersonen ist in etwa vergleichbar mit den Typen „a" und „b" von Brown u. Harris (1978). Im Rahmen einer Interraterstudie wurden 28 Probanden von zwei Ratern hinsichtlich des Vorhandenseins eines „confidant 1" und/oder „confidant 2" beurteilt[5]. Hier konnte eine Übereinstimmung von 93% gleichen Urteilen erzielt werden. Die Interraterreliabilität für dichotome Daten und zwei Rater wurden mittels Kappa ermittelt (vgl. z. B. Bartko u. Carpenter 1976). Sie beträgt $\kappa = 0{,}884$, $p < 0{,}01$.

Ergebnisse[6]

Der folgenden Darstellung der Ergebnisse dieser Untersuchung muß vorausgeschickt werden, daß sämtliche hypothesenprüfenden Auswertungen doppelt gerechnet wurden, da zwei Maße für die abhängige Variable „psychogene Beeinträchtigung" vorlagen: der GCI-Score und der BSS-Score. Hinzu kommt, daß der Beeinträchtigungsschwerescore (BSS) aufgrund seiner Subskala „sozialkommunikative Beeinträchtigung" eine meßtechnische und inhaltliche Konfundierung mit der in Frage stehenden Variablen „supportive Bezugsperson" vermuten läßt (Manz 1987; Manz et al. 1987).

Deskriptive Ergebnisse

170 (85%) der untersuchten 200 Probanden hatten einen Lebenspartner. Von diesen schätzten wir jedoch lediglich 148 (entspricht 87,5% von 170) als supportiv ein, so daß 74% der Probanden über einen *supportiven* Lebenspartner („confidant 1") verfügten. Einen sehr engen Freund/Freundin („confidant 2") fanden wir bei lediglich 28 (14%) der Probanden. 170 (85%) Personen (im Alter von etwa 25–45 Jahren) hatten noch eine leibliche Mutter, 115 (57,5%) einen leiblichen Vater. 128

---

[5] Ankerbeispiele zum Rating siehe Anhang.
[6] Eine erste Darstellung der Ergebnisse aus einer kleineren Stichprobe findet sich in Manz et al. 1987.

Tabelle 1. Häufigkeiten sozialer Kontaktbereiche in einer epidemiologischen Stichprobe von 200 25- bis 45jährigen Probanden

Kontaktbereich	Absolute Häufigkeit	Relative Häufigkeit [%]
– Lebenspartner ohne Berücksichtigung der supportiven Qualität	170	(85)
– supportiver Lebenspartner	148	(74)
– enger Freund („confidant 2")	28	(14)
– lebende Mutter	170	(85)
– lebender Vater	115	(57,5)
– mindestens 1 Kind	128	(64)
– mindestens 1 Geschwister	162	(81)
– mindestens 1 peripherer Kontaktbereich	196	(98)
– regelmäßige Kontakte in mehr als einem peripheren Kontaktbereich	60	(30)

(64%) hatten mindestens ein Kind, 162 (81%) hatten mindestens ein Geschwister. Ohne Berücksichtigung der Qualität der Beziehungen hatten nahezu alle Probanden (196; 98%) regelmäßige Kontakte in einem peripheren Rollenbereich, 60 (30%) in zwei oder mehreren. Diese deskriptiven Ergebnisse faßt Tabelle 1 zusammen.

Ergebnisse zur Hypothesenprüfung

Hypothese 1 postuliert einen höheren Anteil psychogen Erkrankter unter den Probanden ohne „confidant 1" und/oder „confidant 2". Die Ergebnisse der Hypothesenprüfung sind Tabelle 2a und b zu entnehmen. In Tabelle 2a wurden als psychogen erkrankt nur diejenigen Personen berücksichtigt, die das Kriterium (≥ 20 Punkte) im Goldberg-Cooper-Interview (Goldberg et al. 1970) erfüllten. In Tabelle 2b dagegen wurde die ursprüngliche Falldefinition (Goldberg-Cooper-Interview ≥ 20 Punkte und/oder BSS ≥ 5 Punkte) zugrundegelegt.

Sowohl nach eingeschränkter als auch nach ursprünglicher Falldefinition legen die Ergebnisse eine deutliche Assoziation psychogener Erkrankung und enger supportiver Bezugspersonen nahe. Nach GCI-Falldefinition sind 39,4% der Fälle ohne „confidant 1" oder „confidant 2", dagegen haben nur 14,9% der psychisch Gesunden weder einen „confidant 1" noch einen „confidant 2". Nicht anders die Ergebnisse nach ursprünglicher Falldefinition: Hier haben 35,3% der Fälle weder einen „confidant 1" noch einen „confidant 2", während nur 13,4% der Nichtfälle weder einen „confidant 1" noch einen „confidant 2" haben.

Hypothese 2. Keine Unterschiede ergaben sich hinsichtlich der Anzahl familiärer Kontaktpersonen zwischen psychisch Gesunden und psychisch Erkrankten. Bezüglich peripher sozialer Beziehungen finden sich lediglich tendentielle, statistisch nicht signifikante Unterschiede zwischen Fällen und Nichtfällen. Wie bereits beschrieben, wurde bei den familiären und peripheren Kontakten nicht deren supportive Qualität berücksichtigt.

Tabelle 2. Psychogen Erkrankte und psychisch Gesunde in Abhängigkeit vom Vorhandensein eines „confidant 1" und/oder eines „confidant 2" (**2a** nach eingeschränkter Falldefinition (GCI ≥ 20); **2b** nach ursprünglicher Falldefinition (GCI ≥ 20 und/oder BSS ≥ 5)

2a. Fälle nach eingeschränkter Falldefinition

	Fälle	Nichtfälle	
supportiver „confidant 1" oder „confidant 2" vorhanden	20 (12,3%)	142	162
„confidant 1" nicht supportiv oder nicht vorhanden und kein „confidant 2" vorhanden	13 (34,2%)	25	38
	33 (16,5%)	167	200

$\chi^2 = 10,68$, FG = 1, p < 0,01, $\varphi = 0,23$

2b. Fälle nach ursprünglicher Falldefinition

	Fälle	Nichtfälle	
supportiver „confidant 1" oder „confidant 2" vorhanden	33 (20,4%)	129	162
„confidant 1" nicht supportiv oder nicht vorhanden und kein „confidant 2" vorhanden	18 (47,4%)	20	38
	51 (25,5%)	149	200

$\chi^2 = 11,8$, FG = 1, p < 0,001, $\varphi = 0,24$

Wesentliche Bedeutung für ein Verständnis der Wirkung sozialer Unterstützung auf psychische Gesundheit kommt der Frage nach dem Haupteffekt gegenüber dem Puffereffekt sozialer Unterstützung zu. Aus diesem Grunde versuchten wir in einem varianzanalytischen Design den Effekt einer engen supportiven Bezugsperson in Abhängigkeit von erlebten Belastungen (unangenehme Lebensereignisse) darzustellen. Diese Fragestellung bezieht sich auf *Hypothese 3*, die sich folgendermaßen präzisieren läßt:

Hypothese 3a. Wirkt soziale Unterstützung vorwiegend als *Haupteffekt* auf psychische Gesundheit, so sollten sich höhere psychische Beeinträchtigungswerte bei Probanden ohne „confidant 1" oder „confidant 2" zeigen – und zwar unabhängig vom Auftreten bzw. Fehlen belastender Lebensereignisse.

Hypothese 3b. Wirkt soziale Unterstützung jedoch vorwiegend als *Puffereffekt* auf psychische Gesundheit, so sollten sich durch Life-events belastete Personen mit supportivem „confidant 1" oder „confidant 2" nicht nennenswert höher beeinträchtigt zeigen als Personen, welche keinen „confidant 1" oder „confidant 2" haben, jedoch auch keinen belastenden Lebensereignissen ausgesetzt waren.

In einem zweifaktoriellen Design unterteilten wir die Stichprobe in die Faktorkombinationen supportiver „confidant 1"/"confidant 2" vorhanden/nicht vorhanden und belastende Lebensereignisse in den letzten 6 Monaten vorhanden/nicht vorhanden. Betrachtet man den GCI-Score als abhängige Variable, so zeigen sich deutliche Unterschiede hinsichtlich der psychogenen Beeinträchtigung zwischen den beschriebenen Gruppen (vgl. Tabelle 3).

Sowohl für die Variable „enge Bezugsperson" als auch für die Variable „Lebensereignisse" lassen sich deutliche Haupteffekte nachweisen. So liegt die durchschnittliche Beeinträchtigungsschwere bei Probanden mit „confidant 1" oder „confidant 2" lediglich bei 10,70 Punkten, dagegen bei Probanden ohne „confidant 1" oder „confidant 2" bei 16,92 Punkten. Ebenso für Lebensereignisse: bei Probanden ohne Lebensereignisse 10,84 Punkte, dagegen bei Probanden mit mindestens einem belastenden Lebensereignis 13,36 Punkte. Eine Interaktion zwischen beiden Faktoren ist nicht nachweisbar.

Auch die Beurteilung der Schwere der Beeinträchtigung mittels BSS führte zu vergleichbaren Ergebnissen (s. Tabelle 4).

Bei einem Gesamtmittelwert von 3,38 Punkten weisen Probanden ohne „confidant 1" oder „confidant 2" 4,66 und Probanden mit supportivem „confidant 1" oder „confidant 2" 3,08 Punkte auf, ohne die Berücksichtigung von Life-events. Probanden, die in den letzten 6 Monaten keinen unangenehmen Lebensereignissen ausgesetzt waren, erreichen 3,12, Probanden, welche mindestens ein belastendes Lebensereignis erlebten, dagegen 3,75 Punkte im BSS. Hier ließ sich neben

Tabelle 3. Varianzanalytische Ergebnisse zur psychogenen Beeinträchtigung (GCI-Score) in Abhängigkeit vom Vorhandensein einer engen Bezugsperson bzw. eines engen Freundes und belastender Lebensereignisse in den vergangenen 6 Monaten (n = 200)

Quelle	FG	MSQ	F	p
Haupteffekte				
supportive Bezugsperson	1	1152,7	21,34	0,0001
belastende Life-events	1	272,2	5,04	0,026
Interaktion				
„support" × Life-events	1	16,23	0,30	0,584
Residuum	196	54,020	–	–
Gesamt	199	60,635	–	–

Erklärte Varianz: $\eta = 0,121$
Gruppenmittelwerte (AV = GCI-Score). In den Klammern die Zeilen- bzw. Spaltenmittelwerte.

	Kein belastendes Life-event	Mindestens 1 belastendes Life-event	
„confidant 1" supportiv oder „confidant 2" vorhanden	9,85	11,94	(10,70)
„confidant 1" nicht supportiv oder nicht vorhanden und kein "confidant 2" vorhanden	15,33	18,88	(16,92)
	(10,84)	(13,36)	

Gesamtmittelwert: 11,88

Tabelle 4. Varianzanalytische Ergebnisse zur psychogenen Beeinträchtigung (BSS-Score) in Abhängigkeit vom Vorhandensein einer engen Bezugsperson bzw. eines engen Freundes und belastender Lebensereignisse in den vergangenen 6 Monaten (n = 200)

Quelle	FG	MSQ	F	p
Haupteffekte				
supportive Bezugsperson	1	74,27	30,66	0,0001
belastende Life-events	1	16,77	6,92	0,009
Interaktion				
„support" × Life-events	1	7,02	2,89	0,09
Residuum	196	2,422	–	–
Gesamt	199	2,890	–	–

Erklärte Varianz: $\eta = 0,162$

Gruppenmittelwerte (AV = BSS-Score). In den Klammern die Zeilen- bzw. Spaltenmittelwerte.

	Kein belastendes Life-event	Mindestens 1 belastendes Life-event	
„confidant 1" supportiv oder „confidant 2" vorhanden	2,92	3,32	(3,08)
„confidant 1" nicht supportiv oder nicht vorhanden und kein „confidant 2" vorhanden	4,05	5,41	(4,66)
	(3,12)	(3,75)	

Gesamtmittelwert: 3,38

zwei signifikanten Haupteffekten für Support und Lebensereignisse lediglich tendenziell eine Interaktion zwischen beiden Faktoren nachweisen. Die Ergebnisse beider Analysen sind in Abb. 1 noch einmal zusammenfassend dargestellt.

Diskussion

Die referierten Ergebnisse legen die Wirkung sozialer Unterstützung auf psychogene Beeinträchtigung qua Haupteffekt nahe. Für den BSS als Beeinträchtigungsmaß zeichnet sich eine Interaktion der Variablen „enge Bezugsperson" und „belastende Lebensereignisse" allenfalls als Tendenz ab. Zu vergleichbaren Ergebnissen kommt auch Thoits (1984) im Rahmen einer prospektiven Studie. Die Autorin operationalisierte „support" ebenfalls als intime Bezugsperson. Der Nachweis von Haupt- oder Puffereffekten sozialer Unterstützung scheint stark von der Operationalisierung v. a. der unabhängigen Variablen „support" abzuhängen (vgl. Cohen u. Wills 1985). So findet beispielsweise Henderson (1981) deutliche Interaktionseffekte mehrerer mit Hilfe des ISSI (Henderson et al. 1980) operationalisierter „support-Maße". Wie dem Literaturüberblick von Cohen u. Wills (1985) zu entnehmen ist, operationalisiert der weit überwiegende Teil der Studien zum „social support"

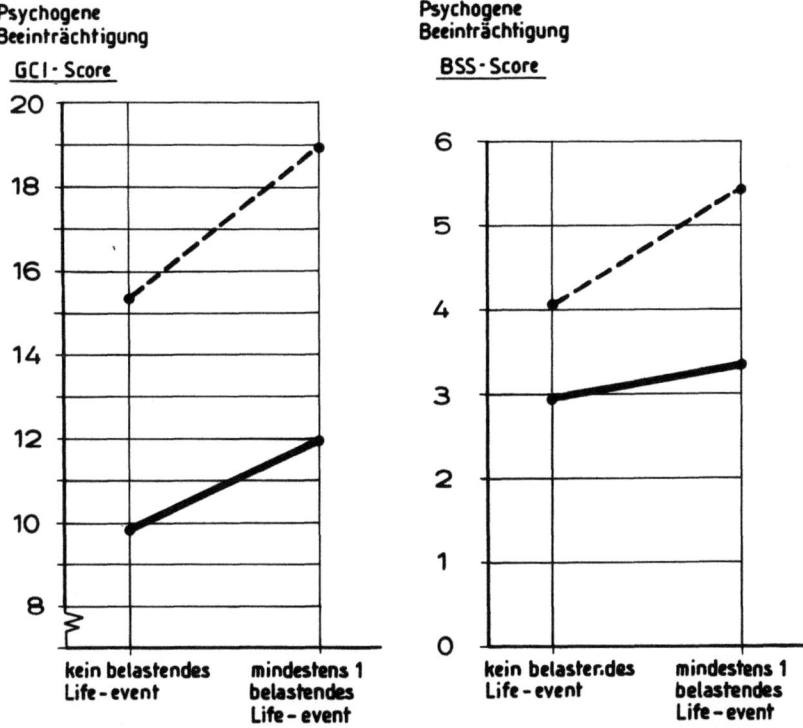

Abb. 1. Gruppenmittelwert psychogener Beeinträchtigung nach GCI-Score und BSS-Score in Abhängigkeit von Life-event und Bezugsperson (n=200). —— „confidant 1" supportiv oder „confidant 2" vorhanden; ---- „confidant 1" nicht supportiv oder nicht vorhanden, kein „confidant 2" vorhanden

psychogene Beeinträchtigung als depressive Symptomatik. Dem gegenüber berücksichtigten die klinisch erfahrenen Interviewer in unserer epidemiologischen Studie die gesamte Spannweite psychoneurotischer, psychosomatischer und charakterneurotischer Symptommanifestationen und beurteilten den Schweregrad der psychogenen Beeinträchtigung auf der psychischen, körperlichen und sozial-kommunikativen Ebene. Zusätzlich wurde mit dem Goldberg-Cooper-Interview (Goldberg et al. 1970) ein stark strukturiertes Verfahren, das vorwiegend für die psychiatrische Diagnostik konzipiert ist, verwendet.

Mit dem Umfang der diagnostisch berücksichtigten Dimensionen steigt jedoch auch die Gefahr einer Konfundierung der abhängigen und unabhängigen Variablen. So dürfte sich in unserer Studie die Variable „enge Bezugsperson" sehr deutlich mit der im BSS enthaltenen Dimension „sozial-kommunikative Beeinträchtigung" überschneiden, da hier auch Kontaktstörungen beurteilt werden. Ähnliche Überschneidungen sind zwischen den Variablen „support" und Life-event zu erwarten. Der kürzliche Verlust des Ehegatten ist sicher ein sehr schwerwiegendes und beeinträchtigendes Ereignis, das zudem die „support"-Struktur einer Person nachhaltig beeinflußt. Ebenso stellen chronische Partnerkonflikte eine inhaltliche Konfundierung der Variablen Life-event und „support" dar, darüber hinaus werden sie auch noch persönlichkeitsabhängig sein.

Die Variable Life-event ist in mehrfacher Hinsicht nicht persönlichkeitsunabhängig. Möglicherweise ist bei psychogen beeinträchtigten Personen mit einem „effort after meaning" zu rechnen, d.h. diese Personen könnten dazu tendieren, sich ihre Beeinträchtigung mit Hilfe von Umweltereignissen zu erklären und entweder mehr Life-events berichten als weniger beeinträchtigte Personen oder einen größeren Anteil erfahrener Ereignisse als belastend beurteilen. Probleme der inhaltlichen und meßtechnischen Konfundierung der Konzepte werden von mehreren Autoren diskutiert (Thoits 1982; Cohen u. Wills 1985). Monroe u. Steiner (1986) fordern in diesem Zusammenhang zumindest eine meßtechnisch unabhängige Erfassung der Variablen. Das Goldberg-Cooper-Interview beinhaltet keine Skala, die explizit mit dem „support"-Konzept konfundiert ist. Auch das hier verwendete Life-event-Inventar enthält innerhalb seiner 25 Items lediglich zwei Fragen, die eine Konzeptüberschneidung mit „support" bewirken könnten (Tod eines nahen Angehörigen; Bruch in Ehe/Partnerschaft). Die wesentlichste meßtechnische Redundanz besteht demnach zwischen den Variablen „enge Bezugsperson" und „psychogene Beeinträchtigung" via BSS, was sich auch in einer etwas höheren Varianzaufklärung verglichen mit dem GCI-Score zeigt. Da sich jedoch für beide Beeinträchtigungsmaße vergleichbare Effekte ergeben, ist ein Artefakt unwahrscheinlich.

Somit können wir feststellen: soziale Unterstützung – als Vorhandensein bzw. Fehlen eines supportiven „confidant" operationalisiert – wirkt in unserer Studie zumindest in Form eines Haupteffekts auf psychogene Beeinträchtigung, was Puffereffekte jedoch nicht prinzipiell ausschließt (vgl. Cohen u. Wills 1985).

Diskussionswürdig ist auch ein weiteres grundsätzliches Problem, das viele mit dem „social network"-Konzept arbeitenden Untersuchungen und die krankheitspräventive Funktion im Sinne eines „social support" betreffen dürfte: Eine nachgewiesene korrelative Beziehung beweist noch keineswegs schlüssig, daß fehlende soziale Beziehungen im Sinne eines Kausalnexus psychogene Erkrankungen begünstigen. Denkbar wäre nämlich ebenso, daß ein Mangel an sozialen Beziehungen bereits Ausdruck (Folge) einer vorhandenen Grundstörung ist, z.B. als charakterneurotische Bindungsschwäche oder Beziehungsunfähigkeit, die psychosomatische Symptomatik begleitet. Selbst bei einer repräsentativen Feldstudie oder einer methodisch einwandfrei durchgeführten Patient-Kontroll-Vergleichsuntersuchung wäre das bei der erkrankten Gruppe fehlende soziale Netz durchaus auch als eine – psychiatrisch gesprochen – krankheitsbegleitende Negativsymptomatik interpretierbar. Soziales Netz muß nicht eine unabhängige Varibale, sondern könnte auch lediglich eine Kriteriumsvariable sein – selbst dann, wenn die zeitliche Zuordnung eine ursächliche Verknüpfung nahelegen sollte.

Schließlich sei noch eine einschränkende Bemerkung zu dem bei unserer Stichprobe offensichtlich zu vernachlässigenden Einfluß der Bezugsperson aus der Primärfamilie hinzugefügt: Bei gesellschaftsübergreifend transkultureller Sicht können unsere Befunde selbstverständlich nur für den heutigen und hiesigen Kulturkreis Generalisierbarkeit und Repräsentativität beanspruchen. Zahlreiche (auch persönliche) Erfahrungen mit Vertretern anderer ethnischer Großgruppen stützen die Vermutung, daß z.B. die supportive oder präventive Bedeutung der Netzstrukturen der Primärfamilie dort einen sehr viel höheren Stellenwert hat, z.B. bei bestimmten stärker familienzentrierten Gesellschaftsformen, etwa in

Japan, Taiwan oder der Volksrepublik China oder auch in den stärker vom Islam geprägten Kulturen – vielleicht sogar bereits bei den uns noch vertrauteren, aber stärker in christliche Strukturen eingebundenen Regionen Südeuropas oder Südamerikas.

Den besonderen Erkenntniswert unserer Studie möchten wir – trotz aller Einschränkungen – in der sorgfältig durchgeführten Methodik und der Samplegewinnung sehen: Alle miteinander verglichenen Probanden sind aus einer Zufallsstichprobe aus der Allgemeinbevölkerung hervorgegangen; es handelt sich also nicht um einen Vergleich von speziellen Risiko- oder Extremgruppen, auch nicht um hochselegierte Patientenkollektive, die eine Therapieinstitution in Anspruch genommen haben. Generalisierbarkeit auf die heutige bundesrepublikanische Großstadtbevölkerung der untersuchten Altersgruppe 25- bis 45jähriger scheint uns somit erlaubt.

Die hier dargestellten Ergebnisse beziehen sich vornehmlich auf eine Analyse retrospektiv erfaßter Querschnittsdaten. Die weitere Auswertung unserer Followup-Studie wird uns künftig auch in die Lage versetzen, anhand von *Verlaufsdaten* erneut zur Frage der Bedeutung sozialer Unterstützung für psychogene Beeinträchtigung Stellung zu nehmen.

Anhang: Handanweisung und Ankerbeispiele zum „confidant rating"

Allgemeines

Das im folgenden beschriebene Rating beinhaltet Kriterien zur Beurteilung der Qualität sozialer Bezüge zu unterschiedlichen Mitgliedern des sozialen Netzwerks einer Person. Hierbei wird eine Beschränkung auf enge Bezugspersonen vorgenommen. Das Rating ist insgesamt vergleichbar mit dem Vorgehen von Brown u. Harris (1978) oder Thoits (1984).

Vorgehensweise

Zunächst ist abzuklären, ob ein Proband über einen Lebenspartner überhaupt verfügt. Hierzu zählen der Ehegatte, die Ehegattin, bei unverheirateten Paaren der Lebenspartner (Freund/Freundin meist gegengeschlechtlich). In einer ersten Abgrenzung zu anderen Bezugspersonen ist bei dieser Rubrik v. a. die Tatsache einer sexuellen Beziehung von Bedeutung. Über die formale Existenz einer solchen ersten Bezugsperson – im weiteren „confidant 1" genannt – hinaus, soll anhand folgender Kriterien deren Qualität im Sinne einer supportiven bzw. einer nicht supportiven Beziehung beurteilt werden.

Kriterien zur Supportivität eines „confidant 1":
- Die Beziehung zum Partner wird aus der Sicht des Probanden emotional als befriedigend und hilfreich erlebt, gelegentliche Konflikte werden in der Regel gemeinsam bewältigt.

- In instrumenteller Hinsicht sollte eine weitgehend ausgewogene Beziehung vorliegen, d.h. daß beispielsweise Funktionen wie Einkommenserwerb, Haushaltspflichten oder Erziehung etc. geteilt werden.
- Auch in sexueller Hinsicht sollte die Beziehung mindestens als befriedigend erlebt werden.
- Schließlich sollte die Beziehung seit mindestens einem halben Jahr bestehen. Auch sollten keine Anhaltspunkte für eine baldige Trennung vorliegen.

Kriterien für das Vorhandensein einer zweiten Bezugsperson *("confidant 2")*, hiermit ist in der Regel ein sehr enger Freund gemeint:

- Die Beziehung zum engen Freund/zur engen Freundin wird emotional weitgehend als Ergänzung zur Partnerschaft erlebt. Mit dem „confidant 2" können also verschiedenste intime Probleme (auch bezüglich der Partnerschaft) besprochen werden.
- Der enge Freund/die enge Freundin erfüllt auch weitgehend instrumentelle Bedürfnisse des Probanden, vorzugsweise in besonderen Belastungssituationen (beispielsweise finanzielle Hilfen, verschiedenste Dienstleistungen, Rat, Informationen etc.).
- Auch diese Beziehung sollte seit mindestens einem halben Jahr bestehen.

Beim hier beschriebenen „confidant rating" sind zusammenfassend folgende Punkte zu beachten:

a) Es ist die Frage zu klären, ob ein „confidant 1" im oben beschriebenen Sinn existiert bzw. ob der Proband alleine lebt.
b) Ferner ist ein eventuell vorhandener „confidant 1" hinsichtlich seiner supportiven Qualität im Sinne von supportiv/nicht supportiv zu beurteilen anhand der oben aufgeführten Kriterien.
c) Darüber hinaus ist abzuklären, ob ein Proband über einen sehr engen Freund bzw. eine sehr enge Freundin nach den oben beschriebenen Kriterien für den „confidant 2" verfügt oder nicht.

Es können folgende Ratingkombinationen auftreten:

1) Der Proband hat einen „confidant 1", dieser wird als supportiv beurteilt, des weiteren verfügt der Proband über einen „confidant 2".
2) Der Proband lebt mit einem „confidant 1" zusammen, dieser ist nicht supportiv, er verfügt jedoch über einen sehr engen Freund.
3) Der Proband hat weder einen „confidant 1" noch einen „confidant 2".
4) Der Proband verfügt über einen „confidant 1", dieser ist nicht supportiv, ein enger Freund ist nicht vorhanden.
5) Der Proband lebt allein, d.h. ohne „confidant 1", hat jedoch einen sehr engen Freund.
6) Der Proband verfügt über einen „confidant 1", dieser ist nicht supportiv, ein enger Freund ist vorhanden.

Ankerbeispiele zur Kodierung

Im folgenden werden Falbeispiele für die oben angegebenen Kodierungsmöglichkeiten vorgelegt.

1. Beispiel: „confidant 1" vorhanden und supportiv, „confidant 2" vorhanden.
Die 35jährige Sekretärin ist seit zwei Jahren verheiratet, arbeitet ganztätig in ihrem Beruf. Mit dem ebenfalls berufstätigen gleichaltrigen Ehemann verstehe sich die Probandin sehr gut, obgleich die sehr positive Beziehung durch mehrere Fehlgeburten und damit unerfülltem Kinderwunsch etwas getrübt sei. Der Ehemann wird jedoch immer wieder als verständnisvolle und wichtige Stütze erlebt. Die sexuelle Beziehung ist für beide Partner sehr befriedigend. Die Probandin berichtet von mehreren sehr engen Freundschaften und einer aktiven Freizeitgestaltung.

2. Beispiel: „confidant 1" vorhanden und supportiv, „confidant 2" nicht vorhanden.
Der 26jährige Schlosser führt nach dem Tode des Vaters den Betrieb alleine weiter und ist daher sehr beschäftigt. Daneben besucht er die Meisterschule, die ihm abgesehen vom zeitlichen Aufwand keine Schwierigkeiten bereitet. Der Haushalt wird von der Mutter besorgt. Der Proband hat seit 10 Monaten eine feste Freundin, mit der er sich trotz seiner umfangreichen Wochenendaktivitäten wegen einer Vereinsmitgliedschaft gut versteht. Auch in sexueller Hinsicht sei die Beziehung zufriedenstellend. Heiratspläne bestehen derzeit nicht. In seiner Freizeit ist der junge Mann aktiver Handballspieler und Schiedsrichter. Einen engen Freund hat der Proband nicht.

3. Beispiel: Weder „confidant 1" noch „confidant 2" vorhanden.
Der 25jährige Mann arbeitet nach Abbruch zweier Lehren als ungelernter Arbeiter. Der Proband lebt in einem christlichen Männerwohnheim, hat aber zu den meist ausländischen Mitbewohnern kaum Kontakt. Frühere regelmäßige Freizeitkontakte bestanden zu Mitgliedern eines Kampfsportvereins, diese brachen jedoch aus beruflichen Gründen (Nachtschicht) ab. Kontakte zu einer Rockerclique, in der er sogar stellvertretender Vorsitzender war, brach er selbst ab, da er das Gefühl hatte, diese Menschen würden alle einsam bleiben und seien nur durch den Alkohol verbunden. Eine Freundin vermisse er sehr, eine Beziehung brach er vor drei Jahren ab, er habe nichts mit der damaligen Freundin anfangen können. Auch zur Familie bestehen keine Kontakte. Für die Nachfolgeuntersuchung könne er nicht garantieren, daß er noch im Wohnheim anzutreffen sei, eine Kontaktadresse könne er ebenfalls nicht angeben.

4. Beispiel: „confidant 1" vorhanden, aber nicht supportiv, kein „confidant 2" vorhanden.
Die 35jährige Frau arbeitet ganztags als Verkäuferin und lebt in erster Ehe mit einem Algerier. Beide lebten für sechs Jahre in Algerien, wo auch der heute achtjährige Sohn geboren wurde. Nachdem der Ehemann in seiner Heimat aufgrund der dortigen Korruptionen beruflich nicht aufsteigen konnte, entschloß sich das Paar, wieder in die Bundesrepublik zurückzukehren. Hier schaffte der Mann offenbar die soziale Integration nicht und ist seit zwei Jahren arbeitslos. Er ver-

bringt die meiste Zeit außer Haus, vorwiegend in Kneipen, so daß die ganze Last des Unterhalts, Haushalts und der Erziehung auf der Probandin ruht. Aufgrund dieser hohen zeitlichen Anforderung bleibt für Freizeitkontakte der Probandin kein Raum, so daß nur oberflächliche Kontakte zu Nachbarn bestehen. Auch hat die Probandin keine engeren Freundschaften. Das Ehepaar hat im Durchschnitt weniger als einmal pro Monat sexuellen Kontakt.

5. Beispiel: Kein „confidant 1" vorhanden, jedoch „confidant 2" vorhanden.
Der 46jährige ungelernte Arbeiter lebt seit Trennung von Frau und Kindern vor über 20 Jahren mit seiner Schwester in der ehemals elterlichen Wohnung zusammen. Der Kontakt zur geschiedenen Frau und den Kindern ist völlig abgebrochen. Der Unterhalt wird vom bescheidenen Verdienst des Probanden bestritten, während Einkünfte der Schwester (Rente, Vermietung eines Reihenhauses) gespart werden. Mit der Schwester könne der Proband alles Wichtige besprechen. Die Schwester versorgt den gemeinsamen Haushalt, verwaltet die Einkünfte. An Freizeitbeschäftigung gibt der Proband an, Mitglied in einem Fanfarenzug zu sein, des weiteren Spazierfahrten mit dem Mofa und Fußballplatzbesuche.

6. Beispiel: „confidant 1" vorhanden und nicht supportiv, „confidant 2" vorhanden.
Die 35jährige Frau arbeitet seit ca. 20 Jahren als Büroangestellte und lebt mit ihrem Mann in einer Zweizimmerwohnung. Das Paar hat keine Kinder. Die Probandin schildert wenig Gemeinsamkeiten zu ihrem anhänglichen Ehemann. Dieser sehe viel fern, während die Probandin abends gerne fortgehe. Das Paar lebt nebeneinander her, die Probandin bedauert, aus dem Hafen der Eltern viel zu schnell in den Hafen der Ehe hinübergeschlittert zu sein. Endlich berichtet die Probandin von einer außerehelichen Beziehung, von der der Ehemann nichts wisse. Hier scheint die Frau die volle Aufmerksamkeit zu finden, welche sie bei ihrem Gatten offenbar vermißt. Die Freizeitaktivitäten sind sehr ausgeprägt: Tennis, Schwimmen, Wandern und in letzter Zeit auch Skifahren.

Literatur

Bartko JJ, Carpenter WT (1976) On the methods and theory of reliability. Nerv Ment Dis 163: 307–317

Brown GW, Harris T (1978) Social origins of depression. Tavistock, London

Cohen S, Syme SL (1985) Issues in the study and application of social support. In: Cohen S, Syme SL (eds) Social support and health. Academic Press, Orlando

Cohen S, Wills TA (1985) Stress, social support, and the buffering hypothesis. Psychol Bull 98: 310–357

Degkwitz, R, Helmchen H, Kockott G, Mombour M (1975) Diagnosenschlüssel und Glossar psychiatrischer Krankheiten. Deutsche Ausgabe der internationalen Klassifikation der WHO, 8. Revision, 4. Aufl. Springer, Berlin Heidelberg New York

Dührssen A (1981) Die biographische Anamnese unter tiefenpsychologischem Aspekt. Vandenhoeck & Ruprecht, Göttingen

Goldberg DP, Cooper B, Eastwood MR, Kedward HB, Shepherd M (1970) A standardized psychiatric interview for use in community surveys. Br J Prev Soc Med 24: 18–23

Heigl-Evers A, Schepank H (Hrsg) (1980/81) Ursprünge seelisch bedingter Krankheiten. Vandenhoeck & Ruprecht, Göttingen

Henderson S (1980) A development in social psychiatry. The systematic study of social bonds. J Nerv Ment Dis 168: 63-69
Henderson S (1981) Social relationships, adversity and neurosis: An analysis of prospective observations. Br J Psychiatry 138: 391-398
Henderson S, Duncan-Jones P, Byrne DG, Scott R (1980) Measuring social relationships: The Interview Schedule for Social Interaction. Psychol Med 10: 723-734
Henderson S, Duncan-Jones P, McAuley H, Ritchie K (1978) The patients primary group. Br J Psychiatry 132: 74-86
Hönmann H, Schepank H (1980) Life events influencing psychosomatic diseases. (Proceedings of the 13th European Conference on Psychosomatic Research, Istambul)
Hönmann H, Schepank H (1983) Life-events in der Allgemeinbevölkerung. Psychosom Med Psychoanal 2: 110-126
House JS (1981) Work stress and social support. Addison-Wesley, Reading MA
Manz R (1987) Gütekriterien der Instrumente zur Fallidentifikation. In: Schepank H (Hrsg) Psychogene Erkrankungen in der Stadtbevölkerung. Springer, Berlin Heidelberg New York Tokyo S 235-238
Manz R, Valentin E, Schepank H (1987) Soziale Unterstützung und psychogene Erkrankung. Ergebnisse aus einer epidemiologischen Feldstudie. Psychosom Med Psychoanal 33: 162-170
Miller PC, Ingham JB (1976) Friends confidants and symptoms. Soc Psychiatry 11: 307-317
Monroe SM, Steiner JB (1986) Social support and psychopathology: Interactions with preexisting disorders, stress, and personality. J Abnorm Psychol 95: 29-39
Mueller DP (1980) Social networks: A promising direction for the research on the relationship of the social environment to psychiatric disorder. Soc Sci Med 14: 147-161
Schepank H (1974) Erb- und Umweltfaktoren bei Neurosen. Springer, Berlin Heidelberg New York
Schepank H (Hrsg) (1987a) Psychogene Erkrankungen der Stadtbevölkerung. Eine tiefenpsychologisch-epidemiologische Feldstudie in Manheim. Springer, Berlin Heidelberg New York Tokyo
Schepank H (ed) (1987b) Epidemiology of psychogenic disorders. The Mannheim study - results of a field survey in the Federal Republic of Germany. Springer, Berlin Heidelberg New York Tokyo
Schepank H, Tress W (1987) Häufigkeiten und Bedingungen psychogener Erkrankungen in der Stadtbevölkerung. Nervenheilkunde 6: 23-26
Schiessl N (1987) Life-events. In: Schepank H (Hrsg) Psychogene Erkrankungen der Stadtbevölkerung. Springer, Berlin Heidelberg New York Tokyo, S 173-181
Siegrist J, Dittmann K, Rittner K, Weber I (1980) Soziale Belastung und Herzinfarkt. Enke, Stuttgart
Thoits PA (1982) Conceptual, methodological, and theoretical problems in studying social support as a buffer against life stress. J Health Soc Behav 23: 145-159
Thoits PA (1984) Explaining distributions of psychological vulnerability: Lack of social support in the face of life stress. Soc Forces 63: 453-481
Waltz EM (1981) Soziale Faktoren bei der Entstehung und Bewältigung von Krankheiten - ein Überblick über die Literatur. In: Badura B (Hrsg) Soziale Unterstützung und Krankheit. Suhrkamp, Frankfurt am Main, S 40-119
Weiss RS (1974) The provisions of social relationships. In: Rubin Z (ed) Doing unto other. Prentice Hall, Englewood Cliffs, pp 17-26
Wellman B (1981) Apllying network analysis to the study of support. In: Gottlieb BH (ed) Social networks and social support. Sage, Beverly Hills, pp 171-200

Soziale Netzwerke und Krankheitsverhalten: Eine Analyse des Umgangs mit psychischen und psychosomatischen Störungen bei jungen Erwachsenen

A. Dobler-Mikola, J. Binder, J. Angst

Einleitung

Die vorliegende Arbeit untersucht das Krankheitsverhalten junger Erwachsener aus der Allgemeinbevölkerung, wobei dem Umgang mit psychischen und psychosomatischen Syndromen besondere Aufmerksamkeit geschenkt wird. Unser besonderes Interesse gilt der Frage, wie die Entscheidung bei einer Beschwerde professionelle medizinische Versorgung zu beanspruchen, mit dem Prozeß der Wahrnehmung in der Interaktion innerhalb der Primär- und Sekundärbeziehungen zusammenhängt. Diese Fragestellung entspringt der Erkenntnis, daß nicht alle Leute mit Beschwerden oder Krankheiten den Arzt aufsuchen und umgekehrt nicht immer eine klare medizinische Indikation vorhanden ist, wenn jemand einen Arzt aufsucht. Dadurch, daß nicht jede Gesundheitsstörung automatisch zu einer Arztkonsultation führt, ist der Weg in die Arztpraxis nicht nur ein medizinisches, sondern in einem relevanten Ausmaß auch ein soziales Problem.

Soziale Netzwerke und Krankheitsverhalten

Zahlreiche Untersuchungen zeigen einen konsistenten Zusammenhang zwischen soziodemographischen Gruppenmerkmalen (z. B. Geschlecht oder Schichtzugehörigkeit) und typischen Mustern des Krankheitsverhaltens (McKinlay 1972; Mechanic 1977). Eine nähere Betrachtung der Resultate läßt aber vermuten, daß das unterschiedliche Krankheitsverhalten mit den Unterschieden in Art und Umfang der sozialen Beziehungsnetze eng verknüpft ist. Da eine ausführliche theoretische Analyse dieser Verknüpfung den Rahmen der vorliegenden Arbeit sprengen würde, werden einige zentrale Überlegungen an zwei Beispielen kurz illustiert.

Geschlechtsspezifische Unterschiede im Krankheitsverhalten

Männer und Frauen unterscheiden sich besonders deutlich in ihrem Krankheitsverhalten. Frauen berichten häufiger über Symptome und sie suchen auch häufiger um medizinische Hilfe nach (Gove u. Tudor 1973; Rosenfield 1980; Dohrenwend u. Dohrenwend 1976). Horwitz (1977) hat diesen Unterschied weiter analysiert. Er stellt fest, daß die geschlechtsspezifischen Unterschiede in den typischen Mustern des Krankheitsverhaltens mit den Unterschieden in der Art und dem Umfang der Interaktionen über die Beschwerden innerhalb der pesönlichen

Netzwerke einhergehen. Frauen haben mehr soziale Bezugspersonen, denen sie über ihre Probleme berichten. Ihre Probleme werden demzufolge ihren Freunden sichtbar, und sie werden über Hilfemöglichkeiten informiert. Männer dagegen sprechen kaum aus eigener Initiative über ihre Beschwerden mit anderen. Namentlich psychische Probleme bei Männern bleiben meistens so lange verborgen, bis sie wirklich ernsthaften Charakter annehmen. Auch werden Frauen von ihren Bezugspersonen häufiger auf die professionellen Hilfemöglichkeiten aufmerksam gemacht, während die Probleme der Männer in den sozialen Kontakten eher bagatellisiert werden. Horwitz erklärt diese Unterschiede mit den unterschiedlichen Geschlechtsrollenstereotypen. Frauen werden in eine passive und abhängige Rolle sozialisiert. Von den Männern dagegen wird Stärke und Unabhängigkeit erwartet.

Schichtspezifische Unterschiede im Krankheitsverhalten

Verschiedene Untersuchungen berichten über schichtspezifische Unterschiede im Krankheitsverhalten. Mitglieder der Unterschicht sind zwar häufiger krank, sie kommen aber seltener und erst in einer späteren Phase ihrer Krankheit zum Arzt (Dohrenwend u. Dohrenwend 1969; Gleiss et al. 1973; Gleiss 1980). Die Versuchung, dieses Ergebnis mit ökonomischen Faktoren zu erklären, ist groß. Die Analysen in westeuropäischen Ländern mit umfassenden Sozialleistungen zeigen aber, daß die Beseitigung finanzieller Barrieren die schichtspezifischen Nutzungsunterschiede nicht zum Verschwinden bringen (McKinlay 1972). Rosenblatt u. Suchman (1964a, b) haben den Zusammenhang zwischen sozialer Schicht und Krankheitsverhalten präzisiert, indem die unterschiedlichen Interaktionsnetze der verschiedenen Sozialschichten in die Analyse miteinbezogen wurden. Die stark in einer Primärgruppe verhafteten partikularistisch orientierten Angehörigen der sozialen Unterschicht weisen demnach schlechtere Bedingungen für ein rationales Planen in gesundheitlichen Belangen auf als die durch Kontaktvielfalt gekennzeichneten und an verschiedenartigen Bezugspersonen orientierten Personen aus der sozialen Mittelschicht. Während die letztgenannten sich bei gesundheitlichen Problemen direkt an medizinische Institutionen wenden, wenden sich die in Primärgruppen stark verwurzelten Personen in erster Linie an ihre Freunde und Verwandten. Erst nach einer Absprache innerhalb der persönlichen Beziehungsnetze kommen sie – wenn überhaupt – zur ärztlichen Behandlung. Dieses Ergebnis stimmt mit den Resultaten anderer Untersuchungen überein, die nachweisen, daß die Art und der Umfang des sozialen Eingebettetseins in der Mittelschicht eine höhere Instrumentalität für das rationale Handeln aufweisen als die typischen Netzwerke in der sozialen Unterschicht (Badura 1981).

Bereiche des Krankheitsverhaltens: ein theoretisches Modell

Der Umgang mit Beschwerden kann als Prozeß beschrieben werden: Die subjektive Wahrnehmung der Krankheitsanzeichen, ihre Zuordnung und die Entscheidung über adäquate Maßnahmen finden im Rahmen der persönlichen Netzwerke statt. Zum Schluß folgen dann die endgültige Definition der Krankheit, die Übernahme der Krankenrolle und die Inanspruchnahme der medizinischen Dienstleistungen. Die Abb. 1 faßt diesen Prozeß schematisch zusammen.

Wichtige Dimensionen des Krankheitsverhaltens sind:

1) Die Wahrnehmung der Beschwerden: Auslöser der verschiedenen Aktivitäten zur Überwindung der Krankheiten sind nicht so sehr die objektiven Beschwerden als solche, sondern das Erleben der dadurch bedingten Beeinträchtigung im Alltag.
2) Sprechen über die Symptome in verschiedenen Bezugsgruppen: Gespräche innerhalb der persönlichen Netzwerke geben dem einzelnen die Möglichkeit, sein Problem zu definieren und sich über das für ihn adäquate Verhalten zu informieren.
3) Die Selbstmedikation: Sie ist der erste Indikator dafür, daß die Beschwerden als Krankheit definiert werden.
4) Inanspruchnahme professioneller Behandlung: Erst mit dem Eintritt in ärztliche Behandlung wird aus der Person, die sich krank fühlt, ein Patient.

Das Krankheitsverhalten innerhalb der sozialen Netzwerke und die Inanspruchnahme medizinischer Dienstleistungen hängen ihrerseits von den Merkmalen der soziokulturellen Integration des Betroffenen ab. Folgende Indikatoren beschreiben die soziokulturelle Integration:

1) Die soziostrukturelle Position des einzelnen (definiert durch Urbanisierungsgrad des Wohnortes, Schichtzugehörigkeit, Herkunftstatus und ähnliches).
2) Qualität und Quantität der sozialen Netzwerke, über welche der Betroffene verfügt.

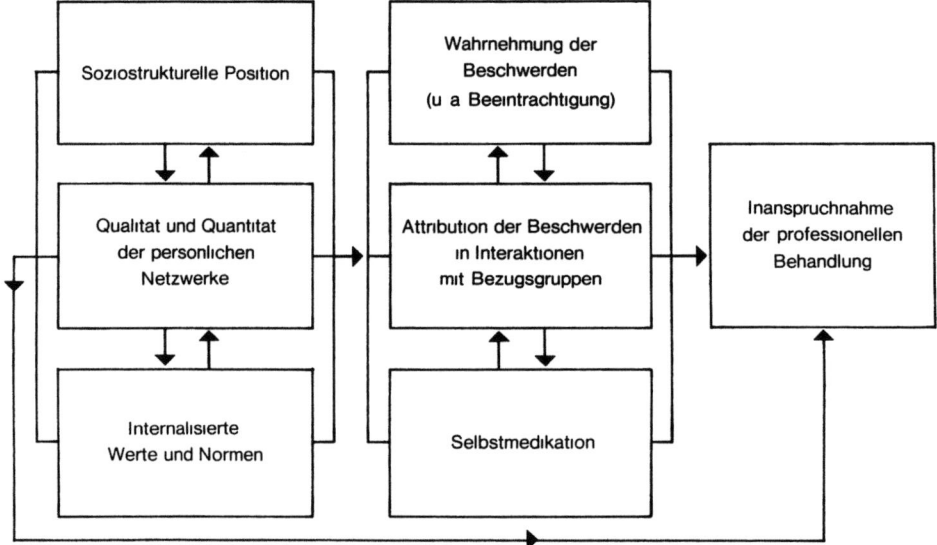

Abb. 1. Theoretisches Modell des Krankheitsverhaltens

3) Persönliche Normen und Werte als Richtschnur des eigenen Verhaltens, insbesondere die Einstellung gegenüber Krankheit und Gesundheit.

Methodik

Die empirischen Resultate, durch welche die Verknüpfung der verschiedenen Bereiche des Krankheitsverhaltens aufgezeigt werden sollen, stammen aus der Längsschnittuntersuchung „Prospektive epidemiologische Studie leichter psychischer und psychosomatischer Syndrome bei jungen Erwachsenen" (Angst et al. 1984), die seit 1978 an der Forschungsdirektion der Psychiatrischen Universitätsklinik in Zürich läuft. Im ersten Schritt wurde im Kanton Zürich bei einer Stichprobe von 19jährigen Männern (n = 3802) und 20jährigen Frauen (n = 2391) ein Fragebogenscreening durchgeführt. Dem schloß sich im darauffolgenden Jahr bei 292 Männern und 299 Frauen ein Interview an, auf das sich die folgenden Ausführungen über das Krankheitsverhalten stützen.

Als Instrument diente ein halbstandardisiertes soziologisch-psychiatrisches Interview, in dessen Rahmen u. a. soziodemographische Merkmale, Qualität und Quantität der sozialen Netzwerke, persönliche Einstellungen sowie somatische und psychische Beschwerden einschließlich deren Auswirkungen auf den Alltag des einzelnen erhoben wurden.

Zunächst wurde nach dem Vorhandensein somatischer und/oder psychischer Syndrome innerhalb der letzten 12 Monate gefragt. Eine umfassende Befragung wurde nur bei jenen Syndromen durchgeführt, welche eine a priori festgelegte minimale Dauer und/oder Häufigkeit erreichten (in der Regel mindestens 1 Woche und/oder mindestens 1- bis 2 mal monatlich).

Das Rating der sozialen Konsequenzen und der Beeinträchtigung umfaßte

a) die subjektive Belastung (Thermometerskala 1-100);
b) den Umgang mit der Beschwerde (Gespräch im Laienbezugssystem, Selbstbehandlung, Arzt- oder Spezialistenkonsultation);
c) die Beeinträchtigung im Alltag (Rollenausübung in Arbeit, Freizeit, Beziehungen und Kontakten).

Für die hier vorgestellten Analysen wurden die Syndrome nicht einzeln ausgewertet, sondern eine Gruppierung in somatische, d.h. organbezogene Syndrome einerseits und psychische Syndrome andererseits vorgenommen. Die psychosomatischen Symptome umfaßten Beschwerden im Bereich des Magen-Darm-Traktes, der Atemwege, des Herzkreislaufsystems, des Rückens, der Motorik und des Kopfes sowie Allergien und Sorgen um die körperliche Gesundheit. Die psychischen Syndrome setzten sich zusammen aus Angst, Phobie, Depression, Zwängen, Erschöpfung und Schlafstörungen.

Es wurden nur jene Befragten in die Analyse einbezogen, bei welchen ein oder mehrere Syndrome in der vorgesehenen Minimalhäufigkeit bzw. Minimaldauer aufgetreten waren und deshalb das Rating der sozialen Konsequenzen durchgeführt wurde. Von psychosomatischen Beschwerden waren 231 Männer und 283 Frauen betroffen und von rein psychischen Syndromen 171 Männer und 226

Frauen. Die beiden Gruppen überlappen sich, da eine befragte Person sowohl an somatischen wie an psychischen Beschwerden leiden kann.

Der Grad der soziokulturellen Integration einer Person wurde über ihre strukturelle Position und die soziale Unterstützung innerhalb des persönlichen Netzwerkes bestimmt. Die strukturelle Position setzt sich aus dem Urbanisierungsgrad des Wohnortes, der beruflichen Stellung des Vaters und der eigenen beruflichen Stellung zusammen. Unter den Merkmalen der persönlichen sozialen Netzwerke berücksichtigten wir v.a. die Verfügbarkeit einer emotionalen Unterstützung. Diese wurde in Anlehnung an die „Social Adjustment Scale" von Weissman u. Paykel (1974) operationalisiert und über die Rollenbereiche Arbeitsplatz, Freundeskreis, Partnerbeziehung und Elternbeziehung ein Summenscore gebildet. Es versteht sich, daß so nur das subjektive Empfinden des Vorhandenseins emotional unterstützender zwischenmenschlicher Beziehungen abgebildet werden kann, da die Daten auf Eigenangaben im persönlichen Interview beruhen.

Die Einstellungen gegenüber Krankheit und Gesundheit wurden folgendermaßen operationalisiert:

Präventionsfreundliche Einstellung gegenüber Krankheit und Gesundheit.
„Unternehmen Sie etwas bestimmtes, um gesund zu bleiben ?"

- körperliche Fitness
- Zurückhaltung bei Essen, Alkohol, Tabak
- genügend Schlaf, Vermeiden von Streß

„Sind Sie schon einmal ohne bestimmte Beschwerde zur Kontrolle zum Arzt gegangen ?"

- ja
- gynäkologische Kontrolle

Bereitschaft, eine Patientenrolle zu übernehmen.
„Welcher dieser Meinungen würden Sie eher zustimmen ?"

- Zum Arzt sollte man erst gehen, wenn ein handfester Beweis für ein Krankheitsanzeichen gegeben ist
- Den Arzt kann man nie früh genug aufsuchen, sogar wenn es sich einmal als vergeblich erweisen sollte

Interpretation und Umgang mit psychischen Problemen.
„Ein guter Bekannter war immer ein fröhlicher und aktiver Mensch. Seit einiger Zeit beklagt er sich bei Ihnen, daß er sich ständig müde, abgeschlagen und energielos fühle. Was würden sie dem Bekannten für einen Rat geben ?"

- keinen
- Gespräch mit Freunden oder anderen Laien
- Arztkonsultation
- Psychiater/Psychologe

Resultate

Die Berechnungen wurden jeweils getrennt für psychische und psychosomatische Syndrome durchgeführt und für Männer und Frauen separat, da in Übereinstimmung mit der Literatur und eigenen früheren Arbeiten zu erwarten ist, daß sich die Geschlechter in ihrem Krankheitsverhalten grundsätzlich unterscheiden.

Umgang mit leichten psychischen und psychosomatischen Beschwerden

Tabelle 1 zeigt die prozentualen Verteilungen der verschiedenen Komponenten des Umgangs mit leichten psychischen und psychosomatischen Störungen, jeweils für Männer und Frauen separat.

1) Gespräche im Laienbezugssystem: Für jedes Symptom wurde genau erhoben, mit wem darüber gesprochen worden war – mit Eltern, Angehörigen, Freunden oder mit Personen am Arbeitsplatz.

Die Bezugspersonenbereiche wurden addiert und repräsentieren somit das Interaktionsnetz im Laienbezugssystem. Bei den psychischen Beschwerden unterscheiden sich Männer und Frauen deutlich: Frauen sprechen häufiger als Männer innerhalb ihrer Bezugsgruppen über ihre Beschwerden. Letztere ziehen häufiger überhaupt niemanden ins Vertrauen. Über psychosomatische Leiden können auch Männern unbefangener reden, weshalb hier der geschlechtsspezifische Unterschied wegfällt.

2) Selbstmedikation: Hier fallen zwei Sachverhalte auf – psychosomatische Beschwerden werden häufiger selbst mit Medikamenten behandelt als psychische,

Tabelle 1. Krankheitsverhalten bei psychosomatischen und psychischen Beschwerden

	Psychosomatische Beschwerden		Psychische Beschwerden	
	Frauen [%]	Männer [%]	Frauen [%]	Männer [%]
Gespräche mit anderen Personen				
– mit niemandem	13	24	12	29
– in einem Bereich	26	29	26	31
– in 2 Bereichen	33	23	32	25
– in mehreren Bereichen	28	24	30	15
Selbstbehandlung mit Medikamenten	60	42	20	8
Beeinträchtigung bei der Ausübung sozialer Rollen				
– keine Beeinträchtigung	20	17	7	6
– Beeinträchtigung in sozialen Kontakten, Freizeit, Partnerschaft	24	36	28	27
– Beeinträchtigung bei der Arbeit und in sozialen Beziehungen	55	46	64	66
Ärztliche oder psychotherapeutische Behandlung	66	50	21	15

was nicht überrascht, da für die Behandlung eines klar organbezogenen Leidens mehr Medikamente im Handel frei erhältlich sind als für psychische. Die Selbstmedikation ist bei letzteren Störungen ziemlich selten und ist vor allem bei Erschöpfung und Schlafstörungen feststellbar.

Frauen greifen häufiger zur Selbstmedikation als Männer. Dieser Befund wird durch andere Untersuchungsresultate (Ernst 1984) gestützt, kann aber kaum eindeutig erklärt werden. Er dürfte seine Wurzeln in unterschiedlichen männlichen und weiblichen Rollenvorstellungen und Verhaltensmustern haben.

3) Beeinträchtigung bei der Ausübung sozialer Rollen – es wird zwischen drei Kategorien unterschieden: keine Beeinträchtigung, Beeinträchtigung nur in sozialen Kontakten und in der Freizeit und Beeinträchtigung bei der Arbeit. Falls Beeinträchtigungen vorkommen, werden sie meistens sowohl in der Arbeit wie auch in sozialen Kontakten und in der Freizeit erlebt. Keine Beeinträchtigung im Alltag erlebt etwa ein Fünftel der Betroffenen bei psychosomatischen Beschwerden. Dieser Anteil ist deutlich kleiner bei psychischen Beschwerde, nämlich 6–7%.

4) Inanspruchnahme professioneller Behandlung – ugefähr die Hälfte der Männer und zwei Drittel der Frauen nahmen bei psychosomatischen Beschwerden ärztliche Hilfe in Anspruch. Die Anteile bei psychischen Syndromen sind wesentlich kleiner, nämlich nur 21% bzw. 15%. Dies trotz der unter 3) festgestellten Tatsache, daß psychische Beschwerden mehr Alltagsbeeinträchtigungen nach sich ziehen als psychosomatische.

Hier findet sich eine Parallele zur Selbstmedikation, indem die Inanspruchnahme ärztlicher Hilfe bei somatischen Beschwerden für die meisten Personen einfacher zu sein scheint als das Aufsuchen eines Fachmannes bei psychischen Problemen.

Soziokulturelle Integration und Krankheitsverhalten innerhalb der persönlichen Netzwerke

Wie hängen nun die Komponenten des Krankheitsverhaltens mit der soziokulturellen Integration zusammen? Die Tabellen 2–5 zeigen die jeweiligen Zusammenhänge, jeweils getrennt für psychosomatische und psychische Syndrome sowie für Frauen und Männer. Nach oben gerichtete Pfeile bedeuten, daß in der entsprechenden Untergruppe der untersuchte Aspekt signifikant häufiger ist im Vergleich zu den übrigen Gruppen, während er bei nach unten gerichteten Pfeilen signifikant seltener vorkommt.

Die berufliche Stellung der Befragten selbst zeigt den konsistenten Zusammenhang: So sprechen sowohl Frauen wie Männer in niedrigen beruflichen Positionen besonders selten über ihre Probleme und Leiden mit anderen Personen. Frauen in Landgemeinden scheinen besonders häufig über Beziehungsnetze zu verfügen, in welchen sie über ihre Beschwerden sprechen können. Bei Männern in kleinstädtischer bzw. halbstädtischer Umgebung sind solche Gespräche betont selten. Überraschend ist, daß Söhne von Arbeitern und Hilfsarbeitern häufiger als ihre Alterskollegen aus höheren sozialen Schichten über ihre Beschwerden sprechen. Es

Tabelle 2. Gespräche über Beschwerden und sozialer Hintergrund

Sozialer Hintergrund	Psychosomatische Beschwerden		Psychische Beschwerden	
	Frauen	Männer	Frauen	Männer
Wohnort	↑Landgemeinden	↓Agglomeration	↑Landgemeinden	↓Regionalzentren
Beruf	Hilfsarbeiter ↓Hilfsangestellte Angestellte Lehrlinge	Hilfsarbeiter ↓Hilfsangestellte ↑Lehrlinge Angestellter	Hilfsarbeiter ↓Hilfsangestellte Lehrlinge	Hilfsarbeiter ↓Lehrlinge
Sozialstatus Vater		↓Angestellter ↑Arbeiter		Arbeiter ↑Hilfsarbeiter
Soziale Unterstützung in Primärbeziehungen		↓		

Tabelle 3. Gespräche über Beschwerden und Krankheitseinstellungen

Krankheitseinstellung	Psychosomatische Beschwerden		Psychische Beschwerden	
	Frauen	Männer	Frauen	Männer
Gesundheitsfördernde Aktivitäten				
Bereitschaft, Arzt zu konsultieren	↑		↑	
Ratschlag gegenüber depressivem Freund	↑Arzt ↓Psychiater	↑Gespräche ↓Arzt	↓Psychiater	↑Psychiater
Präventivuntersuchungen				

besteht eher die Annahme, daß Gespräche über Probleme gegen das männliche Rollenimage verstoßen und daß sich das männliche Rollenbild u. a. in der Unterschicht besonders deutlich manifestiert. Unerwarteterweise löst das Vorhandensein emotionaler Unterstützung durch persönliche Bezugsgruppen keinen positiven Zusammenhang aus zwischen Gesprächsbereitschaft und erlebten psychosomatischen und psychischen Beschwerden. Vielmehr sprechen gerade Männer, die über emotional befriedigende und unterstützende Beziehungen verfügen, besonders selten mit anderen über ihre psychosomatischen Beschwerden.

Frauen mit der Bereitschaft, den Arzt möglichst früh zu konsultieren, reden auch allgemein häufiger mit ihren Freunden und Bekannten über ihre Beschwerden. Frauen hingegen, die ihren depressiv verstimmten Freund direkt an einen Psychiater verweisen würden, sprechen auch über ihre eigenen psychischen Probleme nicht innerhalb des Laienbezugssystems. Bei Männern hingegen ist ein solcher Ratschlag mit einer allgemeinen Offenheit gegenüber psychischen Beschwerden verbunden, was sich auch in einer vermehrten Gesprächsbereitschaft über eigene psychische Probleme niederschlägt.

Tabelle 4. Selbstmedikation bei Beschwerden und sozialer Hintergrund

Sozialer Hintergrund	Psychosomatische Beschwerden		Psychische Beschwerden	
	Frauen	Männer	Frauen	Männer
Wohnort		↓Land		
Beruf	↑Hilfsarbeiter	Hilfsarbeiter ↑Arbeiter		↓Arbeiter Hilfsangestellter Angestellter
Sozialstatus Vater	↓Hilfsarbeiter	↓Arbeiter Hilfsarbeiter	↓Hilfsarbeiter leitender Angestellter	↑Angestellter
Soziale Unterstützung in Primärbeziehungen				↓

Tabelle 5. Selbstmedikation bei Beschwerden und Krankheitseinstellungen

Krankheitseinstellungen	Psychosomatische Beschwerden		Psychische Beschwerden	
	Frauen	Männer	Frauen	Männer
Gesundheitsfördernde Aktivitäten				
Bereitschaft, Arzt zu konsultieren		↑		
Ratschlag gegenüber depressiven Freund	↑Arzt		↑Arzt	
Präventivuntersuchungen		↑		↑

Auf dem Land wohnende junge Männer sowie Männer aus Unterschichtsfamilien nehmen besonders selten Medikamente gegen ihre psychosomatischen Beschwerden ein. Dasselbe gilt für Frauen aus Hilfsarbeiterfamilien. Junge Erwachsene in niedrigen beruflichen Positionen greifen dagegen besonders häufig zu Mitteln zur Bekämpfung psychosomatischer Leiden. Erhöhte Medikamenteneinnahme bei psychischen Beschwerden scheint nur bei Personen aus Mittelschichtsfamilien vermehrt vorzukommen, während berufstätige Männer bei psychischen Leiden besonders selten Medikamente einnehmen.

Bei Frauen scheinen die Begriffe Arzt und Selbstmedikation zusammengehörig zu sein. Frauen, welche die depressive Verstimmung eines Bekannten als medizinisches Problem interpretieren, neigen zu vermehrtem Medikamentenkonsum. Bei Männern ist es ähnlich, indem Selbstmedikation mit der eigenen Bereitschaft, einen Arzt möglichst frühzeitig zu konsultieren, verbunden ist. Bei Männern ist auch ein Zusammenhang zu Präventivuntersuchungen festzustellen.

Soziokulturelle Integration und professionelle Behandlung

In den nach dem gleichen Schema wie im vorausgegangenen Abschnitt aufgebauten Tabellen wird die Inanspruchnahme professioneller Behandlung den verschiedenen Komponenten der soziokulturellen Integration gegenübergestellt (Tabellen 6-8).

Bei den Frauen suchen Arbeiterinnen und Hilfsarbeiterinnen und bei den Männern Arbeiter und Angestellte überdurchschnittlich häufig wegen psychosomatischen Beschwerden um medizinische Behandlung nach. Bei psychischen Beschwerden gibt es nur bei jungen Männern aus Angestelltenfamilien durch vermehrte Behandlungsbereitschaft Unterschiede zum Durchschnitt.

Tabelle 6. Professionelle Behandlung von Beschwerden und sozialer Hintergrund

Sozialer Hintergrund	Psychosomatische Beschwerden		Psychische Beschwerden	
	Frauen	Männer	Frauen	Männer
Wohnort		↓Regionalzentrum	↑Stadt Zürich	
Beruf	Arbeiter ↑Hilfsarbeiter	Arbeiter ↑Angestellter	↓Hilfsarbeiter Hilfsangestellter Lehrling	
Sozialstatus Vater		↓Angestellter		↑Angestellter
Soziale Unterstützung in Primärbeziehungen				

Tabelle 7. Professionelle Behandlung von Beschwerden und Krankheitseinstellungen

Krankheitseinstellungen	Psychosomatische Beschwerden		Psychische Beschwerden	
	Frauen	Männer	Frauen	Männer
Gesundheitsfördernde Aktivitäten		↑	↑	↑
Bereitschaft, Arzt zu konsultieren	↑		↑	
Ratschlag gegenüber depressivem Freund	Arzt ↑Psychiater			
Präventivuntersuchungen	↑	↑		↑

Tabelle 8. Professionelle Behandlung und Umgang mit Beschwerden im Laienbezugssystem

	Psychosomatische Beschwerden		Psychische Beschwerden	
	Frauen	Männer	Frauen	Männer
Gespräch	↑	↑	↑	
Selbstmedikation	↑	↑	↑	
Beeinträchtigung	↑	nur falls ↑bei Arbeit	↑	nur falls ↑bei Arbeit

Gesundheitsfördernde Aktivitäten wirken sich bei den Männern positiv auf die Behandlungsbereitschaft aus sowohl bei psychosomatischen wie bei psychischen Beschwerden. Bei Frauen zeigt die Bereitschaft, möglichst frühzeitig einen Arzt zu konsultieren auch einen konsistenten positiven Zusammenhang zur tatsächlichen Inanspruchnahme medizinischer Dienstleistungen. Dieser Zusammenhang fehlt bei den Männern.

Krankheitsverhalten innerhalb der persönlichen Netzwerke und Inanspruchnahme professioneller Hilfe

Im Zusammenhang zwischen professioneller Behandlung und Umgang mit Beschwerden innerhalb der persönlichen Netzwerke ergibt sich für Frauen bei psychosomatischen und psychischen Beschwerden ein klares Bild: so hängen Gespräche über Beschwerden innerhalb sozialer Netzwerke positiv mit der Inanspruchnahme professioneller Behandlung zusammen. Selbstmedikation impliziert die Bereitschaft, sich als krank zu bezeichnen und korreliert somit positiv mit der Inanspruchnahme medizinischer Dienstleistungen. Auch bei Beeinträchtigungen im Alltag ist der Zusammenhang linear: Beeinträchtigungen in Freizeit und Kontakten erhöhen die Wahrscheinlich, im Falle von Beschwerden medizinische Hilfe aufzusuchen.

Bei Männern ist die Situation anders: nur bei psychosomatischen Beschwerden stimmen die Resultate bezüglich Laiengespräche und Selbstmedikation mit jenen der Frauen überein. Gespräche mit Freunden und Bekannten über psychische Symptome führen dagegen nicht automatisch zur Inanspruchnahme medizinischer Dienstleistungen und auch die Selbstmedikation ist hier unabhängig vom Aufsuchen professioneller Hilfe. Soziale Beeinträchtigung führt bei Männern erst dann zur Behandlung, wenn eine Einbuße der Arbeitsleistung infolge der Beschwerde resultiert.

Diskussion

Im Rahmen der vorliegenden Arbeit haben wir verschiedene Aspekte des Krankheitsverhaltens bei jungen Erwachsenen analysiert. Dabei interessierte uns die Frage, wie der Umgang mit den Beschwerden innerhalb der sozialen Netzwerke und die Inanspruchnahme medizinischer Dienstleistungen zusammenhängen. Ausgehend von den Resultaten können wir einige Schlußfolgerungen hervorheben.

Die Frage, inwiefern Beschwerden innerhalb der persönlichen Netzwerke mit Bezugspersonen besprochen wurden, variiert nach Geschlecht, Schichtzugehörigkeit und Art der Beschwerden. Über psychosomatische Beschwerden sprechen Männern und Frauen gleich häufig mit Freunden und Bekannten. Psychische Beschwerden dagegen scheinen nicht mit dem männlichen Selbstverständnis vereinbar zu sein: Während Frauen auch ihre seelischen Probleme in Form von Gesprächen nach außen sichtbar machen, behalten die Männer ihre psychischen Schwierigkeiten häufiger für sich.

Die in der modernen Berufswelt typische Leistungsorientierung schlägt sich auch in der Bereitschaft nieder, über Beschwerden und Probleme mit anderen zu sprechen. Die im Beschäftigungssystem integrierten jungen Erwachsenen unterhalten sich nur selten über ihre Krankheitssymptome oder seelischen Schwierigkeiten mit ihren Bezugspersonen im Alltag. Die Studenten dagegen scheinen (noch) über Freiräume zu verfügen, die auch das Sichtbarmachen von Störungen und Schwächen ermöglichen. Die Resultate lassen auch vermuten, daß die ausgeprägte Leistungsorientierung in der sozialen Mittelschicht bei Männern zusätzlich in Gewicht fällt: entgegen unserer ursprünglichen Annahme berichten Söhne aus Arbeiterfamilien offener über ihre Beschwerden als ihre aus Angestelltenfamilien stammenden Altersgenossen.

Ein interessantes Ergebnis in diesem Zusammenhang ist, daß Personen, die nicht mit anderen über ihre Probleme sprechen, häufiger Medikamente ohne ärztliche Verordnung einnehmen. Gespräche innerhalb der sozialen Netzwerke scheinen somit eine wirkliche Alternative zum unkontrollierten Griff zum Medikamentenfläschchen anzubieten.

Die Inanspruchnahme medizinischer Dienstleistungen variiert in unserer Analyse nicht systematisch nach Schichtzugehörigkeit oder Geschlecht. Wir können dagegen einen deutlichen Unterschied in bezug auf die Art der Beschwerden feststellen: bei psychischen Beschwerden wird die professionelle Hilfe besonders selten beansprucht. Dies trotz der Tatsache, daß psychische Beschwerden im Alltag beeinträchtigender erlebt werden als psychosomatische Krankheitsanzeichen. Dieses Resultat rechtfertigt die Hypothese, wonach psychische Beschwerden einer stärkeren Legitimation bedürfen bevor sie medizinisch angegangen werden.

Welche Bedeutung hat nun die Konsultation persönlicher Netzwerke für die Inanspruchnahme medizinischer Dienstleistungen? Bei Frauen finden wir einen systematischen Zusammenhang: Gespräche mit verschiedenen Bezugspersonen sowohl über psychosomatische wie psychische Beschwerden führen bei ihnen häufig zum Aufsuchen eines Mediziners oder eines anderen professionellen Helfers. Anders bei Männern: In der sozialen Interaktion innerhalb ihrer persönlichen Netzwerke definieren sie nur die psychosomatischen Symptome als Krankheit, bei welcher um professionelle Hilfe nachgesucht wird. Gespräche über psychische Beschwerden zeigen dagegen keine Korrelation mit der Inanspruchnahme medizinischer Dienstleistungen.

Auch wenn die dargestellten Resultate notgedrungen auf rudimentären und explorativen Analysen basieren, bekräftigen sie die Annahme, daß das Krankheitsverhalten als komplexer Prozeß - bestehend aus verschiedenen die Beschwerden zu klärenden und zu überwindenden Aktivitäten - angesehen werden kann. Innerhalb dieses Prozesses sind Art und Umfang des sozialen Eingebettetseins von zentraler Bedeutung. In Interaktionen innerhalb der persönlichen Netzwerke versucht der Einzelne, seine Symptome zu definieren und erfährt dabei, welches Verhalten seine Bezugspersonen unter den gegebenen Umständen als adäquat betrachten. Die Möglichkeit, effiziente Hilfe durch Gespräche mit Freunden und Bekannte zu erhalten, hängt aber von der Toleranz und Offenheit gegenüber den Beschwerden und Problemen innerhalb des jeweiligen gesellschaftlichen Kontexts zusammen. Vor allem psychische Leiden können innerhalb der sozialen Netzwerke nur beschränkt angegangen werden.

Literatur

Angst J, Dobler-Mikola A, Binder J (1984) The Zurich Study - A prospective epidemiological study of depressive, neurotic and psychosomatic syndromes. I. Problem, Methodology. Eur Arch Psychiatr Neurol Sci 234: 13-20

Badura B (Hrsg) (1981) Soziale Unterstützung und chronische Krankheit. Zum Stand sozialepidemiologischer Forschung. Suhrkamp, Frankfurt am Main

Dohrenwend BP, Dohrendwend BS (1969) Social status and psychological disorder: A causal inquiry. Wiley, New York

Dohrenwend BP, Dohrenwend BS (1976) Sex differences in psychiatric disorders. Am J Sociol 81: 1447-1454

Ernst C (1984) Frau und Krankheit. In: Köppel C, Sommerauer R (Hrsg) Frau - Realität und Utopie. vdf, Zürich, S 63 ff

Gleiss I (1980) Psychische Störungen und Lebenspraxis. Beltz, Weinheim Basel

Gleiss I, Seidel R, Abholz HH (1973) Soziale Psychiatrie. Fischer, Frankfurt am Main

Gove W, Tudor JF (1973) Adult sex roles and mental illness. Am J Sociol 78: 812-835

Horwitz A (1977) The pathways into psychiatric treatment: Some differences between men and women. J Health Soc Behav 18: 169-178

McKinlay JB (1972) Some approaches and problems in the study of the use of services - An overview. J Health Soc Behav 13: 115-152

Mechanic D (1977) Illness behaviour, social adaptation and the management of illness. J Nerv Ment Dis 165: 79-87

Rosenblatt B, Suchman EA (1964a) Blue collar attitudes and information toward health and illness. In: Shostak A, Gomberg E (eds) Blue collar world. Prentice-Hall, Engelwood Cliffs, pp 324-333

Rosenblatt B, Suchman EA (1964b) The underutilization of medical care services by blue collarites. In: Shostak A, Gomberg E (eds) Blue collar world. Prentice-Hall, Engelwood Cliffs, pp 341-349

Rosenfield S (1980) Sex differences in depression: Do women always have higher rates ? J Health Soc Behav 21: 33-43

Weissman MM, Paykel ES (1974) The depressed woman, a study of social relationships. Univ Chicago Press, Chicago

Soziale Unterstützung und Suizid: Die unterschiedlichen Funktionen von Verwandten und Bekannten

H. O. F. VEIEL, G. BRILL, H. HÄFNER, R. WELZ

Einleitung

Die Untersuchung sozialer Bedingungen, die die Inzidenz von Suizidversuchen und Suiziden beeinflussen könnten, hat eine lange Tradition. Schon vor 100 Jahren erkannte Durkheim (1897; 1973), daß Gesellschaften, die ein hohes Maß an Entfremdung bzw. wenig allgemein akzeptierte Normen aufweisen, durch erhöhte Suizidraten gekennzeichnet sind. Auch innerhalb einzelner Gesellschaften stellten epidemiologische Untersuchungen, die die Häufigkeit von Suiziden mit soziodemographischen Variablen in Beziehung setzten, eine inverse Beziehung zwischen Suizidrate und dem Ausmaß sozialer Integration fest. Die am wenigsten sozial integrierten Personengruppen (z. B. alleinstehende, verwitwete oder alte Menschen) weisen i. allg. die höchsten Suizidraten auf (Barraclough et al. 1974; Monk 1975; Wenz 1977).

Diese und andere epidemiologische Studien zeigen den Einfluß allgemeiner sozialer Charakteristika auf die Prävalenz und Inzidenz von Suiziden, sie geben aber kaum Aufschluß über die vermittelnden psychologischen Prozesse, die eine Person dazu führen, sich selbst das Leben zu nehmen. Andererseits liefern Untersuchungen über individuelle Motive suizidalen Verhaltens und die dabei beteiligten psychischen Prozesse (z. B. Beck et al. 1979; Parker 1981) wenig Informationen darüber, wie diese durch soziale Einflüsse bedingt werden.

In den letzten 10–15 Jahren nahm das Konzept der „sozialen Unterstützung" einen zunehmend größeren Stellenwert bei der Erforschung der Ätiologie psychischer Störungen ein (vgl. Cohen u. Syme 1985; Sarason u. Sarason 1985). Es bezieht sich auf jene Aspekte intakter sozialer Umwelten, denen eine schützende bzw. gesundheitsfördernde Funktion zukommt. Das Konzept der sozialen Unterstützung verknüpft soziale Bedingungen mit individuellen Prozessen und ermöglicht dadurch, die ihnen zugrundeliegenden Wirkmechanismen zu erforschen.

Die positiven Auswirkungen unterstützender sozialer Beziehungen und Interaktionen sind in vielen Bereichen nachgewiesen worden. Im Gegensatz zu der umfangreichen und stetig wachsenden Zahl der Forschungsarbeiten über die Rolle der sozialen Unterstützung bei der Aufrechterhaltung seelischer Gesundheit gibt es relativ wenige über den Stellenwert sozialer Unterstützung hinsichtlich der Prävention suizidalen Verhaltens. So fanden Adams et al. (1980), daß nur ca. 10% einer Stichprobe von Suizidversuchern, aber 60% der Personen einer Kontrollgruppe (Patienten eines Allgemeinkrankenhauses) tragfähige soziale Beziehungen aufwiesen. Goldney u. Burvill (1980) kommen aufgrund einer Literaturanalyse zu dem Schluß, daß Suizidenten zum Zeitpunkt einer dem Suizidversuch vorhergehenden Krise wohl ungenügende oder inadäquate Unterstützung erhalten, daß jedoch keine ausreichenden Hypothesen über die Art der zugrundeliegenden Prozesse vorliegen, um entsprechende präventive oder therapeutische Ziele daraus ableiten zu können.

Die bisherige Forschung zur sozialen Unterstützung zeigte in der Vergangenheit eine starke begriffliche Uneinheitlichkeit, die sich in der Vielfalt von Operationalisierungen und verwendeten Meßinstrumenten spiegelt. Besonders die globale Erfassung der sozialen Unterstützung mit Hilfe von Summenwerten täuscht eine Homogenität vor, die der tatsächlichen Vielfalt sozialer Interaktionsformen nicht entspricht. Dadurch werden differenzierte Wirkmechanismen sozial unterstützender Beziehungen verdeckt (Veiel 1985 im Druck).

In dieser Studie sollte an einer Stichprobe von Personen, die einen Suizidversuch unternommen hatten, untersucht werden, ob für diese charakteristische Muster sozialer Unterstützung aufzufinden sind, hinsichtlich deren sie sich von Personen einer Kontrollgruppe unterscheiden. Die Daten wurden im Rahmen eines umfassenden Forschungsprojektes über individuelle und soziale Hintergründe suizidalen Verhaltens erhoben, deren Ergebnisse z.T. schon veröffentlicht vorliegen (z.B. Welz 1984; Welz u. Häfner 1984).

Untersuchung

Stichprobe

Die Daten wurden an einer in den Jahren 1981/82 kumulativ erfaßten Stichprobe von Mannheimer Einwohnern erhoben, die wegen eines Suizidversuchs in ambulanten oder stationären psychiatrischen Behandlungseinrichtungen des Zentralinstituts für Seelische Gesundheit, einschließlich der Notaufnahme der Mannheimer städtischen Krankenanstalten, versorgt wurden. Aus dieser Population wurden jene Suizidversucher für die Untersuchung ausgewählt, die älter als 16 Jahre waren, in Mannheim wohnten, der deutschen Sprache mächtig sowie psychisch wie physisch in der Lage waren, an der Untersuchung teilzunehmen. Sie wurden vom behandelnden Arzt um die vorläufige Zustimmung zur Teilnahme an der Untersuchung gebeten. Innerhalb einer Woche (in Ausnahmefällen innerhalb von 14 Tagen) nach ihrem Suizidversuch, wurden sie ausführlich von einem Soziologen oder Psychologen über ihre persönliche Situation, über vorliegende Stressoren und Bewältigungsmechanismen sowie ihre soziale Unterstützung in einem strukturierten Interview befragt. Von 247 befragten Personen nahmen 101 an der Untersuchung teil. Da diese Studie die Untersuchung *struktureller*, nicht quantitativer, Unterschiede zum Ziel hatte, glauben wir, daß die hohe Verweigererzahl – die nicht untypisch für solche Untersuchungen ist – keine wesentlichen Verfälschungen bewirkt hat. Hinsichtlich Alter, Geschlecht und Familienstand bestanden keine signifikanten Unterschiede zwischen den Verweigerern und den teilnehmenden Personen (33% männlich, Durchschnittsalter 36 Jahre, 38% verheiratet). Als Kontrollgruppe dienten 82 Mannheimer Einwohner, die nach Alter, Geschlecht und Wohngebiet parallelisiert und zufällig aus dem Melderegister ausgewählt worden waren.

Methoden

Dieser Studie liegt als begrifflicher Bezugsrahmen ein mehrdimensionales, multikategoriales Analysemodell sozialer Unterstützung zugrunde, das von Veiel (1985) vorgestellt wurde. Es liefert ein multikategoriales Raster, bei dem einzelne Meßwerte sozialer Unterstützung bezüglich aller relevanten Dimensionen eingeordnet werden. In dieser Studie wurde unterschieden zwischen verschiedenen Klassen unterstützender Personen, zwischen alltäglicher und Krisenunterstützung und zwischen instrumenteller und psychologischer Unterstützung. Psychologische Unterstützung im Alltag wurde sowohl als sozial-emotionale Integration wie auch als erhaltene Wertschätzung erfaßt.

Meßinstrument

Die Daten wurden mittels eines strukturierten Interviews erhoben. Für jede untersuchte Person wurden mit Bezug auf eine Auswahl von definierten Problemen und Bedürfnissen alle Personen festgestellt, die die dafür benötigte Form sozialer Unterstützung leisten könnten.

Variablen

Mit den Interviewdaten wurden sowohl Kennwerte der generellen Netzwerkgröße als auch Kennwerte der verschiedenen funktionalen Kategorien sozialer Unterstützung erstellt:

1) **Kennwerte der globalen Netzwerkgröße**

   a) *Die Größe des sozialen Netzes* (Anzahl der Personen, mit denen der Proband regelmäßigen Kontakt hat; Beziehungen; Variablen: „NETZWERK-...")
   b) *Die Kontaktfrequenz* (Frequenz der sozialen Kontakte mit den Personen des sozialen Umfeldes pro Monat; Interaktionen; Variablen: „KONTAKT-...")

2) **Kennwerte der funktionalen Kategorien sozialer Unterstützung**

   a) *Instrumentelle Unterstützung in Krisen* (Anzahl der Personen, die der Proband in einer Notsituation um praktische Hilfe bitten kann, z.B. bei einer finanziellen Notlage, bei einer Erkrankung; Variable: „INSTR KRIS-...")
   b) *Instrumentelle alltägliche Unterstützung* (Anzahl der Personen, die dem Proband bei der Bewältigung alltäglicher Dinge zur Verfügung stehen, z.B. bei Hausarbeit, beim Einkaufen, kleinen Gefälligkeiten; Variable: „INSTR TÄG-...")
   c) *Psychologische Unterstützung in Krisen* (Anzahl der Personen, mit denen der Proband seine persönlichen Sorgen und Probleme besprechen kann; Variable: „PSYCH KRIS-...")
   d) *Psychologische alltägliche Unterstützung*

   d1) *Soziale Integration* (Anzahl der Personen, mit denen sich der Proband über Dinge unterhalten kann, die ihn interessieren oder mit denen er gemeinsame Unternehmungen durchführt, z.B. Hobbies, Freizeitaktivitäten; Variable: „INTEG TÄG-..")
   d2) *Wertschätzung durch andere* (Anzahl der Personen, für die der Proband selbst wichtig ist, die sich auf ihn verlassen; Variable: „WERT TÄG-...")

Die oben genannten Variablen wurden nach verschiedenen Personenklassen unterschieden; hier wird nur auf die Unterscheidung zwischen Familienangehörigen (Endung „...-FAM") sowie Freunden und Bekannten (Endung „...-BEK") Bezug genommen. Der 1. Teil des jeweiligen Variablennamens verweist also auf die inhaltliche Kategorie, die Endung gibt die zugehörige Quelle sozialer Unterstützung an. „INSTR KRIS-FAM" z. B. bezeichnet die Anzahl der Verwandten, die instrumentelle Krisenhilfe leisten.

Nicht alle mutmaßlich bedeutsamen Kategorien sozialer Unterstützung sind durch Items repräsentiert. Die untersuchten Variablen stellen somit nur einen Ausschnitt relevanter unterstützender Beziehungen dar. Da sich die Variable „Familienstand" als wichtige Bedingung sozialer Unterstützung erwiesen hat und in dieser Untersuchung ein signifikant größerer Prozentsatz von Kontrollprobanden als von Suizidversuchern verheiratet ist, wurde diese Variable als Kovariate aufgenommen, um möglichen Verfälschungen auf Grund dieser ungleichen Verteilung vorzubeugen. Wir wählten aber anstatt der Variablen „Familienstand" die Variable „Partnerschaft" (verheiratet oder mit einem Partner zusammenlebend), um die heutzutage breitere Kategorie intimer Zweierbeziehungen adäquat zu erfassen (vgl. Brown et al. 1986).

Auswertung

Der Schwerpunkt der durchgeführten Datenanalysen lag auf der Unterscheidbarkeit der beiden Gruppen (SV vs. KG) hinsichtlich der Struktur der zur Verfügung stehenden sozialen Unterstützung. Zunächst wurde, differenziert nach globalen und funktionalen Kennwerten, die Größe des sozialen Netzes bestimmt. Daran schlossen sich diskriminanzanalytische Auswertungen an, durch die überprüft werden sollte, inwieweit für Suizidversucher charakteristische Muster sozialer Unterstützung existieren. Parallel zu den Diskriminanzanalysen durchgeführte logistische Regressionsanalysen zeigten durchgängig vergleichbare Ergebnisse; im folgenden werden nur die diskriminanzanalytischen Auswertungen dargestellt. Die diskriminanzanalytischen Auswertungen erfolgten in verschiedenen Schritten: Zuerst wurde die absolute Diskriminationsfähigkeit der verschiedenen Kategorien sozialer Unterstützung, unter Kontrolle des Partnerschaftsstatus, hinsichtlich des Kriteriums (Zugehörigkeit zur KG vs. SV) bestimmt. In einem zweiten Schritt wurde die relative Wichtigkeit der verschiedenen Arten sozialer Unterstützung durch den paarweisen Vergleich der entsprechenden Variablen untersucht. Verglichen mit der Verwendung multipler Prädiktoren erlaubt der paarweise Vergleich von Prädiktorvariablen Schlüsse auf die theoretische Beziehung der einzelnen Variablen untereinander (z. B. über das Vorliegen gemeinsamer Varianzanteile). In einem dritten Schritt wurde die Diskriminationsfähigkeit jeder Variable innerhalb des gesamten Prädiktorensatzes bestimmt. Wegen der zahlreichen durchgeführten statistischen Tests sollte das Signifikanzniveau der bedeutsamen Variablen mindestens $p = 0{,}01$ erreichen.

Ergebnisse

Tabelle 1 zeigt einen Überblick über die durchschnittliche Anzahl der Personen, getrennt nach Suizidversuchern und Kontrollgruppe, die für die verschiedenen Kategorien sozialer Unterstützung in Betracht kamen, sowie die durchschnittliche Netzwerkgröße und Kontaktfrequenz.

Tabelle 1. Durchschnittliche Größe des sozialen Netzes der Kontrollgruppe und der Suizidversucher (Mittelwerte)

Variablen	Suizidversucher		Kontrollgruppe		Signifikanz der SV-KG-Unterschiede (F-Werte)	
	mit Ptr (n=61)	ohne Ptr (n=40)	mit Ptr (n=69)	ohne Ptr (n=13)	(1)[a]	(2)[b]
Netzwerkgröße						
NETZWERK - BEK	3,53	3,33	6,29	8,69	55,8**	55,8**
NETZWERK - FAM	4,90	4,10	5,62	6,39	7,7*	-
Kontakthäufigkeit						
KONTAKT - BEK	32,50	38,20	36,03	61,69	-	-
KONTAKT - FAM	21,50	20,40	20,61	21,69	-	-
Instrumentelle alltägliche Unterstützung						
INSTR A - BEK	0,46	0,53	0,36	0,77	-	-
INSTR A - FAM	1,21	0,55	1,45	1,39	(5,5)	(5,5)
INSTR A - VER	0,67	0,55	0,70	1,39	-	
INSTR A - PTR	0,54	-	0,75	-	(6,7)	
(Gesamt)	1,67	1,08	1,81	2,16	-	
Instrumentelle Unterstützung in Krisen						
INSTR K - BEK	0,44	0,93	0,62	1,15	-	8,1*
INSTR K - FAM	1,69	0,95	2,39	2,23	20,9**	28,1**
INSTR K - VER	1,18	0,95	1,62	2,23	13,3**	
INSTR K - PTR	0,51	-	0,77	-	10,2**	
(Gesamt)	2,13	1,88	3,01	3,38	29,6**	
Psychologische Unterstützung in Krisen						
PSYCH K - BEK	0,51	0,73	0,75	1,62	8,2*	14,3**
PSYCH K - FAM	0,91	0,50	1,64	1,00	23,8**	30,3**
PSYCH K - VER	0,48	0,50	0,80	1,00	7,8*	
PSYCH K - PTR	0,43	-	0,84	-	29,4**	
(Gesamt)	1,42	1,23	2,39	2,62	39,2**	
Emotionelle alltägliche Unterstützung						
INTEG A - BEK	0,85	1,23	1,55	2,39	19,2**	33,8**
INTEG A - FAM	1,08	0,65	1,69	1,00	11,4**	25,4**
EMOT A - VER	0,46	0,65	0,83	1,00	(6,1)	
EMOT A - PTR	0,62	-	0,86	-	9,8*	
(Gesamt)	1,93	1,88	3,24	3,39	49,4**	
Alltägliche Wertschätzung						
WERT A - BEK	0,25	0,78	0,44	1,08	-	(5,4)
WERT A - FAM	1,72	0,63	2,31	1,69	15,1**	17,5**
WERT A - VER	1,08	0,63	1,44	1,69	9,3*	
WERT A - PTR	0,64	-	0,87	-	10,0*	
(Gesamt)	1,97	1,41	2,75	2,77	21,7**	

*$p<0,01$ **$p<0,001$ (F-Werte < 4 nicht aufgeführt)

[a] (1) Die auf Diskriminanzanalysen basierenden F-Werte bzw. Signifikanzen zeigen die Diskriminationsfähigkeit jeder Variablen bezüglich der Unterscheidung zwischen Kontrollgruppe und Suizidversuchern, wobei der Partnerschaftsstatus als Kovariate einging.

[b] (2) F-Werte der ...-FAM und ...-BEK-Variablen, unter Herauspartialisierung des Partnerschaftsstatus und der jeweiligen anderen Variablen (...-BEK bzw. ...-FAM). Dies war notwendig, weil in der Regel negative Korrelationen zwischen den entsprechenden -BEK und -FAM-Variablen bestanden, die mindestens z.T. von einem Dacheffekt herrührten: In jeder Kategorie konnten insgesamt maximal 4 Personen genannt werden.

Wie zu erwarten war, verfügten die Suizidversucher im Durchschnitt über weniger Personen, mit denen sie regelmäßigen Kontakt hatten als die Kontrollpersonen. Dies gilt sowohl hinsichtlich der Bekanntenzahl als auch der Zahl der Familienangehörigen und unabhängig davon, ob sie mit einem Partner zusammenlebten oder nicht.

Interessanterweise unterschieden sich die Kontrollpersonen nicht wesentlich in der Kontaktfrequenz zu Verwandten oder Bekannten von den Suizidversuchern. Das heißt, letztere verfügen über ein kleineres soziales Netz, treten aber mit den relativ wenigen Personen häufiger in Kontakt. Es läßt sich ebenfalls feststellen, daß die Kontrollprobanden im Durchschnitt eine höhere Anzahl an Bekannten bzw. Verwandten aufwiesen, die für die verschiedenen Unterstützungsfunktionen in Betracht kommen, als die Suizidversucher. Eine Ausnahme hiervon stellt die Variable „instrumentelle Unterstützung in alltäglichen Dingen" dar. Das Vorhandensein eines Partners schien die Anzahl an jeweils verfügbaren Personen nicht wesentlich zu beeinflussen. Die Gesamtzahl der genannten Personen der beiden Gruppen (KG vs. SV) näherten sich im Mittel einer für die beiden Gruppen anscheinend jeweils charakteristischen Obergrenze an. Bemerkenswert ist ein weiteres (nicht in dieser Tabelle aufgeführtes) Ergebnis: Die meisten Kontrollpersonen mit Partner geben diesen auf den verschiedenen Unterstützungsfunktionen an (75% bis 87%), wohingegen nur ungefähr jeder zweite Suizidversucher seinen Partner nannte (43% bis 64%).

Tabelle 2a und Tabelle 2b zeigen die Ergebnisse des paarweisen Vergleichs der verschiedenen Unterstützungskategorien (dargestellt ist der Effekt der „Zeilenvariablen", wenn die Effekte der „Spaltenvariablen" herauspartialisiert sind). Eine Variable hat nur dann einen von allen anderen unabhängigen Effekt, wenn sie sich im paarweisen Vergleich mit den anderen Variablen als durchgängig signifikant erweist. Die einzelnen signifikanten Unterschiede zwischen den Suizidversuchern und den Kontrollpersonen bezüglich der Zahl der Bekannten und Freunde, die für die verschiedenen Unterstützungsfunktionen in Betracht kommen (Hauptdiagonale), ließen sich im paarweisen Vergleich nur teilweise auffinden. Bei Bekannten unterschieden sich die beiden Gruppen durchgängig lediglich in der Zahl der Personen, mit denen sie alltägliche emotional befriedigende Beziehungen unterhielten. Daneben trugen die anderen Unterstützungsfunktionen nicht signifikant zur Unterscheidbarkeit der beiden Gruppen bei. Hinsichtlich der Anzahl der Verwandten, die als Quelle sozialer Unterstützung in Betracht kamen, erwiesen sich nur die Funktionen, die sich auf Krisenunterstützung (sowohl instrumentell als auch psychologisch) beziehen, sowie soziale Integration als bedeutsam. Bei der paarweisen Betrachtung kam es bei diesen 3 Variablen zu einer deutlichen wechselseitigen Verringerung des Signifikanzniveaus, verglichen mit dem Effekt der einzelnen Variablen (dargestellt auf der Hauptdiagonale). Dies läßt auf sich stark überlappende, d.h. parallele Effekte dieser 3 Variablen schließen.

Die anschließend durchgeführten Diskriminanzanalysen mit allen Unterstützungsvariablen bestätigten diese Ergebnisse im wesentlichen. Das Muster bei den auf Verwandte bezogenen Variablen wurde insofern prägnanter, als die Variable „soziale Integration" keinen signifikanten Effekt mehr zeigte.

Um zu untersuchen, ob sich die Personen mit einem Suizidversuch von den Kontrollpersonen eher hinsichtlich spezifischer Unterstützungsfunktionen oder

Tabelle 2. Partialeffekte: paarweiser Vergleich der funktionalen Kategorien sozialer Unterstützung nach Personenkategorien differenziert

a) Freunde und Bekannte

	INSTR KRIS -BEK	INSTR TÄG -BEK	PSYCH KRIS -BEK	INTEG TÄG -BEK	WERT TÄG -BEK
Instrumentelle Unterstützung in Krisen-BEK	8,1*	8,1*	-	-	(6,0)
Instrumentelle alltägliche Unterstützung-BEK	-	-	-	-	-
Psychologische Unterstützung in Krisen	13,8**	14,3**	14,3**	-	14,2**
Soziale Integration -BEK	27,7**	33,8**	28,6**	33,8**	31,6**
Wertschätzung durch andere -BEK	-	(5,4)	-	-	(5,4)

b) Verwandte

	INSTR KRIS -FAM	INSTR TÄG -FAM	PSYCH KRIS -FAM	INTEG TÄG -FAM	WERT TÄG -FAM
Instrumentelle Unterstützung in Krisen-FAM	28,1**	28,1**	10,6**	7,5 (*)	17,4**
Instrumentelle alltägliche Unterstützung-FAM	-	(5,5)	-	-	-
Psychologische Unterstützung in Krisen-FAM	18,6**	30,3**	30,3**	7,9*	19,1**
Soziale Integration -FAM	13,1**	25,4**	(6,3)	25,4**	14,9**
Wertschätzung durch andere -FAM	(4,6)	17,5**	(6,0)	(6,7)	17,5**

* $p < 0,01$ ** $p < 0,001$ (*) signifikant in logistischer Regressionsanalyse

Die Werte geben die mittels Diskriminanzanalysen ermittelten F-Werte (Kriterium: Kontrollgruppe vs. Suizidversucher) wieder, wobei die Variable Partnerschaftsstatus und die jeweiligen Unterwerte der Verwandten und Freunde der jeweiligen Spalten- und Zeilenvariablen eingingen (F-Werte < 4 sind nicht aufgeführt).

Die Zellen der Hauptdiagonalen geben den Partialeffekt der jeweiligen Zeilenvariablen an, unter Herauspartialisieren des Effektes des Partnerschaftsstatus und des entsprechenden komplementären Unterwertes (...-BEK oder ...-FAM).

Die F-Werte der anderen Zellen geben die ermittelte Größe des Netto-(Partial-)Effekts der Zeilenvariablen. Die Differenz des Diagonalwertes einer Variable und ihren F-Werten in den anderen Zellen zeigt das Ausmaß der Überlappung der einzelnen Zeilenvariablen mit den entsprechenden Spaltenvariablen.

Variablen mit von anderen Variablen unabhängigen Nettoeffekten weisen signifikante F-Werte in jeder Zelle ihrer Zeile auf.

nur durch das bloße Vorhandensein sozialer Kontakte unterscheiden, wurden die Effekte der Variable „Netzwerkgröße" und der einzelnen funktionalen Kategorien paarweise in Diskriminanzanalysen verglichen. Nur bei Bekannten; bei Verwandten sind lediglich die funktionalen Kategorien sozialer Unterstützung (Krisenhilfe) bedeutsam. Im direkten Vergleich mit „Netzwerkgröße" reduziert sich der vormals starke Effekt der Variablen „soziale Integration" auf einen gerade noch statistisch bedeutsamen, während der von „sozialer Integration" unabhängige Effekt von „Netzwerkgröße" bedeutend größer ist. Weitere Analysen deuteten jedoch darauf hin, daß dieses Ergebnis wohl ein Artefakt der größeren Reliabilität der Variablen „Netzwerkgröße" darstellt.

Die bisherigen Analysen zeigten zwar die relative Bedeutung der einzelnen Unterstützungsvariablen zueinander als Prädiktoren der Gruppenzugehörigkeit, sie sagen aber wenig über deren *absolute* Bedeutung, d.h. ihre tatsächliche Diskriminationsfähigkeit aus. Der Prozentsatz richtiger Klassifikationen, d.h. richtig zu den beiden Gruppen zugeordneter Personen, stellt ein Maß für die Einschätzung des erzielten Prädiktoreneffektes dar. Aufgrund der Variable „Partnerschaftsstatus" konnten knapp 60% der Personen den beiden Gruppen richtig zugeordnet werden. Die Variable „Netzwerkgröße/Bekannte" erzielte darüber hinaus einen 15%igen Zuwachs an Vorhersagegenauigkeit. Dieser Wert konnte mit einem optimalen multiplen Prädiktorensatz um weitere 5% auf 79% verbessert werden.

Diskussion

In zahlreichen Studien wurde ein Zusammenhang zwischen einem Mangel an sozialer Unterstützung und dem Auftreten physischer wie psychischer Störungen festgestellt (vgl. etwa die Übersichtsartikel von Broadhead et. al. 1983; Stack 1982). Darum ist es wenig überraschend, daß Personen, die einen Suizidversuch unternommen hatten, hinsichtlich der Größe ihres sozialen Netzes und der verschiedenen sozialen Unterstützungsfunktionen Defizite aufweisen. Es traten jedoch neben den offensichtlichen quantitativen Unterschieden zwischen der Kontrollgruppe und den Suizidversuchern eine Reihe qualitativer Aspekte hervor, die für die gegenwärtige Diskussion des Begriffs der sozialen Unterstützung von Bedeutung sind. Einige Autoren berichteten von einem kleineren aber zugleich dichteren sozialen Netzwerk psychisch Kranker. Tolsdorf (1976) z.B. fand bei einer Patientenstichprobe (vorwiegend Schizophrene) im Vergleich zu einer Kontrollgruppe (Patienten mit körperlichen Erkrankungen), daß die Netzwerke der psychiatrischen Patienten zwar weniger Personen aufwiesen, daß aber diese wenigen Personen eine größere Anzahl an Funktionen ausfüllten; beide Gruppen erhielten eine hohe soziale Unterstützung, wobei die psychiatrischen Patienten diese von weniger Personen erhielt. Dies trifft auch auf die in dieser Studie aufgefundenen Zusammenhänge zu: Während die Suizidversucher über weniger Personen verfügen, interagieren sie im Durchschnitt häufiger mit ihnen als die Personen der Kontrollgruppe. Das engere soziale Netzwerk der Suizidversucher dürfte nicht allein das Ergebnis bestehender Umweltbedingungen sein. Die Annäherung der durchschnittlichen Personenzahl, die für Unterstützungsfunktionen bei Probanden mit und ohne Partner in Betracht kommen, lassen intraindividuelle Bedingungen vermuten. Die höhere Verfügbarkeit und Verwendung des Partners als Quelle sozialer Unterstützung erhöhte nicht in entsprechender Weise die Zahl der Personen, die Unterstützung leisten könnte.

Die in dieser Studie sehr deutlichen Unterschiede zwischen Kontrollgruppe und Suizidversuchergruppe bezüglich der Größe des sozialen Netzes und den im Gegensatz dazu stehenden nichtsignifikanten Unterschieden hinsichtlich der Interaktionshäufigkeit sprechen für eine klare konzeptielle und empirische Differenzierung dieser beiden Aspekte. Eine in einigen Studien vorgenommene Schätzung der Netzwerkgröße über die Kontaktfrequenz scheint deshalb nicht sinnvoll. Den Personen, die einen Suizidversuch unternommen hatten, fehlt es weniger an der Frequenz als an der Variabilität sozialer Kontakte.

Ein weiterer bedeutsamer Aspekt dieser Untersuchung ist in den ermittelten unterschiedlichen Funktionen der Verwandten und Bekannten zu sehen. Die Unterschiede zwischen Verwandten und Bekannten bei der Unterstützung in Krisensituationen dürfte die unterschiedlichen Rollenerwartungen widerspiegeln, die diesen Personenkategorien entgegengebracht werden (Pearlin 1985). Ein Grund dafür, daß sich die beiden Gruppen (KG/SV) nur hinsichtlich der Verwandtenzahl wesentlich unterscheiden, könnte darin bestehen, daß von Bekannten nicht - zumindest nicht in erster Linie - Krisenunterstützung erwartet wird. Es wird eher von Familienangehörigen, insbesondere von Partnern, erwartet, daß sie in Krisen zu einem stehen (vgl. auch McFarlane et al. 1984). Gestützt wird diese Interpretation von Brown et al. (1986), die an einer größeren Stichprobe (Londoner Frauen) fanden, daß eine enge Vertrauensbeziehung *nicht* mit einem geringeren Risiko, an einer Depression zu erkranken, verbunden war, wenn sie nicht den Partner oder einen engen Verwandten betraf. Bedeutsam ist, daß im Gegensatz zu Bekannten und Freunden die *Zahl* der Verwandten keine Rolle spielt, sondern nur funktionale, Krisenunterstützung leistende, Beziehungen. Der Unterschied zwischen den Gruppen hinsichtlich der Zahl der Bekannten in positivem emotionalen Kontakt (Variable „soziale Integration") stimmt mit einer Reihe von Schulz u. Rau (1985) zitierten Untersuchungen überein und zeigt, daß vor allem das Vorhandensein sozialer Kontakte außerhalb des Familienkreises psychisches Wohlbefinden beeinflußt.

Die Ergebnisse dieser Studie legen nahe, daß Krisenunterstützung und alltägliche emotionale Integration verschiedene Funktionen erfüllen. Daraus folgt, daß den positiven Auswirkungen sozialer Unterstützung mindestens zwei Prozesse zugrundliegen müssen: Während vermutlich alltägliche Beziehungen durch das Gefühl, sozial integriert zu sein, Personen besser in die Lage versetzen, Spannungszustände zu verkraften, könnte die funktionale Unterstützung in aktuell auftretenden Krisen die Auswirkungen spezifischer Stressoren direkt verringern (vgl. Veiel 1985). Entsprechend den herrschenden Rollenerwartungen werden diese Funktionen - in einer Art Arbeitsteilung - auf verschiedene Bereiche des sozialen Netzes verteilt.

Therapeutischer und präventiver Ausblick

Nicht zuletzt aufgrund der seltenen Auftretenshäufigkeit (in der BRD ca. 20 Suizide auf 100000 Einwohner, vgl. Möller 1982) ist die Vorhersage von Suiziden sehr schwierig (vgl. Brown u. Sheran 1972; Engelsmann u. Ananth 1981). Trotzdem ist es möglich, zumindest bestimmte Gruppen mit einem hohen Suizidrisiko zu identifizieren, z. B. depressive Patienten (Häfner et al. 1983) und alkoholabhängige (Schmidtke 1982). Aus den vorliegenden Ergebnissen können spezifische Vorschläge zur präventiven und therapeutischen Intervention bei Suizidversuchern abgeleitet werden.

Therapeutische Einwirkungen sollten zum einen auf die Erhöhung der Anzahl von Freunden und Bekannten abzielen, mit denen regelmäßige und positive soziale Kontakte stattfinden. Daneben sollten enge Beziehungen zu Familienangehörigen und Lebenspartnern, in deren Rahmen das Individuum verläßliche, instrumentelle und psychologisch-emotionale Unterstützung in aktuell zu bewältigenden Krisensituationen erhält, gefördert werden (vgl. auch Bertram 1975).

Literatur

Adams KS, Bouckoms A, Scarr G (1980) Attempted suicide in Christchurch: A controlled study. Austr NZ J Psychiatry 14: 305-314
Barraclough B, Bunch J, Nelson B, Sainsbury P (1974) A hundred cases of suicide: Clinical aspects. Br J Psychiatry 125: 355-373
Beck A, Kovacs M, Weissman A (1979) Assessment of suicidal intention: The scale for suicide ideation. J Consult Clin Psychol 47: 343-352
Bertram W (1975) Das präsuizidale Syndrom in der Testpsychologie. Suizidprophylaxe 2: 184-197
Broadhead WE, Kaplan BH, James SA et al. (1983) The epidemiologic evidence for a relationship between social support and health. Am J Epidemiol 3: 621-637
Brown GW, Andrews B, Harris T, Adler Z, Bridge C (1986) Social support self-esteem and depression. Psychol Med 16: 813-831
Brown TR, Sheran TJ (1972) Suicide prediction. A review. Sucide Life Threat Behav 2: 67-98
Cohen S, Syme SL (eds) (1985) Social support and health. Academic Press, New York
Durkheim E (1973) Der Selbstmord. Luchterhand, Neuwied (Originalveröffentlichung 1897)
Engelsmann F, Ananth J (1981) Suicide rating scales. Psychiatr J Univ Ottawa 6: 47-51
Goldney RD, Burvill PW (1980) Review. Trends in suicidal behaviour and its management. Austr NZ J Psychiatry 14: 1-15
Häfner H, Welz R, Gorenc K, Kleff F (1983) Selbstmordversuch und depressive Störungen. Schweiz Arch Neurol Neurochir Psychiatr 133: 283-294
McFarlane AH, Norman GR, Streiner DL, Roy RG (1984) Characteristics and correlates of effective and ineffective social supports. J Psychosom Res 28: 501-510
Möller HJ (1982) Ergebnisse Methoden Probleme und Verbesserungsmöglichkeiten der Versorgung suizidaler Patienten (Vorwort). In: Fiedler PA, Franke A, Howe J, Kury H, Möller HJ (Hrsg) Herausforderungen und Grenzen der Klinischen Psychologie. DGVT, Tübingen, S 170-171
Monk M (1975) Epidemiology. In: Pearlin S (ed) Handbook for the study of suicide. Oxford Univ Press, New York
Parker A (1981) The meaning of attempted suicide to young parasuicides. A repertory grid study. Br J Psychiatry 139: 306-312
Pearlin LI (1985) Social structure and processes of social support. In Cohen S, Syme SL (eds) Social support and health. Academic Press, New York, pp 43-60
Sarason IG, Sarason BR (eds) (1985). Social support: Theory research and applications. Nijhoff, Dordrecht
Schmidtke A (1982) Definition besonders suizidgefährdeter Risikogruppen. Probleme und Resultate der Prädiktorenforschung. In: Fiedler PA, Franke A, Howe J, Kury H, Möller HJ (Hrsg) Herausforderungen und Grenzen der Klinischen Psychologie. DGVT, Tübingen, S 188-196
Schulz R, Rau MT (1985) Social support through the life course. In Cohen S, Syme SL (eds) Social support and health. Academic Press, New York, pp 129-148
Stack S (1982) Suicide: A decade review of the sociological literature. Dev Behav 4: 41-66
Tolsdorf C (1976) Social networks support and coping. An explorative study. Fam Process 15: 407-417
Trout DL (1980) The role of social isolation in suicide. Suicide Life Threat Behav 10: 10-23
Veiel HOF (1985) Dimensions of social support. A conceptual framework for research. Soc Psychiatry 20: 156-162

Veiel HOF (im Druck) Soziale Unterstützung gibt es nicht. Zur Strukturierung eines Konzepts. In: Amelang M (Hrsg) Bericht über den 35. Kongreß der Deutschen Gesellschaft für Psychologie

Welz R (1984) Epidemiologie der Suizidalität. Med Welt 38: 1163–1168

Welz R, Häfner H (1984) Imitation und Kontagiosität bei Selbstmordhandlungen. Eine empirische Untersuchung über Selbstmordhandlungen im Freundesund Familienkreis von Individuen mit Suizidversuchen. In: Welz R, Möller HJ (Hrsg) Bestandsaufnahme der Suizidforschung. Roderer, Regensburg, S 63–76

Wenz FV (1977) Marital status anomie and forms of social isolation A case of high suicide rate among the widowed in an urban sub-area. Dis Nerv Syst 38: 891–895

Soziales Netzwerk und Schizophrenie: Eine Übersicht

M. C. ANGERMEYER

Charakteristika des sozialen Netzwerks schizophrener Kranker

Die erste systematische Vergleichsstudie zum sozialen Netzwerk schizophrener Kranker wurde 1976 von Tolsdorf publiziert. In der Folge kam ein halbes Dutzend weiterer Untersuchungen hinzu, in denen das Netzwerk schizophrener Kranker mit dem von Normalpersonen oder anderen psychiatrischen Patienten verglichen wurde (Serban 1977; Sokolovsky et al. 1978; Garrison 1978; Pattison u. Pattison 1981; Angermeyer u. Lammers 1986; Dohrenwend et al. 1987; Joraschky et al. 1987). Die untersuchten Patientengruppen differierten z. T. beträchtlich im Hinblick auf den soziokulturellen Kontext (das Spektrum reicht von den Bewohnern einer Großstadt in der BRD bis hin zu Frauen aus Puerto Rico, die in der Bronx leben), den Behandlungsstatus (ohne psychiatrische Behandlung gegenüber ambulante oder stationäre Behandlung) und das Stadium der Krankheitskarriere (Erstmanifestation gegenüber langjähriger Verlauf). Trotz all dieser Verschiedenheiten will ich versuchen, die Untersuchungsergebnisse zu einer idealtypischen Beschreibung des sozialen Netzwerks schizophrener Kranker zu kondensieren.

Das soziale Netzwerk schizophrener Kranker läßt sich demnach wie folgt charakterisieren:

- Gemessen an Normalpersonen, aber auch an anderen psychiatrischen Patienten wie Alkoholkranken oder Patienten mit depressiven Syndromen, ist das Netzwerk schizophrener Kranker kleiner (Cohen u. Sokolovsky 1978; Garrison 1978; Pattison u. Pattison 1981; Angermeyer u. Lammers 1986; Dohrenwend et al. 1987).
- Der Anteil der Familienangehörigen ist vergleichsweise groß, die Zahl externer, die Familiengrenzen überschreitender Beziehungen entsprechend gering (Tolsdorf 1976; Garrison 1978; Hirschberg 1985; Angermeyer u. Lammers 1986; Joraschky et al. 1987).
- Bei Patienten mit längerer Krankheitsgeschichte rekrutieren sich die Personen des Netzwerks zu einem nicht geringen Teil aus Mitpatienten oder Angehörigen anderer gesellschaftlicher Randgruppen (Sokolovsky et al. 1978; Pattison u. Pattison 1981; Angermeyer u. Lammers 1986).
- Schizophrene Kranke verfügen selten über multiplexe Beziehungen, d. h. Beziehungen, die gleichzeitig mehrere Funktionen erfüllen wie z. B. die Bereitstellung von emotionaler *und* instrumenteller Unterstützung (Tolsdorf 1976; Sokolovsky et al. 1978; Pattison u. Pattison 1981).

- Die Beziehungen schizophrener Kranker sind häufig asymmetrisch, es mangelt ihnen an Reziprozität, das quid pro quo zwischen den Beziehungspartnern ist gestört. Oft leben Patienten in einseitiger Abhängigkeit von den Eltern oder anderen zentralen Personen, auf deren Unterstützung sie in hohem Maße angewiesen sind (Tolsdorf 1976; Serban 1977; Sokolovsky et al. 1978; Pattison u. Pattison 1981).
- Die zwischenmenschlichen Beziehungen sind häufig sehr kurzlebig und sehr störanfällig (Serban 1977; Pattison u. Pattison 1981).
- Defizite bestehen nicht nur in quantitativer sondern auch in qualitativer Hinsicht. Schizophrene Kranke finden bei ihren Beziehungspartnern weniger soziale Unterstützung als Normalpersonen, aber auch als andere psychiatrische Patienten (Serban 1977; Angermeyer u. Lammers 1986).

Zu ganz ähnlichen Ergebnissen kamen auch Studien, in denen das soziale Netzwerk schizophrener Kranker nicht dem anderer Personengruppen gegenübergestellt wurde, sondern an einer (gewöhnlich implizit bleibenden) Idealnorm gemessen wurde. So berichten Johnstone et al. (1979), daß bereits zum Zeitpunkt der ersten psychotischen Episode ein Drittel der Patienten ohne jeglichen sozialen Kontakt war und sich dieser bei einem weiteren Drittel auf die Familie bzw. Arbeitskollegen beschränkte. Ein ähnliches Resultat erbrachte die Untersuchung von Müller et al. (1986) bei Patienten mit durchschnittlich 10 jähriger Krankheitsgeschichte: Ein Drittel lebte sozial isoliert, ein weiteres Drittel verfügte über nur spärliche soziale Kontakte. Eine andere Studie bei chronisch Kranken ergab in über der Hälfte der Fälle ein defizitäres soziales Unterstützungssystem; überhaupt keinen Freund hatten gar drei Viertel der Patienten (Malm et al. 1981). Bei einem Survey in einer ländlichen Region in Laos stellten Westermeyer u. Pattison (1981) eine unverhältnismäßig starke Abhängigkeit der Kranken (durchschnittliche Dauer der Erkrankung 8 Jahre) von der Familie sowie eine Asymmetrie der instrumentellen Beziehungen fest.

Prinzipiell kann der sich hier abbildende Zusammenhang zwischen sozialem Netzwerk und schizophrener Krankheit aus zwei Perspektiven betrachtet werden. Zum einen können Beziehungsdefizite als ein für die Entstehung bzw. den Verlauf der Krankheit bedeutsamer Faktor interpretiert werden. Zum anderen lassen sich Mängel im Netzwerk als Auswirkungen der Krankheit verstehen. Oder anders ausgedrückt: Fungiert im ersten Fall das soziale Netzwerk als unabhängige und die schizophrene Psychose als abhängige Variable, so besteht im zweiten Fall die umgekehrte Konstellation, d.h. die schizophrene Krankheit ist die unabhängige und das soziale Netzwerk die abhängige Variable. Die Analogie zu der aus den Studien zum Zusammenhang zwischen sozialer Schicht und der Prävalenz psychischer Störungen bekannten Social causation-social selection-Debatte ist augenfällig. Hier wie dort gilt, daß sich beide Perspektiven nicht gegenseitig ausschließen müssen, vielmehr beiden ein noch genauer zu bestimmendes Gewicht zukommen dürfte.

Soziales Netzwerk und Entstehung schizophrener Psychosen

In einem bereits 1934 erschienenen Text stellte der amerikanische Soziologe Faris die Hypothese auf, daß soziale Isolation, die einen Menschen über einen längeren Zeitraum seiner engen zwischenmenschlichen Beziehungen beraubt, schizophrene Störungen auslösen könne. Unter diesen Bedingungen würden die sonst wirksamen Mechanismen der sozialen Kontrolle außer Kraft gesetzt werden. Der Notwendigkeit zur Kommunikation mit anderen Menschen enthoben sei das Individuum nicht mehr darauf bedacht, bei anderen als vernünftig zu gelten. Da es Sanktionen seiner Umwelt nicht zu fürchten hätte, fühlte es sich nicht dazu verpflichtet, den Rollenerwartungen zu entsprechen und in seinem Fühlen und Denken mit den gesellschaftlichen Einstellungen und Normen im Einklang zu sein. Unkonventionelles, exzentrisches und schließlich psychotisches Verhalten sei die Folge.

Eine ähnliche Argumentation verfolgen auch Hammer et al. in der 1978 erschienenen Arbeit „Social networks and schizophrenia". Schizophrene Störungen seien durch eine verminderte Voraussagbarkeit des Verhaltens gekennzeichnet, das durch kulturelle Normen kodifiziert ist und für dessen Aneignung und Formung das soziale Netzwerk eines Individuums als Matrix dient. Das Individuum ist auf ständige Rückmeldungen durch seine Umwelt angewiesen. Wichtigste Quelle hierfür ist die Interaktion mit den Personen, die das soziale Beziehungsnetz konstituieren. Diese reagieren entweder direkt auf das Verhalten des einzelnen oder fungieren als Vermittler der Umwelt, zu der das Individuum selbst nicht in unmittelbarem Kontakt steht. Hammer et al. vertraten die Hypothese, daß das soziale Netzwerk schizophrener Kranker wegen quantitativer und qualitativer Defizite nicht in der Lage sei, diese Leistungen zu erbringen.

Beide Hypothesen verstehen das soziale Netzwerk als ein Lernfeld zum Erwerb sozial adaptiven Verhaltens bzw. als Regulativ gegenüber normverletzenden Verhaltenstendenzen. Sie messen Defiziten in diesem Bereich für sich genommen eine ätiologische Bedeutung zu (gewissermaßen als „Haupteffekt" im statistischen Sinne). Demgegenüber fällt dem sozialen Netzwerk in dem neuerdings populären Vulnerabilitätskonzept nur die Rolle einer Moderatorvariable zu. Es wird postuliert, daß ein Individuum, das qua genetischem Outfit bzw. durch biologische oder psychosoziale Schädigungen in frühen Entwicklungphasen gegenüber Streß besonders vulnerabel ist, in Belastungssituationen dann weniger gefährdet sei, psychotisch zu dekompensieren, wenn es über ein intaktes soziales Unterstützungssystem verfügt (Zubin 1986).

Neben diesen soziologischen/sozialpsychologischen Modellvorstellungen sollten auch zwei psychiatrische Ansätze erwähnt werden, in denen eine Verbindung zwischen sozialer Isolation und psychotischer Entgleisung hergestellt wurde. In seinen bereits 1962 veröffentlichten „Gedanken zur Bedeutung soziologischer Faktoren in der Genese endogener Psychosen" stellte Kulenkampff die Isolierung des Individuums als die zentrale soziale Situation im Vorfeld der Psychose in den Mittelpunkt. Isolierung steht hier für „das Fehlen oder den Schwund kommunikativer Verbundenheiten". Anhand kasuistischer Beispiele beschrieb Kulenkampff anschaulich verschiedene Situationen, die schließlich über die Vereinsamung zum Ausbruch der Psychose führten. In derartige Situationen könne das Individuum entweder durch äußere Einflüsse oder aus eigenem Streben kommen.

Von einer strukturdynamischen Sichtweise ausgehend arbeitete Janzarik (1973) das Syndrom des Kontaktmangelparanoids als einen Grundtypus schizophrenen Krankseins im Alter heraus. Wie schon der Name andeutet, kommt hier dem Aspekt der sozialen Isolation ein ganz besonderes ätiologisches Gewicht zu. Janzarik vertritt die Position, daß „beim alleinstehenden älteren Menschen, der von der mitmenschlichen Kommunikation ausgeschlossen ist, (...) auch ohne eine psychotische Erschütterung das Gleichgewicht verlorengehen (kann), das sonst zwischen der Geborgenheit menschlicher Nähe, der Verläßlichkeit intakter Sozialbeziehungen, dem von solcher Sicherheit getragenen Ausgriff in die Welt und den Kräften besteht, die mit verschieblicher Grenze als ein fremdes und bei wachsender Übermacht bedrohliches „Außen" herandrängt" (S. 522). Im Gegensatz dazu sei die ebenfalls häufig zu beobachtende Isolierung im Vorfeld schizophrener Syndrome in jüngerem Lebensalter in der Regel nicht schicksalshaft erzwungen sondern „eine durch persönliche Voraussetzungen mitgeschaffene und immer wieder durch Kompensationsversuche durchbrochene Isolierung" (S. 523).

Gibt es nun empirische Belege dafür, daß das soziale Netzwerk bereits vor der Manifestation schizophrener Störungen Defizite aufweist? Diese Frage untersuchten als erste Kohn u. Clausen (1955). Beim Vergleich zwischen schizophrenen Kranken und psychisch Gesunden stellten sie fest, daß bei ersteren ein signifikant höherer Anteil bereits in der frühen Adoleszenz gänzlich oder wenigstens teilweise isoliert gelebt hatte. Da dies aber nur für ein Drittel der Kranken galt, zogen die Autoren daraus den Schluß, daß soziale Isolation offenbar nicht die entscheidende Erfahrung sein dürfte, die zu schizophrener Krankheit prädisponiert. Bei der Untersuchung der Beziehungssituation männlicher Schizophrener während der Adoleszenz fand Kreisman (1970), daß diese deutlich seltener als normale Vergleichspersonen eine enge persönliche Beziehung zu einem anderen Menschen unterhielten und sich häufiger einsam fühlten. Hinsichtlich der sozialen Integration unterschieden sich dagegen beide Gruppen nicht signifikant voneinander, abgesehen von den Kontakten zu Altersgenossen, die von den schizophrenen Kranken seltener berichtet wurden.

Im Gegensatz zu den bisher zitierten Autoren untersuchten Isele u. Angst 1982 das soziale Netzwerk während der beiden Monate unmittelbar vor Ausbruch der Psychose. Im Vergleich zu einer Zufallsstichprobe von Normalpersonen verfügten schizophrene Kranke über weniger selbsterworbene tragfähige Beziehungen, ihr weiterer Bekannten- und Freundeskreis war deutlich kleiner. Irle u. Pörksen (1971) berichten, daß zwei Drittel der Patienten, die später erneut einen Rückfall erlebten, bereits in der Zeit unmittelbar vor der Erstmanifestation der Psychose überhaupt keinen Freund oder nur wenige lockere Bekannte hatten. Und Müller et al. (1986) stellten fest, daß nur ein Viertel ihrer Patienten bei Krankheitsbeginn über ausreichend gute Sozialkontakte verfügte.

Wenn schizophrene Kranke bereits vor Ausbruch der Psychose isolierter leben als andere Menschen so besagt dies aber nicht notwendigerweise, daß hierfür allein eine unwirtliche Umwelt ohne der Möglichkeit zur Aufnahme sozialer Beziehungen verantwortlich zu machen ist. Es scheinen vielmehr die Kranken selbst zu sein, die sich bereits vor Manifestation der Psychose vor ihrer Umwelt zurückziehen bzw. im Beziehungsnetz der Herkunftsfamilie verharren (Kohn u. Clausen 1955; Isele u. Angst 1982). Diesen Schluß legen auch die Resultate einer Studie von Bräutigam (1974) nahe, der die prämorbide Persönlichkeit schizophrener erkrankter Männer untersuchte. Im Vergleich zu psychisch Gesunden waren sie von früher Kindheit an deutlich passiver und schüchterner. Von der Pubertät an waren sie besonders zurückhaltend und gehemmt im Umgang mit Mädchen. Es gelang ihnen seltener, sich vom Elternhaus zu trennen. Sie neigten dazu, „einfach zu Hause sitzen zu bleiben". Auch Irle u. Pörksen (1971) stellten bei der Hälfte der von ihnen befragten schizophrenen Kranken fest, daß diese schon vor Ausbruch der Psychose Einzelgänger gewesen waren. Ein Fünftel hatte auch gar nicht den Wunsch nach Kontakt zu anderen Menschen verspürt.

Soziales Netzwerk und Verlauf schizophrener Psychosen

Daß ein intaktes Netzwerk positive Auswirkungen auf die Weiterentwicklung der Krankheit haben kann, konnte bereits mehrfach empirisch demonstriert werden. Tabelle 1 gibt einen Überblick über die einschlägigen prospektiv angelegten Studien. Trotz erheblicher methodischer Differenzen kommen sie übereinstimmend zu dem Ergebnis, daß die Prognose für Patienten günstiger ist, wenn diesen ein funktionierendes soziales Unterstützungssystem zu Gebote steht. Am besten ist dies für die Institutionskarriere, d.h. das Rehospitalisierungsrisiko sowie die Dauer und Frequenz stationärer Aufenthalte, dokumentiert. Aber auch für den Einfluß sozialer Beziehungen auf den klinischen Verlauf und das Niveau der sozialen Adaptation lassen sich Beispiele finden. Am bedeutsamsten ist sicher das Ergebnis der *International Pilot Study of Schizophrenia*, die von der WHO (1979)

Tabelle 1. Soziales Netzwerk als Prädiktor für den Verlauf schizophrener Krankheit

Autoren	Land	n	Stadium der Krankheitskarriere	Follow-up (Jahre)	Dimension Sozialen Netzwerks	Verlaufskriterium
Christensen 1974	Dänemark	119	?	5	Vorhandensein sozialer Kontakte	Rehospitalisierung
Serban 1977	USA		Ersthospitalisation Mehrfachaufnahmen	2	Quantität und Qualität enger Freundschaftsbeziehungen Heterosexuelle Beziehung Quantität der Beziehung zu Nachbarn	Rehospitalisierung
Strauss u. Carpenter 1977	USA	61	Erst- und Mehrfachhospitalisationen	5	Quantität und Qualität sozialer Kontakte	Klinischer Verlauf (Symptomatik) Soziale Adaptation Globaleinschätzung

Tabelle 1 (Fortsetzung)

Autoren	Land	n	Stadium der Krankheitskarriere	Follow-up (Jahre)	Dimension Sozialen Netzwerks	Verlaufskriterium
Lo u. Lo 1977	Hongkong	133	Variierende Krankheitsdauer	10	Soziale Unterstützung durch Angehörige	Soziale Adaptation Frequenz und Dauer stationärer Aufenthalte
WHO 1979	Dänemark, Nigeria, Kolumbien, Indien, Großbritannien, UdSSR, CSSR		Erst- und Mehrfachhospitalisationen	2	Soziale Isolation	Klinischer Verlauf Soziale Adaptation Globaler Outcome
Johnstone et al. 1979	Großbritannien	45	?	1	Ausmaß sozialer Kontakte	Soziale Adaptation
El Islam 1979	Quatar	272	Erstmanifestation	4,2	Erweiterte Familie (im Gegensatz zur Kernfamilie)	Klinischer Verlauf (Minussymptomatik)
Caton 1982	USA	124	Chronisch	1	Ausmaß an Hilfe und Verständnis durch signifikante Andere Kontaktfrequenz	Rehospitalisierung
El Islam 1982	Quatar	609	?	1	Erweiterte Familie (im Gegensatz zur Kernfamilie)	Klinischer Verlauf (Plussymptomatik) Soziale Adaptation Rehospitalisierung
Cohen u. Sokolovsky 1978	USA	29	Chronisch		Netzwerkgröße Dichte Reziprozität	Rehospitalisierung
Pietzcker u. Gaebel 1983	BRD	70	?	1	Qualität der Beziehungen	Soziale Adaptation Rehospitalisierung
Goldstein u. Caton 1983	USA	119	Mehrfachaufnahmen	1	Soziale Unterstützung	Rehospitalisierung
Müller et al. 1986	BRD	60	?	11	Soziale Kontakte	Soziale Adaptation

in 9 über die ganze Erde verteilten Forschungszentren durchgeführt wurde. Gleich, ob das klinische Verlaufsmuster, der Grad der sozialen Adaptation oder ein globales Outcome-Maß als Kriterium diente, stets war die Variable „soziale Isolation" unter den 5 besten Prädiktoren für das Ergebnis des 2-Jahres-Followup. In der methodisch noch anspruchsvolleren Nachfolgestudie – der *Determinants of Outcome of Severe Mental Disorders Study,* aus der noch keine einschlägigen Daten publiziert wurden, scheint sich die verlaufsbestimmende Bedeutung des sozialen Netzwerks zu bestätigen (Jablensky 1988).

Soziales Netzwerk und Krankheitsverhalten

Grundsätzlich kann das soziale Netzwerk auf zweierlei Weise für den Verlauf schizophrener Krankheit bedeutsam werden. Es kann direkt auf die Entwicklung der psychotischen Störungen Einfluß nehmen v. a. dadurch, daß es akuten lebensverändernden Ereignissen etwas von ihrer Wucht nimmt oder den Kranken bei der Bewältigung länger anhaltender belastender Lebenssituationen unterstützend zur Seite steht. Der indirekte Weg besteht in einer Beeinflussung des Krankheitsverhaltens (Mechanic 1978), was wiederum Rückwirkungen auf den Verlauf der Krankheit haben kann. Ganz allgemein ist damit die Art und Weise gemeint, in der sich die Betroffenen mit ihrer Krankheit auseinandersetzen und diese zu bewältigen suchen. Das Hauptaugenmerk der Forschung galt bislang der Wahrnehmung und Interpretation der psychischen Störungen durch die Betroffenen sowie der Frage, zu welchem Zeitpunkt und an wen sie sich um Hilfe wenden (das sogenannte Hilfesuch- bzw. Inanspruchnahmeverhalten).

In diesem Zusammenhang kommen dem Netzwerk drei Funktionen zu (Gottlieb u. Hall 1980). Es dient als Kommunikationssystem, in dem Informationen über psychosoziale Behandlungsangebote übermittelt werden. Weiterhin stellt es für den Kranken ein wichtiges Bezugssystem dar, das seine Einstellung zur Krankheit und zur psychiatrischen Behandlung mitprägt. Schließlich fungiert es als Unterstützungssystem, das komplementär oder in Konkurrenz zu professionellen Helfern wirksam wird.

Wie gut ein Netzwerk diese Funktionen erfüllen kann, hängt v. a. von seiner strukturellen Beschaffenheit ab. Ist es eng geknüpft und unterhalten die einzelnen Netzwerkmitglieder untereinander wie zum Kranken intensive Kontakte, so wird das Netzwerk eher den Belastungen durch die psychische Krankheit gewachsen sein und in der Lage sein, den Kranken zu (er)tragen (Horwitz 1977, 1978; Birkel u. Reppucci 1983).

Andererseits sind die Kranken in derart dichten Netzwerken einem starken Konformitätsdruck ausgesetzt, dem sie sich nur schwer zu entziehen vermögen. Je nach dominierendem Normsystem hat dies ganz unterschiedliche Auswirkungen auf das Hilfesuchverhalten. Hegen die Netzwerkmitglieder der Institution Psychiatrie gegenüber vergleichsweise wenig Vorurteile und betrachten sie die psychiatrische Behandlung als sinnvoll und notwendig, so dürfte der Kranke schon frühzeitig den Weg zu einer psychiatrischen Einrichtung finden. Herrscht dagegen eine mehr psychiatrieaverse Einstellung vor oder bestehen unter den Netzwerkmitgliedern starke Stigmaängste, so dürfte dies zur Konsequenz haben, daß die

Kranken erst spät mit der Psychiatrie in Berührung kommen (McKinlay 1973; Birkel u. Reppucci 1983). Generell dürfte allerdings gelten, daß in locker geknüpften offenen Netzwerksystemen die Wahrscheinlichkeit des Überlebens außerhalb psychiatrischer Institutionen größer ist, ganz einfach deswegen, weil die soziale Kontrolle geringer ist und damit auch das Risiko, daß pathologisches Verhalten erkannt und als deviant etikettiert wird (Perrucci u. Targ 1982). Am geringsten dürfte die Toleranz gegenüber Normabweichungen dann sein, wenn der Kranke eine zentrale Position einnimmt und deshalb der Bestand des Netzwerks in Gefahr zu geraten droht (Hammer 1963-1964).

Die Mitglieder locker geknüpfter Netzwerke mit zahlreichen, die Grenzen des engeren Verwandtschaftskreises überschreitenden Kontakten haben besonders leicht Zugang zu Informationen über psychosoziale Hilfsangebote. Sie finden deshalb auch eher den Weg zu einem professionellen Helfer (Horwitz 1977, 1978).

Wandel des sozialen Netzwerks im Verlauf schizophrener Krankheit

Daß das soziale Netzwerk im Verlauf schizophrener Erkrankungen einem Schrumpfungsprozeß unterworfen ist, dafür spricht das Ergebnis mehrerer Studien, in denen ein Vergleich zwischen erstmals erkrankten/hospitalisierten Patienten und solchen mit einer längeren Krankheits-/Institutionskarriere angestellt wurde. Bei letzteren fand sich ein kleineres Netzwerk (Lipton et al. 1981; Westermeyer u. Pattison 1981; Dohrenwend et al. 1987). Insbesondere war die Zahl der Freunde und Bekannten geringer, der Anteil der Angehörigen dafür eher größer (Irle u. Pörksen 1971; Lipton et al. 1981; Angermeyer u. Lammers 1986; Joraschky et al. 1987). Das Netzwerk war weniger dicht geknüpft, einseitige Abhängigkeitsbeziehungen waren häufiger, multiplexe Beziehungen dagegen seltener. Die Kontaktdichte war ebenfalls geringer (Lipton et al. 1981). Die Patienten mit einer längeren Krankheitsgeschichte fanden bei ihren Beziehungspartnern weniger soziale Unterstützung (Serban 1977; Angermeyer u. Lammers 1986; Dohrenwend et al. 1987).

Nun haften diesen Vergleichsstudien eine Reihe methodischer Schwächen an, die ihre Aussagefähigkeit einschränken (Ibes u. Klusmann, in diesem Band). Dies gilt nicht für die von Müller et al. (1986) durchgeführte Verlaufsstudie, in der eine Kohorte von Patienten über einen Zeitraum von durchschnittlich 11 1/2 Jahren verfolgt wurde. Auch hier wurde eine deutliche Reduzierung sozialer Kontakte registriert. Lebten bei Krankheitsbeginn 12% der Patienten in sozialer Isolation, so waren es am Ende des Follow-up rund dreimal soviel (35%).

Aber nicht nur die direkten Beziehungen der Kranken zu anderen Menschen verarmen bzw. lösen sich im Verlauf der Krankheit völlig auf. Dies gilt auch für das erweiterte Netzwerk. So stellten Anderson et al. (1984) eine inverse Beziehung zwischen der Dauer der schizophrenen Erkrankung und der Größe des Netzwerks der Eltern der Patienten fest. Bei separater Betrachtung beider Eltern stellte sich interessanterweise heraus, daß dieser Zusammenhang nur für die Mütter galt. Einen indirekten Hinweis auf Einbrüche im erweiterten Netzwerk lieferte außerdem der Befund, daß sich das Netzwerk „chronischer" Patienten zu einem nicht unbeträchtlichen Teil aus Mitpatienten rekrutiert (Ibes u. Klusmann in diesem

Band), deren Netzwerke ja selbst Defizienzen aufweisen. Damit verschärft sich noch die bereits für den „Netzwerkkern" („core network") konstatierte Tendenz zur sozialen Isolation.

Welche Faktoren sind nun für diese Entwicklung verantwortlich zu machen ? Zur groben Orientierung lassen sich diese im Kranken selbst, in seinen aktuellen bzw. potentiellen Beziehungspartnern und in der Lebenssituation der Kranken lokalisieren. Beginnen wir mit dem Kranken: Hier sind die Krankheitssymptome zu nennen, die die zwischenmenschliche Interaktion stören; weiterhin autoprotektive Strategien zur Vermeidung von Überstimulierung; schließlich Formen der Bewältigung von Stigma. Eine wichtige Rolle spielt außerdem die emotionale Reaktion der Umwelt auf die psychische Krankheit sowie das quid pro quo in der Beziehung zwischen dem Kranken und anderen Menschen. Schließlich hat die häufig durch Gettoisierung, Arbeitslosigkeit und Armut gekennzeichnete Lebenssituation Einfluß auf die Kontaktchancen der Kranken.

Sozialer Rückzug als Symptom schizophrener Psychosen

Die Störung der Beziehung zu anderen Menschen stellt eines der Kardinalsymptome schizophrener Psychosen dar. Schon Emil Bleuler räumte dem Autismus den Rang einer Grund- bzw. Primärstörung ein. Auch in der neuesten (9.) Version der ICD wird der Autismus als ein Merkmal der Schizophrenie genannt. In DSM-III wird soziale Isolation bzw. sozialer Rückzug explizit in der Liste der Prodromal- bzw. Residualsymtome aufgeführt.

Interessanterweise scheinen die auf den ersten Blick doch besonders auffallenden und störenden positiven Symptome wie Halluzinationen oder Wahnbildungen keine Auswirkungen auf das soziale Netzwerk zu haben. Zu diesem Ergebnis kamen jedenfalls Hamilton et al. (1987) bei der Untersuchung chronisch schizophrener Kranker. Ein deutlicher Zusammenhang fand sich dagegen zwischen dem Ausmaß an negativen Symptomen wie Affektverflachung, Apathie oder Anhedonie und der Größe des Netzwerks, dem Grad an Multiplexität, Reziprozität und Instrumentalität der Beziehungen sowie der Kontaktfrequenz. Die Autoren erklären dies damit, daß „the negative symptoms of schizophrenia make it difficult for people to reengage with the patient or for the patient to attract or attach to other people" (S. 10). Selbst wenn die Kanken auf den ersten Blick hin „unauffällig" erscheinen, mangelt es ihnen häufig an für den Erhalt zwischenmenschlicher Kontakte so wichtigen Fähigkeiten wie dem Gespür für die richtige Balance zwischen Nähe und Distanz und das subtile Wechselspiel zwischen dem Bekunden von Neugierde und Interesse für den anderen und erneutem Sichzurücknehmen, oder dem Gefühl dafür, wann es wieder an der Zeit ist, auf den anderen zuzugehen.

Sozialer Rückzug als autoprotektive Strategie

Neuere Untersuchungen über sogenannte autoprotektive Mechanismen schizophrener Kranker (Böker u. Brenner 1983) legen den Schluß nahe, daß das Phänomen des sozialen Rückzugs nicht nur einen genuinen Bestandteil schizophrener

Störungen darstellt, sondern daß es sich hierbei auch um den bewußt-unbewußten Versuch handeln könnte, belastenden Situationen aus dem Weg zu gehen. Geht man davon aus, daß schizophrene Kranke an Defizienzen der Informationsverarbeitung leiden (Nuechterlein u. Dawson 1984) und sich deshalb vor Überstimulierung schützen müssen, so könnte die Vermeidung von sozialen Kontakten als ein defensiver Kompensationsversuch verstanden werden. Der Kranke gönnt sich gewissermaßen eine „Verschnaufpause", wenn das psychische Gleichgewicht zu dekompensieren droht. Es sucht auf diese Weise einer erneuten Manifestation der Psychose vorzubeugen. Einen empirischen Beleg für diese Annahme liefert die EE-Forschung. Das Rückfallrisiko war für Patienten mit Angehörigen, die zu ihnen in einer emotional aufgeladenen Beziehung standen („high EE") dann geringer, wenn beide keinen dichten Face-to-face-Kontakt miteinander unterhielten (Leff u. Vaughn 1985).

Sozialer Rückzug als Ergebnis der Auseinandersetzung mit den sozialen Konsequenzen schizophrener Krankheit

Neben den beiden genannten Aspekten – sozialer Rückzug als schizophrenes Symptom und als Kompensationsversuch schizophrener Defizienzen – ist auch von Bedeutung, wie der Patient auf die sozialen Konsequenzen seiner Krankheit reagiert und sie zu bewältigen sucht. Eine zentrale Rolle spielt hier die von den Patienten selbst erfahrene bzw. von diesen antizipierte Stigmatisierung durch die Umwelt. Warner (1985) postuliert, daß jeder Mensch mit einem gesunden Selbstwertgefühl und Bewußtsein eigener Kompetenz sich zwangsläufig einer kognitiven Dissonanz ausgesetzt sehen müsse, wenn er mit der Diagnose einer schweren psychischen Krankheit konfrontiert wird und dem damit einhergehenden Stigma und Statusverlust. Entscheidet er sich dafür, die Diagnose zu akzeptieren, so werde er bemüht sein, die bestehende Dissonanz dadurch aufzulösen, daß er sich in die Rolle des Außenseiters fügt und das Stereotyp des Minderwertigen internalisiert. Der Rückzug von der sozialen Umwelt ist die Konsequenz.

Die Auswirkungen subjektiv erlebten Stigmas auf die Sozialbeziehungen psychisch Kranker konnte in drei empirischen Untersuchungen dokumentiert werden, über die hier kurz berichtet werden soll.

Die amerikanische Anthropologin Estroff (1981) nahm als teilnehmende Beobachterin zwei Jahre lang am Leben einer Gruppe von Patienten teil, die im Rahmen eines Programms zur Erprobung von Alternativen zur Krankenhausbehandlung in Wohnheimen und Privatwohnungen in der Gemeinde untergebracht waren. Sie beabsichtigte damit in der Welt der Gemeindepsychiatrie etwas ähnliches zu tun wie Goffman früher in der Krankenhauspsychiatrie: diese Welt von innen heraus, also aus der Perspektive der Patienten zu beschreiben sowie die Rollenbeziehungen und Selbstdefinitionen in der institutionellen Landschaft zu analysieren. Eine der Schlußfolgerungen, zu denen sie kommt, ähnelt in erstaunlichem Maß einem Befund von Goffman: Auch in der Gemeinde ist ein hervorstechendes Beschreibungsmerkmal der Situation die Inszenierung des Unterschieds zwischen zwei Personengruppen. Auf der einen Seite die berufsmäßigen Helfer und die Patienten, auf der anderen Seite – und von der ersten

Gruppe deutlich separiert – die Personen der „Außenwelt". Estroff trifft dem Sprachgebrauch vieler Patienten folgend die Unterscheidung zwischen „Normals vs. Crazies". Eine weitere Unterscheidung, die hintergründig wirksam ist, betrifft „inside vs. outside", also zwischen „wir" und „sie". Beide Unterscheidungen zusammengenommen ergeben die folgenden Gruppen:

- Inside Crazies: Andere Patienten, denen Ego, was materielle Ressourcen und Informationen betrifft, ungefähr ebenbürtig ist. Alle haben den gleichen Einfluß darauf, wieviel Zeit sie miteinander verbringen möchten.
- Inside Normals: Berufsmäßige Helfer haben privilegierten Zugang zu Informationen und zu materiellen Ressourcen. Sie sind als Privatpersonen kaum zugänglich. Beziehungen mit ihnen sind nicht reziprok. Sie können Krankenhauseinweisung veranlassen und kontrollieren die finanzielle Situation der Inside Crazies.
- Outside Crazies: Andere Patienten, die Ego als solche identifiziert, mit denen Ego aber keinen Kontakt sucht, weil sie nicht zu der eigenen Gruppe gehören.
- Outside Normals: „Normale", die nicht wissen, daß Ego „verrückt" ist. Zu solchen Leuten wird in der Regel Abstand gehalten. Die Patienten versuchen, den Kontakt mit Outside Normals auf ein Minimum zu reduzieren.

Inside Crazies schlossen oft Freundschaft miteinander. Ihnen brauchte man nicht viel zu erklären, denn sie hatten ja selbst schon ähnliche Erfahrungen gemacht. Doch überdauerten diese Beziehungen selten die gemeinsame Teilnahme am Rehabilitationsprogramm. Wenn ein Patient das Programm verließ, rissen meist auch die Bindungen zu ihm ab. Patienten erlebten sich als schwach und machtlos, sie erwarteten meist nicht voneinander, daß sie sich gegenseitig helfen konnten. Dafür waren die berufsmäßigen Helfer da. Nur wenige Patienten hatten Freunde, die nichts mit dem psychiatrischen Versorgungssystem zu tun hatten. Einige Patienten vermieden ausdrücklich Kontakte mit „normalen" Freunden, weil ihnen ihr Stigma dadurch schmerzlich bewußt wurde. Oft wollten sie auch nicht von ihren „normalen" Freunden zusammen mit anderen Patienten gesehen werden. Der Kontakt mit „Normalen" war meist kurzlebig und führte oft zu negativen Erfahrungen, die das Gefühl der Andersartigkeit bei den Patienten verstärkten. Das Demoralisierende am Kontakt mit anderen „Normalen" war hauptsächlich die Asymmetrie dieser Begegnungen und die dadurch ausgelöste negative Selbstwahrnehmung. Die Tatsache, nicht hospitalisiert zu sein, führte also nicht automatisch dazu, daß auch die Selbstwahrnehmung, sich schwach, machtlos und inkompetent zu fühlen, verschwand, da die Umgebung der Patienten diese Wahrnehmung täglich erneuerte. Schon die Gegenwart der Helfer erinnerte die Patienten immer wieder an ihre Defizite, welche die Existenz der mächtigen Helfer in ihrem sozialen Feld überhaupt erst rechtfertigten.

Ähnlich wie Estroff versuchten auch Wyns u. Angermeyer (1983) die soziale Welt der Kranken aus deren Perspektive zu erkunden. Sie führten zu diesem Zweck fokussierte Interviews mit Bewohnern eines psychiatrischen Übergangswohnheims in einer westdeutschen Großstadt durch. Ganz analog zu Estroffs Beobachtungen vollzogen die Kranken auch hier eine scharfe Trennung zwischen den Angehörigen des sozialen Subsystems Psychiatrie und den Personen der

Außenwelt. Letztere wurden den im Heim lebenden idealisierend gegenübergestellt, als Norm, die es zu erreichen galt, ohne daß die Heimbewohner aber für sich selbst die Möglichkeit zu antizipieren vermochten, gegenüber den Personen der Außenwelt die Rolle eines gleichberechtigten Beziehungspartners zu übernehmen. Die Tatsache, daß das Wohnheim „inmitten der Gemeinde" lag, änderte nichts an dieser ungleichgewichtigen Einschätzung. Der idealisierte Unterschied zwischen „drinnen" und „draußen" schien zu groß zu sein, die Vorurteile erwiesen sich als unüberwindbar. Für die Heimbewohner gab es offenbar keinen gangbaren Weg hinaus in die Gemeinde, obwohl sie mitten drin wohnten. Wenn sie sich in der Außenwelt bewegten, schienen sie das Gefühl „drinnen" zu sein auf die Situation außerhalb des Wohnheims zu verlängern. Sie trugen das Stigma ständig in ihrem Kopf mit sich herum und waren nie wirklich Mitglieder der Außenwelt. Die Heimbewohner konnten ihr Stigma nach dem Verlassen des Wohnheims nicht einfach ablegen und in eine zweite Haut fahren, die es ihnen erlaubte, sich den Personen der Außenwelt gegenüber gleichberechtigt zu verhalten.

Einen weiteren Hinweis auf die Bedeutung subjektiv wahrgenommenen Stigmas und des Versuchs seiner Bewältigung für die sozialen Beziehungen psychisch Kranker lieferte die quantitative Untersuchung von Angermeyer et al. (1985) bei schizophrenen Kranken, die je zur Hälfte in ambulanter und stationärer Behandlung standen. Die Patienten wurden mit Hilfe des von Link (1985) entwickelten Inventars zur Erfassung des Ausmaßes subjektiv erlebter Diskriminierung bzw. Devaluierung und der vom Individuum präferierten Strategien zur Stigmabewältigung befragt. Link unterscheidet zwischen drei Modalitäten im Umgang mit Stigma: Rückzug von der Umwelt; Geheimhaltung der Tatsache, daß man in psychiatrischer Behandlung ist/war; Aufklärung der anderen über die psychische Krankheit. Zur Beschreibung des sozialen Netzwerks der Kranken wurde der *Interview Schedule for Social Interaction* von Henderson et al. benutzt. Besonders interessierte hier der Grad der sozialen Integration, der sich nach Henderson et al. (1980) aus der Zahl der Freunde und Bekannten bestimmt sowie aus der Zahl der Beziehungen, die entweder das Gefühl vermitteln, von anderen gebraucht zu werden oder mit der Unterstützung durch andere fest rechnen zu können oder in denen man das Bedürfnis nach Selbstwertbestätigung stillen kann. Das Ergebnis: Entschieden sich die Patienten eher für Geheimhaltung oder Aufklärung, so schien dies keinen Einfluß auf das Ausmaß der sozialen Integration zu haben. Die statistischen Assoziationen zwischen den Skalenwerten für Stigmacoping und soziale Integration erreichten jedenfalls kein signifikantes Niveau. Anders beim sozialen Rückzug: Je stärker die Kranken für diese Form des Umgangs mit Stigma votierten, desto schlechter waren sie sozial integriert. Dabei muß allerdings offen bleiben, ob das Defizit an sozialer Integration die Folge des Umgangs der Patienten mit Stigmatisierung war oder ob nicht umgekehrt Patienten, die ohnehin sozial schlecht eingebunden waren, für Stigmatisierungen besonders anfällig waren und deshalb anderen Menschen aus dem Weg zu gehen suchten. Als dritte Möglichkeit wäre schließlich denkbar, daß beide, Stigmatisierung und soziale Integration, gleichermaßen durch eine dritte Variable, z.B. ein depressives Syndrom, beeinflußt wurden.

Reaktion der Umwelt auf die psychische Krankheit und ihre Auswirkung auf das soziale Netzwerk

Drohen die Kranken durch ihr Rückzugsverhalten immer mehr in Isolation zu geraten, so wird diese Entwicklung noch durch die Reaktion der Umwelt verschärft. Für viele Kranke gilt, daß sie wenig zugänglich sind, ihr Denken und Handeln so manches Rätsel aufgibt, sie zudem häufig sehr sprunghaft, ambivalent und unberechenbar sind. Das „taking the role of the other", vom Symbolischen Interaktionismus als die notwendige Voraussetzung für das Gelingen zwischenmenschlicher Kommunikation identifiziert, bereitet dem Gegenüber große Schwierigkeiten. Nur schwer vermag er sich in die Position des Kranken zu versetzen und seine Sichtweise der Welt zu teilen. Unbehagen, Verunsicherung, Irritation und Angst sind die Folge. Man geht dem Kranken lieber aus dem Weg, meidet den Kontakt mit ihm.

Geht man – wie von der Entscheidungstheorie (Wiedemann u. Becker in diesem Band) oder der Austauschtheorie (Jackson et al. 1977) postuliert – davon aus, daß das Aufnehmen bzw. Aufrechterhalten zwischenmenschlicher Kontakte von einem bewußt-unbewußten Kosten-Nutzen-Kalkül dirigiert wird, so wird ein besonderes Problem schizophrener Kranker auf dem „freien Beziehungsmarkt" sichtbar: Die Bilanz zwischen dem Geben und Nehmen, das quid pro quo, dürfte häufig zu ungunsten der Kranken ausfallen. Hier nur einige Beispiele: Wer sich auf eine engere Beziehung mit einem schizophrenen Kranken einläßt, muß sich darauf einstellen, daß die Initiative in der Regel von ihm ausgehen muß. Er muß den aktiven Part spielen, will er vermeiden, daß der Kontakt bald wieder abreißt. Auch muß er bereit sein zu riskieren, durch das bisweilen exzentrische und aus dem Rahmen fallende Verhalten der Kranken in peinlich-unangenehme Situationen verwickelt zu werden. Oder auch darauf gefaßt sein, daß der Kranke früher oder später erneut eine psychotische Episode erleiden kann und er gefordert sein wird, diesem in dieser oft mit dramatischen Ereignissen einhergehenden Krisenzeit zur Seite zu stehen.

Eine weitere Hürde stellt die Tatsache dar, daß der Vorrat an gemeinsamen Themen und Interessen oft sehr begrenzt ist. Denn: Wenn die „anderen" von Beruf, Familie, Kindern, Hobby berichten, so können schizophrene Kranke in der Regel nicht mithalten. Für sie steht meist die Krankheit im Mittelpunkt und ihre (zumeist unausgesprochene) Erwartung an ihre Gesprächspartner ist, daß sie bei diesen für ihre Probleme Gehör finden. Gar zu leicht wird der andere in die Rolle des Hilfstherapeuten gedrängt – eine Rolle, die diesem oft gar nicht zusagen will. Hinzu kommt, daß das Leben der „anderen" mehr durch Entwicklung charakterisiert ist, das der Kranken dagegen durch Stagnation. Freunde und Angehörige treten durch berufliche Veränderungen, Heirat oder Geburt eines Kindes in neue Lebensabschnitte ein; die Kranken treten dagegen weiterhin auf der Stelle. Man hat immer weniger miteinander gemein und sich immer weniger zu sagen.

Trifft es zu, daß der Wert eines potentiellen Beziehungspartners u.a. danach taxiert wird, welche Vorteile der Kontakt zu diesem für einen selbst bringt, so dürften schizophrene Kranke in der Regel wenig attraktiv sein. Denn die Möglichkeit der identifikatorischen Teilhabe an Reputation und Prestige anderer scheidet hier gemeinhin aus. Auch verspricht der Kontakt mit den Kranken wohl kaum den Zugang zu „interessanten Leuten" oder „besseren Kreisen". Im Gegenteil: Wer den Umgang mit psychisch Kranken pflegt, läuft Gefahr, daß das Stigma der Krankheit auf ihn abfärbt. Dieser Prozeß, von Goffman (1963) als „courtesy stigma" bezeichnet, ist den Angehörigen der Kranken, aber auch den in der Psychiatrie Tätigen wohl bekannt.

Einfluß der Lebenssituation auf das soziale Netzwerk schizophrener Kranker

Zusätzlich zu den in Ego und Alter zu lokalisierenden psychologischen Beziehungsbarrieren wirkt sich auch die soziale Situation, in der viele Kranke leben, negativ auf deren Kontaktchancen aus. Hier soll nicht die Rede sein von der Isolation langjährig in psychiatrischen Großkrankenhäusern hospitalisierter oder in Heimen untergebrachter chronisch schizophrener Kranker (Zimmermann 1982; Kunze 1977). Auch unter den Bedingungen einer modernen gemeindepsychiatrischen Versorgung driften viele Kranke in ein ambulantes bzw. komplimentäres Getto ohne Mauern ab. Hier, von der oft als bedrohlich erlebten Umwelt unbehelligt, sind sie unter ihresgleichen. Die Gelegenheit zu Kontakten zu Personen der „Außenwelt" ist entsprechend gering (Angermeyer 1984).

Ebenfalls zur Isolation der Kranken dürfte beitragen, daß diese häufig in sozial desintegrierten Regionen der Großstädte Wohnungen finden, in denen die ökologischen Rahmenbedingungen für soziale Kontakte besonders ungünstig sind. So ergab eine Untersuchung in Hamburg, daß zwischen den Aufnahmeraten schizophrener Kranker in den dortigen drei großen psychiatrischen Kliniken und dem Anteil der Einpersonenhaushalte, beides jeweils bezogen auf Stadtteile, eine signifikante positive Beziehung bestand (Klusmann u. Angermeyer 1987).

Ein wichtiges Forum zum Knüpfen sozialer Kontakte stellt der Arbeitsplatz dar. Der Zugang zu diesem ist aber den meisten schizophrenen Kranken verwehrt. Einer Erhebung zufolge, die erst vor kurzem bei Patienten durchgeführt wurde, die die ambulanten und stationären psychiatrischen Einrichtungen im Raum Göttingen aufgesucht hatten, waren lediglich 11,3% der schizophrenen Kranken berufstätig (Müller u. Worm 1987). Ähnliche Zahlen wurden auch von Häfner u. an der Heiden (1984) und von Kunze (1988) genannt.

Das optimale Netzwerk für schizophrene Kranke

Gibt es ein für schizophren Erkrankte optimales Netzwerk? Läßt sich eine für diese Patientengruppe mit ihren spezifischen kognitiven und emotionalen Störungen ideale soziale Umwelt beschreiben? Diese Frage läßt sich zum jetzigen Zeitpunkt nur sehr tentativ beantworten. Sicher ist Beels (1981) beizupflichten, wenn er die dem Netzwerkansatz implizite, etwas naiv anmutende Prämisse des „je mehr desto besser" kritisiert, d.h. die Annahme, daß das seelische Wohlbefinden eines Individuums proportional zur Zahl bzw. Intensität seiner sozialen Kontakte zunehmen würde. Mit der Größe des sozialen Netzwerks wächst auch das von Ego für die Aufrechterhaltung seiner Sozialkontakte geforderte Investment an Zeit und Energie. Neue Beziehungen eröffnen nicht nur den Zugang zu neuen Ressourcen sozialer Unterstützung, sie bringen auch neue Verpflichtungen bezüglich Hilfestellung und Beistand für andere. Angesichts der bekannten psychoemotionalen Handicaps schizophrener Kranker ist damit zu rechnen, daß bei ihnen der Punkt eher erreicht sein dürfte als bei anderen Menschen an dem die Relation zwischen Kosten und Nutzen zuungunsten des letzteren umschlägt. Darüber hinaus gilt es zu bedenken, daß Netzwerke nicht nur als soziale Unterstützungssysteme fungieren, sondern daß sie auch eine Quelle von Streß darstellen können. Denn lebensverändernde Ereignisse und anhaltende Schwierigkeiten, mit denen sich die signifikanten Anderen konfrontiert sehen, können auch für Ego zur Belastung werden (Eckenrode u. Gore 1981; Riley u. Eckenrode 1986). Für schizophrene Kranke dürfte dieses Phänomen der „stress contagion" (Wilkins 1974) von besonderer Bedeutung sein, rekrutiert sich doch bei einem Teil von ihnen das Netzwerk auch aus Mitpatienten, die selbst mehr als die Normalbevölkerung negativen Lebensereignissen (wie z.B. Verlust des Arbeitsplatzes, Einweisung in eine psychiatrische Klinik) und chronischen Belastungen (wie Arbeitslosigkeit) ausgesetzt sind. Beels gibt u.a. zu bedenken, daß ein enger Vertrauter, so hilfreich dieser für andere Menschen sein mag, „may be a very problematic person for a schizophrenic" (S.61). Man denke nur an die Ergebnisse der Expressed-Emotion-Forschung (Leff u. Vaughn 1985). Oder an Beobachtungen von Lehmann (1980) und Lipton et al. (1981), daß der Grad der sozialen Adaptation ehemaliger Patienten mehr damit zusammenhing, ob diese über lockere soziale Kontakte verfügten, als mit dem Vorhandensein einer intimen Beziehung zu einem anderen Menschen. Woraus der Schluß gezogen werden kann, daß die für schizophrene Kranke optimale Beziehungskonstellation nicht unbedingt mit unserer Idealvorstellung eines sozialen Netzwerks übereinstimmen muß. Nur: Auch die Patienten messen sich an unserer Idealnorm und stellen Vergleiche an zwischen ihrer eigenen Beziehungssituation und der anderer Menschen. Viele sehnen sich nach einer Partnerschaft fürs Leben, wünschen sich einen größeren Freundeskreis. Ein schwer lösbares Dilemma tut sich hier auf (Angermeyer u. Lammers 1986).

Überhaupt ist die Frage nach *dem* optimalen Netzwerk nicht ganz korrekt gestellt, denn

> social networks that are helpful in one situation may be less useful in another. For example, once a person becomes mentaly ill, a rather dispersed network of friends, neighbors, and acquaintances seems to be more helpful in providing information and guiding persons to professional care. However, a dense, homogeneous network seems to provide more psychological support during the crisis period..." (Greenblatt et al. 1982).

Der Wandel der sozialen Bedürfnisse psychotisch Erkrankter im Zeitraum nach der Entlassung aus der stationären psychiatrischen Behandlung wurde von Breier u. Strauss (1984) eindrucksvoll dokumentiert. Basierend auf semistrukturierten Interviews, die während eines Jahres in zweimonatigen Abständen durchgeführt wurden, konnten die Autoren zwei Phasen in der Entwicklung der sozialen Beziehungen herausarbeiten: Die Genesungsphase („convalescence") und die Phase des Wiederaufbaus („rebuilding"). Als hilfreiche Funktionen sozialer Beziehungen während der Genesungsphase wurden genannt: „Ventilieren", d.h. ganz einfach mit anderen reden können und seine Gefühle ausdrücken können; Realitätstestung im Sinne einer klaren Unterscheidung zwischen der Realität und deren psychotischen Verzerrungen; materielle Unterstützung wie Hilfe in finanziellen

Schwierigkeiten oder bei der Wohnungssuche; Akzeptiertwerden und das Gefühl vermittelt bekommen „dazuzugehören"; Problemlösung, d.h. Hilfe bei der Ordnung des Lebens im Alltag; Konstanz, d.h. Wiederaufnahme der Beziehung zu Personen, die der Kranke bereits vor der Aufnahme in das Krankenhaus gekannt hatte. Ihre Gegenwart erinnerte den Kranken an die Zeit als er noch gesund war, er konnte an früher Erlebtes anknüpfen und ein Gefühl von Kontinuität seiner Biographie entwickeln. Unmittelbar nach der Krankenhausentlassung tendierten die Kranken dazu, auf Kontakte zu Mitpatienten und Therapeuten zu rekurrieren. Die Selbstdefinition als ehemaliger „psychiatrischer Patient" wirkte noch nach. Es dominierten asymmetrische Abhängigkeitsbeziehungen. Die Familie war die wichtigste Ressource für soziale Kontakte.

Anders in der sich anschließenden Phase des „Wiederaufbaus": Die Kranken rückten immer mehr von der Selbstdefinition als „Expatienten" ab. Sie wagten neue Kontakte zu knüpfen, auch mehr zu Personen außerhalb der Familie und der Psychiatrieszene. Behielten die im Zusammenhang mit der Rekonvaleszenzphase genannten Funktionen sozialer Beziehungen auch partiell ihre Bedeutung, so wurden jetzt doch folgende Beziehungsqualitäten in den Mittelpunkt gestellt: Motivation, d.h. von anderen zur Erfüllung sozialer Rollenerwartungen angespornt werden; Reziprozität der Beziehung, d.h. ein gleichberechtigter Partner sein, der auch in der Lage ist, anderen etwas zu geben; schließlich „symptom monitoring", d.h. durch andere frühzeitig auf Veränderungen des psychischen Zustands aufmerksam gemacht zu werden. Im Rahmen der immer enger und stabiler werdenden Beziehungen gewannen darüber hinaus Qualitäten wie einfühlendes Verständnis, Orientierung am Beispiel anderer und Vermittlung von Einsichten an Bedeutung.

Abschließende Bemerkung

Gemessen an Normalpersonen, aber auch an anderen psychiatrischen Patienten, weist das soziale Netzwerk schizophrener Kranker deutliche quantitative und qualitative Defizite auf. Diese lassen sich z.T. bereits zum Zeitpunkt der Erstmanifestation der Psychose bzw. der Ersthospitalisation nachweisen. Dabei ist unklar, welche Bedeutung diesem Phänomen bei der Entstehung schizophrener Psychosen zukommt. Die eingangs vorgestellten Hypothesen bedürfen noch ihrer empirischen Validierung. Bislang vorliegende Befunde lassen vermuten, daß die Mängel im sozialen Netzwerk jedenfalls zu einem Teil auf das Beziehungsverhalten der später schizophren Erkrankten zurückzuführen sind.

Übereinstimmend kamen mehrere Untersucher zum Ergebnis, daß ein funktionierendes Unterstützungssystem einen globalen Effekt auf den Verlauf schizophrener Krankheit hat. Welche funktionalen und strukturellen Aspekte des Netzwerks dabei von besonderer Bedeutung sind ist aber noch ungeklärt. Detailliertere Studien sind hier dringend notwendig. Dabei ist eine dynamische Betrachtung unumgänglich, da in den verschiedenen Etappen der Krankheitskarriere unterschiedliche Aspekte sozialer Unterstützung für den Kranken hilfreich sein dürften.

Offensichtlich ist das ohnehin defizitäre Netzwerk im Verlauf der Krankheit einem weiteren Schrumpfungsprozeß unterworfen. Dabei dürfte neben intrinsischen Aspekten der Psychose der Umgangsstil des betroffenen Individuums mit seiner Krankheit und ihren sozialen Implikationen von Bedeutung sein. Ebenfalls eine Rolle spielen dürfte die Reaktion der Umwelt sowie die aktuellen Lebensbedingungen schizophrener Kranker. Gerade hier zeichnen sich meiner Meinung nach sinnvolle Ansatzpunkte für psychosoziale Interventionen ab (s. den Beitrag von T. Konieczna in diesem Band).

Literatur

Anderson CM, Hogarty G, Bayer T, Needelman (1984) Espressed emotion and social networks of parents of schizophrenic patients. Br J Psychiatry 144: 247–255

Angermeyer MC (1984) Mitten in der Gemeinde und doch allein? - Eine quantitative Untersuchung des sozialen Netzwerks von Bewohnern psychiatrischer Übergangswohnheime. Gruppenpsychother Gruppendyn 19: 313–333

Angermeyer MC, Lammers R (1986) Das soziale Netzwerk schizophrener Kranker. Z Klin Psychol Psychother 34: 100–118

Angermeyer MC, Lammers R, Hofmann J (1985) Sozialer Rückzug: Reaktion auf das Stigma psychischer Krankheit? MMG 10: 132–136

Angermeyer MC, Link BG, Majcher-Angermeyer A (1987) Stigma perceived by patients attending modern treatment settings. J Nerv Ment Dis 175: 4–11

Beels CC (1981) Social support and schizophrenia. Schizophr Bull 7: 58–72

Birkel RC, Reppucci ND (1983) Social networks, information-seeking, and the utilization of services. Am J Community Psychol 11: 185–205

Böker W, Brenner D (1983) Selbstheilungsversuche Schizophrener: Psychopathologische Befunde und Folgerungen für Forschung und Therapie. Nervenarzt 54: 578–589

Bräutigam W (1974) Untersuchungen zur Persönlichkeitsentwicklung im Vorfeld der Schizophrenie. Nervenarzt 45: 298–304

Breier A, Strauss JS (1984) The role of social relationships in the recovery from psychotic disorders. Am J Psychiatry 141: 949–955

Caton CLM (1982) Effect of length of inpatient treatment for extended families. Am J Psychiatry 139: 256–261

Christensen JK (1974) A 5-year follow-up study of male schizophrenics: Evaluation of factors influencing success and failure in the community. Acta Psychiatr Scand 50: 60–72

Cohen CI, Sokolovsky J (1978) Schizophrenia and social networks: Ex-patients in the inner city. Schizophr Bull 4: 546–560

Dohrenwend BP, Shrout PE, Link B, Martin JL, Skodol A (1987) Overview and initial results from a risk factor study of depression and schizophrenia. In: Angermeyer MC (ed) From social class to social stress: New development in the psychiatry epidemiology. Springer, Berlin Heidelberg New York Tokyo, pp 210–234

Eckenrode J, Gore S (1981) Stressful events and social supports: The significance of context. In: Gottlieb B (ed) Social networks and social support. Sage, Beverly Hills, pp 43–68

El-Islam MF (1979) A better outlook for schizophrenics living in extended families. Br J Psychiatry 135: 343–347

El-Islam MF (1982) Rehabilitation of schizophrenics by the extended family. Acta Psychiatr Scand 65: 112–119

Estroff SE (1981) Making it crazy. Univ California Press, Berkeley Los Angeles London

Faris REL (1934) Cultural isolation and the schizophrenics personality. Am J Sociol 40: 155–165

Garrison V (1978) Support systems of schizophrenic and nonschizophrenic Puerto Rican migrant women in New York City. Schizophr Bull 4: 561–596

Goffman E (1963) Stigma: Notes on the management of spoiled identity. Prentice-Hall, Englewood Cliffs

Goldstein JM, Caton CLM (1983) The effects of the community environment on chronic psychiatric patients. Psychol Med 13: 193–199

Gottlieb BH, Hall A (1980) Social networks and the utilization of preventive mental health services. In: Price R, Ketterer R, Bader B, Monahan J (eds) Prevention in mental health. Sage, Beverly Hills

Greenblatt M, Becerra RM, Serafetinides EA (1982) Social networks and mental health: An overview. Am J Psychiatry 139: 977-984

Häfner H, an der Heiden W (1984) Evaluation von Veränderungen in einem psychiatrischen Versorgungssystem. Eine Analyse am Beispiel der Behandlung schizophrener Patienten in Mannheim 1973-1980.. In: Baumann U (Hrsg) Psychotherapie: Makro/Mikroperspektive. Hogrefe, Göttingen Toronto Zürich, S 52-72

Hamilton NG, Ponzoha C, Cutler DL, Weigel RM (1987) Negative symptoms of schizophrenia and social networks. (Poster präsentiert beim 140th Annual Meeting der American Psychiatric Association, Chicago, Mai 1987)

Hammer M (1963-64) Influence of small social networks as factors on mental hospital admission. Hum Organ 22: 243-251

Hammer M, Makiesky-Barrow S, Gutwirth L (1978) Social networks and schizophrenia. Schizophr Bull 4-522-545

Henderson S, Duncan-Jones P, Byrne DG, Scott R (1980) Measuring social relationships: The Interview Schedule for Social Interaction. Psychol Med 10: 723-734

Hirschberg W (1985) Social isolation among schizophrenic out-patients. Soc Psychiatry 20: 171-178

Horwitz A (1977) Social networks and pathways to psychiatric treatment. Soc Forces 50: 86-105

Horwitz A (1978) Family, kin, and friend networks in psychiatric help-seeking. Soc Sci Med 12: 297-304

Huber G (1974) Psychiatrie. Schattauer, Stuttgart New York

Irle G, Pörksen N (1971) Soziale Integration bei wieder und nicht wieder erkrankten Schizophrenen. Nervenarzt 42: 466-523

Isele R, Angst J (1982) Life-events und prämorbide soziale Beziehungen bei ersterkrankten Schizophrenen. In: Huber G (Hrsg) Endogene Psychosen: Diagnostik, Basissymptome und biologische Parameter. Schattauer, Stuttgart New York, S. 43-57

Isele R, Merz J, Malzacher M, Angst J (1985) Social disability in schizophrenia: The controlled prospective Burghölzli Study. II Premorbid living situation and social adjustment - Comparison with a normal control group. Eur Arch Psychiatry Neurol Sci 234: 348-356

Jablensky A (1988) The course of schizophrenia as based on the results of the WHO Collaborative Study on Determinants of Outcome of Severe Mental Disorders. Vortrag am Zentralinstitut für Seelische Gesundheit Mannheim, 30.5. 1988

Jackson RM, Fischer CS, Jones LM (1977) The dimension of social networks. In: Fischer CS, Jackson RM, Stueve CA, Gerson K, Jones LM (eds) Network and places: Social relations in the urban setting. Free Press, New York, pp 39-58

Janzarik W (1973) Über das Kontaktmangelparanoid des höheren Alters und den Syndromcharakter schizophrenen Krankseins. Nervenarzt 44: 515-526

Johnstone EC, Frith CD, Gold A, Stevens M (1979) The outcome of severe acute schizophrenic illnesses after one year. Br J Psychiatry 134: 28-33

Joraschky P, Engelbrecht-Philipp G, Engelbrecht S (1987) Ablösungsprozeß und soziales Netzwerk stationär behandelter neurotischer und schizophrener Jugendlicher. (unveröffentlichtes Manuskript)

Katschnig H, Konieczna T (1986) Bewältigung der Schizophrenie. Huber, Bern Stuttgart Toronto, S 200-210

Klusmann D, Angermeyer MC (1987) Urban ecology and psychiatric admission rates. Results from a study in the city of Hamburg. In: Angermeyer MC (ed) From social class to social stress: New developments in psychiatric epidemiology. Springer, Berlin Heidelberg New York Tokyo S 16-45

Kohn ML, Clausen JA (1955) Social isolation and schizophrenia. Am Sociol Rev 20: 265-273

Kreisman D (1970) Social interaction and intimacy in preschizophrenic adolescence. In: Zubin J, Freeman AM (eds) The psychopathology of adolescence. Grune & Stratton, New York, pp 299-318

Kulenkampff C (1962) Gedanken zur Bedeutung soziologischer Faktoren in der Genese endogener Psychosen. Nervenarzt 33: 6-13

Kunze H (1977) Komplementäre Dienste und Heime - eine Untersuchung der nicht-klinisch stationären Einrichtungen im Einzugsbereich eines psychiatrischen Krankenhauses. Nervenarzt 48: 541-547

Kunze H (1988) Probleme der beruflichen und sozialen Rehabilitation psychisch Kranker und Behinderter in der Bundesrepublik Deutschland. In: Aktion psychisch Kranke (Hrsg) Fortschritte und Veränderungen in der Versorgung Kranker - ein internationaler Vergleich. Rheinland Verlag, Köln (im Druck)
Leff JP, Vaughn LE (1985) Expressed emotion in families. Guilford, New York
Lehmann S (1980) The social ecology of natural support. In: Jeger A, Slotnick RW (eds) Community mental health: A behavior ecological perspective. Plenum, New York
Link BG (1985) The labeling perspective and its critics: A reformulation in the area of mental disorder. Vortrag beim Eastern Sociological Association Meeting, Philadelphia
Lipton FR, Cohen CI, Fischer E, Katz SE (1981) Schizophrenia: A network crisis. Schizophr Bull 7: 144-151
Lo WH, Lo T (1977) A ten-year follow-up study of Chinese schizophrenics in Hong Kong. Br J Psychiatry 131: 63-66
Malm U, May PRA, Dencker SJ (1981) Evaluation of the quality of life of the schizophrenic outpatient: A checklist. Schizophr Bull 7: 477-487
McKinlay J (1973) Social networks, lay consultation, and helping behavior. Soc Forces 51: 275-292
Mechanic D (1978) Medical sociology. Free Press, New York
Müller P, Worm M (1987) Arbeitslosigkeit bei psychisch Kranken. Psychiatr Prax 14: 18-21
Müller P, Günther U, Lohmeyer J (1986) Behandlung und Verlauf schizophrener Psychosen über ein Jahrzehnt. Nervenarzt 57: 332-341
Nuechterlein KH, Dawson ME (1984) Information processing and attentional functioning in the developmental course of schizophrenic disorder. Schizophr Bull 10: 160-203
Pattison EM, Pattison MC (1981) Analysis of a schizophrenic psychosocial network. Schizophr Bull 7: 135-143
Perruci R, Targ DB (1982) Mental patients and social networks. Auburn House, Boston
Pietzcker A, Gaebel W (1983) Prediction of „natural" course, relapse and prophyllactic response in schizophrenic patients. Pharmacopsychiatry 16: 206-211
Riley D, Eckenrode J (1986) Social ties: Subgroup differences in costs and benefits. J Pers Soc Psychol 51: 770-778
Serban G (1977) Functioning and stress in community adjustment. In: Serban G (ed) New trends in psychiatry in the community. Ballinger, Cambridge, pp 227-249
Shadish WR, Bootzin RR (1984) The social integration of psychiatric patients in nursing homes. Am J Psychiatry 141: 1203-1207
Sokolovsky J, Cohen C, Berger D, Geiger J (1978) Personal networks of exmental patients in a Manhatten SRO hotel. Hum Organ 37: 5-15
Strauss JS, Carpenter WI (1977) Prediction of outcome in schizophrenia. Arch Gen Psychiatry 34: 159-163
Tolstorf CC (1976) Social networks, support, and coping: an exploratory study. Fam Process 15: 407-417
Warner R (1985) Recovery from schizophrenia. Psychiatry and political economy. Routledge & Kegan Paul, London Boston Henley
Westermeyer J, Pattison EM (1981) Social networks and mental illness in a peasant society. Schizophr Bull 7: 125-134
WHO (1979) Schizophrenia. An international follow-up study. Wiley, Chichester New York Brisbane Toronto
Wilkins W (1974) Social stress and illness in industrial society. In: Gunderson E, Rahe R (eds) Life stress and illness. Thomas, Springfield, pp 242-252
Wyns B, Angermeyer MC (1983) Drinnen kann nicht draußen sein - Eine qualitative Untersuchung des sozialen Netzwerks von Bewohnern eines psychiatrischen Übergangswohnheims. Hannover (unveröffentlichtes Manuskript)
Zimmermann D (1982) Soziale Isolation und Einsamkeit bei psychischen Langzeitpatienten. Beltz, Weinheim Basel
Zubin J (1986) Models for the etiology of schizophrenia. In: Burrows GD, Norman TR, Rubinstein G (eds) Handbook of studies on schizophrenia. Part 1: Epidemiology, aetiology and clinical features. Elsevier, Amsterdam New York Oxford, pp 97-104

Persönliche Netzwerke und soziale Unterstützung bei Patienten mit chronisch psychotischen Erkrankungen[1]

K. IBES, D. KLUSMANN

Haben Patienten mit einer langen Geschichte intermittierender psychotischer Krankheitsschübe ein kleineres Netzwerk, und erfahren sie weniger soziale Unterstützung als solche, die gerade erst an einer Psychose erkrankt sind? Die klinische Erfahrung legt nahe, diese Frage zu bejahen, denn ein zentraler Aspekt psychotischer Erkrankungen ist die Störung der Beziehung zu sich selbst und zu anderen. Diese Tatsache prägt die soziale Welt des Patienten, in der sich seine Pathologie widerspiegelt (siehe z.B. Mentzos 1976) und die zugleich dazu beiträgt diese Pathologie aufrechtzuerhalten. In einer kürzlich erschienenen Übersicht im *Schizophrenia Bulletin* (Beels et al. 1984) sind eine Reihe von Untersuchungsergebnissen über die Beschaffenheit von Netzwerken schizophren Erkrankter zusammengefaßt worden. Die Netzwerke schizophren Erkrankter sind meist kleiner als die anderer psychiatrischer Patienten. Charakteristisch ist, daß Netzwerkmitglieder sich wenig kennen und in ihren Funktionen für den Patienten sehr spezialisiert sind. Viele Patienten sind ungewöhnlich eng an Familienangehörige, meist die Eltern, gebunden. Andere haben ausdrücklich mit der Familie gebrochen und unterhalten relativ umgrenzte Beziehungen zu einem verstreuten Bekanntenkreis. Oft ist das persönliche Netzwerk eines psychotischen Patienten aus der Notwendigkeit heraus zu verstehen, einen Kompromiß zwischen der Angst vor menschlicher Nähe und der Angst vor Verlassenheit zu schließen. Wenn die Krankheit intermittierend verläuft und es zu wiederholten Berührungen mit dem psychiatrischen Versorgungssystem kommt, dann wächst auch die Wahrscheinlichkeit, daß berufsmäßige Helfer und andere Patienten in das persönliche Netzwerk eingebaut werden. Dieser Vorgang geht bis zur Sozialisation in ein psychiatrienahes Milieu, das auch im Zeitalter der gemeindenahen Psychiatrie außerhalb der Mauern der psychiatrischen Anstalt noch weiterbesteht und dort eine Art unsichtbares Ghetto bilden kann (Estroff 1981). Eine ausführliche Übersicht zum Wissensstand über die soziale Umgebung schizophren Erkrankter gibt Angermeyer in diesem Band.

---

[1] Diese Untersuchung ist von der Deutschen Forschungsgemeinschaft im Rahmen des Sonderforschungsbereichs 115 gefördert worden. Sie fand an der Psychiatrischen und Nervenklinik des Hamburger Universtätskrankenhauses Eppendorf, dem Allgemeinen Krankenhaus Ochsenzoll und der Psychiatrischen Abteilung des Allgemeinkrankenhauses Eilbek statt. Für ihre Unterstützung sind wir den Projektleitern Herrn Prof. Dr. J. Gross, Herrn Prof. Dr. M.C. Angermeyer und Herrn Prof. Dr. G. Schmidt dankbar. Unser Dank gilt auch den Mitarbeitern des Projekts, Herrn Dr. U. John, Frau Dr. S. Wedel, Herrn Dr. T. Bock, den Doktoranden, den Patienten und den Mitarbeitern der Krankenhäuser. Ohne die freundliche Unterstützung durch die Chefärzte der an der Studie beteiligten Kliniken - neben Herrn Prof. Dr. Gross Herr Prof. Dr. Böhme und Herr Dr. Lorenzen - hätte das Projekt nicht realisiert werden können.

Methode

Die Untersuchungsgruppe besteht aus Patienten, die im Zeitraum zwischen Februar 1985 und März 1986 in den drei großen psychiatrischen Krankenhäusern Hamburgs (AK Ochsenzoll, AK Eilbek, UK Eppendorf) stationär aufgenommen wurden. Jedes Krankenhaus war in der Untersuchungsgruppe mit einem Gewicht vertreten, das dessen Anteil an der Versorgung entspricht (Klusmann et al. 1984). Berücksichtigt wurden nur solche Patienten, die die Research Diagnostic Criteria (RCD) für schizophrene, schizoaffektive oder affektive Psychosen erfüllten. Die Patienten sollten in den letzten drei Jahren nicht länger als zusammen 12 Monate in einem psychiatrischen Krankenhaus verbracht haben. Sie wurden auf den Stationen konsekutiv zum ersten Interview angesprochen. Drei Monate nach der Entlassung folgte ein zweites Interview zu Haus und, wenn möglich, ein Interview mit einem Angehörigen. Das persönliche Netzwerk des Patienten gehörte zu den Gegenständen des zweiten Interviews. Der Interviewleitfaden ist in einer anderen Arbeit beschrieben worden (Klusmann u. Angermeyer 1988, in diesem Band), so daß wir uns hier auf einen knappen Umriß beschränken können.

Das Interview zur Beschreibung sozialer Beziehungen (ISB) beschreibt das persönliche Netzwerk einer Person durch eine Reihe von Merkmalen: Zusammensetzung, Dichte, interpersonelle Ressourcen, Gegenseitigkeit, Multiplexität, Kontakthäufigkeit, Zufriedenheit. Die Erhebungstechnik ist an das Verfahren von McCallister u. Fischer (1983) angelehnt sowie an den von Henderson et al. (1981) entwickelten *Interview Schedule for Social Interaction*. Das Interview umfaßt drei Schritte: 1) identifizierende Fragen, 2) Beschreibung der Netzwerkmitglieder und 3) Verknüpfungen zwischen den Netzwerkmitgliedern.

Zuerst wird erfragt, welche Personen im Netzwerk eine oder mehrere funktionale Bedeutungen haben. Die meisten Fragen beziehen sich auf die gegenwärtige Situation („Gibt es jemanden, der ...?"), einige sind konditional („An wen würden Sie sich wenden, wenn ...?"). Auf jede Frage folgen Nachfragen („Wer noch?"). Bei einigen Fragen wird auch die Symmetrie der Transaktion in Erfahrung gebracht („Glauben Sie, daß < Netzwerkperson > sich ihnen ebenso anvertrauen würde?"). Die Fragen stammen aus folgenden Domänen zwischenmenschlicher Transaktion: instrumentelle Hilfe, emotionale Unterstützung, enge Bindung, Geselligkeit und Spannungen. Ein Beispiel: „Gibt es jemanden, der Sie gut kennt? ... und wer käme dann?" Der Proband nennt darauf meist eine Reihe von Personen, die vom Interviewer per Namen oder Kürzel in einer dazu vorbereiteten Codeliste notiert werden. Zu jedem Namen wird die Funktion markiert und zwar auch dann, wenn der Name schon vorher einmal genannt worden ist. So können zu jeder Funktion die Personen notiert werden und zu jeder Person die Funktionen.

Im 2. Schritt werden die Netzwerkmitglieder genauer beschrieben: Der Interviewer erfragt soziodemographische Merkmale, erhebt die Häufigkeit der Kontakte in der letzten Woche und stellt ergänzende Fragen zur Bedeutung der Netzwerkmitglieder (z.B. Wer wird als „guter Freund" bezeichnet?). So entsteht aus der Beschreibung der Personen und ihrer interpersonellen Funktionen ein Netzwerkraster.

Im 3. Schritt werden die Verknüpfungen zwischen Netzwerkpersonen untersucht. Nachdem der Interviewer die Namen der 8 wichtigsten Netzwerkmitglieder in Erfahrung gebracht hat, stellt er zu jedem der 28 Paare, die aus diesen 8 Personen gebildet werden können, drei Fragen: ob sich beide kennen, ob sie sich häufig treffen und ob sie oft Spannungen miteinander haben. Aus diesen Angaben werden drei Maße der Dichte des Netzwerks berechnet.

Eine weitere Messung betrifft die Erfüllung sozialer Bedürfnisse. Der Proband wird gebeten, für 12 Aussagen, die soziale Wünsche ausdrücken, anzugeben, ob er in der vorgelegten Hinsicht zufrieden ist oder nicht. Beispiele: „das Gefühl haben, zu anderen hinzuzugehören", „jemanden haben, auf den man sich verlassen kann" (s. Tabelle 10).

Vertrauensbeziehung

Die Frage, ob eine tragfähige Vertrauensbeziehung zu einem näherstehenden Menschen besteht, gehört zu jeder Definition sozialer Unterstützung. Nach den Ergebnissen von Brown u. Harris (1978) sind alle weniger intensiven Beziehungen zu Menschen des persönlichen Umfelds ohne Einfluß auf die Entwicklung oder das Ausbleiben einer Depression nach einem Lebensereignis. Für Psychosen aus dem schizophrenen Formenkreis wurde unseres Wissens noch keine elaborierte Messung zur Vertrauensbeziehung vorgenommen. Zu vermuten ist, daß Vertrauensbeziehungen hier anders gestaltet sind und eine andere Bedeutung haben, als bei depressiven Erkrankungen. Beels et al. (1984) heben in einer Übersicht geradezu hervor, daß enge emotionale Beziehungen für das Zurechtkommen Schizophrener in der Gemeinde weniger wichtig zu sein scheinen, als eine relativ sachliche und klar strukturierte Einbindung in soziale Gefüge und Tagesabläufe. Die Forschung um das Konzept der emotionalen Involviertheit („expressed emotions", EE) befaßt sich zwar nicht direkt mit der Vertrauensbeziehung, legt aber die Vermutung nahe, daß gerade bei schizophrenen Patienten die solchen Beziehungen anhaftende emotionale Intensität auch eine Überforderung darstellen kann. Wir haben ein vierstufiges Rating darüber vorgenommen, ob es eine Person gibt, zu der eine Vertrauensbeziehung besteht und wenn ja, wie eng diese Vertrauensbeziehung ist. Wenn mehre Personen in Frage kommen, dann bezieht sich das Rating nur auf die wichtigste. Die Abstufungen (Tabelle 9) sind an die Definition der Arbeitsgruppe um G.W. Brown angelehnt (Brown u. Harris 1978, O'Connor u. Brown 1984).

Netzwerktypen

Die analytische Betrachtung von Netzwerken unter verschiedenen Aspekten hinterläßt ein fragmentiertes Bild der sozialen Beziehungen, in denen die Patienten leben. Einfache Grundmuster, die sich nur aus der Zusammenschau aller Informationen über das Netzwerk ergeben könnten, bleiben verborgen. Um die menschliche Fähigkeit zur Synthese von Beobachtungen zu nutzen, haben wir die Netzwerke der Patienten unserer Stichprobe anhand der freien Fallberichte, die vom Interviewer nach der Befragung angefertigt wurden, einer Typologie zugeordnet. Das geschah induktiv, ohne theoretische Vorüberlegungen, indem wir eine vorläufige Taxonomie durch anschließende Revisionen so lange verfeinerten und zwischendurch auch auch wieder vergröberten, bis ein intuitiv befriedigendes Ergebnis vorlag. Wir stellten uns die Frage, auf welche Weise das soziale Netzwerk zusammengehalten wird. Wie ist die soziale Gemeinschaft beschaffen, in der der Patient hauptsächlich lebt, in der er die meisten Bindungen besitzt und aus der er die stärkste Unterstützung erhält?

1) Herkunftsfamilie (Eltern, Geschwister, Großeltern, andere Verwandte);
2) selbst gegründete Familie mit Kindern;
3) partnerschaftliche Bindung (Ehe- oder Lebenspartner) ohne Kinder;
4) freundschaftliche oder berufliche Beziehungen, im wesentlichen nicht aus dem psychiatrischen Feld;
5) freundschaftliche und Bekanntschaftsbeziehungen zu einem großen Teil aus dem psychiatrischen Feld;
6) sehr kleines Netzwerk, isoliertes Leben, Einzelgänger;
7) Netzwerk im Umbruch nach Krise.

Die Kategorien dieser Taxonomie sind nicht gerade überraschend originell – kein Wunder, denn unser Alltagswissen ist besonders differenziert, wo es um das Leben in der sozialen Nahwelt geht. Wir haben also Kategorien aufgefunden, die sich ohnehin schon im Alltagsleben als orientierende Typisierungen bewährt haben und die deshalb den Akzent des Naheliegenden besitzen. Es ist klar, daß die Einordnung von Patienten in diese Taxonomie manchmal Konflikte aufwarf, denn die Kategorien sind bis auf wenige Ausnahmen nicht distinkt (z. B. kann jemand, der hauptsächlich die Herkunftsfamilie nennt, wenn die Kontakte nur dürftig sind, auch als „isoliert" eingeordnet werden). Leider war die Unabhängigkeit der Rater (beide Autoren) nach der gemeinsam vorgenommenen Ordnung der Fälle nicht mehr gegeben, so daß keine Angaben zur Reliabilität gemacht werden können. Wir wollen aber, um unsere Kategorien plastischer zu machen, für jede ein Fallbeispiel anführen.

1) Herkunftsfamilie

Herr A, 42 Jahre alt, ledig, ist seit 12 Jahren frühberentet. Die erste stationäre psychiatrische Behandlung liegt etwa 20 Jahre zurück. Diagnose: Schizophrenie. Herr A woht allein, aber in unmittelbarer Nachbarschaft des Elternhauses. Seine wichtigsten Bezugspersonen sind der Bruder, der ebenfalls in der Nachbarschaft lebt, und die 79jährige Mutter. Herr A besucht beide fast täglich und bekommt dabei vom Bruder oft Kritik für sein unverständliches Verhalten zu hören. Dennoch gibt der Bruder viel praktische Hilfe. Zur herzkranken Mutter hat Herr A eine sehr enge emotionale Bindung; sie scheint die einzige Person zu sein, von der er sich so akzeptiert fühlt, wie er ist. Mit dem Vater dagegen gibt es viel Streit. Herr A bezeichnet ihn als einen Choleriker, der die Nöte seines Sohnes nicht verstehen will. Herr A ist immer verschlossener geworden, er erzählt niemandem von seiner Krankheit und fürchtet sich sehr vor den Stimmen. Ein großes Problem ist die durch die Medikamente verursachte Impotenz. Das mindert sein Selbstwertgefühl und er meidet deswegen seit einigen Monaten sexuelle Kontakte. Im Laufe des Netzwerkinterviews tauchen immer neue Namen von Bekannten auf; die Beziehungen sind meist flüchtig, der Kontakt sporadisch.

2) Selbst gegründete Familie

Frau B, 39 Jahre alt, lebt in einem kleinen Reihenhaus in einer Neubausiedlung mit ihrem 45 Jahre alten Mann und einem 14jährigen Sohn. Seit 18 Jahren ist sie in erster Ehe verheiratet. Sie machte eine Lehre im Großhandel, ist aber seit etwa 10 Jahren Jahren wegen wiederholter Erkrankungen nicht mehr berufstätig. Die Patientin hatte bisher 8 stationär-psychiatrische Aufenthalte (Diagnose: affektive Psychose). Frau B nannte 13 Einzelpersonen und zwei Gruppen, die Arbeitskollegen des Ehemannes und dessen Clubkameraden aus dem Tischtennisverein. Das Netzwerk besteht im wesentlichen aus Ehemann und Sohn, Mutter und Schwiegermutter, einer guten Freundin und drei Bekannten aus dem psychiatrischen Krankenhaus. Obwohl sie regelmäßig zum Arzt geht, erwähnt Frau B weder ihren Arzt noch andere berufsmäßige Helfer als Netzwerkmitglieder. Rat und Hilfe in schwierigen Lebenslagen sucht sie vorwiegend bei der Mutter, der Schwiegermutter und der besten Freundin. Die Schwiegermutter ist gebrechlich und wird von Frau B zeitweise gepflegt.

3) Partner, Ehepartner ohne Kinder

Frau C, 29 Jahre alt, wohnt allein. Nach dem Abitur wurde sie Fremdsprachenkorrespondentin. Nach der ersten stationären Aufnahme im Jahre 1975 folgten weitere 4 Aufnahmen. Wiederholte psychiatrische Diagnose: Hebephrenie. Frau C erhält Sozialhilfe und zusätzlich eine Unterstützung von der Mutter. Sie nennt 16 Personen und 1 Gruppe (Nachsorgegruppe eines Übergangswohnheimes). Die engste Vertrauensbeziehung und stärkste Bindung besteht zu ihrem Freund, der selbst psychiatrischer Patient war und mit dem sie seit 4 Jahren zusammen ist. Des öfteren übernachtet sie bei ihm. Sie unterstützt ihn finanziell, und er hat oft bereits am Monatsanfang das ganze Geld ausgegeben. Aus diesem Grunde und wegen Machtkämpfen gibt es dauerd Konflikte. In zweiter Linie ist die Mutter eine wichtige Vertrauensperson, sie wohnt auch ganz in ihrer Nähe. Neben Mutter und Freund werden einige Freundinnen aufgezählt, zu denen sie meist nur lockeren Kontakt hält.

4) Freunde, Arbeitskollegen

Frau D, 41 Jahre alt, lebt allein und arbeitet im Bürodienst in sicherer Stellung. Die Krankheit (schizoaffektive Psychose) besteht seit 13 Jahren, sie ist seither ca. 5- bis 6 mal stationär in einem psychiatrischen Krankenhaus behandelt worden. Als Ursache für ihre wiederholten Aufnahmen nennte Frau D. ihre Einsamkeit. Sie hat sich nach dem Tode ihrer Mutter vor 4 Jahren einer Gruppe der „Emotion Anonymous" angeschlossen und ist froh darüber, Verständnis bei Menschen mit ähnlichen Erfahrungen zu finden und jederzeit anrufen zu können. Frau D fühlt sich bei der Arbeit wohl und findet, daß sie nette Kollegen hat.

Nach der Arbeit ist sie gern allein und geht ihren Hobbies nach (Malen, Handarbeiten, Textildesign, Tagebuch schreiben). Manchmal nimmt sie an einem Volkshochschulkurs teil, z. B. in Yoga. Sie singt regelmäßig in einem Chor und hat dort auch Bekannte, mit denen sie von Zeit zu Zeit ein Kino oder Theater besucht. Bei alltäglichen Problemen hilft die Nachbarin.

5) Umkreis der Psychiatrie

Herr E, 37 Jahre alt, lebt allein. Nach Ausbildung zum Industriekaufmann ist er jetzt wegen der Erkrankung frühzeitig berentet. Diagnose: Schizophrenie. Nach der Erstaufnahme vor 17 Jahren folgten 9 weitere stationäre Behandlungen. Das soziale Netzwerk des Patienten enthält einen hohen Anteil an ehemaligen psychiatrischen Patienten (9 von 23) sowie berufsmäßigen Helfern (5). Daneben werden einige Freunde und Bekannte genannt, meist Musiker und andere Künstler aus Kreisen, in denen Herr E früher verkehrte. Zu Eltern und Geschwistern besteht kaum Kontakt. Eine vertrauensvolle Beziehung hat Herr E zu einer ehemaligen Mitbewohnerin in einem psychiatrischen Übergangswohnheim. Die wichtigsten Personen, bei denen er Halt findet, sind jedoch berufsmäßige Helfer: ein Nervenarzt und ein Sozialarbeiter. In seelischen Belastungssituationen ist das Krankenhaus für Herrn E der erste und einzige Zufluchtsort, auch wenn er sich dort nicht immer freundlich aufgenommen fühlt.

6) Minimales Netzwerk, isoliertes Leben

Herr H, 37 Jahre alt, lebt seit 3 Jahren in Hamburg in einer kleinen 1-Zimmer-Wohnung. Nach Abbruch des Chemiestudiums in Berlin hat er als Chemielaborant gearbeitet. Vor 7 Monaten wurde ihm gekündigt. Den Alltag verbringt er jetzt meist allein mit Spazierengehen, Fernsehen, Lesen, Schlafen; erst allmählich geht es ihm besser. Seine Alltagspflichten kann er gut erledigen. Er hat sich selbst beim Arbeitsamt arbeitslos gemeldet, mit dem Hausverwalter über die Miete gesprochen, und er sorgt auch für eine gesunde Ernährung. Einmal im Monat geht er zu seinem Nervenarzt, findet allerdings, daß er über seine Probleme mit dem Arzt nicht wirklich sprechen kann. Trotzdem ist er mit der Behandlung zufrieden, weil er das von einem Arzt auch nicht erwartet. Am meisten wünscht er sich eine Freundschaft, jemand, dem er von seinen Gedanken erzählen könnte und der auch eine Art „Realitätskontrolle" bieten würde. Herr H ist enttäuscht darüber, daß sich sein einziger Freund nach der Entlassung aus dem Krankenhaus von ihm zurückgezogen hat. Er sieht sich als Einzelgänger, der schon immer schlecht mit Menschen zurechtgekommen ist. Solange er Arbeit gehabt hatte, war ihm das nicht so deutlich gewesen, weil er tagsüber mit Leuten zu tun gehabt hatte und abends meist erschöpft gewesen war. Die einzige enge Bindung besteht zur Mutter, die aber außerhalb Hamburgs lebt. Jetzt wie früher bringt Herr H seiner Mutter keine Gefühle der Zuneigung entgegen, aber er ist ihr dankbar dafür, daß sie nach seiner Klinikeinweisung alle praktischen Probleme für ihn erledigt hat.

Definition der Vergleichsgruppen

Die Literaturübersicht ergibt, daß i. allg. mit zunehmender Chronizität der Erkrankung eine Tendenz zur Verarmung des Netzwerks beobachtet wird (Ratcliffe et al. 1978; Angermeyer u. Lammers 1986; Müller et al. 1986). Keine dieser Studien basiert auf einem Längsschnittvergleich, vielmehr werden Gruppen miteinander verglichen, die zur gleichen Zeit untersucht worden sind, sich aber in der Dauer der Erkrankung unterscheiden. Ein Problem dieses Designs ist die Kontrolle des Lebensalters. Persönliche Netzwerke verändern sich in typischer Weise mit den Altersphasen einer Lebensgeschichte. Diese natürlichen Veränderungen müßten eigentlich vor jeder Schlußfolgerung bezüglich des Einflusses psychiatrischer Krankheitsverläufe kontrolliert werden. Da dies in den meisten Studien nicht geschehen ist, ist es möglich, daß psychiatrische Krankheitsentwicklung und normalerweise erwartbare Altersveränderungen miteinander konfundiert worden sind.

In unserer Studie haben wir neben anderen Faktoren das Alter mit dem Verfahren des paarweisen Matchings kontrolliert.[2] Zuerst wurden aus der Gesamtheit der interviewten 148 Patienten solche ausgewählt, die eindeutig eine lange Vorgeschichte intermittierender psychiatrischer Erkrankungen (mindestens 5 stationär psychiatrische Behandlungen) gehabt hatten oder insgesamt mehr als ein Jahr in einer psychiatrischen Klinik verbracht hatten. Für jeden einzelnen dieser Patienten wurde aus der Restgruppe ein Kontrollpatient ausgewählt, der ihm hinsichtlich Geschlecht gleich war, möglichst die gleiche Diagnose hatte und in die gleiche Altersgruppe fiel, dessen erste psychiatrische Erkrankung jedoch erst kurz zurück lag. Auf diese Weise konnten für 44 chronische Patienten paarweise mit neuerkrankten Patienten gematcht werden (Tabelle 1). Die mittlere Anzahl der Aufnahmen in der chronischen Gruppe beträgt 8,1, die erste Aufnahme lag bei 59% der chronischen Patienten länger als 10 Jahre zurück. Dagegen haben die Patienten der Kontrollgruppe, zuvor meist noch keine, maximal aber zwei stationäre psychiatrische Behandlungen erfahren; diese lagen dann in allen Fällen innerhalb der letzten beiden Jahre vor der Untersuchung. Wir haben jetzt zwar eine Verkleinerung der Stichprobe von 148 auf 88 Patienten in Kauf genommen, können dafür aber die Faktoren Alter, Geschlecht und Diagnose ausschließen und sind nicht

---

[2] Eine Stichprobe durch paarweises Matching zu parallelisieren kostet zwar etwas, denn Patienten, für die kein Matchingpartner gefunden werden kann, fallen aus der Stichprobe heraus; es hat aber den Vorteil, daß die gewählten Faktoren auf einfache und durchsichtige Weise als rivalisierende Ursachen ausgeschlossen werden. Die sogenannte Kontrolle mit Hilfe von Regressionsmethoden stellt Bedingungen, die beim Vergleich natürlicher Gruppen in einem quasi-experimentellen Design so gut wie nie erfüllt sind. Solches „Gleichmachen" von ungleichen Gruppen kann leicht zu irreführenden Ergebnissen führen (siehe Pedhazur 1982, S. 520–526). Vielleicht ist Becker etwas zu grob, wenn er sagt: „To talk about statistical techniques, such as multiple and partial correlations as ‚manipulatory', is simply the licentious use of language" (Becker 1950, S. 103), wenn wir aber den verdächtig leichten Weg der statistischen „Kontrolle" vermeiden können, ohne allzuviel von unserer Stichprobe zu verlieren, dann wollen wir diesen Weg gehen, obwohl natürlich auch das Matchingverfahren seine Schwächen hat. Diese Schwächen liegen jedoch, wie in der Diskussion der Vergleichsgruppen ausgeführt, deutlich auf der Hand und können bei der Interpretation der Ergebnisse leicht in Rechnung gestellt werden.

Tabelle 1. Demographische und psychiatrische Beschreibung der Vergleichsgruppen

	Chronisch n=44	Kontrolle n=44	$p_{(\chi^2)}$
Geschlecht			1,00
Männer	22	22	
Frauen	22	22	
Alter			0,76
unter 30	10	13	
30–39	17	15	
über 40	17	16	
Familienstand			0,16
ledig	23	20	
verheiratet	8	15	
geschieden	13	7	
verwitwet	0	1	
Lebensgemeinschaft			0,15
allein lebend	21	14	
mit (Ehe-)Partner	10	16	
mit Eltern	5	3	
andere	3	2	
Schulbildung			0,52
bis Hauptschulabschluß	21	17	
Realschule, Abitur	23	27	
Stellung im Berufsleben			0,00
gegenwärtig berufstätig	5	19	
arbeitslos gemeldet	13	7	
Frührentner	14	1	
sonstige	12	18	
Diagnose			0,72
Schizophrenie	14	18	
schizoaffektive Psychose	17	13	
affektive Psychose	13	13	
Erste stationäre Aufnahme			0,00
Erstaufnahme	0	24	
vor 1–2 Jahren	0	20	
vor 3–9 Jahren	17	0	
vor mehr als 10 Jahren	26	0	
Anzahl vorangegangener Aufnahmen			0,00
Erstaufnahme	0	24	
1–2	0	20	
3–5	12	0	
mehr als 5	32	0	

auf den Notbehelf einer statistischen Kontrolle angewiesen. Wir haben damit zwei Extremgruppen gebildet, die sich in dem Merkmal, dessen Zusammenhang mit Messungen des persönlichen Netzwerks wir untersuchen wollen, deutlich unterscheiden: der Zeitdauer, in der das Leben des Patienten von einer intermittierenden psychotischen Erkrankung bestimmt war.

Wie unterscheidet sich unser querschnitthafter Vergleich von einem längsschnitthaften? Kann man sagen, daß es sich um einen Ersatz für eine Längsschnittstudie handelt? Die Interpretation eines Querschnittvergleichs als fiktive Längsschnittstudie erfordert eine idealisierte Annahme: Die jetzt Neuerkrankten müßten in ihrer Lebensweise und in ihrem Krankheitsverhalten den chronischen Patienten ähnlich werden, wenn seit der Ersterkrankung genug Zeit verstrichen ist. Diese Annahme trifft auf unsere Vergleichsgruppen mit Sicherheit nicht zu, denn wir haben ja durch paarweises Matching die Gruppen altersgleich gemacht. Wenn sich ein Unterschied zwischen den Gruppen ergibt, dann muß dieser, vorausgesetzt, daß rivalisierende Faktoren ausgeschlossen werden können, darauf zurückzuführen sein, daß das Leben der Patienten der chronischen Gruppe schon länger von einer intermittierenden psychotischen Erkrankung bestimmt wird, während in der Vergleichsgruppe die Erkrankung gerade erst begonnen hat. Aus der Altersgleichheit der Vergleichsgruppe folgt allerdings auch ein Einwand gegen ihre Vergleichbarkeit: Die Patienten dieser Gruppe sind im Durchschnitt erst 8 Jahre später erkrankt als die chronischen Patienten, mithin bedeutet bei ihnen die Krankheit auch etwas anderes, denn bevor diese eintrat, hatten die Patienten mehr Zeit, sich im Leben einzurichten (von prämorbiden Schwierigkeiten einmal abgesehen), ohne mit den Problemen kämpfen zu müssen, die durch wiederholte psychotische Episoden und Aufenthalte in psychiatrischen Krankenhäusern entstehen. Daraus folgt, daß Unterschiede zwischen Gruppen mit längerer oder kürzerer Krankheitsdauer bei festgehaltenem Alter nicht auf die gleiche Weise interpretiert werden können, wie Verlaufsunterschiede – sie reflektieren aber den früheren oder späteren Beginn der Erkrankung im Laufe der individuellen Lebensgeschichte und damit auch die erst kurzen oder schon länger dauernden Auswirkungen intermittierender psychotischer Erkrankungen.

Vergleich der Netzwerke

Das persönliche Netzwerk eines Menschen ist ein komplexes Phänomen, und daher muß auch eine adäquate Beschreibung komplexer Natur sein; das bedeutet, daß die Zahl der wichtigen Eigenschaften, in denen Netzwerke variieren können, sehr groß ist (House u. Kahn 1985). Wir wollen uns für den Zweck dieses Vergleichs auf 4 Aspekte beschränken:

- Die Zusammensetzung des Netzwerks hinsichtlich der Rollenbeziehungen zu den Netzwerkmitgliedern;
- die Inhalte der Beziehungen zu den Netzwerkpersonen;
- die Struktur der Verbindungen zwischen den Netzwerkmitgliedern;
- die Häufigkeit des Kontakts zu Netzwerkmitgliedern.

Zusammensetzung des Netzwerks

Die Anzahl der genannten Netzwerkpersonen variiert in einer Spannweite von 4–30 Personen mit einem Mittelwert von 13,4. In der Gruppe der chronisch kranken Patienten wurden durchschnittlich ebensoviele Personen dem Netzwerk zugerechnet wie in der Kontrollgruppe (Tabelle 2). In der Zusammensetzung des Netzwerks unterscheiden sich die Gruppen allerdings:

Ehepartner und Kinder werden von der chronischen Gruppe seltener genannt als von der Kontrollgruppe. Auch die Ursprungsfamilie kommt der Tendenz nach seltener vor. Nur bei entfernteren verwandtschaftlichen Beziehungen sind beide Gruppen gleich. Freunde werden in beiden Gruppen gleichhäufig genannt. Bekannte kommen mehr in der chronischen Gruppe vor und Arbeitskollegen in der Kontrollgruppe. Durchschnittlich jedes fünfte Netzwerkmitglied in der chronischen Gruppe war früher einmal psychiatrischer Patient gewesen, in der Kontrollgruppe nur jedes fünfzehnte. Berufsmäßige Helfer werden in der chronischen Gruppe nicht häufiger genannt – allerdings muß die größere Standardabweichung beachtet werden: *einige* chronische Patienten nennen sehr viele berufsmäßige Helfer, andere aber sehr wenige oder gar keine.

Interpersonelle Ressourcen

Chronisch psychiatrisch Kranke geben im Vergleich mit den Neuerkrankten im Durchschnitt weniger Personen an, an die sie sich emotional gebunden fühlen (an ihnen hängen, sie lieben oder für sie sorgen) und von denen sie instrumentelle Hilfe erwarten. In den Domänen der emotionalen Unterstützung, der freundschaftlichen Beziehungen und der Geselligkeit nennen beide Gruppen ungefähr gleichviele Ressourcen. Spannungsreiche Beziehungen dagegen werden in der chronischen Gruppe häufiger erwähnt.

Tabelle 2. Zusammensetzung der Netzwerke

	Mittelwert Chronisch	Kontrolle		Standardabweichung Chronisch	Kontrolle	
	n = 44	n = 44	$p_{(t)}$	n = 44	n = 44	$p_{(F)}$
Netzwerk gesamt	13,3	13,5	0,87	5,5	6,5	0,29
Familie gesamt	4,1	5,2	0,06	2,4	3,0	0,14
Ursprungsfamilie	2,0	2,6	0,10	1,4	1,8	0,14
gegründete Familie	0,5	1,0	0,01	0,7	1,0	0,04
andere Verwandte	1,6	1,7	0,80	1,7	1,7	0,85
Nichtfamilie gesamt	9,8	8,5	0,78	4,4	5,3	0,21
Freunde	3,8	4,3	0,46	3,2	3,9	0,23
Bekannte	2,7	1,5	0,04	3,3	1,8	0,00
Kollegen	0,1	0,5	0,03	0,5	0,9	0,00
Nachbarn	0,8	0,8	1,00	1,1	1,2	0,50
berufsmäßige Helfer	1,6	1,0	0,13	2,3	0,9	0,00
Gruppen	0,6	0,4	0,38	0,9	0,8	0,66
Psychiatrische Patienten[a]	2,6	0,8	0,00	2,9	1,3	0,00
Anteile am Netzwerk						
Familie [%]	(33.0)	(40,0)	0,09	(19,3)	(18,1)	0,70
berufsmäßige Helfer [%]	(11,2)	(8,1)	0,20	(13,6)	(7,6)	0,00
Patienten [%]	(19,7)	(6,4)	0,00	(20,3)	(10,1)	0,00

[a] Netzwerkmitglieder, die psychiatrische Patienten gewesen sind.

Tabelle 3. Anzahl der Nennungen in verschiedenen funktionalen Bereichen

	Mittelwert Chronisch	Kontrolle		Standardabweichung Chronisch	Kontrolle	
	n = 44	n = 44	$p_{(t)}$	n = 44	n = 44	$p_{(F)}$
Instrumentelle Hilfe	7,9	10,0	0,04	4,2	5,0	0,22
Emotionale Unterstützung gesamt[a]	14,4	15,9	0,51	4,5	9,6	0,23
V3 sicheren Rückhalt finden	1,6	2,3	0,11	1,8	2,0	0,38
R2 Rat suchen	2,8	3,3	0,32	2,5	2,4	0,95
V1 sich anvertrauen	2,3	2,6	0,54	2,0	2,2	0,56
F1 gut gekannt werden	2,7	2,5	0,66	2,9	1,9	0,01
F2 Offenheit erwarten können	2,7	3,0	0,57	3,0	3,4	0,40
F3 Anerkennung erhalten	2,3	2,2	0,81	3,3	2,0	0,00
Freundschaftliche Beziehungen gesamt	16,9	19,4	0,41	12,1	16,4	0,05
F40 sich geben wie man ist	5,7	6,9	0,32	5,1	6,6	0,09
F41 Gemeinsamkeiten haben	2,9	3,6	0,45	2,8	4,8	0,00
F44 guter Freund	3,4	3,1	0,61	3,0	3,4	0,40
F45 sehr gern mögen	4,9	5,8	0,32	3,8	5,1	0,05
Enge Bindung gesamt	3,9	6,5	0,01	3,2	5,4	0,00
B1 an jemandem hängen	2,0	3,1	0,03	1,9	2,6	0,05
B4 jemanden lieben	0,8	1,8	0,01	0,8	2,3	0,00
B2 mit jemandem leben wollen	0,7	0,9	0,26	1,2	0,9	0,14
S1 für jemanden sorgen	0,3	0,7	0,02	0,5	0,8	0,00
Geselligkeit	5,1	5,8	0,52	5,6	5,4	0,75
Spannungen	1,5	0,8	0,00	1,4	0,9	0,00

[a] Eine Person wird mehrmals gezählt, wenn sie für mehrere Funktionen genannt worden ist.

Anteil der Familie

In der Gesamtstichprobe sind durchschnittlich 36% der Netzwerkmitglieder Familienangehörige. Ihnen werden durchschnittlich ebensoviele Funktionen zugeteilt wie Freunden, Bekannten und anderen, die nicht zur Familie gehören (in der Gesamtgruppe 34%). Auf dieser globalen Ebene gibt es zwischen den Gruppen keinen Unterschied (Tabelle 4), wohl aber in der Domäne emotionaler Unterstützung, für die die chronische Gruppe seltener als die Kontrollgruppe Familienmitgliedern nennt. Chronische Patienten beziehen also (nach ihren Angaben) häufiger als Neuerkrankte emotionale Unterstützung aus Quellen, die außerhalb der Familie liegen.

Gegenseitigkeit

In der chronischen Gruppe sagen die Patienten von durchschnittlich 46,2% der Netzwerkmitglieder, bei denen sie Rat suchen würden, diese würden sich in ähnlicher Lage nicht umgekehrt auch an sie wenden – in der Kontrollgruppe beträgt die entsprechende Zahl 24,4% (Tabelle 5). Das Gefühl, gut gekannt zu werden, aber selbst den anderen nicht gut zu kennen, empfinden die chronischen Patienten bei durchschnittlich einem Fünftel der Netzwerkbeziehungen, in der Kontroll-

Tabelle 4. Anteil der Familie[a] in verschiedenen Funktionsbereichen (%)

	Mittelwert Chronisch Kontrolle			Standardabweichung Chronisch Kontrolle		
	n = 44	n = 44	$p_{(t)}$	n = 44	n = 44	$p_{(F)}$
Anteil an Funktionen gesamt	30,2	37,9	0,25	34,2	28,2	0,21
Instrumentelle Hilfe	48,0	54,1	0,37	33,1	30,9	0,67
Emotionale Unterstützung	46,3	60,5	0,04	33,4	32,4	0,69
Freundschaftliche Beziehungen	41,3	47,5	0,33	33,0	27,8	0,22
Enge Bindung	67,3	77,2	0,22	39,3	28,4	0,18
Geselligkeit	30,0	37,9	0,25	34,2	28,2	0,21
Spannungen	53,5	42,7	0,39	43,2	46,6	0,74

[a] Als Familie gilt Herkunftsfamilie, selbst gegründete Familie und alle Verwandten. Die Summe der Funktionen, die den Personen aus diesem Kreis zugeschrieben wurden, gilt als der funktionelle Beitrag der Familie.

Tabelle 5. Anteil einseitiger Beziehungen (%)

	Mittelwert Chronisch Kontrolle			Standardabweichung Chronisch Kontrolle		
	n = 44	n = 44	$p_{(t)}$	n = 44	n = 44	$p_{(F)}$
Gut gekannt werden – nicht umgekehrt	19,5	7,4	0,03	31,2	20,2	0,00
Offenheit erwarten – nicht umgekehrt	15,2	8,0	0,33	32,1	26,9	0,18
Sich anvertrauen – nicht umgekehrt	30,8	20,0	0,16	36,4	35,4	0,76
Rat suchen – nicht umgekehrt	46,2	24,4	0,01	41,0	34,8	0,23

Prozentbasis ist die Gesamtzahl der Netzwerkpersonen, die für die jeweilige Funktion genannt worden sind.

gruppe liegt dieser Anteil niedriger. Für andere Funktionen überschreiten die Unterschiede nicht die Signifikanzgrenze, aber sie gehen in die gleiche Richtung, und daher kann wohl verallgemeinert werden, daß die chronische Gruppe interpersonelle Transaktionen häufiger als einseitig wahrnimmt.

Strukturelle Merkmale

Betrachten wir zunächst die Verbindungen der Netzwerkmitglieder untereinander. Aus erhebungstechnischen Gründen konnten jeweils nur die 8 wichtigsten Mitglieder einbezogen werden. Bei einigen Fällen basiert das Dichtemaß auch auf weniger als 8 Personen. *Dichte* ist hier wie üblich als Anteil der tatsächlich beobachteten Beziehungen an den theoretisch möglichen definiert (Tabelle 6). Die durchschnittlichen Dichtewerte bezüglich der Frage, wer gut miteinander bekannt ist und der Frage, wer sich regelmäßig trifft, liegen in der chronischen Gruppe deutlich unter denen der Kontrollgruppe, auch die Streuung ist kleiner. Das bedeutet, daß in der Kontrollgruppe nicht nur mehr dichte Netzwerke zu finden

Tabelle 6. Strukturelle Merkmale

	Mittelwert Chronisch Kontrolle			Standardabweichung Chronisch Kontrolle		
	n=44	n=44	$p_{(t)}$	n=44	n=44	$p_{(F)}$
Dichte – sich gut kennen	26,4	46,1	0,00	22,4	31,2	0,03
Dichte – sich regelmäßig sehen	15,9	31,6	0,00	16,1	27,7	0,00
Größte Multiplexität[a]	9,4	11,0	0,02	3,2	3,1	0,83
Herausgestelltheit der wichtigsten Person[b]	2,0	1,9	0,59	1,3	0,70	0,00

[a] Größte Anzahl an Funktionen, die für eine einzige Person genannt worden sind.
[b] Abnahme der Multiplexität von der Person mit den meisten Funktionen zu den 3 in der Rangfolge der Multiplexität nachfolgenden Personen ausgedrückt als Quotient:
$$\frac{\text{Multiplexität der Person mit den meisten Funktionen}}{\text{Mittelwert der Multiplexität der 3 nachfolgenden Personen}}.$$

sind, sondern daß auch das Spektrum von locker geknüpften Netzwerken bis zu sehr dichten, breiter gestreut ist.

Ein weiteres strukturelles Konzept der Netzwerkforschung ist die *Multiplexität*. Den Begriff wollen wir hier als „Vielschichtigkeit der Beziehung" verwenden. Die Berechnung der Multiplexität in dem folgenden Vergleich basiert auf allen im Netzwerkinterview möglichen Nennungen von Beziehungsinhalten und betrifft diejenige Person, die die meisten Beziehungsinhalte auf sich vereinigt hat. In der chronischen Gruppe ergeben sich durchschnittlich 9,4 verschiedene Funktionen für diese „wichtigste Person" und in der Kontrollgruppe 11,0 (Tabelle 6). Da dieser Unterschied signifikant ist, muß gefolgert werden, daß die jeweils wichtigste Person des Netzwerks (im Sinne häufiger Nennung) bei chronisch kranken Patienten weniger Beziehungsinhalte auf sich vereinigt als bei der Kontrollgruppe. Die nächste Frage ist, wie exklusiv die Beziehung zu dieser wichtigsten Person ist, wie stark sich also ihre Multiplexität von der anderer Beziehungen abhebt. Wir haben als Vergleichsbasis den Mittelwert der in der Rangreihe der Multiplexitätswerte folgenden 3 Personen gewählt. Die Proportion, in der dieser Mittelwert zur Multiplexität der wichtigsten Person steht, zeigt deren Herausgehobenheit. Für dieses Maß ergibt sich kein Unterschied zwischen den Gruppen.

Multiplexität wurde als die Zahl der unterschiedlichen Beziehungsinhalte zu einer Person aufgefaßt. Um zu verstehen, was mit dieser Messung ausgedrückt wird, muß man zunächst die Kategorien von Beziehungsinhalten kennen, die darin Eingang finden. Das sind in diesem Fall die Fragen des Netzwerkinterviews (s. Klusmann u. Angermeyer in diesem Band), doch damit bleibt noch offen, welche spezifische Kombination von Beziehungsinhalten sich hinter einer gegebenen Maßzahl verbirgt. In Tabelle 7 ist die Multiplexität der Beziehung zu derjenigen Person dargestellt, die im Interview die meisten Nennungen erhalten hat. Das Spektrum der Beziehungsinhalte wurde der Übersicht halber auf 9 Fragen beschränkt, die aus den Variablendomänen „instrumentelle Unterstützung", „emotionale Unterstützung" und „enge Bindung" stammen. In dieser Übersicht wird schon rein visuell die geringere Multiplexität der wichtigsten Person in der chronischen Gruppe deutlich, was besonders für die Fälle gilt, bei denen ein berufsmäßiger Helfer wichtigste Person ist.

Tabelle 7. Die wichtigste Netzwerkperson (in Klammern: Person, die an zweiter Stelle steht)

	Zahl der Funktionen	Beziehungsinhalte									Zusammenleben?
		A	B	C	D	E	F	G	H	I	
Chronische Patienten											
223 Mutter (Vater)	8	x	x	x	x	x	x	x		x	nein
521 Mutter (Krankenschwester)	8	x	x	x	x	x	x	x		x	ja
1003 Mutter (Großmutter)	6		x	x	x	x	x	x			ja
1210 Mutter (Vater)	5	x	x			x	x	x			ja
1127 Mutter (Vater)	4	x	x			x		x			nein
1136 Mutter (Freund)	4	x	x	x		x					nein
213 Mutter (Nachbar)	2		x				x				nein
415 Mutter (Krankenschwester)	2	x						x			nein
215 Vater (Schwester)	6	x	x	x	x	x		x			ja
1006 Vater (Mutter)	4		x	x	x	x					nein
203 Bruder (Schwägerin)	5	x	x	x			x	x			nein
622 Schwester (Schwester)	2	x					x				nein
529 Ehemann (Freund)	9	x	x	x	x	x	x	x	x	x	ja
813 Ehemann (Schwester)	9	x	x	x	x	x	x	x	x	x	ja
401 Ehemann (Tochter)	8	x	x	x		x	x	x	x	x	ja
809 Ehemann (Tochter)	8	x	x	x	x	x	x	x	x		ja
1131 Ehefrau (Freund)	7	x	x	x	x	x		x			ja
1020 Ehemann (Freund)	6	x	x	x	x	x		x			ja
515 Ehemann (Mutter)	5		x			x	x	x	x		ja
1014 Ehemann (Schwägerin)	4		x					x	x	x	ja
225 Sohn (Schwester)	4					x		x	x	x	ja
513 Sohn (Psychiater)	4	x	x					x		x	ja
528 Schwiegersohn (Rechtsanwalt)	3	x	x		x						nein
226 Tante (Tochter)	6	x	x	x			x	x	x		nein
606 Lebensgefährtin (Schwester)	7	x	x	x	x		x		x	x	ja
405 Lebensgefährte (Mutter)	6	x	x		x			x	x	x	nein
1104 Lebensgefährte (Schwester)	6		x		x			x	x	x	nein
407 Lebensgefährte (Schwester)	5	x			x			x	x	x	ja
621 Freund (Mutter)	7	x		x	x	x	x	x	x		nein
1137 Freund (Freund)	7	x		x		x	x	x	x	x	nein
512 Freund (Freund)	5	x	x		x	x		x			nein
422 Freund (Mutter)	5			x	x	x	x				nein
818 Freund (Tochter)	5	x	x	x	x	x					nein
1010 Freund (Mutter)	5	x				x	x	x		x	nein
220 Freund (Freund)	4		x			x	x	x			nein
1005 Freund (andere Verwandte)	4	x		x	x	x					nein
516 Freund (Freund)	3	x			x	x					nein
710 Freund (Freund)	3				x	x	x				nein
1304 Krankenschwester (Freund)	6		x	x		x	x	x		x	nein
423 Sozialarbeiter (Freund)	4	x		x	x		x				nein
531 Psychologe (Mutter)	4			x	x	x	x				nein
603 Sozialarbeiter (Psychologe)	2			x	x						nein
605 Psychiater (Freund)	2			x	x						nein
814 Sozialarbeiter (Sozialarbeiter)	2			x	x						nein
Neuerkrankte Patienten											
418 Mutter (Vater)	8	x	x	x	x	x	x	x	x		nein
1132 Mutter (Vater)	8	x	x	x	x	x	x	x		x	ja

Tabelle 7 (Fortsetzung)

		Zahl der Funktionen	Beziehungsinhalte									Zusammenleben?
			A	B	C	D	E	F	G	H	I	
1012	Mutter (Bruder)	7	x	x	x		x	x	x		x	nein
1242	Mutter (Vater)	7	x	x	x	x	x	x		x	x	ja
229	Mutter (Onkel)	6	x		x	x	x	x			x	ja
1305	Mutter (Tochter)	5		x		x	x		x		x	ja
804	Mutter (Freund)	5	x	x	x		x	x	x		x	nein
1139	Mutter (Freund)	4	x	x			x	x				nein
1105	Mutter (Vater)	3	x	x				x				nein
609	Vater (Mutter)	7	x	x	x	x	x	x	x			nein
1134	Vater (Freund)	6	x	x	x	x	x		x			ja
1110	Vater (Freund)	6	x	x	x	x	x	x				nein
219	Vater (Mutter)	2	x	x								ja
413	Schwester (Mutter)	8	x	x	x	x	x	x	x		x	nein
616	Schwester (Vater)	7	x	x	x	x	x	x	x			ja
810	Schwester (Schwager)	7	x	x	x	x	x	x			x	nein
212	Bruder (Schwester)	6	x	x	x	x		x	x			nein
1140	Ehemann (Großmutter)	9	x	x	x	x	x	x	x	x	x	ja
1138	Ehemann (früherer Ehemann)	9	x	x	x	x	x	x	x	x	x	ja
1307	Ehemann (Tochter)	9	x	x	x	x	x	x	x	x	x	ja
805	Ehemann (Sohn)	9	x	x	x	x	x	x	x	x	x	ja
217	Ehemann (Mutter)	8	x	x	x	x	x		x	x	x	ja
1306	Ehemann (Sohn)	8		x	x	x	x	x	x	x	x	ja
812	Ehefrau (Vater)	9	x	x	x	x	x	x	x	x	x	ja
1301	Ehefrau (Freund)	9	x	x	x	x	x	x	x	x	x	ja
227	Ehefrau (Bruder)	9	x	x	x	x	x	x	x	x	x	ja
1325	Ehefrau (Tochter)	9	x	x	x	x	x	x	x	x	x	ja
1308	Ehefrau (Mutter)	8	x	x	x	x	x			x	x	ja
411	Ehefrau (Mutter)	6	x			x	x		x	x	x	nein
1241	Ehemann (Sohn)	3			x		x		x			ja
1008	Tochter (Psychiater)	5	x	x	x			x	x			nein
613	Tante (Vater)	5		x	x	x	x	x				nein
1118	Lebensgefährtin (Mutter)	9	x	x	x	x	x	x	x	x	x	ja
1128	Lebensgefährtin (Freund)	9	x	x	x	x	x	x	x	x	x	ja
1124	Lebensgefährte (Vater)	6	x	x			x	x	x		x	nein
1311	Lebensgefährte (Kind)	6	x	x	x	x	x		x			ja
1103	Freund (Vater)	6		x		x	x	x	x		x	nein
619	Nachbar (Ehemann)	5	x		x	x	x	x				nein
820	Freund (Tochter)	4	x	x		x		x				nein
706	Freund (frühere Ehefrau)	4	x		x	x		x				nein
1321	Freund (Freund)	3			x	x	x					nein
410	Freund (Mutter)	1	x									nein
610	Krankenschwester (Kr. schw.)	5	x		x	x	x	x				nein
204	Sozialarbeiter (Psychiater)	2	x		x							nein

Beziehungsinhalte: A jemand, den ich um praktische Hilfe bitten würde; B jemand, der immer auf meiner Seite wäre; C jemand, den ich um Rat fragen würde; D jemand, dem ich mich bei Schwierigkeiten anvertrauen würde; E jemand, der mich gut kennt; F jemand, der mich ermutigt; G jemand, an dem ich hänge; H jemand, mit dem zusammen ich mein Leben verbringen möchte; I jemand, den ich liebe.

Kontakt mit dem Netzwerk

In den meisten Messungen der Kontaktdichte unterscheiden sich die Gruppen nicht: Durchschnittlich 6 Personen aus dem im Interview genannten Netzwerk wurden in der letzen Woche gesehen, mit durchschnittlich 3 Personen telefoniert (Tabelle 8). Einzig was den täglichen Kontakt betrifft unterscheiden sich die Gruppen – zur Erinnerung: In der chronischen Gruppe leben 21 von 44 allein, in der Kontrollgruppe nur 16 von 44. Die Kontrollgruppe weist in den meisten Kontaktmaßen eine höhere Standardabweichung auf als die chronischen Gruppe. Das Kontaktverhalten scheint also in der chronischen Gruppe mehr uniform zu sein, als in der Kontrollgruppe.

Vertrauensbeziehung

Eine Person, mit der man sich bei Schwierigkeiten aussprechen könnte, ist von fast allen Patienten genannt worden (Tabelle 9). Bei 19 Patienten ist diese Möglichkeit sehr vage, die Person lebt weit entfernt, oder es ist zu vermuten, daß die Beziehung zu ihr größtenteils in der Phantasie besteht. Die nächste Kategorie ist dadurch definiert, daß der Patient sich in gewissen Dingen anvertraut, aber auch deutlich macht, daß er dies nicht in allen Angelegenheiten tun würde und auch sonst eine gewisse Reserve gegenüber der nur teilweise als ansprechbar und verständnisvoll

Tabelle 8. Kontakthäufigkeiten, Anzahl der Personen

	Mittelwert Chronisch	Mittelwert Kontrolle		Standardabweichung Chronisch	Standardabweichung Kontrolle	
	$n=44$	$n=44$	$p_{(t)}$	$n=44$	$n=44$	$p_{(F)}$
In den letzten Jahren kennengelernt	3,6	3,0	0,41	4,3	3,0	0,03
Normalerweise seltener als einmal pro Monat gesehen	4,5	4,5	1,00	3,5	3,9	0,42
In der letzten Woche gesehen	6,0	6,1	0,91	3,5	3,7	0,74
Fast täglich gesehen	1,2	2,2	0,00	1,1	1,9	0,00
Am letzten Wochenende gesehen	2,0	2,1	0,67	1,5	2,0	0,03
In der letzten Woche telefoniert	2,5	3,0	0,35	2,1	2,6	0,10
Regelmäßiger Briefverkehr	0,8	0,6	0,44	1,4	1,0	0,04

Tabelle 9. Qualität der wichtigsten Vertrauensbeziehung

Vertrauensbeziehung	Chronisch $n=44$	Kontrolle $n=44$
Gibt keine	4	0
Distanziert, symbolisch	9	10
Teilweise, problemspezifisch	21	19
Enge Vertrauensbeziehung	10	15

$p_{(\chi^2)} = 0,24$

erlebten Person erkennen läßt. Die letzte Stufe dagegen bezeichnet eine bewährte Beziehung des Vertauens und umfassender Offenheit, die der Patient meist spontan schildert. In dieser Kategorie sind vergleichsweise wenige Patienten der chronischen Gruppe zu finden.

Soziale Wünsche und Bedürfnisse

Patienten mit langer Krankengeschichte äußern sich unzufriedener über die Erfüllung ihrer sozialen Wünsche als neuerkrankte Patienten (Tabelle 10). Sie geben an, weniger Freunde zu haben, mit denen sie etwas unternehmen können, fühlen sich weniger verstanden, weniger gebraucht, vermissen positive Bestätigung und Möglichkeiten, sich mit anderen Menschen aueinanderzusetzen und von anderen zu lernen. Wünsche nach intimer Nähe und Wünsche nach Unterstützung in praktischen Angelegenheiten werden in beiden Gruppen etwa gleich häufig geäußert. Die Items in Tabelle 10 bilden eine konsistente Summenskala (Cronbach-α 0,71). In diesem Globalmaß der Zufriedenheit mit sozialen Ressourcen haben chronisch kranke Patienten niedrigere Werte als neuerkrankte (P(t)=0,02).

Chronisch kranke Patienten bezeichnen sich ebenso oft wie Neuerkrankte als gesellig (Tabelle 11). Ebenso oft geben sie auch an, sich einsam zu fühlen. Häufiger dagegen waren sie nach ihren Angaben in den letzten Wochen allein.

Stellt man die vergleichsweise geringe Zufriedenheit der chronischen Patienten mit den Ressourcen, die sie in ihrer sozialen Umgebung vorfinden, dem Befund gegenüber, daß diese Patienten für die meisten interpersonellen Funktionen (Ausnahme: enge Bindung und instrumentelle Unterstützung) ebensoviele Ressourcen nennen wie die Vergleichsgruppe (Tabelle 3), so ergibt sich daraus, daß es offenbar

Tabelle 10. Unerfüllte Wünsche und Bedürfnisse (Frage: „Jeder Mensch hat Wünsche und Bedürfnisse gegenüber anderen, z.B. wünschen sich die meisten jemanden, der sie versteht. Ich habe solche Wünsche auf Karten geschrieben und möchte Sie bitten, mir bei jedem Wunsch zu sagen, ob er für sie wichtig ist, ob Sie zufrieden sind oder unzufrieden").
Prozentanteil der Antwortkategorie:
„Damit bin ich unzufrieden, das fehlt mir"

Wünsche/Bedürfnisse	Chronisch	Kontrolle	
	n = 44	n = 44	$p_{(\chi^2)}$
Freunde haben, mit denen man etwas unternehmen kann	71	50	0,08
Von anderen verstanden werden	64	39	0,03
Menschen haben, von denen man etwas lernen kann	64	46	0,13
Menschen haben, die einem Anerkennung und Bestätigung geben	61	41	0,09
Jemanden haben, mit dem man zärtlich sein kann	61	64	1,00
Jemanden haben, von dem man gebraucht wird	59	39	0,09
Das Gefühl haben, zu anderen hinzuzugehören	57	43	0,29
Jemanden haben, mit dem man sich auseinandersetzen kann	55	34	0,09
Jemanden haben, auf den man sich verlassen kann	55	39	0,20
Sich an jemanden anlehnen können	55	52	1,00
Menschen haben, mit denen man sich gut unterhalten kann	50	55	0,83
Praktische Hilfe von anderen erhalten können	34	21	0,23

Tabelle 11. Alleinsein, Einsamkeit, Geselligkeit (Anzahl)

		Chronisch n=44	Kontrolle n=44	$p_{(\chi^2)}$
Waren Sie in den letzten Wochen oft allein?				0,05
	Oft allein	21	18	
	Manchmal allein	14	7	
	Selten allein	9	19	
Fühlen Sie sich manchmal einsam?				0,54
	Oft einsam	15	12	
	Manchmal einsam	15	13	
	Selten einsam	14	19	
Würden Sie sich selbst als einen eher geselligen Menschen bezeichnen oder als Menschen, der meist gern mit sich allein ist?				0,96
	Gesellig	18	18	
	Beides	13	12	
	Gern allein	13	14	

oft vorkommen muß, daß ein chronischer Patient zwar viele Personen nennt, die eine bestimmte Funktion für ihn erfüllen, daß aber dennoch entsprechende soziale Wünsche unbefriedigt bleiben. Tabelle 12 zeigt als ein Beispiel die Beziehung zwischen der Zufriedenheit, bei anderen Verständnis zu finden und der Zahl der Vertrauenspersonen, die im Netzwerkinterview genannt wurde. Chronische Patienten nennen ungefähr ebenso viele Vertrauenspersonen wie neuerkrankte; ihr Bedürfnis, verstanden zu werden, bleibt aber häufiger unbefriedigt. Auch für andere Funktionen ist bei den chronischen Patienten die Zufriedenheit nicht mit den entsprechenden interpersonellen Ressourcen assoziiert. Das trifft zwar im großen ganzen auch auf die Neuerkrankten zu, doch sind in dieser Gruppe auch assoziative Tendenzen zu sehen. Der Gesamtscore der Zufriedenheit korreliert in der chronischen Gruppe mit keinem einzigen Maß interpersoneller Ressourcen und kann deshalb auch nicht durch eine Kombination dieser Messungen vorhergesagt werden (Tabelle 13). Bei den Neuerkrankten gibt es einige schwache Zusammenhänge; als Ganzes korreliert der Variablensatz der interpersonellen Ressourcen jedoch ebenfalls nicht mit der Zufriedenheitsskala.

Tabelle 12. Interpersonelle Ressourcen und Zufriedenheit

Zufriedenheit mit der Erfüllung des Wunsches: „Jemanden haben, der mich versteht"	*Ressourcen:* Zahl der Personen, für die gilt: „jemand, an den ich mich wenden würde, wenn ich Schwierigkeiten habe oder unglücklich bin"			
	niemand	eine Person	mehr als Personen	$p_{(\chi^2)}$
Chronische Gruppe				
% Anteil unzufrieden	66	100	60	
Proportion	4/6	7/7	17/29	0,68
Kontrollgruppe				
% Anteil unzufrieden	66	40	30	
Proportion	4/6	4/11	9/27	0,64
$p_{(\chi^2)}$	1,00	0,11	0,08	

Tabelle 13. Korrelationen sozialer Ressourcen mit Zufriedenheit im Hinblick auf die Erfüllung sozialer Wünsche und Bedürfnisse

Soziale Ressourcen	Chronisch n=44	Kontrolle n=44
Instrumentelle Hilfe	0,09	0,39[b]
Emotionale Unterstützung	0,17	0,34[a]
Freundschaftliche Beziehungen	0,14	0,29[a]
Enge Bindung	0,01	0,34[a]
Geselligkeit	0,07	0,16
Spannungen	0,04	0,19
Multiple Korrelation R	0,26	0,49
p(F)	0,84	0,09

[a] $p \leq 0,05$, [b] $p \leq 0,01$

Netzwerktypen

In beiden Gruppen ist am häufigsten die Herkunftsfamilie das soziale Zentrum des Netzwerks (Tabelle 14). Die gegründete Familie kommt in dieser Funktion bei den chronisch Kranken seltener vor als bei den Neuerkrankten. Bei 7 chronisch kranken, aber bei keinem neuerkrankten Patienten, ist das soziale Feld im wesentlichen durch berufsmäßige Helfer aus dem psychiatrischen Bereich und durch andere Patienten bestimmt; 6 Patienten leben ausgesprochen isoliert und zurückgezogen; ein einziger davon gehört der Gruppe der Neuerkrankten an.

Diskussion

Wir haben chronisch psychiatrisch Kranke mit neuerkrankten hinsichtlich einer großen Zahl von Netzwerkvariablen miteinander verglichen. Unsere Ausgangshypothese ist dabei nicht bestätigt worden: chronisch Kranke nennen fast ebensoviele Netzwerkmitglieder wie Neuerkrankte. Sie verfügen nach ihren eigenen

Tabelle 14. Schwerpunkte sozialer Netzwerke

	Chronisch n=44	Kontrolle n=44
Herkunftsfamilie (Eltern, Geschwister usw.)	12	13
Selbst gegründete Familie mit Kindern	8	15
Partner ohne Kinder	5	5
Freundschaftliche und berufliche Beziehungen, wenige aus dem psychiatrischen Feld	4	6
Freundschaftliche und Bekanntschaftsbeziehungen, zu einem großen Teil aus dem psychiatrischen Feld	7	0
Sehr kleines Netzwerk, isoliertes Leben	6	1
Netzwerk in Umgestaltung nach Krise z. B. Verlust des Partners	2	4

Angaben auch über ebensoviele Quellen sozialer Unterstützung. Dennoch unterscheiden sich die Netzwerke dieser beiden Gruppen in charakteristischer Weise (Tabelle 15).

In den Netzwerken der Patienten, die schon lange mit einer intermittierenden psychotischen Erkrankung leben, gibt es mehr oberflächliche Beziehungen (Bekannte), mehr Menschen, die dem psychiatrischen Umkreis angehören, mehr konflikthafte Beziehungen und weniger Bindungen an andere Menschen als bei Neuerkrankten. Die Netzwerke sind vergleichsweise locker geknüpft, verschiedene funktionale Aspekte von Beziehungen breit auf unterschiedliche Personen verstreut. Seltener als in der Vergleichsgruppe gibt es Menschen, mit denen der Patient täglich zusammen ist. Obwohl chronische Patienten nicht weniger Personen nennen, von denen sie soziale Unterstützung erhalten können als neuerkrankte, sind sie mit vielen Aspekten ihres sozialen Lebens weniger zufrieden. Daher muß angenommen werden, daß die Netzwerke chronischer Patienten weniger gut als die der neuerkrankten soziale Wünsche und Bedürfnisse erfüllen können. Möglich wäre allerdings auch, daß solche Wünsche bei den chronischen Patienten schwerer zu erfüllen sind, weil sie höhere Ansprüche haben. Da man aber annehmen kann, daß die längerdauernde Krankheit Ansprüche eher senkt als steigert, ist diese Interpretation unwahrscheinlich.

Tabelle 15. Zusammenfassung der Unterschiede zwischen den Vergleichsgruppen in Stichworten. Messungen, in denen die eine Gruppe signifikant ($p \leq 0{,}05$) über der anderen liegt

Chronische Gruppe	Kontrollgruppe
	Selbst gegründete Familie
	Kollegen
Bekannte	
psychiatrische Patienten	
	Instrumentelle Hilfe
	enge Bindung
Spannungen	
Einseitige Transaktionen	
	Anteil der Familie an den Ressourcen für emotionale Unterstützung
	Dichte im Hinblick auf: „sich gut kennen", „sich regelmäßig sehen"
	Maximale Multiplexität der Beziehung zu einer Person
	Kontakt: fast täglich gesehen
	Zufriedenheit mit der Erfüllung sozialer Wünsche
	Assoziation der Zufriedenheit mit interpersonellen Ressourcen
In den letzten Wochen oft allein	
Sehr kleines Netzwerk, Netzwerk von psychiatrischem Umfeld geprägt	

Von *den* Netzwerken chronischer Patienten zu sprechen bedeutet eine Abstraktion von ganz verschiedenartigen Lebenswelten: 7 von 44 Patienten der chronischen Gruppe leben in einer überwiegend aus anderen psychiatrischen Patienten und berufsmäßigen Helfern zusammengesetzten sozialen Welt. Weitere 6 Patienten sind Einzelgänger, die vereinsamt leben. Sie befinden sich zwar, wie man so sagt, „in der Gemeinde". Sie sind dort aber nicht voll integriert, sondern leben gewissermaßen in einer Nische. Diese 13 Patienten brauchen mehr oder weniger stark die Verbindung zu einem stützenden psychiatrienahen Milieu, um den streßhaften Anforderungen eines ungemilderten voll integrierten Lebens zu entgehen und um Resonanz und Verständnis für ihre Eigentümlichkeiten zu finden und im Falle einer Verschlechterung ihres psychischen Gleichgewichts schnell Hilfe erreichen zu können.

Ein Ergebnis, das überraschend erscheinen mag, ist der Befund, wonach die Familie für die chronisch Kranken verglichen mit den Neuerkrankten nicht eine größere, sondern eine geringere Rolle spielt. Das ist in erster Linie darauf zurückzuführen, daß in der neuerkrankten Gruppe viele Patienten verheiratet sind. Aber auch die Herkunftsfamilie hat bei den Neuerkrankten ein stärkeres Gewicht. Die verbreitete Vorstellung, chronisch Kranke würden sich im wesentlichen auf Familienbeziehungen zurückziehen, scheint also nicht zuzutreffen. Ratcliffe et al. (1978) berichten einen ähnlichen Befund. Nach ihrer Interpretation konzentriert sich das Leben psychiatrischer Patienten nur in den ersten Jahren ihrer Krankheit auf Angehörige. Später finden Trennungen statt, z.B. eine Ehescheidung oder der Auszug aus dem Elternhaus. Der Schwerpunkt des sozialen Leben verschiebt sich dann in Richtung auf das Umfeld der Psychiatrie mit seinen formellen und informellen Kontaktkreisen. Da unsere Gruppe chronischer Patienten schon sehr lange krank ist (bei 59% länger als 10 Jahre), haben solche Ablösungen von den Verwandten vermutlich schon eingesetzt.

In Tabelle 15 sind die statistisch bedeutsamen Ergebnisse aus 56 Vergleichen zusammengetragen[3]. Wenn allein der Zufall regiert hätte, dann wären nur 3 solcher Unterschiede zu erwarten gewesen und nicht 16. Wir können also durchaus behaupten, das sich die Gruppen unterscheiden. In vielen Hinsichten sind die chronisch Kranken der Kontrollgruppe allerdings auch ähnlich: Sie nennen nicht signifikant weniger Netzwerkmitglieder, ihre Ressourcen für emotionale Unterstützung, freundschaftliche Beziehungen und Geselligkeit sind kaum geringer. Daher müssen wir uns fragen, ob wirklich die Unterschiede als wesentliches Ergebnis der Untersuchung anzunehmen sind oder ob es nicht vielmehr die Ähnlichkeit zwischen den Gruppen ist. Die Ähnlichkeiten können allerdings auch

---

[3] Die der Datenqualität angemessene Methode des statistischen Vergleichs wäre ein nonparametrisches Verfahren, da wir Intervallskalenqualität wir bei den meisten Messungen nicht voraussetzen können. Dennoch haben wir, auch wenn es nach den geäußerten Skrupeln inkonsequent erscheinen mag, einen parametrischen Test als Auswertungsmethode gewählt, um Unterschiede differenziert darstellen zu können und weil auch die Standardabweichung von Interesse ist. Zur Kontrolle haben wir jedoch für alle statistischen Analysen den t-Test und den Man-Witney-U-Test gegenübergestellt – mit dem Ergebnis, daß die Wahrscheinlichkeiten der Prüfstatistiken immer sehr ähnlich waren und daß, mit einer Ausnahme, kein Vergleich nur mit der einen, nicht aber mit der anderen Methode, zu einem signifikanten Unterschied führte.

methodischen Besonderheiten des Vergleichs zuzuschreiben sein. Da ist zunächst das Risiko eines β-Fehlers wegen der geringen Fallzahl, weiterhin Faktoren, die in der Auswahl der Vergleichsgruppen liegen und schließlich die Gültigkeit der Messung. Wir nehmen an, daß, wenn diese Probleme nicht bestünden, die sozial destruktive Auswirkung einer langdauernden intermittierenden psychotischen Erkrankung noch deutlicher sichtbar wäre.

Selbstselektion

Bei der Gruppe der chronisch Kranken handelt es sich gewissermaßen um „überlebende" Patienten, die es vermocht haben, trotz häufiger psychotischer Episoden ihren Privathaushalt in der Gemeinde zu halten. Man könnte etwa so argumentieren: Wenn diese Patienten kein ausreichendes Netzwerk zur Verfügung gehabt hätten, dann hätten sie es auch nicht geschafft, in der Gemeinde zu bleiben und wären in eine Institution gekommen. Unsere Stichprobe ist also eine Teilgruppe der Grundgesamtheit chronisch Kranker, die sich von dieser durch relativ gute soziale Beziehungen unterscheidet. Es kann aber auch so sein: Diese Patienten sind, auch wenn ihre Netzwerkressourcen nicht sehr groß sein mögen, dennoch in der Gemeinde allein zurechtgekommen, weil sie auch ohne solche Ressourcen auskommen.

Prämorbide Störung

Das Netzwerk der Kontrollgruppe stand zwar noch nicht unter dem Einfluß häufiger Krankenhausaufnahmen, es kann aber wohl schon lange durch prämorbide Störungen des künftigen Patienten beeinträchtigt worden sein.

Verarbeitung

Nach dem Erlebnis der ersten psychotischen Episode ziehen sich Patienten meist aus ihrem weiteren sozialen Kreis zurück (Breier u. Strauss 1984) und reduzieren damit nicht nur den Kontakt zum Netzwerk, sondern wahrscheinlich auch die innere Repräsentation des Netzwerks. Nach mehreren Aufnahmeerfahrungen ist diese Reaktion vermutlich nicht mehr so stark. Wir haben daher vielleicht bei den Neuerkrankten die Ressourcen des Netzwerks unterschätzt.

Die Validität der Messung sozialer Ressourcen

Freunde zu haben, sich anvertrauen zu können und überhaupt eine Resonanz in einer persönlichen sozialen Welt zu finden, das alles ist für das Selbstwertgefühl eines jeden Menschen sehr wichtig, und wir müssen deshalb damit rechnen, daß die Patienten oft sich selbst und den Interviewer über ihre Beziehungen zu anderen getäuscht haben – vielleicht umsomehr, je karger die soziale Umwelt aussieht.

Eine weitere Quelle von Meßunsicherheit liegt darin, daß viele Begriffe, die interpersonelle Beziehungen beschreiben, sehr weit ausgelegt werden können und daß sich auch in diesen Auslegungen Merkmalen der Persönlichkeit und Lebenserfahrungen ausdrücken können (s. Klusmann u. Angermeyer 1987, in diesem Band).

Ursächlichkeit

Schließlich noch ein Wort zur ursächlichen Interpretation der Ergebnisse. Wir hatten unsere Frage vorsichtig formuliert: Haben Patienten mit einer langen Krankengeschichte ein kleineres Netzwerk und erfahren sie weniger soziale Unterstützung als Neuerkrankte? Wir hatten also vermieden, die Richtung des Zusammenhangs festzulegen. Allerdings liefen bei der Diskussion viele Formulierungen darauf hinaus, die Beschaffenheit des persönlichen Netzwerks als Resultat des langen Krankheitsprozesses zu betrachten. Für diese Annahme sprechen gute Gründe, es ist aber auch klar, daß die Qualität der unmittelbaren persönlichen Umgebung selbst auf den Verlauf zurückwirkt, wie in zahlreichen Untersuchungen belegt worden ist (z.B. Cohen u. Sokolowsky 1978; Perrucci u. Targ 1982). Eine Differenzierung zwischen beiden Perspektiven, die das persönliche Netzwerk einmal als abhängige und dann auch als unabhängige Variable verstehen, ist nur in einer Längsschnittuntersuchung möglich. Eine solche Untersuchung würde auch erlauben, Fragen nachzugehen, die durch den Querschnittsvergleich nur aufgeworfen werden können: Wie ist es gekommen, daß ein Teil der chronisch Kranken isoliert lebt, ein anderer Teil in Familienbeziehungen und wieder andere in einer psychiatrienahen Lebenswelt? Wie sahen die Weichenstellungen aus? In welcher Weise haben Vorgänge in der inneren Welt des Patienten und und Vorgänge in der äußeren Realität ineinandergegriffen?

Literatur

Angermeyer MC, Lammers R (1986) Das soziale Netzwerk schizophrener Kranker. Z Klin Psychol Psychopathol Psychother 34: 100–118
Becker H (1950) Through values to social interpretations. Essays on social actions, types and prospects. Duke Univ Press, Durham/NC
Beels CC, Gutwirth L, Berkeley J, Struening E (1984) Measurements of social support in schizophrenia. Schizophr Bull 10: 399–411
Breier A, Strauss JS (1984) The role of social relationships in the recovery from psychotic disorders. Am J Psychiatry 141: 949–955
Brown GW, Harris T (1978) Social origins of depression: A study of psychiatric disorder in women. Tavistock, London
Cohen CI, Sokolovsky J (1978) Schizophrenia and social networks: Ex-patients in the inner city. Schizophr Bull 4: 546–560
Estroff SE (1981) Making it crazy. Univ California Press, San Francisco
Henderson S, Byrne DG, Duncan-Jones P (1981) Neurosis and the social environment. Academic, London
House JS, Kahn RL (1985) Measures and concepts of social support. In: Cohen S, Syme SL (eds) Social support and health. Academic, Orlando, pp 83–108
Klusmann D, John U, Schmidt G, Gross J (1984) Die Sektorisierung der psychiatrischen Versorgung: Dokumentation, Evaluation und epidemiologische Aspekte. Bericht des Sonderforschungsbereichs 115, Universität Hamburg

McCallister L, Fischer CS (1983) A procedure for surveying personal networks. In: Burt RS, Minor MJ (eds) Applied network analysis. Sage, London, pp 75–88
Mentzos S (1976) Interpersonale und institutionalisierte Abwehr. Suhrkamp, Frankfurt am Main
Müller P, Günter U, Lohmeyer J (1986) Behandlung und Verlauf schizophrener Psychosen über ein Jahrzehnt. Nervenarzt 57: 332–341
O'Connor P, Brown GW (1984) Supportive relationships: fact or fancy? J Soc Pers Relationships 1: 159–195
Pedhazur EJ (1982) Multiple regression in behavioral research, explanation and prediction. Holt Rhinehart & Winston, New York
Perruci R, Targ DB (1982) Mental patients and social networks. Auburn House Publ, Boston
Ratcliffe WD, Zelhart PF, Azim HFA (1978) Social networks and psychopathology. Department of Psychology, Univ Alberta, Edmonton
Tolsdorf CC (1976) Social networks, support and coping: An exploratory study. Fam Process 15: 407–417

Soziale Isolation, psychische Erkrankung und Altersverlauf. Eine epidemiologische Untersuchung[1]

B. COOPER, J. JAEGER, H. BICKEL

Der Begriff „soziale Isolation" und seine Anwendung in der psychiatrischen Forschung

Seit Durkheim (1973) sind die sich überschneidenden Konzepte Anomie, Entfremdung und soziale Isolation immer wieder als Variablen genannt worden, die den Ausbruch einer seelischen Krise oder einer psychischen Krankheit erklären könnten. So wurden beispielsweise für Suizid (Sainsbury 1955) sowie für die Behandlungsinzidenz von Schizophrenie (Faris u. Dunham 1939) Zusammenhänge mit stadtökologischen Indizes für soziale Isolation festgestellt. Auch die gerontopsychiatrische Forschung hat dieser Variablen Aufmerksamkeit gewidmet, da soziale Isolation von Sozialwissenschaftlern als „ein wesentliches Kennzeichen der Lebensbedingungen alter Menschen" (Parsons 1968) bezeichnet wurde.

Die Bedeutung sozialer Isolation oder Integration für die psychische Gesundheit älterer Menschen bleibt allerdings weitgehend ungeklärt. Zwar weisen mehrere Autoren auf einen allgemeinen Zusammenhang zwischen Isolation und psychischen Alterserkrankungen hin, es ist der empirischen Forschung jedoch bislang weder gelungen, Probleme der Definition und Operationalisierung zu überwinden, noch Ursache und Wirkung zu differenzieren. Die in den Studien verwendeten Isolationskriterien lassen sich im wesentlichen in 5 Kategorien gruppieren, die 3 unterschiedlichen Analyseebenen entsprechen (s. Tabelle 1).

Ökologische Ebene

Die meisten Hinweise auf Verbindungen zwischen sozialer Isolation und psychischen Störungen im Alter stammen aus ökologisch orientierten Studien, in denen Isolation nicht als individuelles Merkmal, sondern als Kennzeichen umschriebener Wohngebiete gemessen wurde (Cooper u. Sosna 1980). Die Ergebnisse zur Ver-

---

[1] Das Forschungsprojekt wurde zuerst als Teil des SFB 116 (Psychiatrische Epidemiologie) an der Universität Heidelberg, später mit Unterstützung des Bundesministeriums für Jugend, Familie und Gesundheit durchgeführt. Wir danken herzlich den ehemaligen Mitarbeitern dieses Projekts, insbesondere Frau Dr. U. Sosna, die das IMSI entwickelte, und Frau Dipl.-Psych. B. Mahnkopf, die für die soziale Untersuchung der Heimbewohner zuständig war.
Ein vorläufiger Bericht über diese Arbeit ist in der Zeitschrift *Nervenheilkunde* erschienen (Cooper u. Jaeger 1987). Wir sind den Herausgebern Prof. Dr. D. Soyka und Prof. Dr. E. Lungershausen für ihre Erlaubnis dankbar, das veröffentlichte Material hier verwenden zu dürfen.

Tabelle 1. Soziale Isolation – Analyseebenen und Kriterien. (Nach Sosna u. Cooper 1980)

Ebene der Analyse	Kriterien
Ökologische Ebene	1. Soziale Isolation als Merkmal von Wohngebieten (z. B. Anteil der Einpersonenhaushalte)
Ebene der sozialen Interaktion	2. Alleinleben
	3. Mangel an familiären und außerfamiliären Kontakten
Psychologische Ebene	4. Subjektive Isolation (z. B. Gefühle der Einsamkeit und Verlassenheit)
	5. Isolation von Gruppennormen (Alienation, Anomie)

teilung psychischer Alterserkrankungen sind jedoch weniger konsistent als die entsprechenden Daten zur Schizophrenie und erlauben keine gesicherten Schlußfolgerungen.

Ebene der sozialen Interaktion

Zahlreiche Untersuchungen haben gezeigt, daß alleinlebende Ältere erhöhte Aufnahmeraten aufweisen und in Altenpflegeheimen mit ihrem hohen Anteil an psychisch kranken Bewohnern überrepräsentiert sind; diese Ergebnisse könnten aber eine Folge selektiver Einweisungsprozesse sein. Definitive Nachweise dafür, daß die Inzidenz und Prävalenz psychischer Störungen bei alleinlebenden älteren Menschen höher liegen als in anderen Gruppen der Altenbevölkerung, stehen noch aus. Die Forschungsergebnisse entsprechender Feldstudien (Nielsen 1962; Kay et al. 1964; Lowenthal u. Berkman 1967) sind in diesem Zusammenhang unschlüssig und z. T. widersprüchlich.

Alleinleben ist nicht notwendigerweise mit Isolation gleichzusetzen. Viele der betroffenen Älteren sind eingebunden in ein tragfähiges Netz familiärer und sozialer Beziehungen. So liegt nahe, Isolation auch über die Häufigkeit persönlicher Kontakte in einem bestimmten Zeitraum zu erfassen. Die bekanntesten Beispiele dieses Ansatzes sind die englischen Arbeiten von Townsend (1957) und Tunstall (1966), die ein Scoresystem für Sozialkontakte entwickelt und angewendet haben. Von einem ähnlichen Ansatzpunkt aus haben Lowenthal u. Berkman (1967) versucht, die Zusammenhänge zwischen Kontakthäufigkeit und psychiatrischem Krankheitsrisiko zu prüfen. Die kleine Gruppe der nach ihren Kriterien ausgesprochen isoliert lebenden Alten war nicht auffällig häufig psychisch gestört, obgleich bei leichteren Formen von Kontaktmangel eine gewisse Häufung gefunden wurde.

Diese rein quantitativen Indizes lassen wichtige qualitative Aspekte außer acht, die in der Feldforschung nur schwer erfaßbar sind, bei der Ermittlung des Morbiditätsrisikos jedoch von entscheidender Bedeutung sein können. Untersuchungen der Qualität sozialer Kontakte wurden in der psychiatrischen Forschung nur selten durchgeführt (Henderson et al. 1981); in der Gerontopsychiatrie hat man einen derartigen Ansatz bislang nicht verfolgt.

Psychologische Ebene

Subjektive Aspekte sozialer Isolation, etwa Einsamkeitsgefühle, sind mit den eher objektiven Indizes, z. B. Kontakthäufigkeit, nicht eng korreliert (Bungard 1975). Personen mit relativ vielen Kontakten können durchaus unter Einsamkeit leiden, wenn diese Kontakte ihre psychischen Bedürfnisse nicht erfüllen können; auf der anderen Seite klagen Ältere, die schon ein Leben lang kontaktarm gewesen sind, meistens nicht über Einsamkeitsgefühle. Nach den Ergebnissen einer Reihe von psychiatrischen Feldstudien (Sheldon 1948; Kay et al. 1964; Lowenthal 1964) erscheint es notwendig, die Rolle von Einsamkeit und emotionaler Isolation unabhängig von der Häufigkeit sozialer Kontakte zu untersuchen

Einige Forscher schließlich haben Isolation als Alienation oder Entfremdung von kulturellen oder Gruppennormen interpretiert: ein Konzept, das sich, eng verwandt mit Durkheims Anomie, ursprünglich auf Kollektive bezog, dann aber als „psychologische Anomie" oder „anomia" auch auf Individuen angewandt wurde (Srole 1956). Auch dieser Ansatz wurde in der gerontopsychiatrischen Forschung noch nicht aufgegriffen, obgleich man postulieren kann, daß in unserer Gesellschaft alte Menschen davon besonders betroffen sind.

Dieser kurze Überblick macht deutlich, daß sowohl die Operationalisierung als auch die psychiatrische Relevanz des Konzeptes „soziale Isolation" divergierend und unbestimmt geblieben sind. Eine adäquate Forschungsstrategie sollte deshalb versuchen, die unterschiedlichen Aspekte sozialer Isolation getrennt voneinander zu erfassen und ihre Korrelationen untereinander und mit psychischer Erkrankung zu überprüfen.

Forschungsziele und Methodik

Im Rahmen einer epidemiologischen Feldstudie in Mannheim, die auf einer repräsentativen Stichprobe von 350 in Privathaushalten lebenden über 65jährigen und einer weiteren Stichprobe von 153 in Alten- und Pflegeheimen untergebrachten Älteren basierte, wurden die Zusammenhänge zwischen Isolation in ihren unterschiedlichen Erscheinungsformen und psychiatrischer Morbidität untersucht. Der ersten querschnittlichen Erhebung folgte nach 7,8 Jahren bei der Gemeindestichprobe bzw. nach 5,6 Jahren bei den in Heimen versorgten Probanden eine zweite Befragung, um u. a. die prognostische Bedeutung sozialer Isolation für die Inzidenz psychischer Erkrankungen, Heimeinweisung und Mortalität zu ermitteln.

Über die psychiatrischen Untersuchungsmethoden und die zentralen Ergebnisse der Querschnittstudie ist schon ausführlich berichtet worden (Cooper u. Sosna 1983; Sosna u. Wahl 1983; Cooper 1984; Cooper et al. 1984). Im Follow-up wurde der psychische Gesundheitszustand der überlebenden Probanden anhand des bereits im Erstinterview verwendeten Instrumentes beurteilt. Bei Verstorbenen trat an die Stelle der differenzierten psychiatrischen Diagnostik eine das letzte Lebensjahr betreffende globale Demenzeinschätzung, die auf einer systematischen Befragung naher Angehöriger oder anderer Informanten beruhte.

Zur Erfassung der Häufigkeit und Verteilung sozialer Isolation bei der Erstbefragung entwickelte die Forschungsgruppe ein Meßinstrument, das alle in Tabelle 1 dargestellten Analyseebenen berücksichtigt: das „Interview zur Messung sozialer Isolation" - IMSI (Sosna 1983). Als ökologische Parameter dienen die den städtischen Statistiken entnommenen Daten über die prozentualen Anteile der Einpersonenhaushalte sowie der Ledigen, Verwitweten und Geschiedenen in den Stadtbezirken, denen die Probanden jeweils angehörten. Die beiden anderen Dimensionen werden durch einen detaillierten halbstrukturierten Fragebogen abgedeckt.

Die Ebene der sozialen Interaktion ist in der Meßvariablen Kontakthäufigkeit repräsentiert. Die Operationalisierung orientiert sich an der von Townsend (1957) entwickelten und von Tunstall (1966) modifizierten Technik, systematisch alle in der Woche vor dem Interview stattgefundenen und mindestens 5 min währenden Kontakte sowohl mit Familienangehörigen (mit Ausnahme des Ehepartners: s. unten) als auch außerfamiliärer Art (Freunde, Nachbarn, Arbeitskollegen, Angehörige medizinischer und sozialer Versorgungsdienste einschließlich des Arztes, Mitarbeiter kirchlicher Einrichtungen, Hilfspersonen, Pflegekräfte im Heim, Heimmitbewohner und sonstige Personen) aufzulisten. Die Summe der mit je einem Punkt verrechneten Kontakte, eine konstante Punktzahl für im Zusammenleben mit dem Ehepartner automatisch gegebene Kontaktmöglichkeiten und Scores für gemeinsam mit Dritten eingenommene Hauptmahlzeiten ergeben, ohne weitere Gewichtung aufaddiert, den Gesamtpunktwert der Kontakhäufigkeit.

Als Indikatoren sozialer Isolation auf der psychologischen Ebene erfaßt das Interview das Ausmaß erfahrener und verfügbarer instrumenteller und emotionaler Hilfe und Unterstützung durch die bestehenden familiären und außerfamiliären Beziehungen, den Grad der Alienation und die subjektiv empfundene Einsamkeit.

Im erstgenannten Aspekt sind zentrale Bedürfnisse des alternden Menschen angesprochen, wie sie von Weiss (1974) beschrieben wurden: Beistand und Hilfe zu erlangen sowohl bei alltäglichen Pflichten und Aufgaben als auch in Konflikten und Auseinandersetzungen mit Dritten oder in Notfällen, zu wissen, daß man gebraucht wird und zu erleben, daß man sich auf vertrauensvolle Beziehungen stützen und eigene Aktivitäten und Interessen mit anderen teilen kann. Die Erfüllung dieser Bedürfnisse wird nach den Auskünften der Probanden auf 5 stufigen Skalen quantifiziert und zu einem Gesamtscore (0-24) aufsummiert. Der Meßwert für Alienation (0-36) leitet sich aus der ins Deutsche übertragenen Subskala „Soziale Isolation" von Dean (1961) ab, eine 9 Items umfassende Einstellungsskala. Zum Ausmaß erlebter Einsamkeit schließlich werden die Probanden gefragt, ob sie sich einsam fühlen und ob sie sich für einsamer als andere Gleichaltrige halten.

Bei der Datenauswertung wurde der Struktur der Kontaktsituation auf der Variablen- und auf der Personenebene nachgegangen. Es wurde sowohl geprüft, ob die verschiedenartigen Indikatoren für soziale Isolation konvergieren, als auch der Versuch unternommen, die Stichprobe in homogene Subgruppen zu untergliedern, die hinsichtlich ihrer sozialen Beziehungen typisch für die Altenbevölkerung sind. Zu diesem Zweck wurde ein clusteranalytisches Verfahren verwendet, das zu Lösungen mit vollständiger Zuordnung aller Stichprobenmitglieder in einander wechselseitig ausschließende Gruppen führt.

Um die prognostische Bedeutung sozialer Isolation für zentrale Ereignisse im Alter zu ermitteln, wurde ein Verfahren für die multivariate Analyse von Verlaufsdaten eingesetzt, das Proportional-Hazards-Regressionsmodell von Cox (1972), das für eine Auswertung von Longitudinalstudien günstige Eigenschaften besitzt.

Forschungsergebnisse

Zum Zusammenhang zwischen den Isolationsindizes

Anhand der Daten aus der Gemeindestichprobe wurden die Interkorrelationen der zentralen Isolationsmerkmale berechnet. Die Zusammenhänge waren ausnahmslos positiv und statistisch signifikant, lagen numerisch jedoch nur in einer geringen bis mittleren Höhe. Einsamkeitsgefühle und Alienation korrelierten untereinander und mit den restlichen Variablen in einer Größenordnung zwischen $r = 0.10$ und $r = 0.35$; Alleinleben, Sozialkontakthäufigkeit sowie der Summenwert des Index „Hilfe und Unterstützung durch soziale Beziehungen" erreichten untereinander Korrelationen bis zu $r = 0.54$. Dieses Ergebnis unterstreicht, daß die verschiedenartigen Aspekte sozialer Isolation nicht zufriedenstellend in einem übergreifenden Gesamtindex repräsentiert werden können, sondern getrennt voneinander erfaßt und analysiert werden sollten.

Soziale Isolation in der Mannheimer Altenbevölkerung

In der Gemeindestichprobe lag der Anteil der Frauen bei 64,0%; das mittlere Alter betrug 73,8 Jahre ($s = 5,9$); 41,7% wohnten mit ihrem Ehepartner zusammen; weitere 14,8% führten mit anderen Angehörigen einen gemeinsamen Haushalt; 43,5% lebten alleine in einer Privatwohnung.

Die Zusammensetzung der Heimstichprobe wich erwartungsgemäss beträchtlich davon ab. Der Anteil der Frauen belief sich hier auf 84,3%, im Durchschnitt waren die Heimbewohner 80,8 Jahre alt ($s = 6,3$); 96,7% waren verwitwet, ledig oder geschieden; 48,4% hatten einen Altenheim- und 51,6% einen Pflegeplatz inne.

Abb. 1 und 2 zeigen die Häufigkeitsverteilung des Summenwertes der Sozialkontakte in der Gemeinde- und in der Heimstichprobe. Die Kurven weisen auf

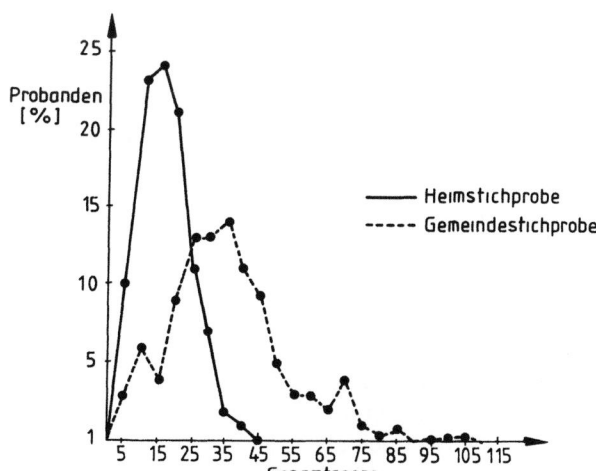

Abb. 1. Verteilung der Sozialkontakt-Scores bei Heimbewohnern und in Privathaushalten lebenden älteren Menschen (aus Cooper et al. 1984)

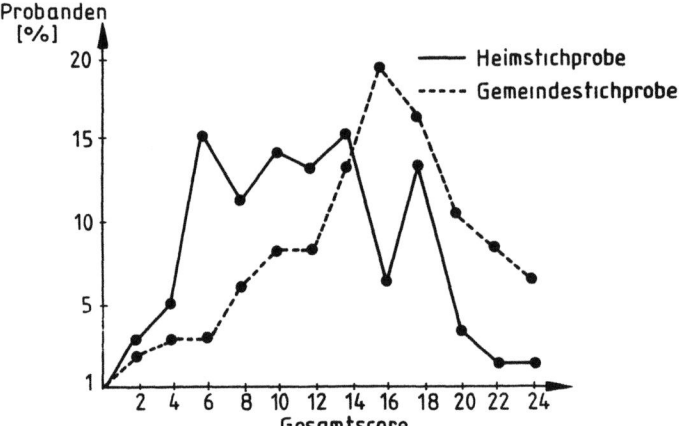

Abb. 2. Hilfe und Unterstützung aus Sozialbeziehungen. Verteilung der Scores bei Heimbewohnern und in Privathaushalten lebenden älteren Menschen (aus Cooper et al. 1984)

eine kontinuierliche Verteilung der Kontakthäufigkeit in der Altenbevölkerung hin; es gibt keine ersichtliche Trennung zwischen „isolierten" und „nichtisolierten" Älteren.

Es stellt sich also die Frage, wo man eine Grenze ziehen soll, unterhalb der mit gewisser Berechtigung von sozial isolierten Personen gesprochen werden kann. Mangels begründbarer Normen ist man hier immer noch auf Konventionen angewiesen, die auf der Grundlage empirischer Forschung beruhen. Tunstall (1966) setzt 5 oder weniger Kontakte von mindestens 10minütiger Dauer pro Woche mit extremer Isolation gleich, bei bis zu 20 Begegnungen in diesem Zeitraum spricht er von Isolation und Personen, die bis zu 40 Kontakte berichten, bezeichnet er als leicht isoliert oder als Grenzfälle; erst bei darüber hinausgehender Kontakthäufigkeit schätzt er einen Probanden als nicht isoliert ein. Übernimmt man diese Einteilung, so sind 2,4% der Älteren in der Mannheimer Gemeinde extremer Isolation ausgesetzt (gegenüber 4,5% in Tunstalls Stichprobe), isoliert leben weitere 19,4% (gegenüber 16,5%), und knapp die Hälfte (gegenüber 54,0%) der Befragten hat als leicht isoliert zu gelten. Die etwas günstigeren Verhältnisse in der Mannheimer Stichprobe sind teilweise darauf zurückzuführen, daß die Mindestdauer einer Begegnung, die als Kontakt gewertet wurde, mit 5 anstatt mit 10 min angesetzt war.

Die Ergebnisse zum Anteil der in extremer Isolation lebenden alten Menschen korrespondieren recht gut mit den Befunden einer internationalen Studie mit Daten aus den USA, England und Dänemark (Shanas et al. 1968); dort wurde zwar kein vergleichbares Meßinstrument benutzt, aber man fand, daß in diesen Ländern 2% bis 3% der Älteren allein lebten, in der dem Interview vorangegangenen Woche nicht besucht worden waren und am Tag zuvor keinen Kontakt mit anderen Menschen hatten.

Abbildung 1 macht deutlich, daß die durchschnittliche Kontakthäufigkeit der in Heimen untergebrachten Älteren weit unter der in Privathaushalten lebender Menschen liegt: 10,4% der Mannheimer Heimbewohner müssen als extrem isoliert betrachtet werden, weitere 68,1% als isoliert. Trotz der auf Gemeinschaft angelegten Organisation des Heimlebens und der räumlichen Nähe unterliegen also die in der Institution versorgten alten Menschen einem gegenüber der Gemeindepopulation um das Vierfache erhöhten Risiko, in ausgeprägte soziale Isolation zu geraten. Ein ähnliches Bild vermittelt die Scoreverteilung der aus sozialen Beziehungen verfügbaren Hilfe und Unterstützung, wie aus Abb. 2 hervorgeht.

Selbst nach rechnerischer Elimination der Effekte von Alter und Familienstand, die ohne Zweifel die a priori gegebenen Kontaktmöglichkeiten beeinflussen und in den zwei untersuchten Stichproben ja deutlich voneinander abwichen, bleiben bei beiden Isolationsindizes hochsignifikante Differenzen zwischen Heim- und Gemeindepopulation bestehen. So liegt der Anteil der Heimbewohner mit weniger als 20 Kontakten in der Untersuchungswoche bei 78%, während nach Alterskorrektur ein Anteil von 22% und unter Berücksichtigung des Familienstandes eine Quote von 34% zu erwarten wären.

Unterscheidet man nach Art des Heimplatzes sind Altenheimbewohner in höherem Maße isolationsgefährdet als diejenigen Älteren, die einen Pflegeplatz innehaben; 17,8% der im Altenheim versorgten Probanden leben, nach der Kontakthäufigkeit zu urteilen, extrem isoliert gegenüber lediglich 1,6% im Pflegebereich. Diese Differenz dürfte v.a. mit der unterschiedlichen Wohnform beider Gruppen zu erklären sein; 97,3% der Altenheimbewohner, aber nur 18,2% der pflegebedürftigen Älteren sind in Einzelzimmern untergebracht. Über 90% der letztgenannten Gruppe berichten denn auch über tägliche Kontakte mit anderen Heimbewohnern, in der erstgenannten knapp 60%. Die auf Pflegestationen betreuten Menschen sind auch vermehrt auf Kontakte innerhalb des Heims, sei es mit anderen Bewohnern oder mit dem Pflegepersonal, angewiesen – nur 44% von ihnen erhielten im Verlauf einer Woche einmal oder öfter Besuch von außerhalb der Institution gegenüber 73% der Altenheimbewohner (Mahnkopf 1984). Der durchschnittliche Summenwert von 33 Punkten für Sozialkontakte, der mit dem verwendeten Bewertungsverfahren in der Gemeindestichprobe ermittelt wurde, kommt zu 36% dadurch zustande, daß die Probanden mit ihrem Ehepartner zusammenleben oder mit anderen Angehörigen den Haushalt teilen und die Mahlzeiten gemeinsam einnehmen. Weitere 38% des Gesamtwertes entfallen auf familiäre Kontakte, wobei in erster Linie mit 30% die Kontakte zu Kindern und Enkeln zu nennen sind. Der Anteil außerfamiliärer Kontakte am Summenwert beläuft sich auf 26%.

Bei den Heimbewohnern tragen v.a. Kontakte innerhalb des Heimes zum durchschnittlichen Wert von etwas mehr als 14 Punkten bei. Im Mittel ergeben sich nur 3,2 Kontakte pro Woche zu Personen, die außerhalb des Heimes leben. Dieser Anteil von 22,5% Außenkontakten verteilt sich gleichmäßig auf Kinder, auf andere Angehörige und auf Freunde und Bekannte. Die überwiegende Zahl der Außenkontakte ist auf Besuche im Heim zurückzuführen; Begegnungen außerhalb des Heimes sind selten.

Bei der Frage nach Einsamkeit berichten 35,2% der in Privathaushalten lebenden Älteren, daß sie sich gelegentlich einsam fühlen. Demgegenüber sind aber nur 9,5% der Meinung, einsamer als andere Gleichaltrige zu sein.

Die Heimbewohner antworten in ähnlicher Weise; 47% fühlen sich manchmal einsam, doch nur 6,6% glauben, einsamer als die meisten Gleichaltrigen zu sein.

Typologie der Kontaktstruktur in der Gemeinde

Wie bereits erwähnt, interkorrelieren die verschiedenen Isolationsindizes nicht sehr eng. Darüber hinaus stellt die Sozialkontakthäufigkeit einen Summenwert dar, der sich aus der Zahl der sozialen Begegnungen mit sehr unterschiedlichen Personengruppen zusammensetzt. Das Verteilungsmuster der Sozialkontakte wird in starkem Maße von der Wohnform und von der familiären Situation geprägt, in der die Älteren leben. Es ist deshalb nicht überraschend, daß die Einzelwerte, aus denen sich die Summe der Sozialkontakte ergibt, untereinander nur einen geringen Zusammenhang aufweisen, der von $r=-0.13$ bis $r=0.56$ reicht. Die Heterogenität auf Variablenebene schließt jedoch keineswegs aus, daß sich Gruppen von älteren Personen unterscheiden lassen, die hinsichtlich der Struktur ihrer sozialen Kontakte und der eher subjektiv gefärbten Isolationsmerkmale homogen zusammengesetzt sind. Zur Überprüfung dieser strukturellen Gemeinsamkeiten wurde eine Clusteranalyse durchgeführt (Dixon et al.1981), in die sowohl die unterschiedlichen Kontaktquellen als auch die übrigen durch Befragung ermittelten Indikatoren sozialer Isolation eingingen. Aus Gründen der Anschaulichkeit und um die Differenz in den Varianzen auszugleichen, wurden alle Merkmale dichotomisiert. Sofern es sich um Sozialkontakte in der vorausgegangenen Woche handelte, bedeutet eine Null jeweils, daß kein Kontakt, und eine Eins, daß ein oder mehrere Kontakte berichtet wurden. Sofern es sich um kontinuierliche Variablen handelte, wurde eine Unterteilung in unterdurchschnittlich und in überdurchschnittlich vorgenommen. Die Bedeutung der restlichen Merkmale ergibt sich aus Abb. 3.

In der Abb. 3 ist eine Lösung mit fünf hinreichend großen und vergleichsweise gut zu interpretierenden Clustern dargestellt. Lediglich fünf Personen ließen sich aufgrund unvollständiger Werte nicht den Clustern zuordnen. Zur Trennung der Cluster tragen mit nur zwei Ausnahmen alle Variablen bei. Die beiden Ausnahmen sind Kontakte durch Berufstätigkeit und Kontakte mit einem Arzt in den letzten sieben Tagen. Alle anderen Merkmale variieren hochsignifikant stärker zwischen den Clustern als innerhalb der Cluster. Am deutlichsten diskriminieren die Variablen „Alleinleben", „verheiratet", „gemeinsame Mahlzeiten", „Hilfe und Unterstützung aus Sozialbeziehungen", „Einsamkeitsgefühle", „Alienation" sowie die Kontakte zu Nachbarn, Kindern und Enkeln.

Cluster 1 umfasst 22% der Älteren. Es handelt sich dabei größtenteils um Verheiratete in einer insgesamt günstigen Kontaktsituation. Sie verfügen sowohl über familiäre als auch über außerfamiliäre Kontakte, leiden nicht unter Einsamkeit und erfahren laut eigener Darstellung ausreichende Hilfe und Unterstützung.

Cluster 2 schließt 16% der Stichprobe ein, wobei es sich wiederum überwiegend um Verheiratete, insbesondere um Männer handelt. Einsamkeitsgefühle sind in dieser Gruppe selten; die soziale Stützung erscheint gewährleistet. Die Sozialkontakte verteilen sich nahezu gleichmässig auf familiäre und auf außerfamiliäre Kontaktpersonen, das Ausmaß der Kontakte ist jedoch leicht vermindert. Im Vergleich mit Cluster 1 fällt besonders auf, daß Kontakte zu den Kindern und zu den Geschwistern seltener sind und keinerlei Kontakte sowohl zu Enkeln als auch zu Nachbarn bestehen.

In Cluster 3 befinden sich 19% der Stichprobe. Diese Gruppe besteht aus Verheirateten und Verwitweten, die selten Einsamkeit empfinden, in hohem Maße

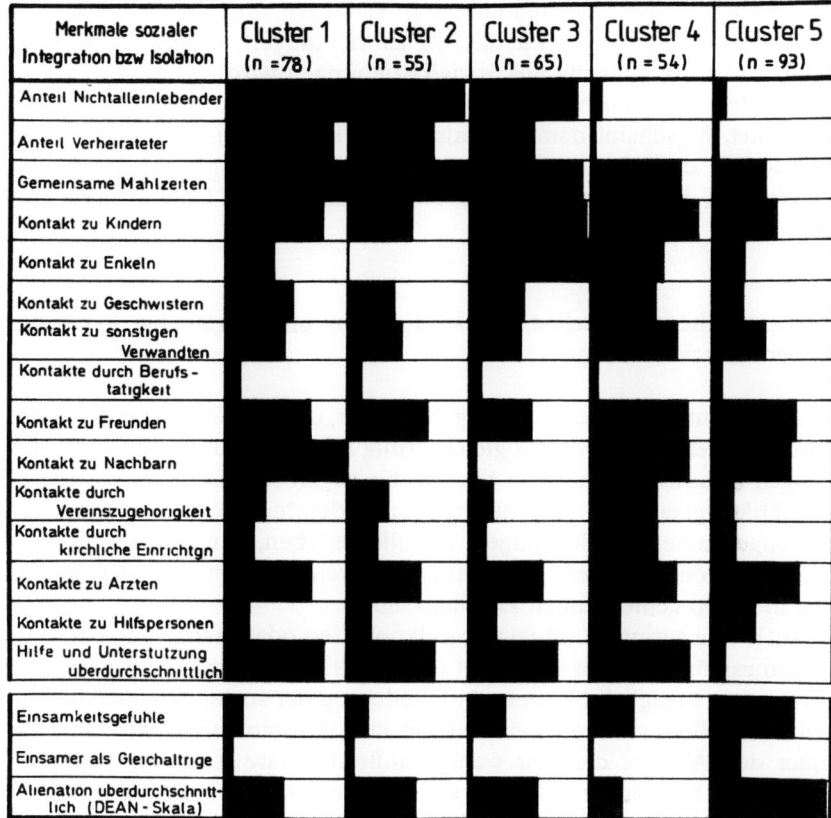

Abb. 3. Profile der Sozialkontakt- und Isolationsmerkmale von fünf per Clusteranalyse ermittelten Personengruppen

soziale Unterstützung erfahren und enge Kontakte zu Kindern, Enkeln und anderen Familienangehörigen haben. Außerfamiliäre Kontakte sind hingegen eher selten.

Cluster 4 wird von weiteren 16% der Älteren gebildet. Charakteristisch für diese Gruppe ist, daß sie fast ausschließlich aus Alleinlebenden besteht, überwiegend aus verwitweten Frauen. Sie zeigen kein erhöhtes Maß an Einsamkeitsgefühlen, halten ihre sozialen Bindungen für sehr tragfähig, nehmen trotz des Alleinlebens ihre Mahlzeiten häufig mit anderen ein und pflegen ein enges Netz familiärer und außerfamiliärer Kontakte.

Diesen sozial integrierten Alleinlebenden stehen die 27% der Stichprobe gegenüber, die Cluster 5 zugeordnet wurden. Es handelt sich zu 85% um Frauen, wovon der größte Teil verwitwet ist; außerdem findet sich hier der höchste Anteil an Ledigen und Geschiedenen. Unschwer läßt sich erkennen, daß die von sozialer Isolation bedrohten Älteren in dieser Gruppe vorherrschen; 90% leben in Einpersonenhaushalten, die Mahlzeiten werden zumeist alleine eingenommen, der Kontakt zu Kindern oder zu anderen Angehörigen ist erheblich reduziert. Zwar haben zwei Drittel Kontakt zu Freunden und Nachbarn, doch haben nur wenige im Rahmen von Vereinen oder kirchlichen Einrichtungen weitere Außenkontakte. Die Hilfe und Unterstützung aus Sozialbeziehungen wird fast ausnahmslos als unterdurchschnittlich eingeschätzt, Einsamkeitsgefühle sind häufig, Alienation ist sehr verbreitet. Es scheint demnach, als könne man bei dieser nicht unbeträchtlichen Minderheit der Altenbevölkerung von objektiv geringer Kontakthäufigkeit, verbunden mit dem subjektiven Erleben von Einsamkeit, Isolation und Entfremdung sprechen.

Zusammenhänge zwischen sozialer Isolation und psychischer Erkrankung in der Gemeindestichprobe

Aus der Gemeindeuntersuchung geht hervor, daß objektive und subjektive Indikatoren sozialer Isolation nicht gleichförmig mit der Häufigkeit psychischer Erkrankungen kovariieren. In dieser Stichprobe zeigen sich keine Prävalenzunterschiede in Abhängigkeit vom Haushaltstypus; weder hirnorganische noch funktionelle Störungen treten bei denjenigen, die alleine leben, häufiger auf als bei den alten Menschen, die mit ihrem Ehepartner, anderen Angehörigen oder sonstigen Personen in einem gemeinsamen Haushalt leben.

Auch eine geringe Zahl von Sozialkontakten oder mangelnde Hilfs- und Unterstützungsmöglichkeiten sind nicht überzufällig häufig mit psychischer Erkrankung verbunden. Lediglich bei einer Aufgliederung der sozialen Kontakte nach familiären und außerfamiliären Beziehungen läßt sich ein Zusammenhang nachweisen: unter den Älteren, die sehr wenige außerfamiliäre Kontakte haben – rund ein Drittel der Stichprobe – finden sich doppelt so viele psychische Störungen wie unter den Älteren mit größerer Zahl außerfamiliärer Kontakte.

Zwischen dem Ausprägungsgrad der subjektiven Isolation, wie sie als Einsamkeit und als Alienation gemessen wurde, und psychiatrischer Prävalenz besteht hingegen ein hochsignifikanter Zusammenhang. Ältere, die sich als einsam bezeichnen, leiden mit dreifach größerer Wahrscheinlichkeit an einer psychischen Störung als solche, die sich nicht einsam fühlen. Ebenso ist der Anteil psychisch Kranker unter den Älteren mit überdurchschnittlichen Alienationswerten mehr als doppelt so hoch wie unter denen mit unterdurchschnittlichen Alienationswerten.

Bei diesen Zusammenhängen ist jedoch immer eine Kontamination der Variablen zu bedenken. Der Zusammenhang mit subjektiver Isolation kann dadurch zustande kommen, daß die Bewertung der sozialen Situation durch den psychischen Zustand des Probanden gefärbt ist, d.h. weniger mit der sozialen Realität als vielmehr mit der eigenen Bewertung zu tun hat und somit eher als ein Symptom denn als ein Auslöser psychischer Störungen zu verstehen ist.

Ermittelt man die psychiatrische Prävalenz für die aus der Clusteranalyse resultierenden strukturell homogenen Gruppen, so findet man plausible Verteilungsunterschiede, die insgesamt jedoch nicht statistisch bedeutsam sind. In den sozial gut integrierten Clustern 1 und 4 sind psychische Erkrankungen mit einer Häufigkeit von 15% eher selten. In den restlichen 3 Clustern ergeben sich Raten zwischen 25 und 28%, wobei sich unter den nicht allein lebenden Älteren aus Cluster 2 und 3 überwiegend hirnorganische Erkrankungen finden, während die Alleinstehenden aus Cluster 5 v. a. unter funktionellen psychischen Störungen leiden. In dieser Gruppe sind psychoorganische Störungen selten, da sie nicht mit einer längerdauernden selbständigen Lebensführung vereinbar sind. Damit im Einklang steht, daß die schwerwiegenden, fachärztliche Behandlung erfordernden psychogeriatrischen Erkrankungen nahezu ausschließlich in den Clustern 2 und 3 anzutreffen sind.

Zusammenhänge zwischen sozialer Isolation und psychischer Erkrankung in der Heimstichprobe

Die über 65 jährigen Bewohner von Alten- und Altenpflegeheimen unterlagen in weitaus höherem Maße dem Risiko sozialer Isolation und waren deutlich häufiger psychisch krank als die Gemeindepopulation. Eine systematische Prüfung der Beziehung zwischen psychiatrischer Morbidität und subjektiver Isolation im Sinne von Einsamkeit und Alienation erwies sich bei dieser Population als nicht durchführbar, da viele Probanden aufgrund ihrer psychischen Beeinträchtigung nicht in der Lage waren, die entsprechenden Fragen vollständig und zuverlässig zu beantworten. Ein allgemeiner Zusammenhang zwischen objektiver Isolation und psychiatrischer Prävalenz ist nicht nachweisbar. Lediglich für eines der erhobenen Isolationskriterien und für eine Untergruppe von Sozialkontakten ergaben sich statistisch gesicherte Zusammenhänge: die auf sozialen Beziehungen basierenden Hilfs- und Unterstützungsmöglichkeiten korrelieren positiv, wenn auch nur gering, mit dem psychischen Gesundheitszustand ($r = 0.26$; $p < 0,01$), und die psychisch beeinträchtigten Probanden haben weniger Kontakte mit Angehörigen oder Freunden, die außerhalb der Institution leben, als psychisch unauffällige Heimbewohner.

Die Vermutung liegt nahe, daß hier die eingeschränkte Mobilität der Pflegeheimbewohner, die auch die höhere psychiatrische Erkrankungsrate aufweisen, eine bedeutsame Rolle spielt. Deshalb wurde in einer weiteren Analyse die Art des Heimplatzes in die Berechnung einbezogen (Cooper et al. 1984). Das Ergebnis bestätigt die Bedeutung sowohl der Unterbringungsart als auch des psychischen Gesundheitszustandes für die Häufigkeit der Außenkontakte. Jeder sechste Heimbewohner – rein rechnerisch eine überzufällig große Gruppe – war pflegebedürftig, psychisch beeinträchtigt und relativ isoliert von Außenkontakten.

Zusammenhänge zwischen sozialer Isolation und dem Altersverlauf

Bei einem im Rahmen einer Querschnittsuntersuchung festgestellten Zusammenhang ist nicht verläßlich zu beurteilen, ob soziale Isolation ein Risikofaktor für psychische Erkrankungen ist oder ob nicht vielmehr eine psychische Erkrankung die soziale Situation verändert, sei es durch Rückzug der Kontaktpersonen vom betroffenen älteren Menschen oder sei es, in umgekehrter Richtung, durch eine vermehrte Zuwendung und durch eine verstärkte Hilfe bei der Bewältigung der alltäglichen Aufgaben. Andererseits kann ein fehlender Zusammenhang zwischen objektiver Kontaktsituation und psychischer Erkrankung dadurch bedingt sein, daß gerade die Älteren mit schwereren psychischen Beeinträchtigungen, insbesondere organischen Psychosyndromen, ohne soziale Unterstützung nicht alleine leben und in Privathaushalten verbleiben könnten.

Es ist deshalb aufschlußreicher, die Effekte sozialer Isolation im zeitlichen Längsschnitt zu untersuchen. Doch auch hierbei stößt man, insbesondere bei Stichproben aus der Altenbevölkerung, auf erhebliche Probleme. Zum einen ist die soziale Situation nicht unabhängig von anderen Merkmalen wie Geschlecht oder gesundheitlicher Zustand, welche selbst von Bedeutung für den Altersverlauf sind. Zum anderen führt die hohe Mortalität im Alter zu einer starken Reduktion des Stichprobenumfangs und bewirkt eine Auslese der am wenigsten gesundheitlich Gefährdeten. Es scheint aus diesen Gründen erforderlich, multivariate Analysemethoden zu verwenden, die auch andere prognostisch bedeutsame Variablen berücksichtigen, und den Einfluß sozialer Isolation an Verlaufsmerkmalen zu bemessen, die unabhängig von der Mortalität sind, sowie die Überlebenszeit selbst als unabhängige Variable zu betrachten.

Wir beschränken uns deshalb auf objektivierbare Merkmale, deren Auftreten exakt oder zumindest hinlänglich genau datiert werden kann und die zentrale Ereignisse im Altersverlauf darstellen, nämlich die Mortalität, die Inzidenz von progredient und irreversibel verlaufenden Demenzen und die Einweisungen in Alten- und Pflegeheime. Für die Auswertung wird das Proportional-Hazards-Regressionsmodell von Cox (1972) herangezogen, mit dem sowohl der Einfluß mehrerer Kovariaten geprüft werden kann als auch die Fälle einbezogen werden können, bei denen das betreffende Ereignis – Tod, kognitiver Abbau oder Heimeinweisung – im Untersuchungszeitraum nicht eingetreten ist.

Mortalität

Von den Älteren aus der Gemeindestichprobe sind 42% während des Untersuchungszeitraumes verstorben. Obwohl in mehreren Studien ein Zusammenhang zwischen sozialer Unterstützung und Mortalität nachgewiesen werden konnte (Broadhead et al. 1983) ist in der vorliegenden Untersuchung kein Einfluß der Isolationsmerkmale auf die Überlebenszeit nachzuweisen. Weder die Häufigkeit sozialer Kontakte noch die Indikatoren subjektiver Isoliertheit stehen in Beziehung zur Mortalität.

Ein ähnliches Ergebnis findet man auch in der Stichprobe der Heimbewohner, von denen zwischenzeitlich 70% verstorben waren. Sozialkontakthäufigkeit, Kontakte außerhalb des Heimes und Einsamkeitsgefühle kovariieren nicht mit der Überlebenszeit. Der Summenwert für die wahrgenommene „Hilfe und Unterstützung aus Sozialbeziehungen" verfehlt hingegen nur knapp die 5%-Signifikanzgrenze, wenn man Alter, Geschlecht und körperliche Verfassung berücksichtigt.

Andererseits steht die *Besuchshäufigkeit* bei den Heimbewohnern in einer überzufälligen Beziehung zur Mortalität. Auch wenn man die schon genannten Risikofaktoren einbezieht, geht eine größere Besuchshäufigkeit zur Zeit der Erstbefragung mit einer verlängerten Überlebenszeit einher. Die Besuchshäufigkeit wurde auf einer sechsstufigen Skala eingeschätzt, die von keinerlei Besuchen im Heim bis zu täglichen Besuchen reichte. Mit jeder Stufe vermindert sich die Mortalitätsrate um 15%, während sie sich pro Altersjahr um 6% erhöht, mit jeder Stufe der Mobilitätsbeeinträchtigung um 49% ansteigt und für Männer um 66% höher als für Frauen ist.

Neuerkrankungen an schweren Demenzen

Ob soziale Isolation einen Risikofaktor für die schwerwiegendsten psychischen Erkrankungen des höheren Lebensalters, die Demenzen, darstellt, wurde bisher noch nicht empirisch geprüft. Durch erneute Untersuchung der Überlebenden und durch eingehende Befragung der Angehörigen oder Pflegepersonen von Verstorbenen gelang es, für 96,5 % der Gemeindestichprobe und für alle Mitglieder der Heimstichprobe festzustellen, wer in der Zwischenzeit an einer irreversiblen, wenigstens 6 Monate andauernden, schweren dementiellen Störung erkrankt war. Es handelt sich dabei um 34 Personen, die zuvor in Privathaushalten gelebt hatten und um 26 Personen, die in Heimen untergebracht gewesen waren. In der Gemeindestichprobe erkrankten tendenziell die Alleinlebenden häufiger als diejenigen, die einen gemeinsamen Haushalt führten; die jährliche Inzidenzrate pro 1000 Personen betrug für die beiden Gruppen 23,2 bzw. 13,3. In der multivariaten Analyse unter Einbeziehung des Alters, das erwartungsgemäß in signifikantem Zusammenhang mit der Inzidenz stand, ließ sich hingegen weder für die objektiven noch für die subjektiven Isolationsmerkmale ein statistisch bedeutsamer Einfluß nachweisen. Das gleiche Resultat ergab sich auch für die Heimstichprobe. Soziale Isolation scheint demnach kein nennenswerter Risikofaktor für psychoorganische Störungen, die im hohen Alter den überwiegenden Anteil an der psychiatrischen Gesamtmorbidität ausmachen, zu sein.

Einweisungen in Alten- und Pflegeheime

Während des Follow-up-Zeitraums sind 12 % der Personen aus der Gemeindestichprobe in ein Heim übergesiedelt. Die Isolationsmerkmale aus der Erstuntersuchung, die in signifikanter Beziehung zur Wahrscheinlichkeit des Heimeintritts stehen, sind „Alleinleben", „Hilfe und Unterstützung aus Sozialbeziehungen" und die Sozialkontakthäufigkeit; Einsamkeitsgefühle haben keine Vorhersagekraft. Die simultane Analyse der Isolationsvariablen zeigt, daß es die gemeinsamen Vari-

Tabelle 2. Effekte von Prädiktorvariablen auf die Wahrscheinlichkeit einer Heimeinweisung (Cox-Regression)

Prädiktor	Koeffizient (SE)	Signifikanz	Effekt auf die Einweisungsrate[a]
Alter (Jahre)	0,058 (0,027)	$p < 0,05$	+ 6 %
Geschlecht (Frauen)	0,880 (0,449)	$p > 0,05$	+141 %
Beeinträchtigung der Mobilität (Rating 0–4)	0,429 (0,184)	$p < 0,05$	+ 54 %
Anzahl familiärer Kontakte (Scoreverteilung 0–33)	−0,047 (0,020)	$p < 0,05$	− 5 %

[a] Die Prozentsätze für die einzelnen Merkmale sind wegen der unterschiedlichen Spannweite der Merkmalsausprägungen nicht direkt miteinander vergleichbar. Der Effekt ist als prozentuale Erhöhung bzw. Verminderung der Einweisungswahrscheinlichkeit pro Anstieg der Merkmalsausprägung um eine Einheit angegeben (z. B. um ein Altersjahr oder um einen Kontaktpunkt).

anzanteile sind, die zur Prognose beitragen, denn der Zusammenhang mit den restlichen Merkmalen wird nullwertig, wenn die Sozialkontakthäufigkeit kontrolliert wird. Bei detaillierter Untersuchung des Einflusses der Sozialkontakte ergibt sich, daß nicht die außerfamiliären sondern ausschließlich die familiären Kontakte mit der Institutionalisierung in Zusammenhang stehen. Dieses Ergebnis bleibt erhalten, auch wenn man die bedeutsamsten demographischen und gesundheitlichen Merkmale in die Vorhersage einbezieht (s. Tabelle 2).

Die in Tabelle 2 dargestellten Resultate zeigen, daß die Wahrscheinlichkeit einer Heimeinweisung mit dem Alter und mit dem Grad körperlicher Beeinträchtigung ansteigt und für Frauen höher als für Männer ist. Darüber hinaus nehmen die familiären Kontakte signifikanten Einfluß auf die Heimeinweisung. Je mehr familiäre Kontakte bei der Erstuntersuchung festgestellt wurden, desto geringer ist die Wahrscheinlichkeit gewesen, im weiteren zeitlichen Verlauf in ein Heim aufgenommen zu werden. Im Durchschnitt reduzierte jeder einzelne Kontaktpunkt das Einweisungsrisiko um 5%. Andere Isolationsmerkmale oder außerfamiliäre Kontakte haben für die Heimaufnahme keine prognostische Bedeutung.

Diskussion

Das für die Mannheimer Feldstudie entwickelte IMSI kann noch nicht als methodisch ausgereiftes Meßinstrument zur Erfassung sozialer Isolation gelten. Insbesondere die Validität von mit Interviewverfahren erhobenen objektiven Isolationsmerkmalen wie Mangel an Sozialkontakten und Mangel an Hilfe und Unterstützung aus sozialen Beziehungen bedarf einer weitergehenden Klärung auf empirischer Basis. Eine sorgfältige Unterscheidung zwischen Isolation als Zustand und Isolierung als Prozeß erscheint ebenfalls notwendig. So haben Lowenthal (1964) und Bennett (1980) beispielsweise darauf hingewiesen, daß geringe Sozialkontakthäufigkeit im Alter nicht in jedem Fall einen unfreiwilligen Verlust an sozialer Integration darstellt, sondern auch ein Charakteristikum eines lebenslang gezeigten Verhaltensmusters sein kann. Es ist anzunehmen, daß unter solchen Bedingungen der qualitative Aspekt sozialer Beziehungen als Quelle emotionaler und instrumenteller Unterstützung und schließlich auch die subjektive Einschätzung erlebter Isolation einen anderen Stellenwert gewinnen.

Dennoch hat sich der mit dem IMSI gewählte methodische Ansatz als nützlich erwiesen. Die Daten der vorliegenden Studie ermöglichen es, die verschiedenen Aspekte von sozialer Isolation im Alter in Bezug zueinander zu setzen, ihre Zusammenhänge untereinander sowie zu anderen personenbezogenen Merkmalen empirisch zu prüfen und ihre Bedeutung sowohl für den psychischen Gesundheitszustand als auch für den weiteren Altersverlauf abzuschätzen.

Die Forschungsergebnisse zeigen, daß nur eine Minderheit der in Privathaushalten lebenden Älteren so weitgehend von sozialen Bindungen abgeschnitten ist bzw. so extrem isoliert lebt, daß von einer Gefährdung gesprochen werden kann. Bei älteren Heimbewohnern kommt (sofern man hier die gleichen Maßstäbe verwenden kann) extreme oder schwere soziale Isolation viel häufiger vor. In der soziologischen Gerontologie sowie in der Gerontopsychiatrie neigt man bisweilen dazu, das Ausmaß und die Wirkung sozialer Isolation im Alter etwas zu überschätzen, v.a. weil man sich verständlicherweise von der schwerwiegenden Isolation der in Alten- und Pflegeheimen untergebrachten alten Menschen beeindrukken ließ (Bennett 1980); z.T. auch weil viele Autoren nicht eindeutig genug zwischen sozialer Isolation als Umweltmerkmal und Einsamkeitsgefühlen als psychologischem Merkmal unterschieden, obgleich die beiden Variablen nicht sonderlich hoch miteinander korrelieren.

Diese relativierende Betrachtungsweise berechtigt jedoch zu keiner Bagatellisierung der sozialen bzw. medizinischen Problematik. Die Daten der vorliegenden Studie weisen darauf hin, daß ungefähr ein Viertel der älteren Stadtbewohner (entsprechend Cluster 5 in Abb.3) durch mehrere Merkmale von sozialer Isolation − Alleinleben, Kontaktmangel, Mangel an sozialer Unterstützung, Einsamkeit − gekennzeichnet sind und, darüber hinaus, daß diese Merkmale mit einem erhöhten Risiko für Selbständigkeitsverlust und Heimeinweisung verbunden sind. In der Psychiatrie spielt sie bei bestimmten Untergruppen der Altenpopulation, v.a. bei suizidgefährdeten Menschen (Böcker 1975; Bungard 1977), eine wesentliche Rolle. Als ein für die Altenbevölkerung insgesamt gültiges psychiatrisches Morbiditätsrisiko hat soziale Isolation jedoch viel weniger Gewicht als manche andere Belastungsfaktoren, wie z.B. chronische körperliche Erkrankung und Beeinträchtigung, niedriges Einkommen und ungünstige Wohnbedingungen (Sosna u.Wahl 1983; Cooper 1986). Die Interaktion zwischen solchen Belastungsfaktoren und ihre Wirkung auf den Altersverlauf stellt ein wichtiges Forschungsziel für die Zukunft dar.

Literatur

Bennett R (ed) (1980) Aging, isolation and resocialization. Nostrand, New York
Böcker F (1975) Suizidhandlungen alter Menschen. MMW 117: 201-204
Broadhead WE, Kaplan BH, James SA (1983) The epidemiologic evidence for a relationship between social support and health. Am J Epidemiol 117: 521-536
Bungard W (1975) Isolation und Einsamkeit im Alter. Hanstein, Köln
Bungard W (1977) Isolation, Einsamkeit und Selbstmordgedanken im Alter. Aktuel Gerontol 7: 81-89
Cooper B (1984) Home and away. The disposition of mentally ill old people in an urban population. Soc Psychiatry 19: 187-196
Cooper B (1986) Mental illness, disability and social conditions among old people in Mannheim. In: Häfner H, Moschel G, Sartorius N (eds) Mental health in the elderly. Springer, Berlin Heidelberg New York Tokyo, pp 35-45
Cooper B, Jaeger J (1987) Soziale Isolation als psychiatrischer Risikofaktor im Alter − eine epidemiologische Untersuchung. Nervenheilkunde 6: 7-13
Cooper B, Sosna U (1980) Family settings of the psychiatrically disturbed aged. In: Robins LN, Clayton PJ, Wing JK (eds) The social consequences of psychiatric illness. Brunner-Mazel, New York, pp 141-157
Cooper B, Sosna U (1983) Psychische Erkrankung in der Altenbevölkerung. Eine epidemiologische Feldstudie in Mannheim. Nervenarzt 54: 239-249
Cooper B, Mahnkopf B, Bickel H (1984) Psychische Erkrankung und soziale Isolation bei älteren Heimbewohnern: eine Vergleichsstudie. Z Gerontol 17: 117-125
Cox DR (1972) Regression models and life tables. J R Stat Soc 34: 187-220
Dean E (1961) Alienation: Its meaning and measurement. Am Sociol Rev 26: 753-8
Dixon WJ, Brown MW, Engelman L, Frane JW, Hill MA, Jennrich RJ, Toporek JD (1981) BMDP statistical software. Univ California Press, Berkeley

Durkheim E (1973) Der Selbstmord. Luchterhand, Neuwied, 65-83. (Soziologische Texte, 32)
Faris REL, Dunham HW (1939) Mental disorders in urban areas. Univ of Chicago Press, Chicago
Henderson AS, Duncan-Jones P, Byrne DG (1981) Neurosis and the social environment. Academic Press, Sydney New York
Kay DWK, Beamish P, Roth M (1964) Old-age mental disorders in Newcastle upon Tyne, part I. A study of prevalence. Br J Psychiatry 110: 146-158
Lowenthal MF (1964) Social isolation and mental illness in old age. Am Sociol Rev 29: 70-95
Lowenthal MF, Berkman PL (1967) Aging and mental disorder in San Francisco. Jossey-Bass, San Francisco
Mahnkopf B (1984) Isolation in Institutionen: eine empirische Untersuchung in Mannheimer Alten- und Pflegeheimen. Unveröffentl. Diplomarbeit, Universität Mannheim
Nielsen J (1962) Gerontopsychiatric period prevalence investigation in a geographically delimited population. Acta Psychiatr Scand 38: 307-330
Parsons T (1968) Alter und Geschlecht in der Sozialstruktur der Vereinigten Staaten. In: Parsons T, Beiträge zur soziologischen Theorie. Luchterhand, Neuwied
Sainsbury P (1955) Suicide in London. Chapman & Hall, London (Maudsley monographs no 1)
Shanas E, Townsend P, Wedderburn D et al. (1968) Old people in three industrial societies. Atherton, New York
Sheldon JH (1948) The social medicine of old age. Report of an inquiry in Wolverhampton. Oxford Univ Press, London
Sosna U (1980) Empirical measurement of social isolation in relation to mental disorders of the elderly. Acta Psychiatr Scand, Suppl. 285: 220-229
Sosna U (1983) Soziale Isolation und psychische Erkrankung im Alter. Campus, Frankfurt am Main
Sosna U, Cooper B (1980) Soziale Isolation: begriffliche und praktische Forschungsprobleme. In: Heinrich K, Müller U (Hrsg) Psychiatrische Soziologie. Beltz, Weinheim, S 95-105
Sosna U, Wahl H-W (1983) Soziale Belastung, psychische Erkrankung und körperliche Beeinträchtigung im Alter: Ergebnisse einer Felduntersuchung. Z Gerontol 16: 107-114
Srole L (1956) Social integration and certain corollaries. An exploratory study. Am Sociol Rev 21: 709-716
Townsend P (1957) The family life of old people. Routledge, London
Tunstall S (1966) Old and alone. Routledge, London
Weiss RS (1974) The provisions of social relationships. In: Rubin Z (ed) Doing onto others. Prentice-Hall, Englewood CliffsNJ, pp 17-26

Anwendung des Netzwerkansatzes auf die psychiatrische Praxis

Soziale Netzwerke: Ansatzpunkte psychiatrischer Hilfen

B. RÖHRLE

Einleitung

Nach einer Phase der Anstaltsfeindlichkeit und einer der Gemeindepsychiatrie ist nun von einer dritten Phase die Rede (Katschnig u. Koniecza 1984): Soziale Netzwerke sollen zum Dreh- und Angelpunkt psychiatrischer Hilfen werden. Schulberg u. Killilea (1982) sprechen von einer „wahren Explosion des Interesses an Strukturen, Funktionen und Prozessen sozialer Netzwerke und Stützsysteme" (S 52; übersetzt vom Autor). Auf die präventiven und salutogenen Kräfte sozialer Netzwerke zu hoffen ist nicht neu. Schon 1974 hat Caplan soziale Stützsysteme als das wesentlichste Moment einer präventiv orientierenden Psychiatrie bezeichnet (vgl. auch Caplan u. Killelea 1974).

In dem Maße, wie die Anstalten geöffnet und die psychiatrischen Hilfen in die Gemeinde verlagert wurden, verstärkte sich das Interesse an Methoden zur sozialen Integration psychiatrischer Patienten. Die soziale Dimension psychiatrischer Hilfen fand sich zunehmend in den Bemühungen um berufliche Rehabilitation und in familiären Hilfen bzw. verschiedenen Formen der Angehörigenarbeit (vgl. hierzu Angermeyer u. Finzen 1984; Fiedler et al. 1986). Sie war darüber hinaus eng verknüpft mit institutionellen Angeboten, wie z. B. therapeutischen Gemeinschaften, Wohngemeinschaften, Patientenclubs etc.. Bei diesen Versorgungsangeboten spielte die Vorstellung schon immer eine Rolle, daß das jeweilige soziale Umfeld ein Fundort für Ressourcen sein kann und sich zu einem optimalen therapeutischen und pädagogischen Milieu gestalten sollte.

Was also soll neu an dieser Phase der sozialen Netzwerke sein? Welche Motive gab es, sich diesem Konzept zuzuwenden? Mindestens folgende Beweggründe lassen sich anführen, die das Interesse an psychiatrischen, netzwerkorientierten Hilfen stärkten. Zunächst steigerten die immer aufwendigeren sozialpsychiatrischen Maßnahmen den allgemeinen personellen Bedarf. Nicht nur deshalb versprachen semiprofessionelle Rollenträger wie z. B. Laienhelfer eine gewisse Entlastung. Obwohl semiprofessionelle Systeme psychiatrische Hilfen mit alltäglichen Hilfen enger verknüpften, blieb der Aufwand groß und eine merkliche Distanz zu den Problemlagen der Patienten. Dies gab Methoden eine Chance, die eine noch größere Selbständigkeit informeller Formen der Hilfe erwarten ließen. Damit war auch die Erkenntnis verbunden, daß Angehörige und künstliche Gemeinschaften in keinem sozial „luftleerem" Raum leben. Außerdem waren viele Befunde zur Effektivität sozialpsychiatrischer Maßnahmen in den verschiedenen gemeindenahen Einrichtungen ernüchternd. Dies führte auch zu der Frage, welche günstigeren Formen der Intervention und Evaluation es geben könnte (vgl. z. B. Bachrach

1982; Braun et al. 1981). Die Vielzahl der Befunde zur pathogenen und salutogenen Wirkung sozialer Netzwerke, die man zu diesem Zeitpunkt schon gewonnen hatte, führte schnell zu Überlegungen, wie man dieses Konzept im Bereich der Psychiatrie systematisch nutzen könnte (vgl. z. B. Mueller 1980). Dabei kam es zu einer z. T. reflexionslosen Rezeption des Netzwerkkonzepts nicht nur im Bereich der sozialpsychiatrischen Versorgung. Ohne sich den metatheoretischen Gehalt des Netzwerkkonzepts, seine theoretischen Unschärfen und die Befundlage zur Bedeutung sozialer Netzwerke für psychische Erkrankungen genauer vor Auge zu führen, wurde fast alles an Interventionsformen, was den Charakter des „Sozialen" verdient, zur „Netzwerkintervention".

Um einer weiteren inflationären Entwicklung im Umgang mit diesem Konzept etwas vorzubeugen, soll definiert und typisiert werden, was man unter einer netzwerkorientierten Intervention verstehen kann. Um dies zu leisten und um die einschlägigen Interventionsprogramme vorstellen und einschätzen zu können, muß aber zunächst die theoretische, empirische bzw. methodische Basis des Konzepts diskutiert werden.

Grundlagen netzwerkorientierter Hilfen

Die Zahl der Studien, die sich mit sozialen Netzwerken und sozialer Unterstützung befaßt, ist beeindruckend (vgl. Biegel et al. 1984). Grob vereinfacht werden die Zusammenhänge zwischen sozialen Netzwerken und psychischer Gesundheit bzw. Krankheit in drei großen Themenbereichen abgehandelt (vgl. hierzu Angermeyer in diesem Band; Bennet u. Morris 1983; Cutler 1984; Röhrle 1987a). Ein erster befaßt sich mit dem Einfluß sozialer Netzwerke auf das Hilfesuchverhalten. Den breitesten Raum nehmen Untersuchungen zur salutogenen Funktion sozialer Unterstützung ein. In Ergänzung hierzu suchen andere Studien nach den pathogenen Strukturen sozialer Netzwerke.

Die Existenz sozialer Netzwerke bietet erst die Option zwischen formeller und informeller Hilfe. Die Wahl, die ein Hilfesuchender in Abhängigkeit von der jeweiligen Problemlage zwischen diesen beiden Formen der Unterstützung zu treffen hat, ist die zwischen unterschiedlichen Eigenarten, Kosten und Nutzen der jeweiligen Form der Hilfe. Formelle Hilfen versprechen Professionalität und verpflichten weniger. Zugleich aber sind sie oftmals schwerer erreichbar und weniger durchschaubar, in geringem Maße mit der alltäglichen Problemlage der Hilfesuchenden vertraut und z. T. mit erheblichen materiellen Belastungen und Stigmatisierungen verbunden. Informelle Hilfen gelten demgegenüber als vielseitiger, leichter erreichbar, realitätsnäher und sind z. T. mit weniger sozialen und ökonomischen Kosten verbunden. Andererseits können sie inadäquat sein und zu sozialen Verpflichtungen und auch Selbstwertbeeinträchtigungen führen. Eine Vielzahl von Befunden belegt, daß die Durchschnittsbevölkerung in Abhängigkeit von der Art des jeweiligen Problems unterschiedliche Hilfeformen in verschiedenen Sektoren des sozialen Netzwerks in Anspruch nimmt. Dabei handelt es sich durchaus auch um Problemlagen, für die möglicherweise professionelle Hilfen geeigneter wären (vgl. Grunow 1978; Veroff et al. 1981). Für Patienten mit Psychiatrieerfahrung aber dürften diese Befunde nicht ohne Einschränkung gelten. Eine nicht unbeträchtliche Zahl dieser Patienten ist sozial isoliert (vgl. Sosna 1983; Tessler u. Goldman 1982). Da es kein flächendeckendes Netz von psychiatrischen Diensten gibt, existieren zumindest für bestimmte Patientengruppen die Wahlmöglichkeiten zwischen formeller und informeller Hilfe nicht im gleichen Maße wie für die Durchschnittsbevölkerung.

Soziale Netzwerke sind Konkurrenten, Überweisungsinstanzen, aber auch „Kollaborateure" von professionellen Diensten. Sie produzieren Wissen über gemeinsame Interessen, Erklärungsmodelle zur Entstehung psychischer Krankheiten und normative Orientierungen. Auf diese Weise nehmen sie als soziale „Verkehrskreise" z. B. Einfluß darauf, ob jemand psychotherapeutische Hilfen in Anspruch zu nehmen hat (vgl. Kadushin 1966). Die hierfür notwendige Verteilung von Informationen und Sanktionen hängt nicht unwesentlich von der Struktur sozialer Netzwerke ab. Merkmale wie Größe, Dichte, soziale Distanzen, Kontakthäufigkeiten bzw. -dauer und Multiplexität (Mannigfaltigkeit der Rollen- bzw. Handlungsbezüge) bestimmen mit bei der Frage, ob und welche professionellen Dienste in Anspruch zu nehmen sind (vgl. Birkel u. Repucci 1983).

Während diese Wissensbestände zum Einfluß sozialer Netzwerke auf das Hilfesuchverhalten der Durchschnittsbevölkerung groß ist, können vergleichbare Aussagen für psychiatrische Patienten nur mit relativ wenigen Studien belegt werden (vgl. zur Übersicht Perrucci u. Targ 1982). Dennoch haben diese wenigen Studien dazu angeregt, die Struktur sozialer Netzwerke von psychiatrischen Patienten verändern zu wollen. Auf diese Weise sollte einerseits eine übermäßige Inanspruchnahme psychiatrischer Dienste vermieden, andererseits aber auch rechtzeitige professionelle Hilfen möglich gemacht werden. Doch letztlich sind die hierfür notwendigen Wissensbestände nicht nur quantitativ, sondern auch qualitativ unzureichend.

Die Qualität der Erkenntnisse zum Einfluß sozialer Netzwerke auf das Hilfesuchverhalten, aber auch auf die Entstehung und Aufrechterhaltung von psychischen Störungen, wird durch eine Reihe methodischer und theoretischer Schwächen der einschlägigen Untersuchungen beeinträchtigt.

So kann man z. B. den Einfluß sozialer Netzwerke auf das Hilfesuchverhalten kaum durch kausalgenetische Aussagen belegen, da die entsprechenden Daten ausschließlich auf Querschnittsstudien beruhen. Recht ähnlich ist die Situation bei den Untersuchungen, die Merkmale sozialer Netzwerke als Ursachen oder Risikofaktoren für die Entstehung und den Verlauf psychischer Störungen betrachten (vgl. Angermeyer in diesem Band). Die Möglichkeiten, kausalgenetischer Aussagen zur salutogenen Funktion sozialer Unterstützung bei psychiatrischen Patienten zu treffen, sind nur unwesentlich besser. Experimentelle Studien zur Wirkung sozialer Unterstützung bei psychiatrischen Patienten sind äußerst selten und dem üblichen Vorwurf mangelnder externer Validität ausgesetzt (Kiecolt-Glaser u. Greenberg 1984). Die wenigen Längsschnittstudien zur Wirkung sozialer Unterstützung bei psychischen Krankheiten (vgl. z. B. Monroe et al. 1986) haben mit methodischen Problemen wie z. B. der Konfundierung von sozialer Unterstützung und Belastungsfaktoren (z. B. fehlende informelle Hilfen) zu kämpfen. Darüber hinaus machen sie deutlich, daß zumindest ein Teil der gemeinsamen Varianz von mangelnder sozialer Unterstützung und psychischen Störungen auf vorausgehende Symptomraten zurückzuführen ist. Dabei ist dieser gemeinsame Anteil an aufgeklärter Varianz vielfach nicht gerade bedeutend. Rook (1984) stellt nach Durchsicht von 18 Studien fest, daß dieser Varianzanteil nur zwischen zwei und 18% schwankt.

Zu den wichtigsten theoretischen Schwächen der verschiedenen Studien gehört zunächst die fehlende Einschätzung des theoretischen Gehalts des Netzwerkkonzepts überhaupt. Außerdem ist die Sicht der verschiedenen Untersuchungen zum Einfluß sozialer Netzwerke unvollständig, da sie die Bedeutung weiterer wichtiger Faktoren oftmals außer acht gelassen haben. Vielfach wird nur Ausschau nach den positiven oder negativen Effekten sozialer Netzwerke bzw. Unterstützung gehalten, ohne klare Kenntnisse über die jeweils störungsspezifischen Wirkweisen zu besitzen.

Viele Autoren halten das Konzept des sozialen Netzwerks für theorielos. Sie sehen es allenfalls als metatheoretisch durch den Strukturalismus geprägt. Dieser ist mehr an den Ordnungsmustern sozialer Gefüge interessiert als an ihrer tatsächlichen Gestalt. Das Konzept des sozialen Netzwerks wird so für viele zu einem allenfalls nützlichen Instrument oder zur Metapher zur Beschreibung von sozialen Welten (vgl. insgesamt Röhrle 1987b). Andererseits werden ihm psychologische Theorien wie z. B. die Gleichgewichtstheorie im Gefolge von Heider zugewiesen, welche die Ordnung sozialer Einheiten als Abbild kognitiver Strukturen behandeln. Solche psychologisch hypostasierten Netzwerkkonzepte aber spielen wiederum bei der Analyse der sozialen Ursachen psychischer Störungen bislang keine Rolle (vgl. hierzu insgesamt Berkowitz 1982; Röhrle 1987a; Schenk 1984). Andere Theorien, die hierfür genutzt wurden, sind kaum operationalisiert und vielfach zu eng angelegt. So ist es z. B. problematisch, die Entstehung psychischer Krankheiten ausschließlich auf fehlende Rückmelde- und Lernprozesse in ungünstig strukturierten sozialen Netzwerken zurückzuführen (vgl. hierzu Hammer 1983). Für die Entwicklung von störungsspezifischen Interventionsformen sind all jene Ansätze wenig nützlich, die soziale Netzwerke bzw. Unterstützung in allgemeine Vulnerabilitätsmodelle einbauen und ihnen entweder äußerst heterogene oder eingeengte Funktionen dabei zuweisen. Sie haben im wesentlichen Kenntnisse über unspezifische Wirkweisen sozialer Netzwerke bzw. sozialer Unterstützung produziert, so daß bislang auch kaum differentialdiagnostisch und für differentielle Indikationen brauchbare Ergebnisse vorliegen. Aufgrund des theoretisch unklaren Status des Netzwerkkonzepts bleibt auch zu fragen, ob die Vorschläge von Hall u. Wellman (1985) Sinn machen, ohne dezidierte theoretische Vorüberlegungen in Zukunft mehr strukturelle Merkmale sozialer Netzwerke in einschlägige Untersuchungen eingehen zu lassen, die bislang nur wenig berücksichtigt wurden (z. B. Zentralität).

In welcher Weise Faktoren vernachlässigt wurden, die neben Merkmalen sozialer Netzwerke ebenfalls für die jeweiligen abhängigen Variablen von Bedeutung sein können, läßt sich z. B. recht deutlich bei Untersuchungen zum Hilfesuchverhalten psychiatrischer Patienten zeigen. So nehmen z. B. neben Merkmalen sozialer Netzwerke einen mindestens ebenso großen Einfluß auf das Hilfesuchverhalten: Merkmale der Person (z. B. „Netzwerkorientierung", Extraversion, Schichtzugehörigkeit), ökologische Eigenschaften (Nachbarschaftsstrukturen, Urbanitätsgrade) und sozioökonomische bzw. sozialpolitische Entwicklungen (vgl. hierzu insgesamt Röhrle 1987a).

Eine andere Art der Beschränkung, der sich die Untersuchungen zur saluto- und pathogenen Funktion sozialer Netzwerke ausgesetzt haben, besteht darin, daß sie nur die positiven oder die negativen Effekte im Auge hatten. Bislang haben nur sehr wenige Studien mögliche negative Effekte sozialer Unterstützung überprüft. Eine Vielzahl von sozialpsychologischen Befunden deutet aber darauf hin, daß der Empfang von Hilfe unter bestimmten Umständen (Persönlichkeitsfaktoren, sozialinteraktive Bedingungen) zu Selbstwertbeeinträchtigungen und Frustrationen führen kann. Werden z.B. informelle Hilfen vom gleichwertigen Partner angenommen, so kommt dies einem Eingeständnis eigener Inkompetenz gleich. Vielfach genügen diese Hilfen nicht den selbst gesetzten Standards (vgl. Fiore et al. 1983; Nadler u. Fisher 1986). Es zeichnet sich auch ab, daß sogenannte ungünstige Netzwerkmerkmale nicht in jedem Fall als solche zu gelten haben. Man vermutet z.B., daß enge, kleine und dichte soziale Netzwerke bei schizophrenen Patienten Schutzräume vor übermäßigen Stimulationen bieten. Man weiß, daß diese Merkmale bei einem zugleich hohen Maß an sozialer Unterstützung mit einer geringeren Belastung der Angehörigen solcher Patienten zusammenhängen (vgl. Potaznik u. Nelson 1984).

So bewegt man sich also insgesamt auf theoretisch und empirisch unsicherem Boden, wenn man in der psychiatrischen Praxis die Hoffnungen auf eine Effektivierung psychiatrischer Hilfen allein auf Netzwerkinterventionen aufbauen würde. Andererseits muß man in der Praxis nicht unbedingt auf gesicherte Erkenntnisse zur Wirkung sozialer Netzwerke und Unterstützung warten. Dies gilt zumindest solange, wie die handlungsleitenden Regeln von netzwerkorientierten Interventionen, deren theoretischer Gehalt bislang zwar als ubiquitär, vage und sogar widersprüchlich zu gelten hat, wenigstens explizit sind.

Definition, Ansatzpunkte und Typen netzwerkorientierter Hilfen

Um einer Inflation sogenannter netzwerkorientierter Interventionen vorzubeugen, müssen zunächst einige Kriterien genannt werden, die zumindest eine ungefähre Zuordnung von entsprechenden Programmen möglich machen. Die Schwierigkeiten zu definieren, was man als netzwerkorientierte Intervention bezeichnen kann, liegen v.a. darin begründet, daß jede Veränderung innerhalb bestimmter Sektoren eines sozialen Netzwerks (z.B. von familiären Strukturen) zumindest als eine partielle Netzwerkintervention angesehen werden könnte. Dementsprechend tauchen kotherapeutische Strategien, Laien- bzw. Familienhilfen, die Initiierung von Selbsthilfegruppen und andere sozialrehabilitative Maßnahmen als Interventionen auf, die dem Konzept des sozialen Netzwerks bzw. Unterstützung zugeordnet werden (vgl. hierzu Bennet u. Morris 1983; Birley u. Hudson 1983; Colletti u. Brownell 1982; Cutler 1984; Gottlieb 1983, 1985; Greenblatt et al. 1982; Mueller 1980; Turkat 1980).

Steckt man den Rahmen etwas enger, so ist jede Veränderung und Pflege auch einzelner Merkmale sozialer Netzwerke dann als eine Netzwerkintervention anzusehen, wenn dadurch die Bereitschaft, informelle Hilfe in entsprechenden sozialen Gefügen zu nutzen, erhöht, ihre pathogene Struktur beseitigt und ihre psychosozialen Ressourcen gestärkt werden sollen. Entscheidend aber ist, daß die Festlegung dieser Ziele und die Evaluation entsprechender Maßnahmen auf einer expliziten Auswahl möglicher Netzwerkmerkmale aufbauen und dabei möglichst nicht nur funktionale Eigenarten sozialer Gefüge im Auge haben.

Verschiedene soziale Interventionsformen sind also nur dann als netzwerkorientierte Verfahren anzusehen, wenn z. B.

- das Training sozialer Fertigkeiten z. B. zu einer Veränderung der Kontaktmuster im Netzwerksektor „Freundschaften" führt (vgl. Bennet u. Morris 1983),
- die Auswahl bestimmter Laienhelfer oder Schlüsselfiguren zur Vergrößerung und Entzerrung sozialer Netzwerke beiträgt (vgl. Israel 1985) oder
- die Initiierung einer Selbsthilfegruppe sich explizit auf verschiedene Formen der sozialen Unterstützung bezieht und ihre Auswirkung auf strukturelle Merkmale überprüft werden (vgl. Röhrle et al., in Vorbereitung).

Die Versuche, das Konzept des sozialen Netzwerks bzw. der sozialen Unterstützung für Prävention, Behandlung und Rehabilitation nutzbar zu machen, lassen sich auf verschiedene Weise typisieren. Wie die Definition netzwerkorientierter Verfahren schon nahelegt, sollte zunächst zwischen instrumentellen und konzeptuellen eng verbundenen Typen unterschieden werden. Von instrumentellen Typen netzwerkorientierter Verfahren kann dann die Rede sein, wenn herkömmliche Formen der Intervention das Konzept als einen randständigen Baustein nutzen, ohne die zugrundeliegenden metatheoretischen Gehalte groß zu berücksichtigen und/ oder wenn sie es als Sammlung möglicher Evaluations- oder Indikationskriterien einsetzen. Konzeptuell eng verbundene Verfahren liegen dann vor, wenn im Mittelpunkt die Veränderung von Merkmalen sozialer Netzwerke steht und sich die Interventionsprinzipien aus den einschlägigen Begrifflichkeiten ableiten lassen.

Weitere Unterscheidungsgesichtspunkte netzwerkorientierter Interventionen ergeben sich aus verschiedenen möglichen Ansatzpunkten (Individuen, Netzwerke bzw. Netzwerkmerkmale, mehrere soziale Netzwerke auf der Ebene von Organisationen und Gemeinden), in bezug auf vielfältige Anlässe (kritische Lebensereignisse) bzw. Problem- oder Risikogruppen und in Hinsicht auf unterschiedliche Strategien bei der Verknüpfung von informellen und formellen Stützsystemen (vgl. hierzu insgesamt Biegel et al. 1984; Greenblatt et al. 1982; Israel 1985; Kardoff u. Stark 1987; Maguire 1983; Pattison u. Hurd 1984; Röhrle 1987a; Röhrle u. Stark 1985; Rook u. Dooley 1985; Whittaker u. Garbarino 1983).

Instrumentelle Typen netzwerkorientierter Hilfen

Es gibt viele Gründe, sich des Netzwerkkonzepts bei der Behandlung von psychischen Störungen zu bedienen. Der allgemeinste besteht darin, die Herstellung therapeutischer Effekte beschleunigen oder die Ergebnisse therapeutischer Bemühungen stabilisieren bzw. wieder auffrischen zu wollen. Möchte man die Effektivität entsprechender Interventionen multivariat und dabei globale kontextuelle Merkmale sozialer Qualität als Erfolgskriterien nutzen, so ist es naheliegend, hierfür auch das deskriptive Instrumentarium der sozialen Netzwerkanalyse zu nutzen.

Merkmale sozialer Netzwerke als instrumentelle Bestandteile psychiatrischer Hilfen

Wenn sich Programme zur Behandlung und Rehabilitation von psychiatrischen Patienten überhaupt mit sozialen Netzwerken beschäftigen, dann geht es meist um die Frage, wie sozial isolierten Patienten geholfen werden kann, Kontakte anzuknüpfen und zu pflegen.

Ein Bericht von Budson u. Jolley (1978) über die Konzeption eines Übergangswohnheimes („Berkeley House") für sozial isolierte psychiatrische Patienten nimmt m. W. zum ersten Mal Bezug auf die Bedeutung sozialer Unterstützung und den Aufbau eines künstlichen sozialen Netzwerks. Eine Nachuntersuchung ergab, daß der überwiegende Teil der ehemaligen Bewohner (60%) dieses Wohnheimes untereinander Kontakt hielt (Budson et al. 1977). Ungefähr drei Viertel der ehemaligen Mitbewohner besuchten über sieben Jahre hinweg die Einrichtung bzw. nutzten entsprechende Kontaktangebote (Lynch et al. 1977).

Ein etwas eindeutigeres Beispiel dafür, wie das Netzwerkkonzept im Rahmen eines Nachsorgeprogramm für schizophrene Patienten und ihre Angehörigen instrumentell genutzt wurde, stellt das psychopädagogische Modell von Anderson (1985) dar (vgl. auch Anderson et al. 1980). Ein Abschnitt des umfassenden Programms ist darauf ausgerichtet, die Außenkontakte der Familienangehörigen zu vermehren, um so auch zu einer Verminderung der aversiven Stimulation („Expressed Emotions",EE) des Patienten beizutragen. Es ging also nicht primär um die Veränderung sozialer Netzwerke als möglicher Ursachenbereich schizophrener Störungen. Dieses Programm führte bei schizophrenen Patienten innerhalb eines Jahres im Vergleich zu einer ausschließlich mit Neuroleptika behandelten Kontrollgruppe zu einem ca. um die Hälfte geringeren Rückfallrisiko und zu einer deutlicheren Abnahme der „EE" (Hogarty et al. 1986). Welchen Anteil hierbei die sogenannten Netzwerkinterventionen hatten, kann aufgrund der Studie nicht gesagt werden. Außer einem Fertigkeitstraining wurde weder die Effektivität der einzelnen Programmteile herauspartialisiert noch wurden Veränderungen im sozialen Netzwerk überprüft. Möglicherweise waren die Netzwerkinterventionen völlig irrelevant. Eine Studie der gleichen Autoren (Anderson et al. 1984) an ebenfalls schizophrenen Patienten ergab nämlich, daß Familienangehörige mit einem hohen innerfamiliären Engagement sich in gleicher Weise auch im extrafamiliären sozialen Netzwerk verhielten.

Einen wiederum noch engeren Stellenwert nimmt das Konzept der sozialen Unterstützung bzw. des sozialen Netzwerks in einem umfassenden, verhaltenstherapeutisch orientierten Behandlungsprogramm schizophrener Patienten und ihrer Familien von Falloon et al. (1985) ein. Sie nutzen es explizit nur bei Patienten, die sozial isoliert waren. In vergleichbarer Weise sind auch die Position des Netzwerkkonzepts und die Ergebnisse zur Effektivität der interpersonellen Therapie von nichtpsychotischen unipolar Depressiven von Klerman et al. (1984) zu bewerten.

Edmundson et al. (1982) haben ein Programm entwickelt, das den Namen „Community Network Development Project" erhielt. Es weist sich damit explizit als netzwerkorientiertes Verfahren aus und soll sich auch speziell für sozial isolierte psychiatrische Patienten eignen. Dieses Programm besteht aus einer ersten Phase, die den Patienten Problemlöse- und soziale Fertigkeiten vermittelt. Eine zweite Phase dient dem Aufbau eines semiprofessionellen Kriseninterventionsdienstes. Die professionellen und Laienhelfer hatten im Rahmen dieses Programms u. a. die verbliebenen Reste der sozialen Netzwerke der Patienten, v. a. aber auch die Kontaktmuster der Patienten untereinander zu stärken. Nach der ersten Phase wurden die Patienten zufällig einer Interventions- und Kontrollgruppe zugeteilt. Die Rückfallquote der Experimentalgruppe war ca. um die Hälfte geringer (17,5%), die Aufenthaltsdauer bei Wiedereinweisungen um 1/3 kürzer (7 Tage) und die professionellen Kontakte um ca. die Hälfte seltener (52,5%).

Für die beiden letzten Beispiele netzwerkorientierter Verfahren gilt, daß der individuellen Behandlung und dabei dem Training sozialer Fertigkeiten große Bedeutung beigemessen wurde. Der Bedarf an solchen Trainingsangeboten für die Entwicklung sozialer Aktivitäten, die wiederum für den Aufbau und die Pflege sozialer Netzwerke wichtig sind, wird eindrucksvoll von Tessler u. Goldman (1982) vorgeführt (vgl. hierzu auch Cuvo u. Davis 1983; Monti u. Kolko 1985). Sie kamen in einer Studie an 1471 Patienten zum Schluß, daß die soziale Integration dieser Patienten ganz wesentlich davon abhing, ob sie über hinreichend lebenspraktische Fertigkeiten verfügten und in ausreichendem Maße verschiedenen Freizeitaktivitäten nachgingen. In einer Studie von Denoff u. Pilkonis (1987) wurde deutlich, daß u. a. die Größe sozialer Netzwerke und die Menge sozialer Unterstützung im engsten Zusammenhang mit der sozialen Kompetenz schizophrener Patienten stand. Avery u. Thiessen (1982) wiesen nach, daß durch das Training sozialer Kompetenzen auch die Sensibilität für mögliche Formen und Quellen der sozialen Unterstützung gestärkt werden kann.

Merkmale sozialer Netzwerke als Evaluationskriterien

Für die vorgestellten Nachsorgeprogramme gilt, daß sie ihre Interventionen zwar auf das Konzept des sozialen Netzwerks bzw. der sozialen Unterstützung beziehen, sie aber nicht in Hinsicht auf die Veränderung von strukturellen und funktionalen Merkmalen überprüft haben. Dies ist ein Mangel, den Bennet u. Morris (1983) insgesamt bei soziotherapeutischen Maßnahmen in der Psychiatrie beklagen. Die Tatsache, daß der Kriterienkatalog zur Evaluation von sozialpsychiatrischen Maßnahmen vielfach sehr eng angelegt ist (Rückfall- oder Symptomraten), wird als der wichtigste Grund dafür angesehen, daß viele Untersuchungen zum Vergleich stationärer und gemeindenaher Behandlungen zu wenig hoffnungsvollen Ergebnissen kamen (vgl. Anthony et al. 1972). Entsprechende Vergleiche ergaben, daß zwischen beiden Behandlungsformen kaum Unterschiede in den Symptom- bzw. Wiedereingliederungsraten und in den Maßen zur sozialen Anpassung nachzuweisen waren. Im Durchschnitt waren die Patienten gemeindenaher Dienste nur zufriedener mit den Behandlungsangeboten als die Patienen stationärer Einrichtungen (vgl. hierzu Bachrach 1982; Barofsky 1983; Braun et al. 1981; Dellario u. Anthony 1981).

Einflüsse aus sozialen Netzwerken galten in der Psychotherapiefroschung lange Zeit als Störgrößen, die es auszuschließen oder wenigstens zu kontrollieren galt (vgl. z. B. Paul 1967). Zunehmend wuchs jedoch das Interesse am Zusammenwirken von psychotherapeutischen Prozessen und Veränderungen, die auf Einflüsse des sozialen Netzwerks zurückzuführen sind (vgl. Dumas u. Wahler 1983; Luborsky et al. 1975). Allerdings beschränken sich entsprechende Bemühungen weitgehend darauf, Merkmale sozialer Netzwerke als Evaluationskriterien zu nutzen. Selten erhielten sie den Status von Prädiktoren zur Vorhersage des therapeutischen Geschehens zugewiesen. Außerdem wurde bislang nur sehr verkürzt von den Möglichkeiten der Netzwerkanalyse Gebrauch gemacht. Dies gilt auch für die relativ wenigen Studien zur Wirkung psychiatrischer Maßnahmen.

Bankoff (1987) gelang es im Rahmen einer Diskriminanzanalyse, eine Gruppe von ambulanten Psychotherapiepatienten, welche die Behandlung abbrachen, mit Hilfe bestimmter Formen und Quellen der sozialen Unterstützung, von einer Gruppe von verbleibenden Patienten zu unterscheiden. Emotionale soziale Unterstützung durch den engen Partner wirkten sich eher ungünstig und das Fehlen entsprechender Hilfen eher günstig auf den Verbleib der Patienten in der Behandlung aus. Dies galt aber nicht für Patienten, die keinen Partner hatten. Ihre Bereitschaft, sich psychotherapeutisch behandeln zu lassen, war dann größer, wenn sie emotionale Unterstützung durch Eltern oder Freunde erhielten. Die von dieser Art der Hilfe differenzierte Form der sozialen Unterstützung, die unmittelbar zum Besuch einer Psychotherapie aufforderte, trug nichts zur Unterscheidung der Gruppen bei.

Cross et al. (1980) verglichen die Wirkungen von verhaltenstherapeutischen Maßnahmen mit denen einer psychodynamisch orientierten Kurzzeittherapie bei psychiatrischen Patienten gegenüber einer Wartekontrollgruppe. Beide Behandlungsgruppen suchten und erhielten mehr soziale Unterstützung aus unterschiedlicheren Quellen ihrer sozialen Netzwerke als die Kontrollgruppe. Die verhaltentherapeutisch behandelten Patienten nutzten etwas mehr informelle Quellen der sozialen Unterstützung und waren eher bereit, Ratschläge anzunehmen als die mit Hilfe einer Kurzzeittherapie behandelten Patienten.

In einer bemerkenswerten Längsschnittstudie zeigten Billings u. Moos (1985), daß die übliche Behandlung von unipolar depressiven Patienten in verschiedenen stationären und ambulanten Einrichtungen nicht nur zur Reduktion depressiver Symptome und zur Stabilisierung des Selbstwertes beitrug. Sie führte auch zu einer Veränderung der Kontakthäufigkeiten der Patienten in ihren sozialen Netzwerken und zur qualitativen Verbesserung der sozialen Beziehungen insgesamt. Die Symptomrate während der Follow-up-Phase hing von der Zahl der Netzwerkkontakte und dem Ausmaß an familiärer sozialer Unterstützung ab. Vor allem aber konnte nachgewiesen werden, daß ein Jahr nach dem Ende der Behandlung die Verfassung der Patienten stark davon abhing, wie diese Merkmale sozialer Netzwerke unmittelbar nach Behandlungsende beschaffen waren. Die Qualität familiärer Beziehungen erwies sich dabei als wichtigster Prädiktor. Auf dieses Ergebnis hatte die Schwere der depressiven Symptomatik während der Behandlung und auch die Dauer der Behandlung keinen Einfluß.

Steketee (1987) untersuchte die Wirksamkeit von Expositionstherapien bei 43 zwangsneurotischen Patienten. Dabei ließen sich keine therapeutischen Effekte im Bereich der sozialen Unterstützung und der Größe sozialer Netzwerke nachweisen. Allerdings ergaben sich enge Zusammenhänge zwischen den Merkmalen sozialer Netzwerke und anderen Effektivitätsmaßen (u.a. Symptomrate).

In einer eigenen Untersuchung haben wir versucht, die Effektivität einer Behandlung von neurotischen Patienten in einer therapeutischen Gemeinschaft im Rahmen einer Post-hoc-Analyse zu überprüfen (Röhrle et al., in Vorbereitung). Therapeutische Gemeinschaften, die insgesamt als schlecht evaluiert gelten (vgl. Trauer 1984), wollen die soziale Kompetenz bzw. Konfliktfähigkeit stärken und die Eingliederung in Gemeinschaften erleichtern. In dieser Studie wurde zur Überprüfung dieser Behandlungsform ein vergleichsweise breiter Katalog von Merkmalen sozialer Netzwerke genutzt: Größe, Dichte, Erreichbarkeit, Qualität und Intensität der Beziehungen, etc.. Die Patienten stuften sich selbst als entweder gesund oder krank bzw. gefährdet ein. Mit Hilfe des Gießen- Test konnte in den Dimensionen „soziale Resonanz", „Grundstimmung" und „soziale Potenz" die Gruppe der „gesunden" Patienten von der Gruppe der „Kranken" bzw. „Gefährdeten" differenziert werden. Zusätzlich ergab eine Diskriminanzanalyse, daß sich diese beiden Gruppen in Hinsicht auf den Zeitpunkt unterschieden, bei dem sie ihre Krankheit als beendigt betrachteten, in Hinsicht auf die Jahre seit der letzten Behandlung bzw. Dauer der Erkrankung und in bezug auf die Zahl der Behandlungen nach dem Aufenthalt in der therapeutischen Gemeinschaft. Beide Gruppen unterschieden sich zudem in einer Reihe von Netzwerkvariablen. Die Gruppe der „gesunden" Patienten hatte intensivere und qualitativ bessere soziale Beziehungen. Die Erreichbarkeit der wichtigsten Mitglieder des sozialen Netzwerkes wurde von ihr höher eingeschätzt. Sie erlebte deutlich mehr (positive) Veränderungen im sozialen Netzwerk. Außerdem hatte diese Gruppe oberflächlichere soziale Beziehungen häufiger beendet. In den Merkmalen „Größe", „Dichte" und „Familienanteil des sozialen Netzwerks" ließen sich jedoch keine Unterschiede zwischen den beiden Gruppen nachweisen. Damit zeigt sich, daß erstens bei der Evaluation sozialpsychiatrischer Maßnahmen möglichst viele Netzwerkmerkmale genutzt werden und zweitens insbesondere eher psychologisch bedeutsame, d.h. mehr die Qualität sozialer Beziehungen fassende Merkmale berücksichtigt werden sollten.

Für eine Vielzahl von kritischen Lebensereignissen und Problemgruppen wurden präventiv wirksame Selbsthilfeprogramme entwickelt (vgl. Gottlieb 1983; Whittaker u. Garbarino 1983). Dabei wurde z. B. deutlich, daß die sozialen Kontakte von Eltern zunahmen, die nach der Geburt ihres ersten Kindes an einem entsprechenden Präventionsprogramm teilnahmen (McGuire u. Gottlieb 1979). Ähnliches konnten Vachon et al. (1980) bei Witwengruppen nachweisen. Trojan et al. (1987) haben die Effekte von Selbsthilfegruppen untersucht und festgestellt, daß allgemein eine Zunahme an sozialen Kontakten zu verzeichnen war. In einer eigenen kleinen Querschnittstudie zur Bedeutung einer Selbsthilfegruppe für Witwen haben wir wiederum ein breiteres Spektrum von Merkmalen sozialer Netzwerke als Evaluationskriterien genutzt. An zehn Witwen einer Selbsthilfegruppe zeigte sich gegenüber einer Kontrollgruppe, daß die Mitglieder der Selbsthilfegruppe tendenziell größere Netzwerke hatten und mehr soziale Unterstützung erhielten. Dies fand sich auch dann noch, wenn die Anteile des sozialen Netzwerks und der sozialen Unterstützung, die sich durch die jeweils anderen Mitglieder der Selbsthilfegruppe ergaben, herauspartialisiert wurden (Röhrle et al., in Vorbereitung).

Um die negativen Folgen der Deinstitutionalisierung psychiatrischer Patienten zu vermeiden, wurde in den USA ein Rahmenkonzept geschaffen, das im deutschsprachigen Bereich weitgehend unbemerkt blieb: das Programm der „Community

Support Systems". Es umfaßt eine Vielzahl von Leitlinien zur Gestaltung einer gemeindenahen Versorgung, die über die Festlegung der hierfür notwendigen Dienste hinausgeht. Neben der Vermittlung von lebenspraktischen Fertigkeiten und der Absicherung der materiellen Lebensgrundlagen wird v. a. betont, daß die Angehörigen psychiatrischer Patienten Unterstützung benötigen, den Patienten soziale Kontakte vermittelt und ein sinnvolles Leben in der Gemeinschaft möglich gemacht werden sollte (vgl. Bachrach 1982; Tessler u. Goldman 1982; Turner u. Tenhoor 1978). Die Möglichkeit, die Effektivität der hierfür entwickelten Programme mit Hilfe auch von Merkmalen sozialer Netzwerke zu überprüfen, wurde aber nur von wenigen erkannt.

Okin et al. (1983) verglichen psychiatrische Patienten von beschützenden Langzeiteinrichtungen mit Patienten eines psychiatrischen Krankenhauses. Die Patienten dieser Langzeiteinrichtungen waren einer Atmosphäre ausgesetzt, die sie zum selbständigen Handeln ermutigte. Darüber hinaus erhielten sie ein Training für den Aufbau von lebenspraktischen Fertigkeiten. Die Folge war, daß sie ihre sozialen Kontakthäufigkeiten günstiger einschätzten und ihre grundlegenden Bedürfnisse besser befriedigt fanden als die Patienten des psychiatrischen Krankenhauses.

Zu einem etwas anderen Ergebnis kamen Denoff u. Pilkonis (1987). Eine Atmosphäre der Automie schwächte die Bereitschaft von schizophrenen Patienten einer Übergangseinrichtung ihre externen sozialen Netzwerke zu nutzen. Sehr lange Verweildauern führten zum gleichen Ergebnis und stärkten außerdem die institutionell gebundenen sozialen Netzwerke.

Das „Community Support Program" von Stein u. Test (1983) legte seinen Schwerpunkt auf die Vermittlung von lebenspraktischen Fertigkeiten, auf die Unterstützung der Angehörigen (von denen die Patienten gegebenenfalls auch getrennt wurden) und auf die Pflege sozialer Kontakte während und nach dem stationären Aufenthalt. Verglichen wurden je 65 Patienten, die entweder an diesem Programm teilnahmen oder welche die übliche stationäre Behandlung erhielten. Die Patienten der Experimentalgruppe produzierten schließlich signifikant weniger Symptome, gingen länger einem Beschäftigungsverhältnis nach und hatten mehr Kontakte im engen Freundeskreis.

Zusammenfassend kann man feststellen, daß sich zumindest einige und insbesondere psychologisch bedeutsame Merkmale sozialer Netzwerke bei der Überprüfung von Maßnahmen zur Behandlung und Rehabilitation psychiatrischer Patienten als änderungssensitiv erwiesen haben. Sie eignen sich als Prädiktoren für den Verlauf weiterer Erkrankungen und tragen dazu bei, zwischen erfolgreichen und nichterfolgreichen Patienten zu unterscheiden. Allerdings beschränken sich bislang die meisten Studien bei der Auswahl entsprechender Evaluationskriterien auf nur relativ wenige Merkmale sozialer Netzwerke und dabei v. a. immer nur auf solche, die unmittelbar für den Patienten, nicht aber auch für das soziale Netzwerk insgesamt von Bedeutung sind. So wären z. B. Untersuchungen nicht uninteressant, die überprüfen, ob der Aufbau sozialer Kompetenzen eines Patienten auch die sozialen Netzwerke der Angehörigen mitverändern. Neben solchen Forschungsdefiziten bleibt zu beklagen, daß die Zusammenhänge zwischen den verschiedenen Interventionsformen und der Auswahl von Merkmalen sozialer Netzwerke als Evaluationskriterien meist sehr unspezifisch sind. Deshalb behalten

Merkmale sozialer Netzwerke im Kontext solcher Studien einen empirisch und konzeptionell engen Bedeutungskreis. Anders verhält es sich bei sog. Netzwerktherapien und anderen konzeptuell enger verbundenen Formen von Netzwerkinterventionen.

Soziale Netzwerke als konzeptuelle Bestandteile psychiatrischer Hilfen

Interventionsformen, die enger mit dem Konzept des sozialen Netzwerks verbunden sind, haben mit einigen Ausnahmen mehr das soziale Gefüge als solches und weniger den einzelnen Patienten im Auge. Netzwerkorientierte Hilfen, die den Anspruch erheben (können), zu dieser Kategorie zu zählen, sind in den unterschiedlichsten Bereichen entwickelt worden. Sie umfassen die für präventive Aufgaben notwendige einschlägige Ausbildung von Klienten, Schlüsselfiguren und von professionellen Helfern. Soziale Netzwerke werden als Katalysatoren zur Verbesserung der Lebenssituation psychisch kranker Menschen gepflegt, therapeutisch genutzt oder im Sinne von künstlichen Gemeinschaften (Selbsterfahrungsgruppen) aufgebaut.

Hinter diesen verschiedenen Formen von Netzwerkinterventionen verbirgt sich ein höchst unterschiedlich differenziertes Arsenal an Techniken, v. a. aber auch an allgemeinen Strategien zur Verknüpfung von informeller und formeller Hilfe (vgl. Jeger et al. 1982; Kardoff u. Stark 1987; Whittaker 1983). Diese allgemeinen Strategien knüpfen da an, wo Lenrow (1978) von den „Dilemmata professioneller Hilfe" spricht. Dabei geht es v. a. darum, die Kluft zwischen unterschiedlichen Werten, Wissensbeständen, Interessen und Machtpositionen von informellen und formellen Stützsystemen im Sinne von institutionellen, kulturellen, interpersonellen und intrapsychischen Barrieren zu überwinden. Froland et al. (1981) unterschieden und identifizierten bei 60 netzwerkorientierten Programmen (z. B. Initiierung von Selbsthilfe- oder Nachbarschaftsgruppen) drei Arten der Verknüpfung („linkage") zwischen formellen und informellen Stützsystemen. Im Kontext einer „koordinativen" Beziehung wird die Initiative den informellen Systemen weitgehend überlassen. Man beschränkt sich auf seltene Supervisionen. Die „kollegiale" Beziehung beruht auf geteilter Verantwortung. Die „direktive" Beziehung ergibt sich bei der Auswahl der Ausbildung von informellen Helfern, bei der Festlegung der Programmziele durch die professionellen Helfer und durch eine stark strukturierte Supervision. Dabei zeigte sich, daß nur wenige Programme sich sozialer Netzwerke bedienten und sich sehr viele auf die Auswahl und Ausbildung von Laienhelfern und Schlüsselfiguren beschränkten. Erwartungsgemäß war diese Art von sozialer Intervention eher „direktiv"; während die Initiierung und Pflege sozialer Netzwerke eher „kollegial" angelegt war. Auch die Betreuung von Nachbarschaftsprojekten war eher „kollegial", die von Bürgerinitiativen dagegen „koordinativ". Die Initiierung und Betreuung von Selbsthilfegruppen war, je nach Typus dieser Gruppen, von allen Formen von Beziehungen geprägt. Interessant an diesen Ergebnissen ist, daß sich die Beziehungen zwischen informellen und formellen Hilfesystemen um so direktiver gestalteten, je formalisierter, personalintensiver und finanziell abgesicherter die sozialen Dienste und je autoritärer die Führungsstile waren. Insgesamt aber wurden die Programme durch die dort Tätigen so eingeschätzt, daß sie den Zugang zu den professionellen Diensten erleichtert haben, die Zielpersonen selbständiger wurden, weniger isoliert waren, seltener eingewiesen wurden und daß die Programme zur Reduktion der Kosten beitrugen.

Diese allgemeinen Strategien gestalten sich bei einzelnen Formen von Netzwerkinterventionen zu unterschiedlich differenzierten Vorgehensweisen aus. Sie reichen von einfachen Instruktionen über die Bedeutung sozialer Netzwerke, über die Verwendung der Methoden der Netzwerkanalyse als Hilfsmittel zur Selbsterfahrung bis hin zu systemisch und gruppendynamisch vielfältig begründeten Interventionstechniken.

Netzwerkinterventionen auf individueller Ebene

Auf der individuellen Ebene ist der Programmteil zur Stärkung sozialer Netzwerke und Stützsysteme anzusiedeln, den Danish u. D'Augelli (1983) im Rahmen eines umfassenden Trainings zur Verbesserung der Hilfefertigkeiten von Schlüsselfiguren entwickelt haben. Dieses Trainingsprogramm, das im psychiatrischen Bereich für die Ausbildung von Laienhelfern noch nicht hinreichend gewürdigt wurde, umfaßt Übungen zur Verbesserung der verbalen und kommunikativen Fertigkeiten. Es vermittelt Kenntnisse über adäquate Vorgehensweisen beim Lösen unterschiedlicher Probleme. Es sensibilisiert für unterschiedliche Formen bzw. Quellen der sozialen Unterstützung und zeigt Wege auf, wie diese Quellen aktiviert werden können. In einer ersten Untersuchung von Ehrlich et al. (1981) zeigte sich bei 17 Mediatoren und 24 lokalen Helfern, daß mit Hilfe dieses Trainingsprogramms eine – wenn auch nur durchschnittliche – Verbesserung der verbalen Fertigkeiten zu erreichen war. In einer zweiten Untersuchung bewirkte das Training an 37 informellen Helfern eine Zunahme der Interaktionen mit dem Ehepartner und den Nachbarn. Es stärkte auch das Selbstvertrauen der Schlüsselpersonen in ihre Hilfefertigkeiten (D'Augelli u. Ehrlich 1982).

Interventionen auf der Ebene sozialer Netzwerke

Beispiel für Versuche, soziale Netzwerke über entsprechende Instruktionen von professionellen Helfern für diverse Problemlösungen zu aktivieren, ist die Untersuchung von Cohen u. Adler (1984) bzw. Cohen et al. (1983). Untersucht wurden 156 Bewohner von sog. Single-room-occupancy hotels (eine Art Wohnheim). Ein beträchtlicher Teil dieser Bewohner bestand aus alten Menschen, die zu einem nicht unerheblichen Ausmaß an psychischen und hirnorganischen Beeinträchtigungen litten (vgl. Cohen u. Sokolovsky 1979). Im Laufe von 13 Monaten wurden alle Probleme festgehalten, die im einzelnen auftraten. Die 5 wichtigsten (von insgesamt 505) waren Mangel an emotionaler sozialer Unterstützung, körperliche Krankheiten, geringes Einkommen, schlechte Wohnbedingungen und Informationsdefizite. Die professionellen Helfer wurden für das Konzept des sozialen Netzwerks und seine Möglichkeiten sensibilisiert. Sie lernten psychische Störungen im Kontext einer systemischen Perspektive zu begreifen, nach psychosozialen Ressourcen Umschau zu halten und dabei Schlüsselfiguren einzubeziehen. Darüber hinaus wurden die sozialen Netzwerke der Bewohner für individuelle Formen der Fallarbeit analysiert. Die professionellen Helfer wurden angehalten, jedes auftauchende Problem zunächst mit Hilfe einer Aktivierung des sozialen Netzwerks zu lösen. Die Ergebnisse dieser Studie sind einigermaßen ernüchternd. Nur 16 von 505 Problemen konnten auf diese Weise gelöst werden. Es zeigte sich, daß die Netzwerkinterventionen um so erfolgreicher waren, je beeinträchtigter die körperliche und psychische Gesundheit der jeweiligen Person und je niedriger der Bildungsstand waren. Bei einer Teilgruppe von über 60jährigen wiesen sich im gleichen Sinne hirnorganisch bedingte psychische Störungen, geringes Einkommen und kleine bzw. wenig aktive soziale Netzwerke als günstige Voraussetzung für die Wirkung der Netzwerkinterventionen aus. Bei einer Teilgruppe jüngerer Bewohner spielten das Bildungsniveau, Versorgungsprobleme und die Größe der sozialen Netzwerke eine vergleichbare Rolle.

Als sehr eng mit dem Konzept des sozialen Netzwerks verknüpft gilt der von Todd (1980, zit. in Gottlieb u. Todd 1982) entwickelte „Support Development Workshop". Es handelt sich dabei um ein für Studenten entwickeltes System zur Analyse sozialer Netzwerke, das sich für Selbsterfahrungsprozesse zu eignen scheint. Möglicherweise ist dieses Vorgehen auch für neurotische Patienten im Sinne einer therapeutisch orientierten Diagnostik nützlich.

Als „Paradestück" netzwerkorientierter Verfahren gilt die sog. Netzwerktherapie (vgl. zur Übersicht Kliman u. Trimble 1983). Diese Form der Therapie gliedert sich in systemische Vorgehensweisen ein, die linear-kausale Zusammenhänge zwischen psychischen Störungen und ihren Ursachen ablehnen. Sie gehen vielmehr von zirkulären Kausalitäten sog. Spiele in sozialen Systemen aus. Patient ist letztlich nicht die Zielperson, sondern das pathogene „Spiel" im sozialen System. Pattison u. Hurd (1984) ziehen allerdings auch die Möglichkeit in Betracht, daß Indexpersonen in sozialen Netzwerken über Defizite verfügen, die es ihnen unmöglich machen, den Anforderungen ihrer sozialen Netzwerke zu genügen. Netzwerktherapien sind der letzte logische Schritt einer Entwicklung weg von einer individualzentrierten Psychotherapie über Paar- und Gruppentherapie bis hin zur Familientherapie (vgl. z. B. Pattison 1977). Kulturanthropologische Hintergründe sind die Heilungsrituale früher Gesellschaften. Kliman u. Trimble (1983) unterscheiden fünf verschiedene Formen von Netzwerktherapien: „Network Coaching", „Partial Network Assembly", „Full-Scale Network Assembly", Community Network Therapy" und „Network Construction". Der Indikationsbereich von Netzwerktherapien ist nach Meinung der Autoren, die sich vornehmlich auf klinische Erfahrungen und Fallberichte beziehen, weit gesteckt. Des Aufwandes wegen sind sie jedoch häufig letztes Mittel der Wahl. Netzwerktherapien sollen nützlich sein für chronische psychiatrische Patienten, Suizidgefährdete, Drogenabhängige, Deviante, verhaltensgestörte bzw. geistig behinderte Kinder.

Die Methode des „Network Coaching" arbeitet mit einzelnen Klienten oder Familien. Sie führt in die Bedeutung des Konzepts der sozialen Netzwerke ein, analysiert Konflikte, Ressourcen und die Struktur auch des extrafamiliären sozialen Netzwerks. Diese Methode will die Struktur der sozialen Netzwerke verändern und dazu beitragen, die vorhandenen Ressourcen besser zu nutzen. Dabei kommen die üblichen systemisch orientierten, familientherapeutischen Techniken, wie z. B. paradoxe Strategien zum Tragen.

Bei der Methode der „Partial Network Assembly" werden auch Teile des extrafamiliären sozialen Netzwerks zu einzelnen oder mehreren Sitzungen zusammengerufen. Unterformen dieser Methode bezeichnen sich als „Network Sessions", „Team Problem Solving" und „Ecological System Intervention". Das erste Verfahren nutzt sehr stark gruppendynamische Prozesse, um die Struktur sozialer Netzwerke zu ändern und ist vornehmlich auf rationale Problemlösungen hin orientiert. Die zweite Vorgehensweise legt ihren Schwerpunkt auf die Analyse von Konflikten, die sich aus gegenseitigen Bedürfnisblockierungen und Rollenambiguitäten ergeben. Die Methode des „Team Problem Solving" ist zugleich auch ein Beispiel für ein netzwerkorientiertes Verfahren, das auf der Ebene von Organisationen ansetzt, da in die entsprechenden Beratungen auch Vertreter von Institutionen einbezogen werden. Das dritte Verfahren, den vorausgehenden sehr ähnlich, will v. a. die ökologischen Nischen für die einzelnen Mitglieder eines sozialen Netzwerks finden helfen.

Die älteste Form von Netzwerktherapie ist die „Full-Scale Network Assembly" (Speck 1967), die nicht selten mit über 100 Personen arbeitet. In z. T. mehreren Sitzungen werden solche Versammlungen von 3-5 Therapeuten betreut. Der Therapieprozeß verläuft sowohl innerhalb jeder Sitzung als auch über alle hinweg spiralförmig und in Phasen. Diese bewirken Gefühle der Zusammengehörigkeit („Retribalization"), führen zur Polarisierung verschiedener Lager im sozialen Netzwerk („Polarization"), tragen zur Aktivierung der Ressourcen für Problemlösungen bei („Mobilization"), führen aber auch durch Phasen der Hilflosigkeit („Depression"). Sie ermöglichen den emotionalen Durchbruch („Breakthrough") und verschaffen Erleichterungen („Exhaustion-Elation"). Die Therapeuten sind gruppendynamisch geschult und nutzen so unterschiedliche Techniken wie z. B. gemeinschaftliches Singen, symbolische Beerdigungen, Rollenspiele etc. (vgl. insgesamt Speck u. Attneave 1983).

Die Methode der „Network Construction" umfaßt Verfahren, die für sozial isolierte Patienten geeignet sind. Hierzu zählt v. a. die Initiierung und Betreuung von Selbsthilfegruppen und Wohngemeinschaften. Dabei wird v. a. auf den Austausch von Ressourcen solcher künstlicher sozialer Netzwerke geachtet.

Unter einer „Community Network Therapy" versteht man Interventionen, die verschiedene soziale Netzwerke zusammenfügen und auch Kontakte zu Organisationen herstellen wollen. Die Arbeitsweise ist von sehr unterschiedlichen Vorgehensweisen geprägt (strukturelle Familientherapie, Organisationsberatung). Allgemeine Linien ergeben sich aber aus dem Versuch, einen offenen, konkreten Problemlösestil zu pflegen und Verständnis bei den Mitgliedern der sozialen Netzwerke bzw. Organisationen für die Problemlage des Indexpatienten herzustellen. Dabei finden die Sitzungen auch in der natürlichen Umgebung der Netzwerkmitglieder statt. Damit soll ein jeweils realistisches Bild der verschiedenen Problemsichten möglich werden. Diese werden auch unter kulturellen, politischen und ökonomischen Aspekten analysiert.

Trotz der teilweise sehr differenziert anmutenden Methoden der Netzwerktherapie, kann man über deren generalisierbaren praktischen Nutzen nur Vermutungen anstellen. Da Netzwerktherapien (des Aufwandes und der kleinen Fallzahlen wegen) nur schlecht mit den üblichen Methoden vergleichender Psychotherapieforschung zu überprüfen sind, ist der empirische Hinweis von Schoenfeld et al.

(1985) zur Wirksamkeit von Netzwerktherapien trotz methodischer Mängel (z. B. Art der abhängigen Variablen) nicht entmutigend. Diese Autoren untersuchten 12 soziale Netzwerke, die insgesamt 25 therapeutische Sitzungen erhielten. Sie wiesen nach, daß die Kontakte der sozialen Netzwerke zum psychosozialen Dienst signifikant abnahmen und dabei auch noch stärker als die einer Kontrollgruppe.

Zur Vernetzung von Organisationen

Nichts ist naheliegender, als Methoden der Netzwerkanalyse auch für Bestandsaufnahmen im Bereich oder psychosozialen Versorgung und dabei insbesondere für die Untersuchung der Beziehungsstrukturen innerhalb und zwischen psychosozialen Diensten zu nutzen. Für die Analyse von Verflechtungen innerhalb und zwischen Organisationen hat das Netzwerkkonzept schon lange ein breites Anwendungsfeld gefunden (vgl. Berkowitz 1982; Schenk 1984). Organisationen lassen sich auf strukturelle Äquivalenzen untersuchen und diese in Beziehung zu verschiedenen Effektivitätskriterien setzen. Die Abbildung von Machtverteilungen und horizontalen bzw. vertikalen Differenzierungen wird möglich. Der Einfluß von Organisationen auf politische Entscheidungsinstanzen kann überprüft werden (vgl. Pappi u. Melbeck 1984). Auch die Analyse von sozialen Bewegungen und politischen Initiativen ist denkbar (Pilisuk u. Parks 1981). Doch vergleichbare Bestandsaufnahmen und die auf ihnen aufbaubaren Veränderungen sind im Bereich der psychosozialen Versorgung Projektvorschläge geblieben oder beruhen auf Fallanalysen (vgl. Burgess et al. 1974; Cramer 1982; Morrisey 1982). Burgess et al. (1974) schlagen vor, die verschlungenen Pfade der Klienten im Sinne einer Netzwerkanalyse zu rekonstruieren. Dies hat Cramer (1982) für einzelne Praktiken der psychosozialen Versorgung versucht und einmal mehr die Notwendigkeit von Kooperation und einer Veränderung der sozialrechtlichen Grundlagen für die psychosoziale Versorgung hervorheben können.

Morrisey (1982) hat ein umfassendes netzwerkanalytisches Modell zur Evaluation von „Community Support Systems" entwickelt, um ihre Funktionen und Auswirkungen auf andere psychosoziale Dienste überprüfbar zu machen. Er schlägt vor, den Umfluß von Ressourcen zwischen psychosozialen Diensten und ihre strukturellen Bedingungen zu untersuchen. Dabei soll das Wissen der Dienste voneinander, ihre jeweiligen Ziele, Abhängigkeiten, geographische Nähe, Größe usw. berücksichtigt werden. Die Beziehungen sollen daraufhin überprüft werden, ob sie freiwillig, formalisiert, kooperativ, gewinnstrebend oder auf persönlichen Kontaktmustern beruhen. Mit Hilfe solcher Methoden hätte es sich angeboten, auch die Kontakte zwischen informellen Hilfesystemen zu analysieren. Ein besonders wichtiges Arbeitsfeld wäre auch gewesen, die Arbeit psychosozialer Arbeitsgemeinschaften auf diese Weise und nicht nur deskriptiv-statistisch zu dokumentieren (vgl. Hesse u. Kohl 1985).

Netzwerkinterventionen auf Gemeindeebene

Auch zu dieser Art von Netzwerkinterventionen liegen fast nur Programme und relativ einfach gehaltene Berichte vor (vgl. Biegel et al. 1984; Maguire 1983; Naparstek et al. 1982; Rappaport et al. 1984; Trojan et al. 1987). So planen z. B. Trojan et al. (1987), die vorhandenen gesundheitsrelevanten intermediären Strukturen in Hamburg, also solche, die zwischen primären sozialen Netzen und Organisationen anzusiedeln sind (z. B. Vereine), mit Hilfe von Methoden katalytischer Gemeindewesenarbeit zu stärken. Biegel (1984) berichtet über ein breit angelegtes Projekt, bei dem es gelang, die zentralen Probleme von zwei großen Stadtteilen zu erheben (z. B. negative Haltungen gegenüber Fragen der psychischen Gesundheit; Fehlen von bedarfsgerechten Diensten, mangelnde Kommunikation in den Familien). Mit Hilfe eines Organisationsmodells, das stark an die Struktur psychosozialer Ausschüsse erinnert, durch das Zusammenführen von Schlüsselfiguren, die Verbreitung von Informationen über psychosoziale Dienste und durch das Angebot problemorientierter Workshops wurden spezifische Bedürfnisse nach professioneller Hilfe befriedigt und die Fragmentierung zwischen den psychosozialen Diensten aufgehoben.

Zur Kritik netzwerkorientierter Hilfen

Zusammenfassend betrachtet ist der Stellenwert netzwerkorientierter Interventionen schon wegen der z. T. erheblichen Mängel der verschiedenen Studien noch recht unklar. Zu den gravierendsten gehören, daß die Breite der Merkmalliste zur Analyse sozialer Netzwerke vielfach ungenutzt blieb und daß nur wenige Studien den methodischen Standards genügen, die man an Vergleichsstudien zu stellen hat (z. B. echte Zufallszuteilungen, Kontrolle der Störvariablen bei quasi-experimentellen Designs). Andere Arten der Evaluation wie z. B. Verlaufsuntersuchungen blieben selten. Klassische Einzelfallanalysen hätten sich z. B. bei Netzwerktherapien angeboten.

Noch schwerwiegender sind möglicherweise die konzeptionellen Probleme der netzwerkorientierten Verfahren. Damit sind zunächst die eingangs beklagten Wissenslücken über die Wirkmechanismen sozialer Netzwerke bzw. sozialer Unterstützung gemeint. Es bleibt offen, welchen ätiologischen Stellenwert Merkmale sozialer Netzwerke besitzen. Ziele psychiatrischer Hilfen im Sinne der Veränderung von Merkmalen sozialer Netzwerke lassen sich wegen der „neutralen" und auch z. T. widersprüchlichen Bedeutungsgehalte nicht ohne weiteres formulieren. Noch weniger lassen sich aus ihnen unmittelbar Interventionsprinzipien ableiten, die sich auf einzelne Störungsbereiche hinspezifizieren lassen sollten. Daraus ergibt sich, daß die jeweiligen Veränderungsprinzipien auf artfremde Konzepte zurückgreifen müssen. Insofern ist auch verständlich, daß die Mehrzahl der Behandlungsprogramme Merkmale sozialer Netzwerke im instrumentellen Sinne, wenn auch zugleich in eingeschränktem Maße, genutzt hat. Dies ist vielleicht die zur Zeit legitimste Form von netzwerkorientierten Interventionen.

Die Untersuchung der Zusammenhänge zwischen Merkmalen sozialer Netzwerke und psychischen Störungen läuft Gefahr, den einzelnen Patienten aus dem

Blickfeld zu verlieren und zum Spielball von Strukturen sozialer Netzwerke werden zu lassen. Durchbrochen wir diese Gefahr allerdings durch Interventionen, die im Rahmen ihrer Instruktionen über die Bedeutung sozialer Netzwerke von der Reflexivität ihrer Mitglieder ausgehen und ihre Maßnahmen dementsprechend auch partizipativ gestalten. Doch zweifelsohne sind solche Grundhaltungen nicht aus dem Konzept des sozialen Netzwerks abgeleitet. Hierfür sind völlig andere psychologische Theorien und Zugänge zum Gegenstand „soziales Netzwerk" notwendig (vgl. Röhrle 1987a).

Mit dieser Kritik verbinden sich Bedenken und Hinsicht auf kulturelle Vorannahmen und Menschenbilder, die nicht nur bei Netzwerkinterventionen, gerade im Bereich sozial-rehabilitativer Maßnahmen zum Tragen kommen. Die sozial-rehabilitativen Programme nähren z.T. den Mythos vom besseren Leben „draußen", ohne dessen gewahr zu werden, daß viele Ziele, wie die familiärer Integration, angesichts der großen Zahl an Einzelhaushalten obsolet geworden sind. Bei direktiven Netzwerkinterventionen ist die Gefahr groß, daß gewachsene Kulturen der informellen Hilfe zerstört oder überlastet werden. Autoren wie Bachrach (1982) und Rose u. Black (1985) befürchten, daß sich bei vielen sozialrehabilitativen Programmen die Philosophien der stationären Behandlung und Aufbewahrung leise eingeschlichen haben (Fürsorglichkeit, Pädagogisierung, Pathologisierung sozialer Umwelten).

Die Zukunft netzwerkorientierter Interventionen ist insgesamt noch nicht hinreichend vorbereitet. Soll sie zu einer dritten Phase der Sozialpsychiatrie führen, so müssen noch einige Voraussetzungen geschaffen werden. Grundlegend ist eine Theorie soziale Netzwerke, die auch Aussagen zur Pathologie der Beziehungen der Person zu ihrer Umwelt insgesamt machen kann und dabei die individuellen Eigenarten psychischer Störungen berücksichtigt. Das heißt auch, daß Veränderungen von sozialen Netzwerken immer nur im Verbund mit dem Wissen über kulturelle, ökologische, sozioökonomische, politische, sozialhistorische und auch individualgeschichtliche Hintergründe bzw. mögliche Folgen angestrengt werden sollten. Nur so kann sich der professionelle Helfer davor schützen, Netzwerkinterventionen zu Sozialtechnologien verkommen zu lassen und sie relativ bruchlos in eine fragwürdige „neue" Sozialpolitik der Subsidiarität einzubinden (vgl. Keupp 1987). Um Deformationen sozialer Netzwerke und ihrer Mitglieder zu vermeiden, empfiehlt es sich auch, kooperative Formen der Verknüpfung von formellen und informellen Stützsystemen soweit als möglich zu pflegen und auch Ausschau nach vielleicht sogar alten „neuen" Philosophien zu halten. Zu solchen Philosophien gehört etwa jene, die Freire in seiner Pädagogik der Unterdrückten formuliert hat und die von Rose u. Black (1985) in ihrem Programm für chronisch psychiatrische Patienten so eindrücklich genutzt wurde.

Literatur

Anderson CM (1985) Ein psychopädagogisches Modell zur Familientherapie der Schizophrenie. In: Stierlin H, Wynne LC, Wirsching M (Hrsg) Psychotherapie und Sozialtherapie der Schizophrenie. Ein internationaler Überblick. Springer, Berlin Heidelberg New York Tokyo, S 263-273

Anderson CM, Hogarty G, Bayer T, Needleman R (1984) Expressed emotion and social networks of parents of schizophrenic patients. Br J Psychiatry 144: 247-255
Angermeyer MC, Finzen A (Hrsg) (1984) Die Angehörigengruppe. Familien mit psychisch Kranken auf dem Weg zur Selbsthilfe. Enke, Stuttgart
Anthony WA, Buell GJ, Sharat S, Althoff ME (1972) Efficacy of psychiatric rehabilitation. Psychol Bull 78: 447-456
Avery AW, Thiessen JD (1982) Communication skills training für divorces. J Counsel Psychol 29: 203-205
Bachrach LL (1982) Assessment of outcomes in community support systems: Results, problems, and limitations. Schizophr Bull 8: 39-61
Bankoff EA (1987) The interplay between psychotherapy, patient's support systems and engagement in the psychotherapeutic process. (Abstracts of the 18th Annual Meeting of the Society for Psychotherapy Research, June 16-20, 1987, Ulm, West-Germany)
Barofsky I (1983) Community survival of the chronic psychiatric patient: Research priorities. In: Barofsky I, Budson RD (eds) The chronic psychiatric patient in the community: Principles oft treatment. MIP Press, New York pp 541-561
Bennet D, Morris I (1983) Support and rehabiliation. In: Watts FN, Bennet D (eds) Theory and practice of psychiatric rehabilitation. Wiley, London, pp 189-211
Berkowitz SD (1982) An introduction to structural analysis. The network approach to social research. Butterworth, Toronto
Biegel DE (1984) Help seeking and receiving in urban ethnic neighborhoods: Strategies for empowerment. In: Rappaport JR, Swift C, Hess R (eds) Studies in empowerment: Steps toward understanding and action. Harworth, New York, pp 121-144
Biegel DE, Shore BK, Gordon E (1984) Building support networks for the elderly. Theory and applications. Sage, Beverly Hills
Billings AG, Moos RH (1985) Life stressors and social resources affect posttreatment outcomes among depressed patients. J Abnorm Psychol 94: 140-153
Birkel RC, Repucci ND (1983) Social networks, information-seeking, and the utilization of services. Am J Community Psychol 11: 185-205
Birley J, Hudson B (1983) The family, the social network and rehabilitation. In: Watts FN, Bennet DH (eds) Theory and practice of psychiatric rehabilitation. Wiley, New York, pp 171-188
Braun P, Kochansky G, Shapiro R, Greenberg S, Gudemann JE, Johnson S, Shore MF (1981) Overview: Deinstitutionalization of psychiatric patients: A critical review of outcome studies. Am J Psychiatry 138: 736-749
Budson RD (1983) Residential care for the chronically mentally ill. In: Barofsky I, Budson RD (eds) The chronic psychiatric patient in the community: Principles of treatment. MIP Press, New York, pp 281-308
Budson RD, Jolley RE (1978) A crucial factor in community program success. The extended psychosocial kinship system. Schizophr Bull 4: 609: 621
Budson RD, Grob MC, Singer JE (1977) A follow-up study of Berkeley House - A psychiatric halfway house. Int J Soc Psychiatry 23: 120: 131
Burgess J, Nelson RH, Waldhaus R (1974) Network analysis as a method for the evaluation of service delivery system. Community Ment Health J 10: 337-344
Caplan G (1974) Support systems and community mental health. Lectures on concept development. Behavioral Publications, New York
Caplan G, Killilea (eds) (1974) Support systems and mutual help. Grune & Stratton, New York
Cohen CI, Adler A (1984) Network interventions: Do they work? Gerontologist 24: 16-22
Cohen CI, Sokolovsky J (1979) Health seeking behavior and social network of the aged living in single-room occupancy hotels. J Am Geriatr Soc 27: 270-278
Cohen CI, Adler A, Mintz JE (1983) Network interventions on the margin. A service experiment in a welfare hotel. In: Pancoast DL, Parker P, Froland C (eds) Rediscovering self-help. Its role in social care. Sage, Beverly Hills, pp 67-88
Colletti G, Brownell KD (1982) The physical and emotional benefits of social support: Applications to obesity, smoking, and alcoholism. Prog Behav Modif 13: 109-178
Cramer M (1982) Psychosoziale Arbeit. Kohlhammer, Stuttgart
Cross DG, Sheehan PW, Khan JA (1980) Alternative advice and counsel in psychotherapy. J Consult Clin Psychol 48: 615-625

Cutler D (1984) Networks. In: Talbott A (ed) The chronic mental patient. Five years later. Grune & Stratton, New York, pp 13-22
Cuvo AJ, Davis PK (1983) Behavior therapy and community living skills. Prog Behav Modif 14: 125-172
Danish SJ, D,Augelli AR (1983) Helping skills II. Life development intervention. Trainee's work book. Human Science Press, New York
D'Augelli AR (1983) Social support networks in mental health: An interpretative essay. In: Whitaker JK, Garbarino J (eds) Social support networks: Informal helping in the human services. Aldine, New York pp 73-106
D'Augelli AR, Ehrlich RP (1982) Evaluation of a community-based system for training natural helpers. II. Effects on informal helping activities. Am J Community Psychol 10: 447-456
Dellario DJ, Anthony A (1981) On the relative effectiveness of institutional and alternative placement for the psychiatrically disabled. J Soc Issues 37: 21-33
Denoff MS, Pilkonis PA (1987) The social network of schizophrenic: Patient and residential determinants. J Community Psychol 15: 228-244
Dumas JE, Wahler RG (1983) Predictors of treatment outcome in parent training: Mother insularity and socioeconomic disadvantage. Behav Assess 5: 301-313
Edmundson ED, Bedell JR, Archer RP, Gordon RE (1982) Integrating skill building and peer support in mental health treatment: The early intervention and community network development projects. In: Jeger AM, Slotnik RS (eds) Community mental health. A behavioral-ecological perspective. Plenum, New York, pp 127-139
Ehrlich RP, D'Augelli AR, Conter KR (1981) Evaluation of a community-based system for training natural helpers. I. Effects on verbal helping skills. Am J Community Psychol 9: 321-337
Falloon IRH, Boyd JL, McGill CW et al. (1985) Family management in the prevention of morbidity of schizophrenia. Arch Gen Psychiatry 42: 887-896
Fiedler P, Niedermeier T, Mundt C (1986) Gruppenarbeit mit Angehörigen schizophrener Patienten. Materialien für die therapeutische Gruppenarbeit mit Angehörigen und Familien. Materialien für die psychosoziale Praxis. Psychologie Verlags Union, München Weinheim
Fiore J, Becker J, Coppel DB (1983) Social network interactions: A buffer or a stress ? Am J Community Psychol 11: 423-439
Froland C, Pancoast DL, Chapman NJ, Kimboko PJ (1981) Helping networks and human services. Sage, Beverly Hills
Gottlieb BH (1983) Social support strategies. Guidelines for mental health practice. Sage, Beverly Hills
Gottlieb BH (1985) Social support and community mental health. In: Cohen SH, Syme SL (eds) Social support and health. Academic Press, New York, pp 303-326
Gottlieb BH, Todd DM (1982) Characterizing and promoting social support in natural settings. In: Munoz RF, Snowden LR, Kelly JG (eds) Social and psychological research in community settings. Jossey-Bass, San Francisco, pp183-216
Gourash N (1978) Help-seeking: A review of the literature. Am J Community Psychol 6: 413-423
Greenblatt M, Becerra RM, Serafitinides EA (1982) Social networks and mental health: An overview. Am J Psychiatry 139: 977-984
Grunow D (1978) Soziale Ressourcen in der alltäglichen Gesundheitsselbsthilfe. In: Keupp H, Röhrle B (Hrsg) Soziale Netzwerke. Campus, Frankfurt am Main, S 245-267
Hall A, Wellman B (1985) Social networks and social support. In: Cohen SH, Syme SL (eds) Social support und health. Academic Press, New York, pp 23-41
Hammer M (1983) „Core" and „extended" social networks in relation to health and illness. Soc Sci Med 17: 405-411
Hesse E, Kohl A (1985) Entwicklung und gegenwärtiger Stand der psychosozialen Arbeitsgemeinschaften. In: Bosch G, Fehr W, Hutter A (Hrsg) Was können psychosoziale Arbeitsgemeinschaften zur Förderung seelischer Gesundheit tun ? Tagungsbericht. Bundesvereinigung für seelische Gesundheit, Hamburg S 27-56
Hogarty GE, Anderson CM, Reiss DJ, Kornblith SJ, Greenwald DP, Javna CD, Madonia MJ (1986) Family psycho-education, social skills training, and maintenance chemotherapy in the aftercare treatment of schizophrenia: I. One year effects of a controlled study on relapse and expressed emotion. Arch Gen Psychiatry 43: 633-642
Israel B (1985) Social networks and social supports: Implementations for natural helper and community level interventions. Health Educ Q 12: 65-80

Jeger AM, Slotnick RS, Shure M (1982) Toward a „self-help/professional collaborative perspective" in mental health. In: Biegel DE, Naparstek AJ (eds) Commnity support systems and mental health. Practice, policy, and research. Springer, New York, pp 205-223
Kadushin C (1966) The friends and supporters of psychotherapy: On social circles in urban life. Am Sociol Rev 31: 786-802
Kardorff EV, Stark W (1987) Zur Verknüpfung professioneller und alltäglicher Hilfenetze. In: Keupp H, Röhrle B (Hrsg) Soziale Netzwerke. Campus, Frankfurt am Main S 219-244
Katschnig H, Konieczna T (1984) Psychosoziales Netzwerk und Rehabilitation psychisch Kranker. Gemeindenahe Psychiatr 6: 100-112
Keupp H (1987) Soziale Netzwerke - eine Metapher des gesellschaftlichen Umbruchs ? In: Keupp H, Röhrle B (Hrsg) Soziale Netzwerke. Campus, Frankfurt am Main, S 11-53
Kiecolt-Glaser JK, Greenberg B (1984) Social support as a moderator of the aftereffects of stress in female psychiatric inpatients. J Abnorm Psychol 93: 192-199
Klerman GL, Weissman MM, Rounsaville BJ, Chevron ES (1984) Interpersonal psychotherapy of depression. Basic Books, New York
Kliman J, Trimble D (1983) Network therapy. In: Wolman B, Stricker G (eds) Handbook of family and marital therapy. Plenum, New York, pp 277-314
Lenrow P (1978) Dilemmas of professional helping: Continuities and discontinuities with folk helping relationships. In: Wispe L (ed) Altruism, sympathy and helping. Academic Press, New York, pp 263-290
Luborsky L, Singer B, Luborsky L (1975) Compartive studies of psychotherapies. Arch Gen Psychiatry 32: 995-1008
Lynch VJ, Budson RD, Jolley RE (1977) Meeting the needs of former residents of a half-way house. Hosp Community Psychiatry 28: 585
Maguire L (1983) Understanding social networks. Sage, Beverly Hills
McGuire JC, Gottlieb BH (1979) Social supported groups among new parents: An experimental study in primary prevention. J Clin Child Psychol 8: 11-116
Monroe SM, Bromet EJ, Connell MM, Steiner SC (1986) Social support, life events and depressive symptoms: A 1-year prospective study. J Consult Clin Psychol 54: 424-431
Monti PM, Kolko DJ (1985) A review and programmatic model of group social skill training for psychiatric patients. In: Upper D, Ross SM (eds) Handbook of behavioral group therapy. Plenum, New York, pp 25-61
Morrisey JP (1982) Assessing interorganizational linkages. In: Tessler RC, Goldman HH (eds) The chronically mentally ill: Assessing community support programs. Ballinger, Cambridge, pp 159-191
Mueller DP (1980) Social networks: A promising direction for research on the relationship of the social environment to psychiatric disorder. Soc Sci Med 14 A:147-161
Nadler A, Fischer JD (1986) The role of threat to self-esteem and perceived control in recipient reaction to help: Theory development and empirical validation. Adv Exp Soc Psychol 19: 81-122
Naparstek AJ, Biegel DE, Spiro HR (1982) Neighbourhood networks for human health care. Plenum, New York
Okin L, Dolnik JA, Pearsall DT (1983) Patient's perspective on community alternatives to hospitalization: A follow-up study. Am J Psychiatry 140: 1460-1464
Pappi FU, Melbeck C (1984) Das Machtpotential von Organisationen in der Gemeindepolitik. Köln Z Soziol Sozialpsychol 35: 585-614
Pattison EM (1977) Clinical social system intervention. Psychiatr Dig Publ 38: 25-33
Pattison EM, Hurd GS (1984) The social network paradigm as a basis for social intervention strategies. In: O,Connor WA, Lubin B (eds) Ecological approaches to clinical and community psychology. Wiley, New York, pp 145-185
Paul GL (1967) Insight versus desensitization in psychotherapy two years termination. J Consult Psychol 31: 333-348
Perrucci R, Targ DB (1982) Mental patients and social networks. Auburn House, Boston MA
Pilisuk M, Parks SH (1981) The place of network analysis in the study of supportive social associations. Basic Appl Soc Psychol 2: 121-135
Potaznik H, Nelson G (1984) Stress and social support: The burden experienced by the family of a mentally ill person. Am J Community Psychol 12: 589-607

Rappaport J, Swift C, Hess R (eds) (1984) Studies in empowerment: Steps toward understanding and action. Haworth, New York

Röhrle B (1987a) Soziale Netzwerke und Unterstützung im Kontext der Psychologie. In: Keupp H, Röhrle B (Hrsg) Soziale Netzwerke. Campus, Frankfurt am Main, S 54–108

Röhrle B (1987b) Zur Rezeption des Konzepts der sozialen Netzwerke in der Psychologie. In: Kardorff EV, Rohner R, Stark W, Wiedemann PM (Hrsg) Zwischen Netzwerk und Lebenswelt. Soziale Unterstützung im Wandel wissenschaftliche Analysen und politische Strategien (im Druck)

Röhrle B, Stark W (1985) Soziale Stützsysteme und Netzwerke im Kontext klinisch-psychologischer Praxis. In: Röhrle B, Stark W (eds) Soziale Netzwerke und Stützsysteme - Perspektiven für die klinisch-psychologische und gemeindepsychologische Praxis. DGVT, Tübingen, S 103

Rook KS (1984) Loneliness, social support and social isolation. Prepared for the Office of Prevention, National Institute of Mental Health, Washington DC

Rook KS, Dooley D (1985) Applying social support research: Theoretical problems and furture directions. J Soc Issues 41: 5–28

Rose SM, Black BL (1985) Advocacy and empowerment. Mental health care in the community. Routledge & Kegan Paul, Boston

Schenk M (1984) Soziale Netzwerke und Kommunikation. Mohr, Tübingen

Schoenfeld P, Halevy-Martini J, Hemley-Van der Velden E, Ruhf L (1985) Network therapy: An outcome study of twelve social networks. J Community Psychol 13: 281–287

Schulberg HC, Killilea M 81982) Community mental health in transition. In: Schulberg HC, Killelea M (eds) The modern practice of community mental health. Jossey-Bass, San Francisco, pp 40–94

Sosna U (1983) Soziale Isolation und psychische Erkrankung im Alter. Eine medizinische Felduntersuchung. Campus, Frankfurt am Main

Speck RV (1967) Psychotherapy of the social network of a schizophrenic family. Fam Process 6: 208–214

Speck RV, Attneave CL (1983/2) Die Familie im Netz sozialer Beziehungen. Lambertus, Freiburg

Stein LI, Test MA (1983) The community as the treatment for the chronic psychiatric patient. In: Barofsky I, Budson RD (eds) The chronic psychiatric patient in the community: Principles of treatment. MIP Press, New York, pp 431–452

Steketee GS (1987) Social support systems as predictiors of longterm outcome following individual treatment. (Paper presented at the annual meeting of the Society for Psychotherapy Research, Ulm, West-Germany, June)

Tessler RC, Goldman HH (1982) The chronically mental ill: Assessing community support programs. Ballinger, Cambridge MA

Trauer T (1984) The current status of the therapeutic community. Br J Med Psychol 57: 71–79

Trojan A, Hildebrandt H, Faltis M, Denecke C (1987) Selbsthilfe, Netzwerkforschung und Gesundheitsförderung. Grundlagen „gemeindebezogener Netzwerkförderung" als Präventionsstrategie. In: Keupp H, Röhrle B (Hrsg) Soziale Netzwerke. Campus, Frankfurt am Main, S 294–317

Turkat D (1980) Social networks: Theory and practice. J Community Psychol 8: 99–109

Turner JC, Tenhoor WJ (1978) The NIMH community support program: Pilot to a needed social reform. Schizophr Bull 4: 329–348

Vachon MLS, Lyall WA, Rogers J, Freedman-Letofsky K, Freeman SA (1980) A crontrolled study of selfhelp intervention for widows. Am J Psychiatry 137: 1380–1384

Veroff J, Dou van E, Kulka RA (1981) The inner American: A self portrait from 1957 to 1976. Basic Books, New York

Whittaker JK (1983) Mutual helping in human service practice. In: Whittaker JK, Garbarino J (eds) Social support networks: Informal helping in the human services. Aldine, New York, pp 29–67

Whittaker JK, Garbarino J (eds) (1983) Social support networks: Informal helping in the human services. Aldine, New York

Wilcox BL, Birkel RC (1983) Social networks and the help-seeking process. A structural perspective. In: Nadler A, Fisher JD, Depaulo BM (eds) New directions in helping, vol 3: Applied perspectives on help-seeking and receiving. Academic Press, New York, pp 238–253

Soziales Netz und extrahospitaler Hospitalismus – Techniken zur Bewältigung von Isolation

P. Novak

Was ich im folgenden ausführen werde, stammt aus Ergebnissen von teilnehmenden Beobachtungen und narrativen Interviews in einer beschützenden Wohngruppe für psychisch Kranke. Diese Wohngruppe ist einerseits selbst ein soziales Netzwerk und wird andererseits von einem sozialen Netz getragen bzw. ertragen. Ich will zuerst dieses „äußere" soziale Netz kurz beschreiben und komme dann ausführlicher zu dem „inneren" sozialen Netz.

Unsere beschützende Wohngruppe wurde mit Bezug auf die Empfehlungen der Psychiatrie-Enquête im Rahmen eines regionalen Strukturplans für integrierte Nachsorge und Rehabilitation psychisch Kranker konzipiert. Diesen Plan habe ich federführend für eine Arbeitsgemeinschaft des psychosozialen Ausschusses der Stadt Ulm vorgelegt. Da Trägerschaft, Anlauffinanzierung, laufende Betriebskosten, Anmietungsfragen, Personal usw. unverhältnismäßig schnell geklärt waren, stimmte der Koordinationsausschuß für Rehabilitation des Ministeriums für Arbeit, Gesundheit und Soziales in Stuttgart der Einrichtung der beschützenden Wohngruppe zu, die bereits ein halbes Jahr nach Vorlage des Strukturplans im Januar 1981 eröffnet werden konnte. Von da an haben wir sie eineinhalb Jahre untersucht.

Träger der Einrichtung ist der gemeinnützige „REHA-Verein zum Aufbau sozialer Psychiatrie in Baden Württemberg e. V.", der mit der Arbeiterwohlfahrt (AWO) als überörtlichem Sozialhilfeträger zusammenarbeitet. Mit diesem handeln Trägerverein und Leitung der Einrichtung entsprechend §§ 69 und 100 BSHG einen kostendeckenden Pflegesatz aus, und der auf die einzelnen örtlichen Sozialhilfeträger entfallende Anteil dieses Pflegesatzes orientiert sich an der Zahl der Bewohner, die aus dem Zuständigkeitsbereich dieser Träger stammen.

Die Einrichtung umfaßt fünf kleine Häuschen mit großem Garten, die früher als Fremdenheim für ausländische Gastarbeiter genutzt wurden. Hier leben in drei Haushalten 19 weibliche und männliche 20–45 Jahre alte psychisch Kranke mit ihren Betreuern. Die Einrichtung hat 6 Betreuer auf Planstellen, 2 Honorarkräfte, 2 Zivildienstleistende, 2 Praktikanten und 2 ihr freies praktisches Jahr Leistende. Das ganze Areal liegt mitten in einem alten Stadtteil Ulms, der ehemals selbständige Gemeinde war und daher tiefes Traditionsbewußtsein atmet. Bewohner wie Betreuer unserer Einrichtung beggenen den Bürgern dieses Stadtteils unvermeidlich beinahe auf Schritt und Tritt. Gemeindenähe ist hier also Realität. Alles was Bewohner und Betreuer zum täglichen Leben brauchen, ist in kleinen Läden der Nachbarschaft erhältlich. Es gibt auch Friseure, Kneipen, Kirchen, Bus- und Straßenbahnhaltestellen.

Damit ist das „äußere Netz" der Wohngruppe einigermaßen vollständig beschrieben (Abb. 1).

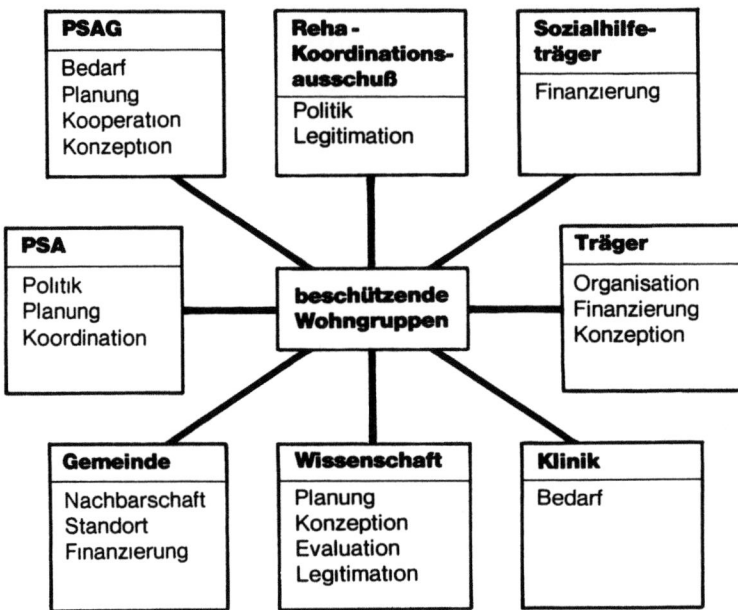

Abb. 1. „Äußeres Netz" der beschützenden Wohngruppen. PSAG = Psychosoziale Arbeitsgemeinschaft, PSA = Psychosozialer Ausschuß

Wir kommen nun zum „inneren Netz". Dieses ist natürlich an zahlreichen Stellen mit dem „äußeren Netz" verknüpft, z. B. durch Verhandlungen der Einrichtungsleitung mit Trägern, Stadt, Ämtern etc., durch wissenschaftliche Forschung und durch gelegentliche Sitzungen des PSA in der Einrichtung, durch Arbeitsaufträge für die Gemeinde, Einkäufe der Bewohner, Feste in der Gemeinde und in der Einrichtung, nachbarschaftliche Hilfen und Auseinandersetzungen etc. Ich will hier nicht alle Verknüpfungen erwähnen.

Die wichtigsten „Knotenpunkte" des inneren Netzes unserer Wohngruppe sind die Konzeption der Einrichtung und ihre abgrenzbaren Funktionsbereiche, die ich schematisch versucht habe darzustellen (Abb. 2). Alle Funktionsbereiche sind direkt bewohnerbezogen, am wenigsten intensiv die Bereiche „Fortbildung der Mitarbeiter" und „Verwaltung".

Die Konzeption der Einrichtung hat zwar Bezug zu dem erwähnten Strukturplan und zu den Zielen des Trägervereins. Mehr Bezug jedoch hat sie zum täglichen Leben und Arbeiten der Einrichtung selbst und zu den in diesem Zusammenhang gemachten, gleichsam geschichtlichen Erfahrungen.

Wenn man Luhmann (1972) folgt, dann weist unsere Einrichtung zahlreiche Merkmale eines „einfachen Sozialsystems" auf. Man kann treffend sagen: Die Konzeption ist Ergebnis ständiger Reflexion dieser alltäglichen Erfahrungen. Es ist also eine sich in einem konkreten und spezifischen Praxiskontext bewährende und häufig auch nicht bewährende, daher aber variable Konzeption, die z. B. im Jahresbericht oder in der Hauspostille auch formuliert wird. Wichtigste Elemente sind die bewohnerbezogenen Ziele:

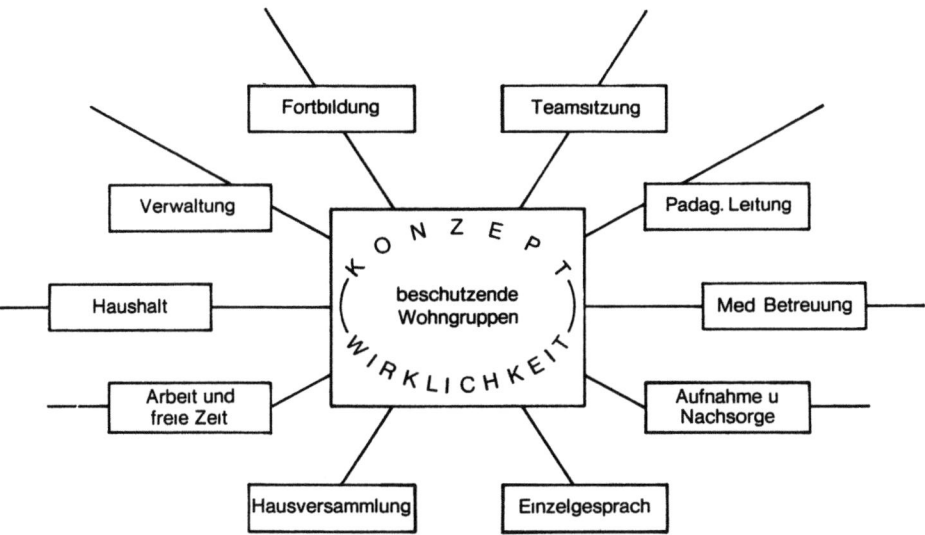

Abb. 2. „Inneres Netz" der beschützenden Wohngruppen

- Überwindung von Isolation und sozialem Rückzug;
- Erwerb von Eigenständigkeit und Fähigkeiten, den Alltag zeitlich und inhaltlich zu strukturieren;
- Erwerb von Fähigkeiten zur Mitbestimmung bei Entscheidungen über Planungen und Verläufe in den verschiedenen Lebens- und Arbeitsbereichen der Einrichtung.

Dies sind, so formuliert, erst generelle Zielelemente der Rehabilitation psychisch Kranker. Aber ihr konkreter Bezug zur Wirklichkeit unserer Einrichtung und damit zu ihrer speziellen Konzeption läßt sich in Grundzügen so darstellen:

Aufnahme finden primär Klinikpatienten, die keine stationäre Behandlung mehr benötigen. Die Aufnahme setzt die Freiwilligkeit der Klienten, die Zustimmung durch die bereits aufgenommenen Klienten und die Mitarbeiter, sowie „ein gewisses Maß an Gemeinschaftsfähigkeit" voraus. Ob man es vermutlich längere Zeit miteinander aushalten kann, wird nach dem „Probewohnen" der Bewohner entschieden. „Die Bereitschaft, die Hausregeln zu akzeptieren, ist erwünscht" heißt es in den Aufnahmeregeln. Für alterskranke Menschen mit hirnorganischen Schäden und solche, „bei denen eine Suchtproblematik im Vordergrund steht", sei die Einrichtung nicht geeignet. Ausdrücklich wird die Funktion einer kostengünstigen Dauerverwahrung von Langzeitpatienten der psychiatrischen Kliniken abgelehnt. Zum vorrangigen Ziel ist dagegen die Ausgliederung von Patienten aus der Klinik und ihre Reintegration in die Gesellschaft, also soziale Rehabilitation, erklärt.

Genereller Ausgangspunkt der Arbeit der Einrichtung ist nicht das in psychiatrischen Kategorien beschreibbare Zustandsbild des Bewohners, sondern die Beobachtung seiner individuellen „Machtlosigkeit" im Umgang mit den „alltäglichsten Dingen". Das auf die jeweils individuelle und situationsabhängige Problemlage zielende Vorgehen orientiert sich daher eher an der Erwachsenenpädagogik, ausdrücklich nicht dagegen an therapeutischen Methoden. Gleichwohl sprach und schrieb man anfangs von „therapeutischen Schwerpunkten", von „Arbeitstherapie", „Beschäftigungstherapie", „Sozial- und Freizeittherapie". Aber diese Begriffe waren bereits ein Jahr später durch „Alltagstraining/Haushalt" oder „Alltagstraining/Mitbestimmung" ersetzt. Konkreter Arbeitsansatz ist „nicht das Nichtvermögen, sondern die Spuren von Können und Kompetenz".

Der Bewohner soll nicht Objekt von Maßnahmen sein, sondern zum Subjekt von pädagogischen Bemühungen werden, zum Subjekt, welches „prinzipiell" - bzw. idealerweise - „den/die Mitarbeiter als Instrument des eigenen Lernprozesses nutzt". Das gilt zugleich als der ideale Weg, „soziale Kompetenz" zu erwerben. Dieser Zentralbegriff in der praktischen Konzeption der Einrichtung wird auch mit „Lebensschule" umschrieben. Hier wird eine Beziehung zu dem erkennbar, was Bateson (1942) „deutero-learning" nannte und was auch Lennard (1960, 1986) übernommen hat. Die in der Lebensschule der Einrichtung zu erwerbende soziale Kompetenz befähigt den Bewohner, z.B. mit „elementaren Bedürfnissen" im Rahmen gegebener institutioneller Befriedigungsmöglichkeiten umzugehen.

Beispiele sind:

- Fernsehen, Radio, Zeitungen für sich nutzen;
- Wahrnehmen von Dienstleistungen und kulturellen Angeboten im Wohnviertel;
- Umgehen mit Geld und Geldansprüchen;
- Kennen- und Nutzenlernen wichtiger Ämter und Institutionen;
- Aneignen wichtiger Adressen und Telefonnummern.

Soziale Kompetenz in diesen und anderen Handlungs- und Bedürfnisbereichen bildet die Grundlage für die weitere Rehabilitationsarbeit. „Alltagstraining" bleibt das allgemeine Ziel, das aber nun besonders in den Spezialbereichen Haushalt, Arbeit und freie Zeit erreicht werden soll.

Der *Haushalt* umfaßt alltägliche Planung, Organisation und Versorgung. Dazu gehören z.B. Geldeinteilung, Einkaufen, Kochen, Putzen, Waschen.

Den Bereich *Arbeit* repräsentieren Arbeiten mit Holz und Ton, Herstellen einfacher Werkzeuge, kreativ gestaltende Tätigkeiten mit anderen Mitteln und Verfahren, zumeist in der eigenen Werkstatt, Gartenarbeit und externe Arbeit (Reparaturarbeiten im Auftrag, Teil- und Vollzeitbeschäftigungen).

In den Funktionsbereichen „Haushalt" und „Arbeit" ist „Mitbestimmung" ein wichtiges Prinzip, um dessen Realisierung im täglichen Miteinanderumgehen die Betreuer sich ständig bemühen. Ausdrücklicher Lerngegenstand ist „Mitbestimmung" oder „Partizipation" in der obligaten Hausversammlung und im Funktionsbereich „Einzelgespräch".

Es gibt in jedem der drei Haushalte pro Woche eine Haushaltsbesprechung, an der alle Mitglieder des Haushalts teilnehmen. Probleme der Haushaltsführung und -planung und die daran beteiligte Problematik jedes einzelnen Mitgliedes werden hier gemeinsam zwischen Bewohnern und Betreuern bearbeitet, ebenso emotionale und Beziehungsprobleme.

Ebenfalls einmal in der Woche findet die Hausversammlung sämtlicher Mitglieder der Einrichtung statt. Hier werden in Aushandlungsprozessen Aufgaben und

Dienste im einzelnen verteilt. Außerdem werden Freizeitaktivitäten und Interaktionsprobleme im Detail besprochen.

Für Einzelgespräche wählt jeder Bewohner unter den Mitarbeitern eine Vertrauensperson, mit der er einmal in der Woche in einem eigens dazu bestimmten Raum allein vertrauensvoll darüber spricht, was ihm gefällt oder mißfällt, was er vorhat, was ihn bedrückt etc. Das Einzelgespräch hat v. a. die Funktion, den Bewohner in offene vertrauensvolle persönliche Kommunikation mit den Betreuern als Modellen für „normales" Verhalten einzuüben. Die zentralen Gesprächsgegenstände lassen sich generalisierend bezeichnen als Selbst- und Fremdwahrnehmung von Befinden und Verhalten der Bewohner, einschließlich damit zusammenhängender psychischer und sozialer Probleme sowie gemeinsames Entwerfen von Lösungsmöglichkeiten für diese Probleme. Die Vertrauenspersonen halten Gegenstände und Ergebnisse der Gespräche in einem sogenannten Einzelgesprächsordner fest, der nunmehr – am Anfang war das nicht so – Privatsache zwischen ihnen und „ihren" Bewohnern geworden ist. Das heißt, der Bewohner wirkt daran mit, was über ihn geschrieben wird, er hat jederzeit in Absprache mit seiner Vertrauensperson Zugang dazu. Ferner führen die Vertrauenspersonen mit speziellem Bezug auf „ihre" Bewohner ein Tagebuch über besondere Vorkommnisse in den Haushalten. Diese Informationsquelle benutzt der pädagogische Leiter, um für jeden Bewohner einen Verlaufsbericht seines Aufenthalts in der Einrichtung zu schreiben, den „Entwicklungsbogen". Auf diese Weise wird das Einzelgespräch zu einer Vermittlungsinstanz von Partizipation, aber zugleich auch zu einer Kontrollinstanz des Befindens und Verhaltens der Bewohner, wobei der augenblickliche situative Aspekt erhalten bleibt, aber in den Verlauf einer „Geschichte" eingeordnet werden kann. Damit liefert das Einzelgespräch zugleich wichtige Grundlagen, um individuell geeignete Betreuungspläne aufzustellen.

Da die Bewohner hinsichtlich ihrer Wahlpräferenz keiner Beschränkung unterliegen geschieht es, daß ein Mitarbeiter von bis zu 6 Bewohnern zur Vertrauensperson gewählt wird, ein anderer dagegen gar nicht. Von daher bestimmten z. B. die Bewohner darüber, wieviel Zeit der organisatorische Leiter für seine eigentlichen Dienstaufgaben und wieviel er für individuelle Betreuungsarbeit aufwenden konnte.

Sehr deutlich wurde hier der beständige Konflikt der Betreuer, auf der einen Seite spezifische Aufgaben der Funktions- und Bestandssicherung für die Einrichtung erfüllen zu sollen und zu wollen, auf der anderen Seite aber geschätzter, wenn nicht geliebter, mitunter auch gehaßter Partner für die Bewohner sein zu können und zu wollen. Dies ist zugleich ein Problem der Rollenkonfusion, das sich in der Einrichtung fast täglich neu stellt und durchaus schon zu Funktionsschwierigkeiten geführt hat.

Im Hinblick auf nicht seltene Fragen an mich als wissenschaftlich Forschenden, also „objektiven" Kenner der Einrichtung, was dort eigentlich getan werde und im Hinblick auf behandlungstheoretische Ansätze habe ich mich selbst gefragt, ob bzw. wie man das Handeln in dieser beschützenden Wohngruppe begrifflich charakterisieren könne. Mir schienen dabei Habermas' Analysen zu Begriff und Pragmatik des „kommunikativen Handelns" im Unterschied zum „instrumentellen Handeln" hilfreich (Habermas 1971, 1981).

Entsprechend der Konzeption und dem Selbstverständnis ihrer Mitarbeiter ist die Einrichtung – anders als z. B. eine Klinik – im Grunde kein Dienstleistungsbetrieb. Grundsätzlich lassen sich die Beziehungen zwischen Mitarbeitern und Klienten nicht dadurch charakterisieren, daß die einen Maßnahmen durchzuführen haben, deren Adressaten die anderen sind. Das heißt, im Grundsatz bestimmt nicht Zweckrationalität diese Beziehung; folgerichtig hebt z. B. der Jahresbericht 1982 hervor, die Bewohner stünden im Gegensatz zu denen der Übergangsheime – die wir auch in Ulm haben – „nicht unter dem Druck,.., in einer bestimmten Zeit wieder „fit" sein und einen vollständigen Arbeitsplatz finden zu müssen". Gleichwohl sollen die Bewohner durch ihr Leben in der Einrichtung Fähigkeiten erwerben, möglichst selbständig Alltagsprobleme mit Erfolg zu bewältigen, also Ziele sozialer Rehabilitation zu erreichen.

Mitarbeiter und Klienten verleben gemeinsam lange Abschnitte des Tages. Dies schafft Gelegenheiten und Notwendigkeiten, gemeinsam alltägliche Probleme zu bewältigen. Die Mitarbeiter bemühen sich, den Beitrag der Bewohner an eigenständiger Problemsicht, Entscheidung, kreativer Problemlösung, an der Gestaltung des Tagesablaufs, an Planungen usw. zu steigern. Die kleinen überschaubaren Haushalte mit nur wenigen Mitgliedern bieten dazu gute organisatorische Voraussetzungen. Darüberhinaus sind die Mitarbeiter davon überzeugt, daß dies der geeignete Rahmen sei, die Bewohner besser zu verstehen und auf sie eingehen zu können. In der Interaktion mit den Bewohnern wenden die Mitarbeiter keine „Techniken" an, beispielsweise Techniken der Gesprächsführung – auch nicht in den „Einzelgesprächen". Sie wären auch aufgrund ihrer Ausbildung dazu nicht in der Lage. Teamabsprachen werden in der konkreten Interaktion zwischen Mitarbeitern und Bewohnern nicht rigide gegen die letzteren durchgesetzt. Die Mitarbeiter lassen sich viel eher direkt und emotional auf die gegebene Situation der Bewohner ein und versuchen, diese mit ihnen gemeinsam zu verstehen, um gemeinsam erarbeitete praktische Konsequenzen zu ziehen.

Die Achtung vor der individuellen Eigenständigkeit des Bewohners mißt dem, wie er jetzt und hier sein Befinden, seine Situation, seine Absichten, Pläne, Fähigkeiten usw. darstellt und beurteilt, große Bedeutung zu. Dies führte bisweilen dazu, daß Mitarbeiter sich scheuten, zur Einschätzung der Situation und Entwicklung eines Bewohners dessen „Krankenakte" heranzuziehen, da sie befürchteten, mit überholten und unangemessenen Vorurteilen in Interaktionen mit ihnen einzutreten.

Diese empirisch hervorgetretenen Merkmale kommunikativen Handelns erhalten eine Ergänzung durch den Befund, daß die Mitarbeiter Sanktionen gegen die Bewohner eher ablehnen, inkonsequent mit ihnen umgehen oder sie selbst dann unterlassen, wenn sie unvermeidbar erscheinen, z. B. wenn die Bewohner permanent und schwerwiegend die Hausregeln verletzen, wenn sie die Arbeit in der Einrichtung gefährden, wenn sie durch Alkoholmißbrauch und andere Auffälligkeiten „draußen" den Ruf der Einrichtung beeinträchtigen, wenn sie die Einrichtung ohne Vereinbarung für Tage verlassen, sich konsequent weigern, vom Psychiater verordnete Medikamente einzunehmen etc..

Damit wird aber bereits deutlich, daß sich der „Typ" kommunikativen Handelns nicht ungebrochen in unserer beschützenden Wohngruppe realisieren läßt. Eine dieser Brechungen habe ich gerade bezeichnet. Es ist die mangelnde Kompetenz der Bewohner, Verhaltensregeln, die sie prinzipiell anerkennen, einigermaßen permanent einzuhalten, gelegentlich auch ihre Motivation zu deviantem Verhalten.

Ich will noch weitere Brechungen darstellen:

Im Zusammenhang mit häufigen und langjährigen Klinikerfahrungen steht bei den meisten Bewohnern eine nur schwer und nur relativ kurzzeitig überwindbare Neigung zum Verharren im sozialen Rückzug, zur Passivität des Versorgtwerdens, zur Wahl des geringsten Widerstands und zur unmittelbaren Bedürfnisbefriedigung.

Neben der krankheits- und behandlungsbedingten sozialen Inkompetenz der Bewohner setzt auch die Organisationsstruktur der Einrichtung selbst kommunikativem Handeln Grenzen. Dazu gehört, daß der Status der Mitarbeiter und der der Bewohner an unterschiedlichen Hierarchieebenen fixiert ist: Die Mitarbeiter erlassen die Hausregeln und achten auf deren Einhaltung, wenngleich die Bewohner auch am Diskussions- und Beschlußprozeß beteiligt sind. Die Mitarbeiter teilen Taschengeld zu und Geld für den Haushalt usw. Eine wirkliche partnerschaftliche Interaktion erscheint den meisten Mitarbeitern wünschenswert, aber auch illusionär. Das in der Einrichtung gelebte und vorgelebte Alltagsleben bleibt ein Imitat, das den echten Alltag nicht zu erreichen vermag.

Auch auf der Mitarbeiterebene hat sich eine Hierarchie ausgebildet. Bedingungen hierzu sind die an spezifische Funktionen und Qualifikationen gebundenen Positionsunterschiede, z.B. hier der organisatorische und pädagogische Leiter, dort der ZDL; hier die Krankenschwester mit Psychiatrieerfahrung, dort der sein freiwilliges Jahr Leistende. Ebenso spielen Anciennität und organisatorische Talente eine Rolle, v.a. aber emotionale und kommunikative Kompetenz, die für geschätzte spezielle Aufgaben qualifizieren und ein hohes Maß an Beliebtheit und Sympathie sichern.

Schließlich haben sich stärker formalisierte Organisations- und Entscheidungsstrukturen herausgebildet. Gleichwohl wurden die stark partizipativ orientierten ursprünglichen Strukturen nicht einfach zugunsten relativ stark formalisierter verlassen, nur weil erstere Schwächen zeigten. Vielmehr wird gegenwärtig eine fruchtbare Synthese versucht, die auf Konsensfindung nicht verzichtet und Entscheidungsprozesse doch konzentriert.

Problematisch erscheint die Verwirklichung kommunikativen Handelns allerdings nicht nur in bezug auf seine Brechungen, sondern Probleme treten gerade auch dann auf, wenn dieser Handlungstyp seiner Realisierung relativ nahe kommt. Dadurch, daß Betreuer und Bewohner lange Zeit des Tages zusammenleben und -arbeiten, sowie bedingt durch den Mangel an professioneller Qualifikation der Betreuer begegnen sich Bewohner und Betreuer häufig und intensiv als Personen und nicht als Funktions- oder Rollenträger. Professionelle Qualifikation und Rollenfunktionen halten die Interaktionspartner nicht in der Distanz affektiver Neutralität (Parsons 1951, S 60f., 174 ff., 435, 438, 458 ff.). Die Wahrnehmung, als Person ernst genommen zu werden, hat erkennbar zur Stärkung von Selbstgefühl und Selbstvertrauen bei manchen Bewohnern beigetragen. Sie hat einigen sogar geholfen, soziale Kompetenz zur Selbstbehauptung in der Gemeinde draußen zu erwerben.

Zugleich aber war zu beobachten, daß weder Betreuer noch Bewohner mit den Zumutungen kommunikativen Handelns fertigwurden. Zeitweise waren Betreuer gleichsam machtlos gegenüber ihren eigenen Emotionen und emotionalen Bedürfnissen. Dies zeigte sich beispielsweise in einer geradezu endemischen Konkurrenz um die Sympathie der Bewohner bei der Wahl von Vertrauenspersonen, so daß es zeitweilig schwer wurde, Arbeitsinhalte zu bestimmen, Aufgaben verläßlich aufzuteilen usw.. Ebenso hilflos erlebten sich Betreuer gegenüber den emotionalen Ansprüchen und Zumutungen der Bewohner, die ihnen auf der einen Seite Bitterkeit, Ressentiment und Feindseligkeit entgegenbrachten, auf der anderen Seite unerfüllbare Ansprüche auf Liebe und Versorgung.

Dieser „Mangel" an professioneller Distanz und affektiver Neutralität erleichtert den Bewohnern nicht, Selbständigkeit des Entscheidens und Handelns zu entwickeln, diese Selbständigkeit zu erleben und sich „produktiv" von der Einrichtung zu lösen. Die Bewohner geraten in eine widersprüchliche Situation. Auf der einen Seite kommt ihnen die Bindung an eine einzelne Person ihres Vertrauens entgegen. Sie brauchen sich nicht mit vielen anderen auseinanderzusetzen. Aber damit werden sie an Einzelpersonen fixiert und bleiben an diesen wie auch an der Einrichtung „hängen", an die ja diese Beziehung gebunden ist. Auf der anderen Seite besteht für die Bewohner ein gewisser institutioneller Druck, z.B. eine Vertrauensperson zu wählen und mit dieser in die Beziehung des Einzelgesprächs zu treten. Manche haben manchmal das Gefühl, für Bedürfnisse der Mitarbeiter von der Einrichtung vereinnahmt und in Abhängigkeit gehalten zu werden, was gelegentlich zu „unproduktiven" Trennungen im Sinne einer Flucht aus der Wohngruppe geführt hat.

Tendenzen von Bewohnern zum sozialen Rückzug in der Einrichtung wie auch aus der Einrichtung konnten wir beobachten, ebenso Tendenzen zur Entwicklung einer Wohngruppensubkultur, welche die Einrichtung von der Gemeinde draußen abschneidet und Mißtrauen in der „normalen" Nachbarschaft stärkt. Damit erzeugen Konzeption und Wirklichkeit des Lebens und Arbeitens in unserer beschützenden Wohngruppe im Verein mit Techniken zur Überwindung von Isolation und Hospitalismus eine andere Form des Hospitalismus, die wir als extrahospitalen Hospitalismus bezeichnen können.

Mir scheint es wichtig, bei der Einschätzung des Wirkens in der beschützenden Wohngruppe Erscheinungen dieses extrahospitalen Hospitalismus zu berücksichtigen. Sie sind Folgen einer *erfolgreichen* Rehabilitationsarbeit für psychisch Kranke, die zwar nicht zu vermeiden, aber beständig zu bearbeiten sind. Außerklinische Rehabilitationsarbeit in der Gemeinde ist nicht ohne Risiko, aber in einem tragfähigen sozialen Netz erfolgreich möglich.

Literatur

Bateson G (1942) Social planning and the concept of „deutero-learning". Second Symposium Sept. 2

Habermas J (1971) Vorbereitungen zu einer Theorie der kommunikativen Kompetenz. In: Habermas J, Luhmann N (Hrsg) Theorie der Gesellschaft oder Sozialtechnologie. Suhrkamp, Frankfurt am Main, S 101–141

Habermas J (1981) Theorie des kommunikativen Handelns. Suhrkamp, Frankfurt am Main

Lennard HL (1986) The psychiatric hospital. Context, values, and therapeutic process. Human Sciences Press, New York

Lennard HL, Bernstein A (1960) The anatomy of psychotherapy. Columbia Univ Press, New York

Luhmann N (1972) Einfache Sozialsysteme. Z Soziol 1: 51–65

Parsons T (1951) The social system. Free Press, New York

Erfahrungen aus der Praxis: Die Einbeziehung des sozialen Umfeldes in die Arbeit mit älteren psychisch kranken Menschen

R. D. HIRSCH

In der täglichen Arbeit mit psychisch kranken älteren Menschen wird immer wieder deutlich, wie wenig ein einzelner Helfer als „vereinzelter Helfer", sei es Arzt, Krankenschwester oder Angehöriger, den Nöten dieser Kranken gewachsen ist. Will er dem Patienten angemessen helfen, so ist er auf das bestehende Versorgungsnetz und das soziale Laiennetzwerk angewiesen. Ein Beispiel mag dies verdeutlichen:

Mit einem Stöhnen „Was soll ich machen, ich komme an die alte Frau einfach nicht dran" beginnt eine Gemeindekrankenschwester die Schilderung einer ihr anvertrauten Patientin in der Balintgruppe.

> Ich komme da schon gar nicht rein. Ich muß bei der Nachbarin immer den Schlüssel holen, um zur Patientin zu kommen. Jedes Mal ist es dasselbe. Oft ist die Nachbarin nicht da, wenn ich zur Patientin will, obwohl ich immer zur gleichen Zeit komme. Ist sie da, gibt sie mir unwillig und mürrisch den Schlüssel. Dabei ist die Patientin ganz annehmbar. Sie ist 79 Jahre alt und schwer gehbehindert. Ich muß seit kurzem ihre Beingeschwüre behandeln. Das hatte bisher die Nachbarin gemacht. Da wir von der Sozialstation das jetzt machen sollen, bin ich dafür verantwortlich. Ich kann die Nachbarin nicht verstehen. Sie muß doch froh sein, wenn ich ihr die Arbeit abnehme. Obwohl ich die Patientin, eine nette Frau, gerne pflege und gut mit ihr zurechtkomme, kann ich das ständige Getue der Nachbarin nicht mehr ertragen.

Was ist geschehen? Die Gemeindeschwester ist entrüstet, weil die Nachbarin ihr eine Patientin scheinbar vorenthalten will, die sie versorgen soll. Ob die Nachbarin über die Gründe der Einschaltung der Sozialstation informiert wurde, weiß die Gemeindeschwester nicht. Ihr wurde nur gesagt, daß sie den Schlüssel für die Wohnung der Patientin bei der Nachbarin abholen soll. Zu einem Gespräch ist es bisher wegen der abweisenden Haltung der Nachbarin nicht gekommen. In der Balintgruppe wird, angeregt durch die Schilderung, phantasiert, warum die Nachbarin sich so verhält: „Der Hausarzt hat endlich eingesehen, daß eine Fachkraft die Geschwüre behandeln muß", „die Nachbarin wurde über die neue Regelung nicht informiert und ist verärgert", „die Nachbarin hat sich vielleicht dem Hausarzt gegenüber beschwert, daß das doch keine Arbeit für sie wäre. Vielleicht hat sie nur etwas Anerkennung haben wollen".

An diesem kleinen Beispiel wird deutlich, daß die Kommunikation zwischen einem Laien, der hilft, und einem Professionellen, der nach Auftrag handelt, Voraussetzung für eine Betreuung eines älteren Menschen ist. Oft liegt es nur an einem klärenden Gespräch, welches vom Professionellen mangels Unkenntnis der Situation, aus Zeitmangel oder weil er nicht daran gedacht hat, nicht geführt wird. So ist die mögliche Chance der Zusammenarbeit von Anfang an erschwert. Da der zu Betreuende auf beide Personen angewiesen ist, hat die mangelnde Kooperation der Helfenden eine negative Auswirkung für ihn und macht ihn möglicherweise noch hilfloser.

Allgemeine Situation der älteren psychisch Kranken

Die allgemeine Lebenserwartung hat sich in den letzten Jahrzehnten erheblich verändert. Heute liegt sie bei Männern um 69 Jahre, bei Frauen um 76 Jahre (Statistisches Bundesamt 1982); ca. 16% der Einwohner in der Bundesrepublik Deutschland sind 65 Jahre alt und älter. Die Anzahl der Hoch- und Höchstbetragten hat gleichzeitig extrem zugenommen, insbesondere die der älteren Frauen (Reimann u. Reimann 1983). Dabei ist die durchschnittliche Anzahl der jüngeren Bezugspersonen deutlich gesunken (Rückert 1984).

Es ist bekannt, daß ältere Menschen häufiger als jüngere erkranken (Franke 1979) und mehrere Erkrankungen gleichzeitig haben (Krauß 1976/77). Ältere mit einer chronischen körperlichen Erkrankung leiden auch häufiger unter einem hirnorganischen Psychosyndrom als andere (Krauß 1976/77). Man geht davon aus, daß ca. 1/4 der über 65jährigen in der Bundesrepublik Deutschland psychisch krank sind (Häfner 1986); ca. 73% von ihnen leiden unter einem hirnorganischen Psychosyndrom unterschiedlichster Ausprägung, 3% unter einer endogenen Psychose und 29% unter psychoreaktiven Störungen (Krauß 1976/77).

In der Bundesrepublik Deutschland erfolgen ca. 40% aller Konsultationen von Kassenärzten und 45% aller Krankenhausaufnahmen von Patienten, die älter als 60 Jahre sind (Häfner 1986).

Der Anteil der Pflegebedürftigen der über 65jährigen beträgt ca. 10% (Häfner 1986). Meist werden diese von ihren Angehörigen versorgt. Im Mehrpersonenhaushalt ist dies oft die Tochter (Deutsches Zentrum für Altersfragen 1982). Nur von ca. 2% werden ambulante Hilfen in Anspruch genommen.

Aus diesen Zahlen geht hervor, daß die Mehrzahl der hilfebedürftigen älteren Menschen von Laien betreut werden und nur zeitweilig Professionelle in die Versorgung miteinbeziehen. Es gilt, diese Tatsache bei der Planung zur besseren Versorgung älterer psychisch Kranker miteinzubeziehen, umso mehr als Ärzte Hilfen oft nur sehr schwer annehmen können oder über potentielle Hilfen nicht Bescheid wissen (Steinacker et al. 1984). Manchmal liegt es einfach daran, daß sie sich aufgrund ihres Gebrechens nicht an Helfer wenden können.

Die Praxis zeigt, daß ältere Kranke (vermutlich alle hilfebedürftige Kranke) nicht nur Klienten einer, sondern mehrerer Einrichtungen, Teilbereichen des regionalen Versorgungsnetzes, sind. Ist ein Älterer heute in der Klinik, so kann er morgen in der Altentagesstätte oder im Altenheim sein. Lebt er nach einem Klinikaufenthalt wieder zuhause, so bedarf er des Hausarztes und oft weitergehender längerfristiger ambulanter Hilfen. Diesem Umstand wird in der Praxis zur Zeit kaum Rechnung getragen. So kommt es zur Mehrfachversorgung eines Patienten durch unterschiedliche Dienste. Im ungünstigsten Fall, der allerdings nicht so selten ist, arbeiten diese Dienste gegeneinander. Neben diesen professionellen Hilfen bekommt ein Patient je nach seiner sozialen Lage Unterstützung von Angehörigen, Bekannten und gesellschaftlichen Einrichtungen. Hinzu kommen allgemeine Kontakte, die ein Patient auch vor der Erkrankung gepflegt hat. So steht neben dem professionellen Versorgungsnetz, das der Angehörigen, das der Bekannten und das der weniger verbindlichen gesellschaftlichen Einrichtungen. Sind in der Realität diese Netzwerke der einzelnen Bereiche schon nicht immer sinnvoll geknüpft, so ist eine für den Patienten förderliche Verknüpfung aller Netzwerke erst recht ein Wunschdenken.

Im folgenden Teil möchte ich, ausgehend von weiteren Beispielen aus der Praxis, darstellen, wie wichtig die Einbeziehung des sozialen Umfeldes in die Behandlung psychisch kranker älterer Menschen ist.

Der Patient in der Klinik

Herr A., 75 Jahre alt, verheiratet, zwei erwachsene Kinder, wird in verwirrtem und sehr aggressivem Zustand in die Klinik eingewiesen. Die ihn begleitende Ehefrau wirkt sehr erschöpft und nervös. Sie erzählt, daß sie in letzter Zeit mit ihrem Mann viel mitgemacht habe. Sie könne seit Nächten nicht mehr schlafen. Auch die Nachbarn hätten sich beschwert, so daß sie dem äußeren Druck nachgegeben habe und einer Einweisung ihres Mannes in die Nervenklinik zugestimmt habe. Sämtliche Bekannte habe er mit seinem Verhalten vergrault. Sie habe sich auch zunehmend zurückgezogen, da sie sich für das Verhalten ihres Mannes schäme. Ihre Kinder, die beide mit ihrer Familie in der Nähe wohnen und sie wegen des Verhaltens des Vaters selten besuchen, hätten ihr vorgeworfen, daß sie ihren Vater in die Nervenklinik gebracht hätte.

Anamnestisch wurde bekannt, daß der Patient bereits seit einigen Jahren unter Merkfähigkeits- und Konzentrationsstörungen, kurzzeitiger Verwirrtheit, nächtlicher Unruhe und Stimmungsschwankungen leidet. Ein massiver Harnwegsinfekt führte zur Eskalation, die schließlich eine Klinikeinweisung notwendig machte. Nach antibiotischer Behandlung und Infusionstherapie besserte sich das Zustandsbild, und Herr A. war nicht mehr so verwirrt und wurde zugänglicher. Allerdings war er auf der Station schwierig und sehr nörglerisch. Seine Frau, die ihn fast jeden Tag besuchte, beschimpfte er. Zu seinen Kindern, die am Wochenende kamen, war er unfreundlich. Andere Besuche erhielt er nicht.

Die Besuche der Ehefrau wurden gleichzeitig für Gespräche mit ihr genützt. Da sie wenig über die Krankheit ihres Mannes wußte, wurde sie hierüber ausführlich informiert. Auch über rehabilitative Maßnahmen wurde gesprochen. In den Gesprächen wurde deutlich, daß die Ehefrau sich der Situation nicht mehr gewachsen fühlt und sich wegen des Verhaltens ihres Mannes zunehmend von der Umwelt abkapselte. Hinzu kommt, daß sie der Ansicht ist, ihren Mann nicht mehr allein lassen zu können.

Von der Kinik aus wurde die Gemeindeschwester eingeschaltet und eine Nachbarschaftshilfe für einige Stunden in der Woche vereinbart. Diese Zeit könnte die Ehefrau dann dafür nützen, in Ruhe einzukaufen, mit den Nachbarn wieder ins Gespräch zu kommen und langsam wieder ihre alten Bindungen aufzunehmen. Um dies zu erreichen, wurde ihr empfohlen, an einer Angehörigengruppe teilzunehmen. Dort könnte sie im Kreise von Betroffenen über ihre Schwierigkeiten mit dem Patienten sprechen, sich mit den anderen austauschen und neue Kontakte knüpfen. Da sie dies zunächst ablehnte, wurde ein Gespräch mit einem Mitarbeiter des sozialpsychiatrischen Beratungsdienstes für ältere Menschen vereinbart, welches noch während des Klinikaufenthaltes stattfand. Seither kommt diese Frau in regelmäßigen Abständen zu einem Gespräch und ist z. Z. motiviert, an einer Angehörigengruppe teilzunehmen. Sie hat wieder Kontakte zu ihren Bekannten aufgenommen und empfindet die ambulanten Hilfen als echte Unterstützung. Da der Zustand ihres Mannes z. Z. stabil ist, fühlt sie sich selbst besser und kann jetzt auch ihren Mann kurzfristig allein lassen.

Selten wird das „Besucherpotential" genützt (Hirsch u. Grebner 1988; Volk 1986). Gerade bei Älteren, die einen Ehepartner haben oder von Angehörigen versorgt werden, besteht die Chance, sie in der Klinik auf die Belastung vorzubereiten, die nach der Entlassung auf sie zukommt. Die Erklärung des Krankheitsbildes, dessen Begleiterscheinungen und Verlauf, die Information über professionelle Hilfen und das Besprechen von möglichen Handlungsweisen, die die noch vorhandenen Kompetenzen des Patienten stärken, sind wichtige Hilfen für den Angehörigen. Ihm fällt es oft schwer, die psychischen Veränderungen des Betroffenen akzeptieren zu können. Notwendig für das psychische Gleichgewicht des Angehörigen ist es, auch seinen eigenen Ärger, seine Wut und manchmal auch Verzweiflung über den Patienten aussprechen und bewältigen lernen zu können.

Von großem Nutzen sind hierbei Angehörigengruppen, zu denen der Angehörige möglichst noch während des stationären Aufenthaltes des Patienten kommen sollte. In der Regel ist es schwierig, den Angehörigen hierzu zu bewegen. Allerdings sollte diese Maßnahme dem Angehörigen mit als das wichtigste Therapeutikum für den Patienten, aber auch für die Gesamtstabilität zuhause, verdeutlicht werden. Manchmal liegt es auch an den Ärzten oder der Situation, die den Stellenwert dieser Gruppen noch zuwenig erkannt haben. Wünschenswert ist es, daß der Stationsarzt zusammen mit dem therapeutischen Team die Angehörigen seiner Patienten in einer Gruppe regelmäßiger Treffs betreut, um so diese besser auf häusliche Maßnahmen vorzubereiten, Ängste abzubauen und Betroffene selbst über ihre Erfahrungen berichten zu lassen. Möglicherweise könnte dies dann der Anfang einer Selbsthilfegruppe sein.

Der Patient in der ambulanten Betreuung

Eine Sozialarbeiterin des Kreissozialamtes bat mich, mit ihr eine Patientin, die sie seit einigen Jahren betreute, zu besuchen. Diese war nach der Vertreibung aus dem Sudetenland mit ihrer Mutter und der Familie ihres Bruders nach Baden-Württemberg gekommen. Sie lebte mit ihrer Mutter bis zu deren Tod vor einigen Jahren zusammen in einem kleinen Haus, welches ihr gehört. Auch ihr Bruder wohnt mit seiner Familie in diesem Dorf. Sie ist 72 Jahre alt, unverheiratet und lebt von Sozialhilfe. Seit dem Tod ihrer Mutter wurde die Patientin zunehmend psychisch auffällig. Sie bekam paranoide Ängste vor den Nachbarn. Im Dorf wurde ihr „Hexe" und „die hat den bösen Blick" nachgerufen.

Als ich mit der Sozialarbeiterin zu ihr kam, begann sie, mir eine Vielzahl von körperlichen Beschwerden aufzuzählen. Sie holte auch eine Menge Medikamente hervor, die sie im Laufe der Jahre verschrieben bekommen und unregelmäßig eingenommen hatte. Allerdings ging sie jetzt zu keinem Arzt mehr, da sie Angst hatte, er könne sie in eine Nervenklinik einweisen. Zum Einkaufen fuhr sie mit dem Bus in die nächste Stadt, da sie befürchtete, vom Krämer im Dorf vergiftet zu werden. Nur bei Dunkelheit traute sie sich auf die Straße. In letzter Zeit, berichtete sie, hätten die Nachbarn ihren Ofen verwünscht, und er gebe jetzt komische Geräusche von sich. Sie traue sich diesen gar nicht mehr anzumachen. Ab und zu höre sie Radio, religiöse Sendungen und bete viel. Sie fühle sich einsam, verlassen und möchte sterben.

Mit der Sozialarbeiterin besuchte ich die Patientin öfters. Zunächst wurde auf unser Betreiben und mit der finanziellen Unterstützung des Sozialamtes der – schon sehr alte – Gasofen ausgetauscht, der Geräusche machte, die von der Patientin paranoid verarbeitet wurden. Da beim neuen Ofen keine Nebengeräusche zu hören waren, verminderten sich ihre Ängste und verstärkte sich ihr Vertrauen zu uns. Da sie kein Telefon besaß, versuchten wir sie zu bewegen, einen Anschluß installieren zu lassen, schon um uns leichter erreichen zu können. Dies lehnte sie ab. Den Bruder in die Betreuung miteinzubeziehen scheiterte daran, daß er dies strikt ablehnte, da er mit seiner Schwester schon viel mitgemacht habe und die „doch in eine Klapsmühle" gehöre. Weitere Bezugspersonen im Dorf miteinzubeziehen, scheiterte an dem Widerstand der Patientin. Nur eine Bekannte hat die Patientin, die sie gelegentlich besucht, da diese gehbehindert ist. Häufigeren Kontakt mit ihr lehnte sie ab. Wir versuchten sie dann zum Besuch der gerontopsychiatrischen Altentagesstätte zu bewegen (Hirsch et al. 1984). Sie willigte zunächst ein, ging dann aber noch nicht einmal mit, um sich diese anzusehen. Sie hatte Angst, dort festgehalten zu werden. All unsere Bemühungen, sie in ihr soziales Umfeld miteinzubeziehen, scheiterten am Widerstand der Patientin. Auch regelmäßige Besuche durch die Sozialarbeiterin oder mich lehnte sie ab. Sie würde sich bei uns „schon rühren", wenn sie etwas bräuchte. Wir waren frustriert. Es zeigte sich im weiteren Verlauf, daß dieser Patientin die potentielle Möglichkeit, Hilfe zu bekommen, und von ihr in einer Krise gewünschte Besuche von uns ausreichten, wieder für längere Zeit mit ihrem Leben allein zurechtzukommen.

Der psychisch kranke Ältere begegnet uns oft als „störrisch", „uneinsichtig" und „nicht lenkbar". Ihn interessieren unsere Bemühungen kaum. Er fühlt sich nicht krank und will von niemandem Hilfe. Stellen wir uns vor, zu uns kommt eine fremde Person, vielleicht sogar ein Nervenarzt. Diese möchte uns Medikamente geben, Essen auf Rädern bestellen, uns motivieren, Veranstaltungen zu besuchen, uns öfter besuchen und mit uns über unsere Probleme sprechen. Wir verstehen ihn kaum, da er leise spricht. Wie würden wir reagieren? Zunächst erstaunt! „Was will der? Wer schickt ihn? Ich habe mir doch nichts zuschulden kommen lassen! Ich kenne ihn doch nicht! Ich bin nicht verrückt! Der macht mir Angst! Ich will nicht in die Klinik!" Solche oder ähnliche Gedanken mögen wir haben. Warum sollte diese Gedanken nicht auch ein älterer psychisch Kranker haben, dessen Eigenkompetenzen zwar objektiv, für ihn selber aber wenig reflektierbar, eingeschränkt sind? Für die Praxis heißt das: Ich muß mich darauf einstellen, mit einem Menschen zu sprechen, dessen Reaktionsaufnahme oder Reaktionsverarbeitung eingeschränkt oder gestört ist. Zunächst muß ich mich ihm bekannt machen und eine Beziehung herstellen auf der Basis von Mensch zu Mensch. Bin ich ihm etwas vertraut und hat er den Eindruck, daß ich ihn mag, daß er mir wichtig ist, dann beginnt er, sein Mißtrauen abzubauen und mit mir in

Beziehung zu treten. Dies gelingt am ehesten in seiner gewohnten Umwelt und durch mehrere Gespräche. Erst muß ich herausfinden, was ihm wichtig ist, wofür ich ihm konkret nützlich sein kann. Erst dann ist es ihm möglich, zu begreifen, warum ich komme. Dann besteht die Chance, daß er Hilfen annehmen und in sein Leben miteinbeziehen kann. Dafür ist es notwendig, sich Zeit zu nehmen und von ihm Vertrautem auszugehen. Seine soziale Umwelt ist ihm vertraut und gibt ihm ein gewisses Stabilitätsgefühl. Nicht das objektiv Beste ist entscheidend, sondern das, was dem einzelnen auch annehmbar ist und ihn nicht noch abhängiger von fremder Hilfe macht als bisher.

Hat auch jeder um Hilfe suchende ältere psychisch Kranke ein anderes Problem, so sind doch manche Verhaltensweisen typisch. Trotz unserer Ängste als Betreuer, daß die Situation des Klienten bedrohlich ist, sich zuspitzt und eine Klinikeinweisung unvermeidbar ist, kann sich ein Klient nach einigen Kontakten erleichtert fühlen und durchaus in der Lage sein, allein, bis zur nächsten Krise, so wie bisher weiterzuleben. Das von Lowenthal u. Haven (1968) beobachtete Phänomen, daß ältere Frauen mehr als Männer einen *„Confidant"* haben und dieser für sie eine sehr wichtige Rolle spielt, können wir nur bestätigen. Ältere können oft mit professionellen Hilfen wenig anfangen. Sie lehnen diese einfach ab. Möglicherweise entsprechen diese ihrem bisherigen Leben nicht und sind daher für sie völlig nutzlos. Es gilt zu verstehen, wie ich vorhandene professionelle Hilfen für sie „nützlich" machen kann (Weakland u. Herr 1984).

Ältere selbst wenden sich relativ selten an ambulante professionelle Einrichtungen. So baten nur 20% der 1984 vom sozialpsychiatrischen Beratungsdienst für ältere Menschen betreuten Klienten selbst um Hilfe (Steinacker et al. 1988). Meist sind es die Angehörigen, seltener die Nachbarn, die um eine Beratung oder praktische Hilfen bitten. Besonders Nachbarn drängen daauf, daß ein älterer psychisch kranker Mensch in die Klinik eingewiesen wird. Sie haben Angst, es könnte dem Älteren etwas passieren und sie würden dafür verantwortlich gemacht. Oft sind sie hilflos und ratlos, da es ihnen unverständlich ist, warum der Ältere sich so verhält.

Zur Beurteilung, welche ambulanten Hilfen im Einzelfall erforderlich sein können, gilt es festzustellen:

a) das psychiatrische Krankheitsbild und die dadurch bedingte Einschränkung der Eigenkompetenz des Klienten;
b) mögliche organische Erkrankungen und das dadurch bedingte Ausmaß der Behinderung;
c) das soziale Umfeld des Klienten, seine Stellung in diesem Gefüge und dessen Repräsentanz beim Klienten;
d) was der Klient für sich als „nützlich" empfindet und wie seine verringerte Eigenkompetenz verstärkt werden kann;
e) was der Klient selbst machen möchte und was er kann, um so gut wie möglich nicht von Helfern abhängig zu werden;
f) welche potentiellen Helfer im sozialen Umfeld vorhanden sind (z. B. Beratungsdienst, Nachbarschaftshilfe, Essen auf Rädern u. ä.) und wer bereit ist, dem Klienten zu helfen, wie die Hilfen koordiniert werden und ob diese in der notwendigen Weise auch angenommen werden können.

Regionale professionelle Fortbildung

Alle Einflüsse, denen ein Klient im sozialen Umfeld ausgesetzt ist, wirken sich auf dessen Gesundungspropzeß positiv oder negativ aus. Einen besonderen Stellenwert haben dabei die professionellen Einflüsse. Psychisch kranke ältere Menschen verlieren mehr als andere Teile ihrer Eigenkompetenz und sind daher auch in besonderem Maße direkt oder indirekt auf professionelle Hilfen angewiesen, besonders wenn sie alleinstehend sind.

Dem steht gegenüber, daß kaum ein professionell in der Altenarbeit Tätiger, mit Ausnahme des Altenpflegers, sich im Rahmen seiner Berufsausbildung fundierte theoretische oder praktische Kenntnisse in der Gerontologie erworben hat. Er muß sich in der Praxis erst Kenntnisse und Erfahrungen erwerben. Hinzu kommt, daß in der Altenarbeit relativ viele unausgebildete Kräfte tätig sind. Der „gute Wille allein" reicht nicht aus, um der Versorgung und der Betreuung älterer Kranker und deren Angehörigen gerecht zu werden.

Der psychisch kranke ältere Mensch ist, wie schon erwähnt, selten Klient nur einer Einrichtung, sondern einer gesamten Versorgungsregion. Es gilt, dieser Tatsache auch gerecht zu werden. Aus diesem Grund wurde vom sozialpsychiatrischen Beratungsdienst für ältere Menschen (SPBD) in Göppingen das „Gerontologische Forum" eingerichtet (Steinacker et al. 1984). Dieses ist eine regionale monatliche Fort- und Weiterbildungsveranstaltung für alle, die im Landkreis in der Altenarbeit tätig sind. Zielvorstellungen sind:

a) Verbesserung der Kenntnisse über ältere Menschen, ihrer Erkrankungen, insbesondere der psychiatrischen, und über Möglichkeiten der Prävention und Rehabilitation;
b) Verbesserung der Kontakte zwischen den einzelnen regionalen Einrichtungen für ältere Menschen;
c) Verbesserung der Kooperation und Koordination der einzelnen Einrichtungen im Landkreis;
d) Schaffung eines Ortes, an dem alle, die in der regionalen Altenarbeit tätig sind, regelmäßig zusammenkommen können;
e) Erlangung eines gemeinsamen regionalen Grundverständnisses und Grundkonzepts zur Versorgung psychisch kranker älterer Menschen.

Voraussetzung zum Gelingen eines solchen Vorhabens ist die Einbeziehung möglichst vieler unterschiedlicher Einrichtungen schon in der Planungsphase. Kamen bei uns zu den Vorbesprechungen auch relativ wenig Vertreter der einzelnen Institutionen, so war das allgemeine Echo sehr positiv. Es bildete sich eine multiprofessionelle Arbeitsgemeinschaft mit Vertretern unterschiedlichster Alteneinrichtungen des Landkreises. Diese planen in regelmäßigen Abständen die einzelnen Veranstaltungen, die im Oktober 1984 begannen. Themenbereiche des „Gerontologischen Forums" sind: Gerontopsychiatrie, -psychologie, -soziologie, Altenarbeit und Altenpflege. Zwischen 40 und 120 Teilnehmer aus den verschiedensten Einrichtungen des gesamten Landkreises kommen zu diesen Veranstaltungen. Die Hälfte der Teilnehmer sind Altenpfleger und Krankenschwestern. Nur wenige Ärzte aus dem Landkreis kamen bisher. Da auch in kleinen Gruppen gearbeitet wird, um den Bezug zur Praxis herzustellen, besteht außerhalb der Pausen ausreichend Möglichkeit sich kennenzulernen (Hirsch u. Krauß 1986).

Bei jedem Forum wird auch auf aktuelle andere gerontologische Veranstaltungen und auf professionelle Hilfen im Landkreis aufmerksam gemacht. Angeboten wird auch, die sehr umfassende Kartei der SPBD zu nützen, die alle Einrichtungen und einzelne wichtige Kontaktpersonen in der regionalen Altenarbeit umfaßt. Die Bemühungen des SPBD, in einzelnen Gemeinden Selbsthilfegruppen vor Ort zu organisieren und die begonnenen Angehörigengruppen publiker zu machen, werden durch die Informationen hierzu beim „Gerontologischen Forum" nachhaltig unterstützt. Da über jede Veranstaltung auch in der regionalen Presse ein Artikel erscheint, der die abgehandelte Thematik mit einfachen, verständlichen Worten wiedergibt, ist die Öffentlichkeit kontinuierlich über spezifische Probleme mit Älteren und deren professionellen Hilfen informiert. Einige Betroffene und noch mehr deren Angehörige lesen diese Artikel mit großem Interesse und scheuen sich nicht, bei uns anzurufen, falls sie Fragen haben oder - durch den Artikel ermutigt - Hilfe wünschen.

Von der Verwirklichung der Zielvorstellungen im „Gerontologischen Forum" sind wir zwar noch weit entfernt, berücksichtigt man aber die relativ kurze Zeit seines Bestehens, so haben sich doch einige positive Veränderungen ergeben:

a) Durch persönliches Kennen einzelner Personen verschiedener Institutionen, z.B. auch des Sozial- und Gesundheitsamts, hat sich die Distanz zu einer Reihe von Personen, die im Landkreis in der Altenarbeit tätig sind, verringert und es besteht eine größere Bereitschaft zur Kooperation und Koordination.
b) Die Kenntnisse über eine Reihe von Altersproblemen haben sich verbessert. In Stationsrunden, Mitarbeiterversammlungen u. ä. werden die im Forum besprochenen Themenkreise weitergegeben und problembewußter angegangen.
c) Professionellen kann durch dieses Forum vermittelt werden, wie wichtig Angehörigen- und Laienarbeit ist. In den Gesprächen am Rande des Forums kann auf Einzelfragen und -erfahrungen hierzu eingegangen, hierüber diskutiert und andere ermuntert werden, ähnliches vor Ort zu tun.
d) Laien erhalten durch unsere regelmäßigen Artikel in der Tagespresse Informationen über Altersprobleme, manchmal auch „praktische Tips". Daneben werden die Angebote professioneller ambulanter Hilfen für Ältere publiker gemacht.
e) Insgesamt erfährt die Öffentlichkeit mehr über die Probleme alter Menschen, und daß Alter nicht mit Gebrechlichkeit oder Kranksein gleichgesetzt werden kann.

Schlußfolgerungen

Die Kette der Versorgung psychisch kranker älterer Menschen reicht von der Klinik über die Tagesklinik, gerontopsychiatrische Tagesstätte, allgemeine Altentages- oder Altenpflegestäte, Alten- und Pflegeheim, Sozialstation mit Gemeindepflege, Beratungsstellen, niedergelassenen Arzt bis zur Nachbarschaftshilfe und zum Sozialamt, ferner einer Reihe z.T. kirchlicher Institutionen. Sind in einer Region auch selten alle Teile dieser professionellen Versorgungskette vorhanden, so ist die Kooperation und Koordination dieser Teile entscheidend für deren Funktion. Es gilt nicht zu entscheiden, welcher Dienst der beste ist, sondern wie nützlich diese Einrichtung für den einzelnen Älteren ist. Die Frage, ob stationäre oder ambulante Behandlung, ob Betreuung zuhause oder im Altenheim sinnvoller ist, ist nicht generell zu beantworten. Je nach dem Zustandsbild des Patienten unter Einbeziehung seiner sozialen Umwelt kann es heute wichtig sein, daß er stationär behandelt wird, morgen, daß er unter Ausnützung einiger ambulanter Hilfen zuhause lebt. Die Forderung der „Grauen Panther", die sich um die „Durchsetzung einer individuellen Lebensgestaltung für sämtliche ältere Bürger einschließlich Altenheimern und Langzeitpatienten" bemühen, kann hier Leitschiene sein. Wir Professionelle müssen uns mehr als bisher vergegenwärtigen, daß wir den Älteren nur punktuell begleiten. Der überwiegende Teil von ihnen wird von den Angehörigen versorgt. Diesen gilt es, mehr als bisher Entlastung und Kompetenz in der Versorgung ihrer Kranken zu verschaffen, wie wir es auf indirektem Wege z. B. durch das „Gerontologische Forum" versuchen.

Ein Altenpfleger definierte in einer Gruppe einmal das Ziel seiner Bemühungen so: „Ich möchte dem alten Menschen helfen, daß er ohne meine Hilfe zurechtkommt." Dies ist meist ein unerreichbares Ziel. Doch die „Betreuung nach Maß" (Krauß 1986), d.h. das richtige Maß zwischen Unterversorgung und Überbetreuung, gilt es zu finden, eine Kunst, die hilfebedürftige Ältere von uns Professionellen erwarten, um nicht die Reste ihrer Eigenkompetenz durch unser „flächendeckendes Idealversorgungsnetz" zu verlieren.

Manchmal steht uns unsere „*apostolische Funktion*" als Helfer im Weg, unsere vage, aber fast unerschüttliche Vorstellung zu wissen, wie sich der kranke alte Mensch zu verhalten hat, was das Richtige für ihn ist, was er hoffen sollte und dulden müßte (Balint 1980). Es ist daher für uns als Helfer immer wieder notwendig, im Umgang mit den Patienten oder Klienten im Sinne Balints (1980) über unsere „Indikation", „Dosierung zwecks Heilung und Nachbehandlung", „Toxizität", „vermeidbare Nebenwirkungen" und „Kontraindikation" nachzudenken und ausreichend zu reflektieren.

Literatur

Balint M (1980) Der Arzt, sein Patient und die Krankheit. Klett Cotta, Stuttgart
Deutsches Zentrum für Altersfragen (DZA) (1982) Altwerden in der Bundesrepublik Deutschland: Geschichte-Situationen-Perspektiven, Band I. DZA, Berlin
Franke H (1979) Geriatrie. In: Franke H, Hippius H., Geriatrie, Psychiatrie. Springer, Berlin Heidelberg New York, S 1-65
Graue Panther (1985) Prospekt Senioren-Schutz-Bund SSB „Graue Panther". Bundeszentrale, Wuppertal
Häfner H (1986) Psychische Gesundheit im Alter. Fischer, Stuttgart New York
Hirsch RD, Grebner M (1988) Die Besucher von Patienten einer gerontopsychiatrischen Klinik. 11. Symposion der Europäischen Arbeitsgemeinschaft für Gerontopsychiatrie in Wien, 20.-21. September 1985. In: Kalousek ME (Hrsg) Gerontopsychiatrie 13, Janssen Symposion. Janssen, Düsseldorf
Hirsch RD, Krauß B (1986) Das Gerontologische Forum in Göppingen. In: Hirsch RD, Krauß B (Hrsg) Gerontopsychiatrie und Altenarbeit. DZA, Berlin, S. 221-247

Hirsch RD, Stein S, Veith A, Schnepf K (1984) Gerontopsychiatrische Tagesstätte Göppingen. Modellprojekt des Landes Baden-Württemberg. In: Kuratorium Deutsche Altershilfe (KDA) (Hrsg) Informationen über Dienste in der Altenhilfe. KDA, Köln

Krauß B (1976/1977) Alter und Gesundheit. Habilitationsschrift, Universität Göttingen

Krauß B (1986) Gedächtnisstörung und Verwirrtheit bei älteren Menschen. In: Hirsch RD, Krauß B (Hrsg), S 1-10. DZA, Berlin (Gerontopsychiatrie und Altenarbeit), S. 1-10

Lowenthal MF, Haven C (1968) Interaction and adaptation: Intimacy as a critical variable. ASR 33: 20-30

Reimann H, Reimann H (1983) Gerontologie-Objektbereich und Trends. In: Reimann H, Reimann H (Hrsg) Das Alter. Enke, Stuttgart, S 1-21

Rückert W (1983) Hilfe- und Pflegeabhängige Deutsche und ihre Helfer in der Bundesrepublik Deutschland (Manuskript). KDA, Köln

Statistisches Bundesamt (1982) Statistisches Jahrbuch 1982. Kohlhammer, Stuttgart

Steinacker B, Hirsch RD, Krauß B, Knoll G (1984) Sozialpsychiatrischer Beratungsdienst für ältere Menschen, Konkurrenz oder Ergänzung für andere Institutionen ? 12. Symposion der Europäischen Arbeitsgemeinschaft für Gerontopsychiatrie in Kassel, 7.-8. September 1984. In: Radebold H (Hrsg) Gerontopsychiatrie 12, Janssen Symposion. Janssen, Düsseldorf

Steinacker B, Knoll G, Krauß B, Hirsch RD (1988) Welche Funktionen kann ein sozialpsychiatrischer Beratungsdienst für ältere Menschen in einer Region erfüllen ? 13. Symposion der Europäischen Arbeitsgemeinschaft in Wien, 20.-21. September 1985. In: Kalousek ME (Hrsg) Gerontopsychiatrie 13, Janssen Symposion. Janssen, Düsseldorf

Volk W (1986) Besuch im Krankenhaus. Habilitationsschrift, Universität Ulm, (in Vorbereitung)

Weakland JH, Herr JJ (1984) Beratung älterer Menschen und Ihrer Familien. Huber, Bern Stuttgart Wien

Selbsthilfe und professionelle Hilfe in der Nachsorgephase bei Abhängigkeitskranken

D. R. Schwoon

Am Anfang muß hier sehr deutlich unterstrichen werden, daß ein jeder Begriff im obigen Titel einer umfangreichen Erläuterung und Diskussion bedürfte. Um das Lesen aber durch solche Begriffserklärungen nicht zu strapaziös zu gestalten, beschränke ich mich darauf, „Nachsorge" zu erläutern, in der Hoffnung darauf, daß hinsichtlich der anderen Begriffe im Verlauf der weiteren Ausführungen etwas Klarheit gleichsam nebenher entsteht.

Es ist ein gängiges Unterfangen, im Zusammenhang mit der Rehabilitation von Abhängigkeitskranken die große Bedeutung von Nachsorge zu betonen. Sie wird als unabdingbare Voraussetzung für den Erfolg einer jeden Behandlungsform dargestellt (so u. a. Feuerlein 1984). Implizit ist darin immer noch das Modell der Rehabilitation bei somatischen oder noch spezieller bei infektiösen Erkrankungen enthalten. Auf die Behandlung der akuten Krankheitssymptome folgt eine Kur, auf diese die Nachsorge mit dem Ergebnis der schließlichen Ausheilung. Nach den Angaben in vielen Beratungsbroschüren gibt es für jeden Abschnitt bestimmte Institutionen und Kostenträger. In der Akutphase („Entgiftung") sind niedergelassene Ärzte und Krankenhäuser zuständig, in der Kurphase („Entwöhnung") die Fachkliniken, in der Nachsorgephase die Selbsthilfegruppen. Für die Kostenübernahme ist auch gesorgt: erst zahlen die Krankenkassen, dann die Rentenversicherungsträger, und die Nachsorge gibt es dann umsonst.

Zugegebenermaßen ist diese Darstellung zu sehr vereinfacht. Allerdings gibt es beständige Tendenzen bei den Kostenträgern, durch Verwaltungsvereinbarungen zu einem stromlinienförmigen System zu kommen, dem sich Patienten und Helfer anpassen sollen. Auffällig ist dabei v. a., daß die als so zentral bewertete Nachsorge überwiegend dem Selbsthilfebereich übertragen und auch aufgebürdet werden soll.

Es gibt nun ganz sicher Abhängigkeitskranke, für die der skizzierte Ablauf angemessen ist, die sich ihm anpassen und davon profitieren können. Für eine große Gruppe der in psychiatrische Kliniken eingewiesenen Alkoholabhängigen gilt jedoch, daß sie über lange Zeiträume auch nach Entwöhnungsbehandlungen immer wieder mit dem Alkoholkonsum beginnen und dadurch wiederholt behandlungsbedürftig werden. Bei 528 von uns beratenen Patienten waren immerhin 36% schon mindestens einmal in einer Fachklinik für Abhängigkeitskranke gewesen.

Nachsorge, die im obigen Sinne als Bedingung für Ausheilung aufzufassen wäre, war entweder nicht zustande gekommen oder nicht erfolgreich gewesen. Geprägt durch die Erfahrungen mit chronifizierten oder häufig rezidivierenden psychischen Störungen hat sich aber in der Psychiatrie allmählich ein anderer

Begriff von Nachsorge entwickelt. Es geht weniger um Nachbehandlungen oder Anschlußheilverfahren, sondern um Begleitung, Entlastung, gestufte Anforderungen. Kurz gesagt geht es eher um den Umgang mit *Behinderung* als mit Erkrankung. Es wird eher für notwendig gehalten, Angebote zu differenzieren als sie zu vereinheitlichen. Nachsorge ist auch Vorsorge und Fürsorge. Leider fehlt noch ein zutreffender und zugleich prägnanter Begriff für dieses Geschehen. So wird auch hier im folgenden von Nachsorge gesprochen, und es ist damit die Begleitung auf dem Weg durch die Abhängigkeitskrankheit gemeint.

Am Beispiel einer Kohorte von alkoholkranken Männern und Frauen soll dargestellt werden,

- welche Hilfsangebote sich Patienten nach einer stationären Therapie zunutze machen;
- wie ein zusätzliches Angebot im Netz der Hilfen angenommen wird und auf die anderen Angebote zurückwirkt;
- wie hilfreich diese Angebote bei der Unterstützung der Bemühungen der Patienten um ein alkoholfreies Leben sind.

Bei dieser Kohorte handelt es sich um 143 Patienten, die im Rahmen eines Forschungsprojektes auf der Psychotherapiestation der Psychiatrischen Universitätsklinik Hamburg-Eppendorf behandelt wurden. Das Therapieangebot umfaßte ein Beratungsgespräch, eine ambulante Vorphase, eine 10wöchige stationäre Gruppentherapie unter verhaltenstherapeutischer Orientierung sowie eine ambulante Gruppensitzung, die im Anschluß daran einmal wöchentlich stattfand. Diese soll der Einfachheit halber hier Nachsorgegruppe genannt werden.

Das Angebot war gemeindenah orientiert. Es wurde Wert darauf gelegt, daß die Patienten engen Kontakt zu Familie, Arbeitsplatz, Freizeiteinrichtungen hielten. Sie wurden zum Besuch von Selbsthilfegruppen angehalten, die an drei Abenden der Woche in unserer Klinik tagen. Gegebenenfalls wurden sie dazu aufgefordert, zu denjenigen Gruppen in Kontakt zu bleiben, die ihnen schon vor der Therapie vertraut gewesen waren. Ziel war es, daß sie viele Hilfsangebote kennenlernen und sich daraus ein individuelles Netz von Hilfen zusammenstellen konnten.

Bei jedem zweiten Treffen der Nachsorgegruppe war ein Therapeut anwesend. Dieser strukturierte die Sitzung so, daß konkrete, individuelle Risikosituationen für Rückfälle aus der letzten Woche thematisch in den Mittelpunkt rückten. Dafür wurden dann in gemeinsamer Anstrengung aller Gruppenteilnehmer Problemlösungsschritte erarbeitet und als alternative Bewältigungsstrategien für die Risikosituationen konkretisiert. Das Vorgehen, das an Marlatt u. Gordon (1980) und an Grawe et al. (1980) orientiert war, entsprach dem während der stationären Gruppentherapie. Die Gefährdung und Belastung wirkte jetzt aber aus den Alltagserfahrungen heraus wesentlich realer in die Gruppensitzungen hinein, so daß auch die Problemlösungsansätze realistischer wurden. So läßt sich sagen, daß während der stationären Phase die *Vorgehensweise* erworben werden konnte, während in der Nachsorgephase die *Anwendung* erprobt wurde. Für beide Phasen war dasselbe Modell – Rückfallprophylaxe durch Etablierung alternativer Bewältigungsstrategien – maßgeblich. Die Patienten konnten kontinuierliche, kongruente Erfahrungen in beiden Behandlungsphasen machen, sofern sie sich zur regelmäßigen Teilnahme an den ambulanten Gruppensitzungen entschlossen.

Nach mindestens einem Jahr und durchschnittlich nach 16 Monaten befragten Studenten aus einem Forschungsseminar die ehemaligen Patienten zu Hause. Dazu wurde ein stark durchstrukturierter Interviewleitfaden entwickelt; 99 der ursprünglich 143 Patienten konnten erreicht werden, das entspricht 69 %. Rechnet man diejenigen ab, die die stationäre Therapie vorzeitig abgebrochen hatten (14 Patienten) und diejenigen, die zwischenzeitlich gestorben waren (4 Patienten), so erreichten wir insgesamt 79 %. Dieser Prozentsatz erscheint für derartige Katamnesen ausreichend hoch (vgl. Matakas et al. 1984).

Die Angaben der Patienten in der katamnestischen Befragung wurden durch Informationen durch die Angehörigen bzw. aus unseren Kontakten zu den Patienten ergänzt. Danach wurden sie in die folgenden Ergebnisklassen eingestuft:

1) Abstinent während des gesamten Katamnesezeitraumes (25 Patienten);
2) Rückfall ohne Konsequenzen, d.h. ohne Trennung vom Partner, ohne neuerliche stationäre Behandlung (27 Patienten);
3) Trinkverhalten wie vor der Behandlung (13 Patienten);
4) Erneute stationäre Behandlung wegen der Alkoholproblematik (34 Patienten).

Die beiden ersten Gruppen können zusammengefaßt als „positive Entwicklungen" (E+) gelten und den „negativen Entwicklungen" (E-) der beiden anderen Kategorien gegenübergestellt werden. Als E+ waren 53 % der nachbefragten Patienten zu bezeichnen.

Welche Versorgungsangebote nahmen diese Patienten nun im Katamnesezeitraum in Anspruch ?

Wenden wir uns zunächst dem Bereich der medizinischen Versorgung zu: 54 Patienten suchten nach der stationären Behandlung einen Arzt auf; 34 von ihnen waren regelmäßig in ärztlicher Behandlung, sowohl beim Allgemeinmediziner als auch bei Nervenärzten. Ebenfalls 34 mußten wieder stationär behandelt werden. Von denen *ohne* Kontakte zu Einrichtungen der medizinischen Versorgung (immerhin waren dies 35 Patienten) wurden 89 % als E+ eingeordnet. Von denen *mit* solchen Kontakten gehörten nur 33 % zur Gruppe E+. Dieses Ergebnis ist plausibel, bedenkt man, daß stationäre Behandlung eines der Kriterien für die Zuordnung zu E- war. Es ist aber deshalb erwähnenswert, weil es die Erfahrungswelt der Behandelnden beleuchtet: Positive Entwicklungen kommen zu einem großen Teil ohne weitere Inanspruchnahme der medizinischen Versorgung zustande, so daß sie aus dem Blickfeld der dort Tätigen verschwinden. Negative Entwicklungen erfordern medizinische Interventionen und bestimmen damit den Gesamteindruck vom Krankheitsgeschehen.

Beratungsstellen wurden von 10 Patienten aufgesucht. Mit einer Ausnahme gehörten alle zur Gruppe E-. Sie gingen vorwiegend deshalb dorthin, weil sie in eine weitere Behandlung vermittelt werden wollten oder sollten. In den Beratungsstellen nahmen sie an Vorbereitungsgruppen teil, sofern dies Vorbedingung für die Aufnahme in eine Fachklinik war.

Nachdem die Inanspruchnahme der professionellen Standardangebote kurz dargestellt wurde, wenden wir uns nun der Teilnahme an Selbsthilfegruppen und an unserer Nachsorgegruppe zu. Die Patienten waren vor Aufnahme in die stationäre Therapie gefragt worden, ob sie Selbsthilfegruppen nie, gelegentlich oder regelmäßig besuchten. Wir fragten sie auch danach zum Katamnesezeitpunkt. Daraus ließ sich auf die Kontinuität der Teilnahme und damit auf die Affinität zur Selbsthilfe schließen. Hinsichtlich der Mitarbeit in der Nachsorgegruppe wurde unterschieden in seltene Teilnehmer (das waren solche, die gar nicht oder maximal zwei Monate lang gekommen waren) und in häufige Teilnehmer, wobei das Maximum bei 1 1/2 Jahren lag. Beide Variablen ließen sich so kombinieren, daß sechs verschiedene Formen beschrieben werden können, wie mit Selbsthilfegruppen und Nachsorgeangebot umgegangen wurde. Sie sind in Tabelle 1 aufgelistet.

Tabelle 1. Inanspruchnahme von Gruppenangeboten nach stationärer Gruppentherapie

	n	E+ in der jeweiligen Kategorie [%]
Allgemeine Distanz zu Gruppen	20	(50)
Vor Therapie Selbsthilfe, danach keine Gruppe	11	(27)
Selbsthilfe, keine Nachsorge	18	(44)
Nachsorge, vorher keine Gruppe	10	(60)
Nachsorge, vorher Selbsthilfe	18	(67)
Nachsorge plus Selbsthilfe	20	(65)
Gesamt	97	(54)
Keine Angaben	2	

$E+$: Patienten mit katamnestischer Einstufung als „Therapieerfolg".

32% der Patienten gingen also nicht bzw. nicht mehr in Gruppen; 19% ausschließlich in Selbsthilfegruppen; 29% ausschließlich in die Nachsorgegruppe; 21% kamen häufig zur Nachsorge und gingen auch regelmäßig zu Selbsthilfegruppen. Es war also bei einem Drittel der Patienten nicht gelungen, sie von der Notwendigkeit von Gruppenmitarbeit so zu überzeugen, daß sie – in welcher Form auch immer – aktiv wurden. Bei 10 von den 30 Patienten, die vorher überhaupt keine Gruppen besucht hatten, wurde allerdings durch das Nachsorgeangebot eine Gruppenmitarbeit erreicht.

Was kennzeichnet nun die Gruppenteilnehmer? Welche Merkmale lassen sich identifizieren, die mit einer Teilnahme an Nachsorgegruppen korreliert sind?

John (1985) hat in einem sehr informativen Buch eine Literaturübersicht zusammengestellt, die sich überwiegend auf angloamerikanische Studien bezieht, da für die Bundesrepublik Deutschland nur wenige Erhebungen vorliegen. Danach müßten unter Gruppenteilnehmern häufiger vertreten sein:

- Angestellte verglichen mit Arbeitern;
- beruflich besser Qualifizierte;
- Beschäftigte eher als Arbeitslose;
- Patienten in fester Partnerbeziehung eher als Alleinlebende.

Dies sind sämtlich Merkmale, von denen wir zugleich wissen, daß sie prognostisch generell günstig sind. Sie wurden wiederholt in empirischen Studien als sehr bedeutsam für die Vorhersage dauerhafter Abstinenz wie für die Teilnahme an Gruppen herausgefunden (vgl. Küfner et al. 1986). Dabei wird meist die Auffassung als Interpretationshintergrund herangezogen, daß die Fähigkeit, tragfähige Bindungen einzugehen, sich in diesen Merkmalen konkretisiere, und daß diese Fähigkeit eine Voraussetzung sowohl für die Mitarbeit in Gruppen als auch für Abstinenz sei.

Es sind aber auch gegenteilige Annahmen möglich: Wer z. B. eine Anstellung hat und dadurch gefordert ist, hat genügend soziale Kontakte und verfügt über weniger Zeit, in Gruppen zu gehen. Arbeit zu haben wäre demnach prognostisch günstig in bezug auf Abstinenz und ungünstig in bezug auf Gruppenteilnahme. Ein anderes Beispiel: Für jemanden, der in einer festen Partnerschaft lebt, kann gelten, daß er fähig ist, Bindungen einzugehen, und deshalb Kontakt zu Gruppen findet. Es kann ebenso gelten, daß er sich in der Partnerschaft so aufgehoben fühlt, daß Gruppenkontakte daneben bedeutungslos wirken müssen.

Tabelle 2. Ausgewählte Variablen und Teilnahme an Gruppenangeboten

	Selbsthilfe	Nachsorge
Geschlecht	0	0
Alter	0	0
Schulbildung	0	0
Berufsgruppe	0	Angestellte eher als Arbeiter
Berufsqualifikation	Niedrig qualifizierte eher als besser qualifizierte Patienten	0
Familiäre Bindung	0	0
Gesetzlicher Familienstand	0	0
Feste Partnerbeziehung	0	0
Arbeitslos vor stationärer Therapie	0	0
Arbeitslos nach stationärer Therapie	0	Arbeitslose eher als Beschäftigte
Arbeitslos bei Katamnese	0	0
Kontakte zur medizinischen Versorgung	Mehr Kontakte bei Teilnehmern	0

0: kein Zusammenhang mit Gruppenteilnahme ($p_{(\chi^2)} \geq 0{,}10$).

Tabelle 2 faßt in einer Übersicht die Ergebnisse diverser Vergleiche zusammen. Es überrascht denn doch, wie wenige Merkmale tatsächlich mit der Inanspruchnahme zusammenhängen. So besteht für beruflich besser qualifizierte Patienten eine gewisse Distanz zu Selbsthilfegruppen, nicht aber zur Nachsorge. Bei Nachsorgeteilnehmern überwiegen entsprechend der allgemeinen Erwartung die Angestellten. Aber entgegen der allgemeinen Erwartung und eher im Sinne der oben skizzierten Alternativannahme nehmen Patienten, die nach der stationären Therapie arbeitslos waren, eher das Nachsorgeangebot wahr (sogenannte Nichterwerbspersonen waren hier aus der Analyse ausgeklammert).

Ein Merkmal, das einen auffälligen Zusammenhang mit der Teilnahme an Selbsthilfegruppen hat, ist die Inanspruchnahme der medizinischen Versorgung.

Es gibt, wie der Blick auf andere Variablen zeigte, hier eine Untergruppe von Patienten, die sehr viele Hilfsangebote beanspruchen.

Wir wird das Gruppengeschehen von den Teilnehmern bewertet?

Es verwundert nicht, daß die Einschätzung eher positiv ausfällt, wenn man häufiger in die Nachsorge geht: 58% fällten ein positives Urteil verglichen mit 20% bei selten Teilnehmenden. Gefragt worden war, ob die Teilnahme eher geholfen hatte, was 44% bejahten; ob sie eher geschadet hatte, was 7% fanden; oder ob beides nicht zutraf (49%). Ebenso positiv fiel das Urteil der Selbsthilfegruppenteilnehmer über ihre Gruppen aus: 55% fanden sie hilfreich. Zugrundeliegen wird ein positiver Bekräftigungszirkel. Man geht hin, weil man fühlt, daß es hilft. Je häufiger man an den Treffen teilgenommen hat, desto eher findet man Anschluß an das Gruppengeschehen und bestimmt den Ablauf und die Inhalte mit, so daß man eigene Bedürfnisse besser unterbringen kann.

Bei den Teilnehmern an beiden Angeboten decken sich die Urteile über Nachsorge und Selbsthilfe allerdings nicht, d.h. es handelt sich nicht um eine generell positive Einschätzung von Gruppenarbeit.

Welche Faktoren den Übergang vom Kennenlernen der Arbeit zur regelmäßigen Teilnahme beeinflussen, ist aus einzelnen Anmerkungen, auf die später noch

Tabelle 3a. Ausgewählte Variablen und Katamneseergebnis

		E+ [%]	$p_{(\chi^2)}$
Geschlecht	0		
Alter	0		
Schulbildung	0		
Berufsgruppe	Arbeiter	(39)	0,10
	Angestellte	(58)	
Berufsqualifikation	0		
Familiäre Bindung	Ursprungsfamilie	(90)	0,04
	eigene Familie	(52)	
	allein lebend	(43)	
Gesetzlicher Familienstand	0		
Feste Partnerbeziehung	0		
Kontaktpersonen	keine	(17)	0,01
	nur privat	(52)	
	privat und beruflich	(75)	
Arbeitslos vor stationärer Therapie	0		
Arbeitslos nach stationärer Therapie	nein	(68)	0,02
	ja	(41)	
	nicht erwerbstätig	(29)	
Arbeitslos bei Katamnese	in Arbeit	(64)	0,03
	arbeitslos	(45)	
	nicht erwerbstätig	(29)	

0: kein Zusammenhang mit dem Katamneseergebnis ($p_{(\chi^2)} \geq 0{,}10$); E+ [%]: Anteil der katamnestisch als „erfolgreich" eingestuften Patienten in der jeweiligen Kategorie.

eingegangen werden soll, zwar zu erschließen, aber detaillierte Untersuchungen darüber fehlen. Sie wurden auch von uns bisher nicht durchgeführt, sind jetzt aber in ein Forschungsprojekt aufgenommen worden. Die hier erwähnten Merkmale tragen jedenfalls weniger zum Verständnis bei, als nach anderen Forschungsberichten zu erwarten gewesen wäre.

Auf die gesamte Katamnesekohorte bezogen sieht die Bewertung nicht mehr ganz so positiv aus:
31% fanden die Nachsorge hilfreich;
23% fanden die Selbsthilfegruppe hilfreich;
10% empfanden beides als hilfreich.

Es konnte gezeigt werden, daß 2/3 der Patienten Gruppenangebote nach stationärer Therapie wahrnehmen, daß bisher nur wenige Merkmale zu identifizieren waren, die die Teilnehmer untereinander bzw. von den Nichtteilnehmern differenzierten, und daß mit der Häufigkeit der Teilnahme die Einschätzung der Gruppenarbeit als hilfreich wahrscheinlicher wird. Die entscheidende Frage ist jetzt aber: Wie hängt das alles mit dem Katamneseergebnis zusammen? Vorsicht ist im folgenden geboten gegenüber kausalen Interpretationen!

Wie in Tabelle 3 a zu sehen ist, findet sich bei den „klassischen" soziodemographischen Merkmalen nur für die Berufsgruppenzugehörigkeit ein allerdings schwacher statistischer Zusammenhang: Bei den Erwerbstätigen ist die E+ -Rate für Angestellte etwas höher. Deutlich ist der Zusammenhang mit gegenwärtiger Arbeitslosigkeit bzw. Arbeitslosigkeit nach stationärer Therapie überhaupt, während Arbeitslosigkeit zur Zeit des Therapiebeginnes nicht entscheidend ist. In engem Zusammenhang mit dem Therapieergebnis stehen die familiären Bindungen und die Kontaktpersonen. Dabei fällt die besonders hohe E+ -Rate für diejenigen auf, die wichtige Kontakte gleichermaßen beruflich und auch privat unterhalten.

Demgegenüber ist die Tatsache einer festen Partnerbeziehung und auch der gesetzliche Familienstand von geringer Bedeutung. Allein zu leben, nicht erwerbstätig zu sein, keine persönlichen, privaten oder beruflichen Kontakte zu haben, mag schon das Resultat der Krankheitskarriere sein und führt mit höherer Wahrscheinlichkeit zu einer negativen Entwicklung nach stationärer Therapie. Hier scheint für den Krankheitsverlauf am ehesten das Bild einer negativen, nach unten gerichteten Spirale angebracht.

Tabelle 3b. Ausgewählte Variablen und Katamneseergebnis

		E+ [%]	$p_{(\chi^2)}$
Bewertung der Selbsthilfe	sehr hilfreich	(71)	0,05
	wenig hilfreich	(37)	
Teilnahme an Selbsthilfe	regelmäßig	(54)	-
	selten	(53)	
Bewertung der Nachsorge	sehr hilfreich	(65)	-
	wenig hilfreich	(51)	
Teilnahme an Nachsorge	häufig	(65)	0,05
	selten	(43)	

Eine positive Spirale wird offenbar durch die Beteiligung an der Nachsorgegruppe in Gang gesetzt – falls man länger als zwei Monate durchhält, falls man eine Arbeit findet oder behält, falls man tragfähige Kontakte hat. Ob man die Erfahrungen in der Nachsorgegruppe als hilfreich bewertet, steht allerdings nicht mit dem Status E+ in Beziehung. Ein Erfolg wird kaum den Gruppenerfahrungen zugeordnet, wie sich der Tabelle 3b für die Bewertung der Nachsorge entnehmen läßt.

Bei den Selbsthilfegruppenteilnehmern scheint es zwei Untergruppen zu geben: Die einen bewerten die Erfahrungen in der Gruppe als sehr positiv und gehören eher zu den E+. Sie gehen auch in die Nachsorgegruppe, verbinden den Erfolg aber mehr mit der Selbsthilfe. Die zweite Untergruppe, fast gleich groß, bewertet die Selbsthilfeerfahrungen kritischer, geht gleichwohl regelmäßig dorthin, gehört eher zu den E- und nimmt mehr medizinische Versorgungseinrichtungen in Anspruch.

Betrachten wir noch einmal Tabelle 1 (Spalte 2): Die Teilnahme an der Nachsorgegruppe erhöht die Wahrscheinlichkeit einer positiven Entwicklung nach der stationären Therapie, ob nun jemand vorher gar nicht zu Gruppen ging oder ob dies doch der Fall war oder ob parallel Selbsthilfegruppen aufgesucht wurden. Geht der Anschluß an eine Gruppe verloren, ist eine negative Entwicklung wahrscheinlicher. Wer gar nichts mit Gruppen zu tun haben will, hat im übrigen durchschnittliche Erfolgsaussichten!

Aus Tabelle 1 geht gut hervor, wie unterschiedlich Patienten auf Nachsorgeangebote eingehen. Es war vor der Datenanalyse nicht zu erwarten, daß Patienten aus der Selbsthilfe zu allen Gruppen auf Distanz gehen; daß so viele Patienten Selbsthilfe und Nachsorge gleichzeitig nutzen; daß für so viele Patienten Selbsthilfe und Nachsorge sich wechselseitig ausschließen. Wir hatten gehofft, daß durch ein Nachsorgeangebot einige Gruppenmuffel gewonnen werden können, nur hatten wir doch mit einigen mehr gerechnet. Ein neues Angebot erreicht also nicht nur die bisher nicht angesprochenen Patienten, es steht auch in Konkurrenz, und es wird auch parallel zu bestehenden Angeboten in Anspruch genommen.

Ich möchte noch einige Gesichtspunkte erwähnen, was Selbsthilfe für den Bereich der Abhängigkeitskrankheiten inhaltlich bedeuten mag und was die Konkurrenz und Ergänzung mit professioneller Nachsorge beeinflussen dürfte. Als vergleichende und vielleicht illustrative Gegenüberstellung möchte ich voranschikken, daß ich mir in verschiedenen Selbsthilfetreffen wie an einem Gemeindeabend vorkam, bei unseren Nachsorgetreffen dagegen eher wie in einem Volkshochschulkursus.

Am Beispiel der Anonymen Alkoholiker (AA) läßt sich gut nachvollziehen, daß dort Gemeinschaftsverbundenheit, Entlastung und klare Anweisungen für die Lebensführung geboten werden. Fragen, die vorher unbeantwortbar erschienen, werden beantwortet; und wenn man die Antworten zunächst noch nicht versteht, so vermitteln die anderen Gruppenteilnehmer die Gewißheit, daß man noch dahinter kommen wird. Gemeinschaftsverbundenheit wird gestärkt durch die Betonung der gleichen Erfahrungen in der Abhängigkeitskarriere, durch die Betonung der formalen Gleichberechtigung, durch die vorbehaltlose Aufnahme noch der erschreckendsten Selbstdarstellungen. Entlastung wird gewährt dadurch, daß die eigene Geschichte, die von Schuld, Scheitern und Versagen geprägt ist, als von typischen Merkmalen durchzogen erläutert wird. Sie werden als Symptome der allen gleichermaßen vertrauten und objektiv bestehenden Krankheit bewertet, die schicksalhaft über jemanden gekommen ist und unheilbar ist, vergleichbar einer Allergie mit dem Kontrollverlust als dem zentralen Symptom. Ihr entsprechend muß man sich in Zukunft verhalten. Zu den Verhaltensempfehlungen gehört auch, daß nur lebenslanger Gruppenbesuch die Krankheitsentwicklung aufhalten kann.

Ein überschaubares kausales Erklärungsmodell, die Akzeptierung der individuellen Vergangenheit, die Aussicht darauf, mit der Krankheit leben zu können, die durch das Vorbild der regelmäßigen Teilnehmer und die gedruckten Schriften vermittelt wird, sind die positiven Aspekte der Unterstützung. Der Zusammenhalt wird auch verstärkt durch die Sanktionierung abweichenden Verhaltens. Dazu gehört nicht, wie im sonstigen sozialen Umfeld der Betroffenen, der exzessive Alkoholkonsum, sondern der Zweifel am Krankheitsmodell und an seiner Allgemeingültigkeit. Als besonders deviant wird die Andeutung verstanden, kontrolliertes Trinken sei vielleicht doch möglich.

So funktioniert AA im wesentlichen nach den gleichen Prinzipien wie eine religiöse Gemeinschaft. Sie bietet Sicherheit, Geborgenheit, befreit von Zweifeln, ist an allen Orten prinzipiell gleich und unterliegt weder durch den Wechsel von Personen noch über die Zeit einem maßgeblichen Wandel.

Gerade diese Konstanz zieht viele Abhängige an. Als bewußte Vorzüge werden genannt:

„Ich muß immer wieder hören, was der Alkohol alles anrichtet, sonst würde ich wieder mit dem Gedanken spielen, es noch einmal auszuprobieren". Oder: „Wenn jemand da ist, der wieder drauf ist, und ich sehe dann das ganze Elend, dann wird mir wieder klar, daß ich nicht wieder anfangen will."

Rückfällige leisten etwas für die anderen und für die Gruppe insgesamt. Durch sie bestätigt sich das Krankheitsmodell, sie unterstreichen das Abstinenzmotiv.

Gerade die Konstanz bindet an die Selbsthilfe. Es gilt aber auch: Gerade die Konstanz stößt ab, verhindert die Bindung an die Gruppe. Die Gemeinschaftsrituale, die Wiederholung, Stereotypisierung der Selbstdarstellungen, Pharisäertum führten diejenigen als Argumente an, die nie regelmäßig zu den Treffen gingen bzw. die nicht mehr dorthin gingen. Autonomie anzustreben, sich persönlich und in Beziehungen entwickeln und diskutieren zu wollen, scheint sich in Selbsthilfegruppen schlechter verwirklichen zu lassen, falls das nicht vorgeschobene Argumente sind, hinter denen sich Bequemlichkeit und Abhängigkeit verbergen.

Die Arbeit in unserer Nachsorgegruppe wurde eingangs skizziert. In ihr war der Anspruch auf Weiterentwicklung, die Vorläufigkeit alles Erreichten betont worden. Professionelle Gruppenangebote wie dieses sind in hohem Maße von der jeweiligen Institution, von den dort tätigen Personen, von ihrer Ausbildung und ihrer Ideologie geprägt. Wenn sie sich als wissenschaftlich fundierte Therapieangebote verstehen, dann müssen sie sich mit neuen Erkenntnissen wandeln. Der Wandel hat vorläufigen, vielleicht gar experimentellen Charakter, und er geschieht oft auch im Kontakt therapeutischer Modeströmungen. Wie erwähnt wurde, schreiben E+-Patienten ihre positiven Entwicklungen nicht in besonderem Maße der Gruppenteilnahme zu.

Von den Patienten wird allerdings zugleich Anpassung an die Autorität der Wissenschaft und ihrer Vertreter verlangt. Sie partizipieren damit am Status der Institution: „Ich gehe zur Behandlung ins UKE" (Universitätskrankenhaus Eppendorf). Dies wurde nicht zuletzt deutlich, als sich von der Nachsorgegruppe fünf Patienten trennen sollten, die länger als ein Jahr dabei waren. Die Gruppe war einfach zu groß geworden für sinnvolle inhaltliche Arbeit. Sie beanspruchten den Therapeuten weiter für sich, und als sich dieser verweigerte, wollten sie wenigstens noch weiterhin einen Raum zur Verfügung gestellt bekommen. Sie wollten sich uns als „erfolgreich" zeigen können und damit uns in unserer Arbeit bestätigen und sich selbst ein gewisses Maß an Kontrolle sichern. Inzwischen arbeiten diese ehemaligen Patienten als Selbsthilfegruppe in dem gewohnten Raum.

Daß mit dem Kontakt zu Therapeuten der Erfolg stabilisiert werden soll, ist vermutlich einer der Gründe dafür, daß Patienten nach einem Rückfall selten wieder zur Nachsorge kamen, während Rückfall bei Selbsthilfegruppenteilnehmern weniger zu Gruppendistanz führte.

Zusammenfassend möchte ich noch einmal unterstreichen:

Patienten kommen nach einer langen persönlichen Entwicklungsgeschichte, nach einer langen Krankheits- und Behandlungsvorgeschichte in eine Therapie. Sie suchen nach derjenigen Betreuungsform, die ihren Intentionen und Bedürfnissen am ehesten entspricht, und diese sind einfach nicht uniform. Das jeweilige Angebot kann den einen Patienten genau damit anziehen, womit es den anderen abstößt.

Wir brauchen deshalb differenziertere „Begleitungsangebote" durch die chronische Krankheit, zu denen z.B. Selbsthilfegruppen und auch professionelle Gruppen gehören können, und wohl auch Einzeltherapie und Familientherapie und dies in stationären und in ambulanten Organisationsformen.

Selbsthilfe hat ihren hervorragenden Platz. Jedoch darf sie nicht als Alibi für leere Kassen, therapeutische Hilflosigkeit, Bequemlichkeit oder Ideenarmut benutzt werden.

Literatur

Feuerlein W (1984) Alkoholismus - Mißbrauch und Abhängigkeit. Thieme, Stuttgart
Grawe K, Dziewas H, Wedel S (1980) Interaktionelle Problemlösungsgruppen - ein verhaltenstherapeutisches Gruppenkonzept. In: Grawe K (Hrsg) Verhaltenstherapie in Gruppen. Urban & Schwarzenberg, München, S 266-306
John U (1985) Rehabilitation Alkoholabhängiger. Lambertus, Freiburg
Küfner H, Feuerlein W, Flohrschütz T (1986) Die stationäre Behandlung von Alkoholabhängigen: Merkmale von Patienten und Behandlungseinrichtungen, katamnestische Ergebnisse. Suchtgefahren 32: 1-86
Marlatt GA, Gordon JR (1980) Determinants of relapse: Implications for the maintenance of behavior change. In: Davidson PO, Davidson SM (eds) Behavioral medicine: Changing health life styles. Brunner Mazel, New York, pp 410-452
Matakas F, Berger H, Köster H, Legnaro A (1984) Alkoholismus als Karriere. Springer, Berlin, Heidelberg New York, Tokyo

Interventionen am sozialen Netzwerk in der Rehabilitation schizophrener Patienten

T. Konieczna

Einleitung

Die Einführung der Psychopharmaka hatte zur Folge, daß die Mehrzahl psychisch Kranker früher aus psychiatrischen Anstalten entlassen und mit der sozialen Welt draußen konfrontiert wurde. Recht bald mußte man allerdings die Erfahrung machen, daß diese Konfrontation des öfteren zu Rückfällen führte. Es wurden deshalb verschiedene Versuche unternommen, die Integration bzw. Reintegration der Patienten in ihr soziales Netzwerk möglichst konflikt- und spannungsfrei zu gestalten. Diese Versuche zielten im wesentlichen in 2 Richtungen. Die 1. Richtung („*patientenzentriert*"), die beim Kranken ansetzte, ergab sich aus der Beobachtung, daß die sozialen Fertigkeiten der chronisch psychisch Kranken defizient sind und zumindest teilweise (wieder)erlernt werden können; diverse Formen des Trainings der sozialen Fertigkeiten nahmen sich daher das Erlernen der Verhaltensweisen zum Ziel, die für das Knüpfen und Aufrechterhalten sozialer Kontakte wichtig sind. Die 2. Richtung („*netzwerkzentriert*") mit dem Ansatz am sozialen Netzwerk des Kranken – zu der ersten komplementär – gründete auf der Überzeugung, daß die Veränderungsmöglichkeiten bei Patienten in bezug auf ihre sozialen Fertigkeiten sehr begrenzt sind und daß die Vorbereitung des sozialen Netzwerkes auf den Alltag mit einem psychisch Kranken leichter realisierbar ist.

In dieser Arbeit wird der Versuch unternommen, verschiedene Möglichkeiten der Intervention am sozialen Netzwerk in der Rehabilitation chronisch psychisch Kranker unter besonderer Berücksichtigung schizophrener Patienten darzustellen und zu systematisieren. Zuvor sollen aber einige wichtige Erkenntnisse über soziale Netzwerke von schizophrenen Patienten und ihren Angehörigen rekapituliert werden. Die Beschränkung auf die Schizophrenie ergibt sich daraus, daß es sich hier um eine große und wichtige Patientengruppe handelt, deren soziale Defizienzen zu zahlreichen Untersuchungen angeregt haben und bei der – gerade wegen der mangelnden Berücksichtigung der Erkenntnisse über die Beschaffenheit der sozialen Netzwerke – viele gut gemeinte Rehabilitationsversuche gescheitert sind.

Soziales Netzwerk und Psychopathologie

Die uns heute zur Verfügung stehenden Forschungsergebnisse über die sozialen Netzwerke schizophrener Patienten (vgl. ausführliche Literaturübersicht von Angermeyer in diesem Band) können so interpretiert werden, daß viele Schizophrene im Laufe ihrer Krankheit die Fähigkeit einbüßen, neue soziale Beziehungen einzugehen und alte Kontakte aufrechtzuerhalten (bzw. diese Fähigkeit vor Ausbruch der Erkrankung überhaupt nicht hinreichend entwickelt haben). Die einzigen noch vorhandenen Beziehungen sind häufig diejenigen, in denen eine „Asymmetrie" im Hinblick auf den emotionalen und instrumentellen Austausch toleriert wird und der häufig bestehende Mangel an sozialer Attraktivität des Patienten in Kauf genommen wird. Dies ist gewöhnlich nur in der Familie, bei professionellen Betreuern und einigen Mitpatienten der Fall. Die qualitativen und die quantitativen Charakteristika der sozialen Netzwerke der Schizophrenen ergeben sich aus der Natur ihrer psychischen Defizite, unter denen die mangelnde Kapazität in der Informationsverarbeitung eine Schlüsselrolle zu spielen scheint. Die „Netzwerkrealität" der Schizophrenen resultiert zumindest z.T aus ihrem Streben, sich vor zu vielen kognitiven und emotionalen Reizen zu schützen und stellt, so betrachtet, bereits eine Art Anpassungsleistung dar. Wo ein solches Abschirmen nicht gelingt (wie dies etwa in Gruppensitzungen oder in der Konfrontation mit überemotionalen Angehörigen der Fall ist), ist die Rückfallgefährdung sehr hoch. Andererseits läßt eine Verarmung an sozialen Stimuli (z.B. wenn keine Familie vorhanden ist) die restlichen sozialen Fertigkeiten des Kranken verkümmern, was ebenfalls zum Ansteigen des Rückfallrisikos führt. Man bewegt sich daher bei den Interventionen, die das soziale Netzwerk der Patienten einbeziehen, wie auch sonst überall in der Therapie und Rehabilitation der Schizophrenen, ständig zwischen dem Risiko der *Überstimulierung* einerseits und der Gefahr der *Unterstimulierung* andererseits. Das am eingehendsten erforschte Paradigma der „netzwerkbedingten Reizüberflutung" ist das Phänomen der „high expressed emotion". Es handelt sich dabei um die Bereitschaft der Angehörigen, dem Patienten gegenüber übertrieben emotional, d.h. entweder überkritisch oder überfürsorglich, zu reagieren – was erwiesenermassen mit einem erhöhten Rückfallrisiko einhergeht (Leff 1984; Vaughn u. Leff 1984). Den möglichen emotionalen Belastungen in und durch die Familie (etwa durch zu viele starke Emotionen, zu viel Kontrolle etc.) ist eine Reihe von positiven Aspekten des familiären Beziehungsgefüges gegenüberzustellen. Wie bereits erwähnt, ist die Familie wohl am ehesten in der Lage, dem Patienten einen Lebensraum bereitzustellen, in dem dieser mit seinen begrenzten Möglichkeiten der Informationsverarbeitung nicht überfordert wird. Nur Familienangehörige stehen dem Kranken rund um die Uhr, auch an Wochenenden und in der Urlaubszeit, zur Verfügung. So gesehen ist der Beistand der Familie praktisch unersetzlich und so wird auch plausibel, daß in den meisten Netzwerkinterventionen diesem Teil des sozialen Netzwerkes ein besonderes Augenmerk gewidmet wird.

Mit dem wachsenden Interesse am sozialen Netzwerk psychisch Kranker rückte auch die psychosoziale Situation ihrer Angehörigen vermehrt in den Blickpunkt. Zum einen gewannen die Angehörigen für die behandelnden Psychiater als Gesprächspartner und „Kotherapeuten" zunehmend an Bedeutung, zum anderen wurden sie seit der Gründung der Selbsthilfeorganisationen zu einer recht mächtigen sozialpolitischen Lobby, die die Interessen der Familien von psychisch Kranken nach außen vertritt. Daher ist es etwas verwunderlich, daß Versuche, die soziale Alltagsrealität der Angehörigen detailliert zu erforschen, recht spät u. insgesamt selten unternommen wurden. Es ist von Grad u. Sainsbury (1968) erstmalig erwähnt und in einer Studie von Creer and Wing (1984) wissenschaftlich dokumentiert worden, welche Belastung der Alltag mit einem psychisch Kranken für die Angehörigen bedeutet. Man weiß jedoch bis jetzt recht wenig darüber, wie sich eine psychische Krankheit in der Familie auf die einzelnden Bereiche des Privatlebens der Angehörigen, insbesondere auf ihre sozialen Kontakte, auswirkt. Untersuchungen zu diesem Thema gibt es meines Wissens kaum, obwohl bereits 1972 Brown et al. in einer der ersten Studien über „expressed emotion" die Vermutung äußerten, daß diejenigen Angehörigen, die am meisten isoliert lebten (d. h. weder zu Hause noch außer Haus Bezugspersonen hatten) zu besonders starken emotionalen Reaktionen dem Patienten gegenüber neigten. Die Autoren erklärten dieses Phänomen mit der Abhängigkeit des isolierten Angehörigen vom Patienten im Hinblick auf praktische und emotionale Unterstützung. Die einzige umfassende Untersuchung des sozialen Netzwerks von Angehörigen psychisch Kranker, in der wiederum der Versuch unternommen wurde, mögliche Zusammenhänge zwischen den Netzwerken der Eltern schizophrener Patienten und ihrer „expressed emotion" zu analysieren, wurde von Anderson et al. (1984) in Pittsburgh durchgeführt. Die Autoren untersuchten 35 Ehepaare mit einem schizophrenen Kind und fanden heraus, daß sich die „High"- und „Low-expressed-emotion"-Eltern in bezug auf die diversen Parameter ihrer sozialen Netzwerke voneinander kaum unterschieden. Verglichen mit den Netzwerken der Eltern von psychisch gesunden Kindern waren die sozialen Netzwerke der untersuchten Angehörigen kleiner und bestanden zu einem höheren Anteil aus Familienmitgliedern. Das recht unerwartete Ergebnis dieser Studie war, daß diejenigen Eltern, die ihrem kranken Kind gegenüber übertrieben emotional reagierten, sich auch wesentlich mehr soziale Unterstützung von außen zu organisieren vermochten, d. h. das emotionale Überengagement dürfte gleichermaßen dem kranken Kind wie auch anderen Bezugspersonen gelten.

Netzwerkinterventionen

Die folgende Klassifikation der am wichtigsten erscheinenden Interventionsstrategien am sozialen Netzwerk basiert auf Beobachtungen des therapeutischen Alltags sowie auf den dazu zur Verfügung stehenden Informationen in der Fachliteratur und erhebt keinen Anspruch auf Vollständigkeit:

1) Qualitative Veränderung des vorhandenen sozialen Netzwerks:

- direkte Intervention am sozialen Netzwerk (unter Einbeziehung des Patienten; etwa Familientherapie, Netzwerktherapie),
- indirekte Intervention (Arbeit mit Angehörigen).

2) Erweiterung des vorhandenen sozialen Netzwerks:

- den Patienten Möglichkeiten zu extrafamiliären Kontakten bieten (Club, Tagesstätte, Tagesklinik);
- den Angehörigen Möglichkeiten zu extrafamiliären Kontakten bieten (mit Angehörigen anderer Patientem in Kontakt bringen, im Rahmen von Angehörigengruppen oder Selbsthilfeorganisationen);
- "latente" Angehörige mobilisieren.

3) Anbieten eines alternativen sozialen Netzwerks:

- vorübergehend (Übergangswohnheim),
- dauernd (Wohnheim, Familienpflege).

Es lassen sich 3 Stoßrichtungen unterscheiden: Eingriffe am bereits vorhandenen sozialen Netzwerk im Sinne der qualitativen Veränderung der Beziehungen, eine Erweiterung des bestehenden sozialen Netzwerkes und schließlich das Anbieten von alternativen sozialen Netzwerken (Katschnig u. Konieczna 1984c). Die 3 Strategien schließen sich nicht nur nicht aus, vielmehr werden sie im therapeutischen Alltag häufig gleichzeitig eingesetzt, da sie sich gegenseitig ergänzen oder sogar bedingen. Je adäquater sich die Kommunikation zwischen den Familienmitgliedern infolge einer Intervention an der Familie gestaltet, um so eher wird es sowohl den Patienten als auch den Angehörigen möglich sein, sich auf neue Menschen einzulassen. Andererseits wirken extrafamiliäre Kontakte häufig entlastend und steigern so die Wahrscheinlichkeit einer entspannteren Kommunikation innerhalb der Familie. Ein alternatives soziales Netzwerk kann im Laufe der Zeit in das vorbestehende integriert werden (was auch üblicherweise von den Therapeuten angestrebt wird) und es können neue Kontaktpersonen zum alternativen Netzwerk werden.

Qualitative Veränderung des vorhandenen sozialen Netzwerks

Die klinische Alltagserfahrung und Forschungsergebnisse weisen recht eindeutig darauf hin, daß in erster Linie die Qualität (und nicht so sehr die Quantität) der sozialen Beziehungen schizophrener Patienten für den Krankheitsverlauf bestimmend ist. Wichtige Erkenntnisse über „krankmachende" Eigenschaften sozialer Beziehungen sind den Forschern auf dem Gebiet von „expressed emotion" und den klassischen Familientheoretikern und Familientherapeuten zu verdanken. Aus ihnen läßt sich ableiten, daß durch qualitative Veränderungen im vorhandenen sozialen Netzwerk die psychopathologische Symptomatik und der Krankheitsverlauf günstig beeinflußt werden können.

Im Hinblick auf die *qualitative Veränderung der Beziehungen innerhalb eines vorhandenen sozialen Netzwerkes* wurden schon relativ viele therapeutische Erfahrungen zusammengetragen. Dieser Typ von Interventionsstrategien läßt sich in *direkte* und *indirekte* unterteilen; direkte Interventionen zeichnen sich dadurch aus, daß sämtliche Mitglieder oder, häufiger, ein wesentlicher Teil des sozialen Netzwerkes (üblicherweise Familienmitglieder) *inklusive des Patienten* in die Therapiesituation einbezogen werden (vgl. Gurman u. Kniskern 1981; Bertram 1986). Die heute schon als klassisch anzusehende systematische Familientherapie, in der angestrebt wird, die pathogenen Kommunikationsmuster innerhalb der Familie zu verändern, ist ein typisches Beispiel für eine derartige Intervention. Auch die in verschiedenen Zentren im angloamerikanischen Raum eingesetzten verhaltenstherapeutisch orientierten Formen der Arbeit mit Familien, etwa die „crisis-oriented family therapy" nach Goldstein u. Kopeikin (1981) und der „Problem-solving"-Ansatz nach Falloon (1984), mit ihrer Hauptzielsetzung, die Kompetenz der Angehörigen im Umgang mit psychisch Kranken in Konfliktsituationen des Alltags zu steigern, sind den direkten Interventionen zuzuordnen. Eine äußerst interessante Variante einer „direkten" Intervention stellt auch die sog. *Netzwerktherapie* dar, bei der nicht nur die Familie im engeren Sinn, sondern auch Verwandte, Freunde und nach Möglichkeit auch Nachbarn und Arbeitskollegen in die Behandlung miteinbezogen werden (Speck 1967; Speck u. Rueveni 1969). Diese Form der Intervention erwies sich zwar als sehr wirksam, sie konnte sich aber meines Wissens nie als Routineverfahren etablieren, was wohl auf ihre enorme Aufwendigkeit zurückzuführen ist.

Im letzten Jahrzehnt hat eine neue Form des „therapeutischen Eingriffs" in das soziale Netzwerk zunehmend Verbreitung gefunden, die man als „*indirekte*" Intervention bezeichnen kann – „indirekt" deshalb, weil der Patient üblicherweise ausgeschlossen bleibt, man gleichzeitig aber davon ausgeht, daß ihm die an die anderen Netzwerkmitglieder adressierten Interventionen indirekt zugute kommen. Ein erwähnenswerter Vorläufer der indirekten Intervention war die bereits in der Vornetzwerkära eingesetzte „bifokale Therapie", in der Angehörige und Patienten in voneinander getrennten Gruppen an ihren Problemen arbeiten konnten (Arnold u. Schindler 1952). Ein typisches Beispiel der indirekten Netzwerkintervention ist die Angehörigenarbeit, die heute bereits in vielen psychiatrischen Institutionen hauptsächlich in Form der „Angehörigengruppen" Eingang gefunden hat. In solchen Gruppen werden sowohl Probleme des Umgangs mit dem Patienten wie auch nicht direkt patientenbezogene Belastungen und Konflikte der Angehörigen selbst bearbeitet (Angermeyer u. Finzen 1984; Bertram 1986; Dörner et al. 1982; Fiedler et al. 1986; Katschnig u. Konieczna 1984a, b). Der Nutzen solcher „indirekten" Interventionen besteht nicht nur in der zweifelsohne entlastenden Informationsvermittlung sondern auch darin, daß Angehörige voneinander Bewältigungsstrategien lernen können, wobei der Lernprozess „schmerzloser" verläuft als in üblicherweise stärker konfrontierenden direkten therapeutischen Interventionen. Das Voneinanderlernen findet in solchen Gruppen gleichsam als „Nebeneffekt" statt und ruft wesentlich weniger Widerstände hervor. Ein entscheidener Vorteil dieser Form der Intervention, im Vergleich zu direkten Techniken, besteht darin, daß sie erheblich weniger aufwendig ist; sie kann einer größeren Zahl von Angehörigen gleichzeitig zugute kommen, erfordert keine langjährige psychotherapeutische Ausbildung des Gruppenleiters und wird den Angehörigen, da üblicherweise im Rahmen einer Institution durchgeführt, kostenlos angeboten. Selbstverständlich ist die Familientherapie als „intensiver" einzustufen als diese neuen, mit dem „oberflächlichen" Alltagsmanagement befaßten Formen der Angehörigenarbeit.

Die beiden Interventionsformen schließen sich ja auch gegenseitig nicht aus, vielmehr entwickelten sich im letzten Jahrzehnt therapeutische Ansätze, in denen sie gleichzeitig Anwendung finden. Zu nennen ist hier etwa das von Anderson et al. (1983) entwickelte „Psychoeducational Family Treatment" mit einer eintägigen Informationsveranstaltung („Survival Skills Workshop") und Familiensitzungen oder das betont eklektische Betreuungsangebot „package of social interventions" von Leff et al. (1982, 1985), das Angehörigengruppe, Familiensitzungen und Informationsveranstaltungen beinhaltet. Inzwischen gibt es einige überzeugende evaluative Untersuchungen über die Wirksamkeit diverser Formen der Familienintervention und Angehörigenarbeit. Den Resultaten der bereits erwähnten angloamerikanischen Interventionsstudien ist zu entnehmen, daß der Krankheitsverlauf bei chronisch Schizophrenen durch die Arbeit mit Familien günstig beeinflußt werden kann, indem die Rückfallwahrscheinlichkeit reduziert wird (Goldstein u. Kopeikin 1981; Hogarty et al. 1986; Falloon et al. 1982, 1985, 1987; Glick et al. 1985; Leff et al. 1982, 1985). Hogarty et al. (1986) stellten sogar in den Ergebnissen der genannten Studien eine beeindruckende Konsistenz fest; die Rückfallraten in den Familien, die diversen Formen der Familienintervention unterzogen wurden, betrugen jeweils im Zeitraum von 9 Monaten weniger als 10% und innerhalb von 12 Monaten maximal 20%. Die Rückfallraten der Patienten hingegen, die ausschließlich medikamentös behandelt wurden, waren im Verlauf eines Jahres durchgehend mehr als doppelt so hoch, d.h. sie betrugen mehr als 40%.

Aus eigenen Erfahrungen mit verschiedenen Formen der Angehörigengruppen – sie können z. B. auch losgelöst von einem institutionellen Setting stattfinden und ohne daß die Gruppenleiter den Patienten kennen (Katschnig und Konieczna 1984b) – geht hervor, daß in solchen Gruppen eine Kommunikation zwischen den äußerst belasteten Angehörigen fast automatisch in Gang kommt und es nicht primär eine Frage der therapeutischen Technik ist, ob eine solche Sitzung Entlastung verschafft. Es ist immer wieder überraschend, wieviel Neues man als Fachmann aus den Erfahrungen der Angehörigen für den therapeutischen Alltag lernen kann.

Erweiterung des vorhandenen sozialen Netzwerks

Die klinische Erfahrung sowie die oben geschilderten Befunde, daß es in vielen Familien mit einem psychisch kranken Mitglied im Laufe der Zeit zu einer erheblichen Reduzierung des sozialen Netzwerkes sowohl des Patienten wie auch der Angehörigen kommt, lassen die Erweiterung des sozialen Umfeldes von beiden erstrebenswert erscheinen. Diese Interventionsstrategie geht von der Annahme aus, daß ein soziales Netzwerk durch seine primär stützende Funktion für die Lebensqualität von großer Bedeutung ist. Es muß jedoch gleichzeitig berücksichtigt werden, daß ein verringertes soziales Netzwerk durch die Reduktion von „Streß" (die meisten Streßsituationen hängen mehr oder weniger direkt mit dem sozialen Netzwerk zusammen) auch einen protektiven Charakter hat.

Clubs, Tagesstätten oder Tageskliniken sind typische therapeutische Angebote, die heute dem Patienten unter dem Aspekt der Erweiterung seines sozialen Netzwerkes gemacht werden. Diese Angebote beschränken sich allerdings in der Regel auf Kontakte mit anderen Patienten und mit den Betreuern. Solche Beziehungen scheinen oft als zu „oberflächlich" und würden den Maßstäben eines psychisch Gesunden in Hinblick auf die Tiefe und Intensität des Kontaktes nicht genügen, sie entsprechen aber oft gerade noch den emotionalen und kognitiven Möglichkeiten eines chronisch psychisch Kranken. Zu den Strategien der Erweiterung des sozialen Netzwerkes können auch verschiedenste Laieninitiativen gerechnet werden (etwa Besuchsdienste, Nachbarschaftshilfe), die sich zum Ziel nehmen, den Patienten in seiner Freizeit Gesellschaft zu leisten.

Auch das soziale Netzwerk der Angehörigen ist oft reduziert und auch da haben bereits Fachleute und Angehörige selbst Wege gefunden, Abhilfe zu schaffen. Eine sich heute zunehmend ausbreitende therapeutische aber auch v.a. paratherapeutische Strategie besteht darin, Kontakte zwischen Angehörigen verschiedener Patienten herzustellen. In Großbritannien und in vielen anderen Ländern, etwa auch in Österreich (Katschnig u. Sint 1984; Katschnig u. Konieczna 1986) haben sich, üblicherweise von Experten initiiert und unterstützt, Selbsthilfeorganisationen und Selbsthilfegruppen von Angehörigen etabliert, die nicht zuletzt auch die Funktion haben, soziale Beziehungen außerhalb des engeren sozialen Feldes anzubieten. Auch die bereits erwähnten, immer häufiger in den diversen Institutionen stattfindenden Angehörigengruppen haben neben den unter der Rubrik „indirekte Interventionen am sozialen Netzwerk" bereits erwähnten Zielsetzungen – Informationsvermittlung und direkte emotionale Unterstützung für Angehörige – auch das Ziel, den Angehörigen die Möglichkeit zu eröffnen, ihr eigenes soziales Netzwerk zu erweitern. Neue Kontakte haben oft allein schon dadurch, daß Angehörige einen Teil ihrer Interessen nach außen wenden, positive Auswirkungen auf die engeren familiären Kontakte.

Die 3. „netzwerkerweiternde" Interventionsstrategie hat wiederum das potentiell vorhandene soziale Netzwerk zum Fokus. Die „Netzwerkrealität" nicht weniger Familien mit einem psychisch Kranken sieht so aus, daß es einen „zuständigen" Angehörigen gibt, für den die Betreuung des Kranken zur „Lebensaufgabe" wurde und der innerhalb seiner eigenen Familie zunehmend in Isolierung gerät. Nur allzu gerne ziehen sich andere Familienmitglieder zurück, wenn sie feststellen, daß ohnehin schon jemand „da ist", der die Probleme des Umgangs mit dem Patienten auf sich nimmt. In so einem Fall erscheint es besonders wichtig, sowohl im Interesse solcher Angehörigen wie auch im Interesse des Patienten Kontakte mit anderen, nur mehr „latent" vorhandenen Angehörigen, zu reaktivieren. Es hat sich auch als durchaus machbar und nützlich erwiesen, Personen aus dem Verwandtenkreis wieder in den „Blickpunkt" zu rücken und etwa im Rahmen von Urlauben alte Kontakte wieder herzustellen. Darüber hinaus hat sich für chronisch kranke Anstaltsinsassen bewährt, „verschollene" Angehörige zu suchen und sie zunächst in brieflichen, dann auch wieder in persönlichen Kontakt mit dem Patienten zu bringen (Dörner, persönliche Mitteilung).

Anbieten eines alternativen sozialen Netzwerks

Schließlich kann sich auch die Notwendigkeit ergeben, den Patienten zeitweise oder dauernd ein *alternatives soziales Netzwerk* anzubieten. Dies geschieht üblicherweise dadurch, daß man ihn aus seiner Familie oder seiner sonstigen sozialen Umgebung entfernt. Übergangswohnheime bieten solche vorübergehende alternative soziale Netzwerke. Auch die Familienpflege und die Dauerwohnheime sind Beispiele für die Schaffung eines dauernden alternativen sozialen Netzwerkes (Schmidt-Michel 1987; Angermeyer 1984).

Es gibt auch therapeutische Versuche, am alternativen Netzwerk qualitative Veränderungen herbeizuführen. Über einen recht originellen, wenngleich aufwendigen Ansatz berichten Budson u. Jolley (1978), die am „alternativen Netzwerk" der aktuellen und ehemaligen Wohnheimbewohner des Bostoner „Berkeley House" eine Netzwerktherapie („extended psychosocial kinship system") durchgeführt haben.

Schließlich soll noch ein neuartiger Wiener Ansatz erwähnt werden, der alle 3 genannten Interventionsrichtungen am sozialen Netzwerk zu vereinen versucht. Dies wurde in einem sozialtherapeutisch geführten Übergangswohnheim realisiert, in dem Angehörige ganz intensiv zur Mitarbeit herangezogen werden (Katschnig u. Konieczna 1987). Ein mit den Familien abgeschlossener Vertrag sieht dabei vor, daß sich Angehörige 2 Stunden pro Woche an den Wohnheimaktivitäten beteiligen, einmal pro Monat einen Nachtdienst versehen, einmal pro Woche an Angehörigenrunden und an Familiengesprächen teilnehmen. Durch die Wohnheimdienste wird sowohl Patienten als auch Angehörigen eine Möglichkeit geboten, einander ohne die im Falle eines eigenen Familienmitglieds bestehende Voreingenommenheit zu begegnen. Sie haben die Chance, durch positive Erfahrungen im Umgang mit anderen Angehörigen bzw. anderen Patienten zu einem adäquateren Umgang mit dem eigenen Familienmitglied zu gelangen. Die therapeutischen Bemühungen des Wohnheimteams sind bewußt darauf ausgerichtet, das „alternative" Wohnheimnetzwerk in ein erweitertes Netzwerk umzuwandeln, gleichzeitig aber wird im Rahmen der direkten und indirekten Intervention an dem vorbestehenden Netzwerk „Familie" gearbeitet (Katschnig u. Konieczna 1987).

Schlußbemerkung

Die traditionellen psychiatrischen Rehabilitationsziele der Symptomfreiheit, der Herabsetzung der Rückfallwahrscheinlichkeit und der beruflichen Wiedereingliederung werden immer häufiger durch das Ziel der Hebung der Lebensqualität ergänzt. Im Rahmen dieser Bemühungen um Besserung der Lebensqualität kommt der Integration bzw. Reintegration des Patienten in ein Netz sozialer Beziehungen, die auf seine spezifischen Bedürfnisse zugeschnitten sind, eine besondere Bedeutung zu. Über die optimale Gestaltung dieses sozialen Netzwerkes – es darf nicht zu fordernd, aber auch nicht zu wenig stimulierend sein – wissen wir heute hinreichend viel. Es scheint sogar aufgrund des heutigen Wissens gerechtfertigt zu sein zu behaupten, daß der Erfolg der medikamentösen Therapie und der beruflichen Wiedereingliederung schizophrener Patienten in den meisten Fällen mit dem Vorhandensein tragfähiger sozialer Beziehungen zusammenhängt. Einerseits scheint die Pharmakotherapie das Maximum an rückfallverhütender Wirkung zu entfalten, wo auch eine nicht überstimulierende Umgebung vorhanden ist, andererseits leistet die Reduktion der psychopathologischen Symptomatik einen wesentlichen Beitrag zur sozialen Integration. Auch die Wiedereingliederung in einen Arbeitsprozeß kann in diesem Sinn als ein Hilfsmittel zum Aufbau eines sozialen Netzes betrachtet werden, ist aber andererseits häufig an das Vorhandensein eines Netzwerkes geknüpft.

Eine solche Neuverteilung der Gewichte zwischen den psychiatrischen Rehabilitationszielen entspricht einer Einsicht in die Natur des Menschen, die Ortega y Gasset in die prägnante Formel gefaßt hat: „Man is nothing without his context." Dies gilt natürlich auch für psychisch Kranke, für sie vielleicht ganz besonders.

Literatur

Anderson CM (1983) A psychoeducational model of family treatment for schizophrenia. In: Stierlin H, Wynne LC, Wirsching W (eds) Psychosocial intervention in schizophrenia. Springer, Berlin Heidelberg New York, pp 224-234
Anderson CM, Hogarty G, Bayer T, Needleman R (1984) Expressed emotion and social networks of parents of schizophrenic patients. Br J Psychiatry 144: 247-255
Angermeyer MC (1984) Mitten in der Gemeinde und doch allein? Eine quantitative Untersuchung des sozialen Netzwerks von Bewohners psychiatrischer Übergangswohnheime. Gruppenpsychother Gruppendyn 19: 313-333
Angermeyer MC, Finzen A (Hrsg) (1984) Die Angehörigengruppe Familien mit psychisch Kranken auf dem Weg zur Selbsthilfe. Enke, Stuttgart
Arnold OH, Schindler R (1952) Bifokale Gruppentherapie bei Schizophrenen. Wien Z Nervenheilkd 5: 155-171
Bertram W (1986) Angehörigenarbeit - Familientherapie für die psychiatrische Alltagspraxis. Psychologie Verlags Union, München Weinheim
Brown GW, Birley JLT, Wing JK (1972) Influence of family life in the course of schizophrenic disorders: A replication. Br J Psychiatry 121: 241-258
Budson RD, Jolley RE (1978) A crucial factor in community program success: The extended psychosocial kinship system. Schizophr Bull 4: 609-621
Creer C, Wing JK (1984) Der Alltag mit schizophrenen Patienten. In: Katschnig H (Hrsg) Die andere Seite der Schizophrenie Patienten zu Hause. 2. Aufl. Urban & Schwarzenberg, München Wien Baltimore, S 97-164
Dörner K, Egetmeyer A, Koenning K (1982) Freispruch der Familie. Psychiatrie Verlag, Rehburg Loccum
Falloon IRH (1984) Family care of schizophrenia. Guilford, New York
Falloon IRH, Boyd JL, McGill CW, Razani J, Moss HB, Gilderman AM (1982) Family management in the prevention of exacerbations of schizophrenia: A controlled study. N Engl J Med 306: 1437-1440
Falloon IRH, Boyd JL, McGill CW et al. (1985) Family management in the prevention of morbidity of schizophrenia: Clinical outcome of a two-year longitudinal study. Arch Gen Psychiatry 42: 887-896
Falloon IRH, McGill CW, Boyd JL, Pederson J (1987) Family management in the prevention of morbidity of schizophrenia: Social outcome of a two-year longitudinal study. Psychol Med 17: 59-66
Fiedler P, Niedermeier T, Mundt C (1986) Gruppenarbeit mit Angehörigen schizophrener Patienten - Materialien für die therapeutische Gruppenarbeit mit Angehörigen und Familien. Psychologie Verlags Union, München Weinheim
Glick ID, Clarkin JF, Spencer JH et al. (1985) A controlled evaluation of inpatient family intervention. Arch Gen Psychiatry 42: 882-886
Goldstein MJ, Kopeikin HS (1981) Short- and long-term effects of combining drug and family therapy. In: Goldstein MJ (ed) New developments in interventions with families of schizophrenics. Jossey-Bass, San Francisco, pp 5-26
Grad J, Sainsbury E (1968) The effect that patients have on their families in a community care and a control psychiatric service. A two years follow-up. Br J Psychiatry 114: 265-278
Gurman AS, Kniskern DP (eds) (1981) Handbook of family therapy. Brunner Mazel, New York
Hogarty GE, Anderson CM, Reiss DJ et al. (1986) Family psychoeducation, social skills training, and maintenance chemotherapy in the aftercare treatment of schizophrenia. Gen Arch Psychiatry 43: 633-642
Katschnig H, Konieczna T (1984a) Angehörigenprobleme im Spiegel von Selbsterfahrungsgruppen. In: Angermeyer MC, Finzen A (Hrsg) Die Angehörigengruppe - Familien mit psychisch Kranken auf dem Weg der Selbsthilfe. Enke, Stuttgart, S 100-109
Katschnig H, Konieczna T (1984b) Neue Formen der Angehörigenarbeit in der Psychiatrie. In: Katschnig H (Hrsg) Die andere Seite der Schizophrenie - Patienten zu Hause. 2. Aufl. Urban & Schwarzenberg, München Wien Baltimore S 207-228
Katschnig H, Konieczna T (1984c) Psychosoziales Netzwerk und Rehabilitation psychisch Kranker. In: Andel van H, Pittrich W (Hrsg) Neue Konzepte der Behandlung und Rehabilitation

chronisch psychisch Kranker. Schriftenreihe des Landschaftsverbandes Westfalen-Lippe, Münster S 6-28

Katschnig H, Konieczna T (1986) Die Philosophie und Praxis der Selbsthilfe für Angehörige psychisch Kranker. In: Böker W, Brenner HD (Hrsg) Bewältigung der Schizophrenie. Huber, Bern Stuttgart Toronto, S 200-210

Katschnig H, Konieczna T (1987) Der Ansatz des „psychosozialen Netzwerkes" am Beispiel eines sozialtherapeutischen Wohnheimes. In: Dörner K (Hrsg) Neue Praxis braucht neue Theorie. Van Hoddis, Gütersloh

Katschnig H, Sint PP (1984) Zwischen Selbsthilfe und Expertenhilfe: Die Angehörigenvereinigung „Hilfe für psychisch Erkrankte (HPE)" in Wien. In: Angermeyer MC, Finzen A (Hrsg) Die Angehörigengruppe - Familien mit psychisch Kranken auf dem Weg zur Selbsthilfe. Enke, Stuttgart, S 46-52

Leff JP (1984) Die Angehörigen und die Verhütung des Rückfalls. In: Katschnig H (Hrsg) Die andere Seite der Schizophrenie Patienten zu Hause, 2. Aufl. Urban & Schwarzenberg, München Wien Baltimore, S 167-180

Leff J, Kuipers L, Berkowitz R, Eberlein-Vries R, Sturgeon D (1982) A controlled trial of social interventions in the families of schizophrenic patients. Br J Psychiatry 141: 121-134

Leff J, Kuipers L, Berkowitz R, Sturgeon D (1985) A controlled trial of social intervention in the families of schizophrenic patients: Two years follow-up. Br J Psychiatry 146: 594-600

Schmidt-Michel P-O, Konrad M, Heiter-Metzger B, Schiele G (1987) Die psychiatrische Familienpflege in Ravensburg-Weissenau Aufbau und erste Erfahrungen. Psychiatr Prax 14: 88-97

Speck RV (1967) Psychotherapy of the social network of a schizophrenic family. Fam Process 6: 208-214

Speck RV, Rueveni U (1969) Network therapy - A developing concept. Fam Process 8: 182-191

Vaughn C, Leff JP (1984) Umgangsstile in Familien mit schizophrenen Patienten. In: Katschnig H (Hrsg) Die andere Seite der Schizophrenie - Patienten zu Hause, 2. Aufl. Urban & Schwarzenberg, München Wien Baltimore, S 181-194

Epilog

Soziales Netzwerk: Ein Konzept für die Psychiatrie?

D. KLUSMANN, M. C. ANGERMEYER

Die in diesem Buch enthaltenen Beiträge behandeln das Thema Netzwerk und psychische Störung aus verschiedenen Perspektiven. Zunächst ging es um prinzipielle Fragen der Konzeptbildung und Methodik der Forschung in diesem Bereich. Dann wurde die Bedeutung des sozialen Netzwerks für die Genese und den Verlauf psychischer Störungen untersucht, wie auch umgekehrt mögliche Auswirkungen der Krankheit auf das Beziehungsnetz der Patienten. Schließlich wurden therapeutische und rehabilitative Interventionen vorgestellt, die eine Stärkung des Netzwerks psychisch Kranker zum Ziel haben sowie Selbsthilfeinitiativen im Kontext des Netzwerkansatzes diskutiert. Die in diesem Band zusammengestellten Arbeiten sind, so meinen wir, repräsentativ für die aktuelle wissenschaftliche Aktivität in diesem Bereich im deutschen Sprachraum. Resümierend läßt sich feststellen, daß hierzulande inzwischen im Hinblick auf Konzeptualisierung und Methodik die seitens der angloamerikanischen Forschung vorgegebenen Standards erreicht und darüber hinaus eigene Forschungsansätze entwickelt werden konnten.

Die hier zusammengetragenen Texte eignen sich gut als Ausgangsmaterial für einige Überlegungen zur heuristischen Bedeutung des Netzwerkkonzepts für die Psychiatrie, die wir zum Schluß anstellen möchten. Lassen wir die einzelnen Beiträge dieses Buches noch einmal Revue passieren, so stellen wir fest, daß das soziale Netzwerk in den meisten Fällen unter einem ganz bestimmten Blickwinkel thematisiert wurde. Im Fokus des Interesses stand das Netzwerk als Ressource sozialer Unterstützung. Ja man kann sogar sagen, daß in einigen Arbeiten die Begriffe soziales Netzwerk und soziale Unterstützung praktisch synonym gebraucht wurden. Weiterhin fällt auf, daß die empirischen Untersuchungen ausschließlich persönliche Netzwerke zum Gegenstand hatten oder genauer die direkten Beziehungen zwischen Ego und den diversen Alteri. Schon die Vernetzung letzterer untereinander fand überhaupt nicht oder nur am Rande Berücksichtigung, weshalb mit Fug und Recht eigentlich nur - in Anlehnung an den von Barnes (1969) geprägten Begriff des „first order star" - von einem Beziehungsstern und nicht von einem Beziehungsnetzwerk gesprochen werden dürfte. Das erweiterte Netzwerk, d.h. die über zweite vermittelten Kontakte zur Außenwelt wurden in keinem Fall untersucht, ganz zu schweigen von der Analyse eines sogenannten „total network", d.h. der Gesamtheit der interpersonellen Beziehungen innerhalb einer definierten sozialen Einheit (z.B. einem Stadtviertel oder einer Institution). Weiterhin lag das Hauptaugenmerk auf inhaltlichen Aspekten. So interessierte besonders, welches Ausmaß bzw. welche Form soziale Unterstützung Ego von den anderen Mitgliedern des Netzwerkes zuteil wird. Die Frage, welche Netzwerkstrukturen oder Netzwerkkonfigurationen für den Erhalt des seelischen Gleichgewichts von Bedeutung sein könnten, wurden dagegen kaum berührt. Schließlich beschränkten sich alle in diesem Band präsentierten Studien auf die Erfassung der kognitiven Repräsentation der von den Interviewten erfahrenen bzw. antizipierten sozialen Unterstützung. Keine Untersuchung gab Auskunft über die objektive Beziehungsrealität der Probanden.

Nun könnte man die hier konstatierte Einengung des Netzwerkbegriffes einer zu einseitigen Textauswahl durch die Herausgeber anlasten. Nur: beim Durchblättern der einschlägigen wissenschaftlichen Journale kommt man zu einem ähnlichen Ergebnis (Baumann 1987). Auch hier dominiert das Social support-Konzept die Szene. House u. Kahn konstatieren: „Many studies of social relationships and health have used the term *network,* but only a limited number, usually based on small and idiosyncratic samples, have actually assessed the kinds of structural network properties emphasized by Israel and other network analysts". (House u. Kahn 1985, S.92). Woran liegt das? Ein naheliegender Grund könnte in dem großen Aufwand umfassender Netzwerkuntersuchungen gesehen werden. Vielleicht ist dies aber nur eine vordergründige Ursache. Die strukturellen Parameter der Netzwerkanalyse müssen zwangsläufig von konkreten Beziehungsinhalten abstrahieren. Daraus folgt, daß z. B. die psychologische Bedeutung von Dichte als einer abstrakten Eigenschaft eines Netzwerks sehr vieldeutig ist und von vielen weiteren Parametern abhängig, z. B., ob die dichten Beziehungen zwischen Verwandten herrschen oder zwischen Freunden oder welche Konsequenzen der mehr oder weniger enge Austausch der Netzwerkmitglieder für die Ziele und Pläne von Ego hat (s. die Diskussion der Bedeutung von Dichte bei Stokes 1983). Strukturen sozialer Beziehungen können auf viele verschiedene Weisen beschrieben werden und die Netzwerkanalyse ist nur eine davon. Andere sind z. B. die Transaktionsanalyse oder die Familien-Systemtheorien, in denen es ebenfalls um Beziehungsgeflechte geht, die aber mit einem anderen Begriffsarsenal erfaßt werden (z. B. Martin und Cierpka 1988). Auch solche Konzepte wie interpersonelle Grenzen, Loyalitäten, homöostatische Regulationsprinzipien, Familienmythen, spezifische Kommunikationsmuster sind Strukturmerkmale; sie spiegeln jedoch ganz andere Aspekte des Geschehens in einer Familie oder einer Kleingruppe wider, als die geläufigen Begriffe der Netzwerkanalyse wie z. B. Dichte, Zentralität, Clusterstruktur, Multiplexität. Letztere scheinen besonders geeignet für die Beschreibung von Informationsflüssen in großen Gruppen – wenn es dagegen um das Verständnis des persönlichen Mikrokosmos eines Menschen geht, dann erfassen sie vielleicht nicht das Wesentliche. Da sich die Netzwerkforschung im psychiatrischen Feld aber gerade auf diesen Mikrokosmos, das persönliche Netzwerk, fokussiert hat – denn hier liegen auch die wichtigsten Fragen – wird die Netzwerkanalyse gerade auf einem Gebiet gefordert, auf dem nicht ihre Stärke liegt. Vielleicht ist so die Zurückhaltung zu erklären, mit der bisher das volle Begriffsinventar der Netzwerkanalyse genutzt wurde – es erschien über den Aspekt der sozialen Unterstützung hinaus als nicht so vielversprechend, obwohl man gern an dem Terminus festhielt.

Diese Spekulation kann natürlich noch keine Antwort auf die Frage sein, ob das Konzept des sozialen Netzwerks für die Psychiatrie fruchtbar ist. Wie kann man überhaupt eine solche Frage beantworten? Was ist ein fruchtbares Konzept im Unterschied zu einem unfruchtbaren? Ein Konzept ist ein intellektuelles Instrument mit dessen Hilfe scheinbar disparate Phänomene, in einen plausiblen Zusammenhang gebracht werden. Es sensitiviert die Wahrnehmung für Erkenntnisse, die sonst nicht möglich wären. In diesem Sinne war z. B. das galileische Konzept der Himmelsmechanik fruchtbar, weil es eine Reihe von bis dahin schwer zu ordnenden Phänomenen in einen einfachen Zusammenhang gebracht hat und weil es auf diese Weise zu genauen Vorhersagen führte, die später auch technische Anwendung fanden. Ein weiteres Beispiel: Das Konzept des Ödipuskomplexes ist ein metaphorisches Modell über den Ablauf eines typischen Konflikts in der menschlichen Entwicklungsgeschichte, dessen Lösung sich in späteren Entwicklungsstufen widerspiegelt. Mit Hilfe dieses Konzepts kann nicht nur die Persönlichkeitsentwicklung und speziell die Entwicklung neurotischer Störungen verstanden werden, es ist auch eine der Wissensgrundlagen für den praktischen Zweck der Psychotherapie.

Anders als bei den erwähnten Beispielen, der galiläischen Himmelsmechanik und dem Ödipuskomplex, gehört zum Konzept des sozialen Netzwerks kein modellhafter Ablauf, der bereits mit Inhalt gefüllt ist. Enthält es überhaupt mehr, als ein Konglomerat von ordnenden Vorstellungen (Knoten, multiplexe Verbindungen, Strukturen), die die Aufmerksamkeit lenken? Wenn es mehr enthielte, dann müßte es eine Netzwerktheorie geben, die, sobald es gelingt, ihre wichtigsten Komponenten und Parameter in der Empirie zu identifizieren, zur Anwendung kommen könnte, um Vorhersagen zu ermöglichen. Gibt es also eine Netzwerktheorie, so wie es eine Theorie des Ödipuskomplexes gibt, oder, auf verwandtem Feld, eine Theorie der Familie als Interaktionssystem? Die Antwort ist nicht leicht, denn sicher existieren eine Reihe von Theorien über die Logik gerichteter Graphen, über optimale Informationsflüsse in Kommunikationsnetzen und über Machtstrukturen. Diese Theorien bilden jedoch keine geschlossene Einheit, die in einem einfachen Sinne universell angewandt werden kann; sie sind nur für ihr jeweils definiertes Feld von lokaler Bedeutung, nur dann, wenn es wirklich um Graphen, Informationsflüsse und Machtbeziehungen geht. Der Begriff „Netzwerkanalyse" mit dem wir bisher so selbstverständlich operiert haben, bezeichnet eher ein Inventar beschreibender Begriffe als eine Theorie, die zu diesen Begriffen auch Zusammenhänge und Vorhersagen postuliert. Es ist ein Schema zur Beschreibung ohne das Beiwerk von kausalen Hypothesen, wie es z. B. beim Ödipuskomplex gleich mitgeliefert wird. Deshalb sind Netzwerkanalysen auch rein deskriptiv; sie bilden Teile einer Realität ab, sagen aber wenig darüber aus, wie es dazu gekommen ist und wie es weitergehen wird. Die Versuche, eine inhaltliche Substanz zu bilden, sind so spärlich, daß man immer wieder auf die gleichen Erkenntnisse stößt, die, so wichtig sie auch sein mögen, doch dem Alltagsverstand so nahe stehen, daß man sie nicht als tiefe Einsichten bezeichnen kann. Ein Beispiel hierfür ist der viel zitierte Befund einer Untersuchung von Granovetter (1973), wonach schwache Bindungen, also relativ oberflächliche Beziehungen, sehr wichtig werden können, wenn es darum geht, nach neuen Lösungen zu suchen, Diversität zu erzeugen. Ein anderes Beispiel: große Dichte wird mit Geborgenheit assoziiert, aber auch mit strikter normativer Kontrolle. Sie mag sich in der Erholungsphase nach einem Schicksalsschlag positiv auswirken, wird aber in der Phase der Neuorientierung hinderlich.

Das Problem einer Theorie, die strukturelle Eigenschaften von Netzwerken mit psychischen Konsequenzen, also den für die Psychiatrie letztlich interessanten Phänomenen, verbindet, liegt wahrscheinlich in der psychologischen Vieldeutigkeit der formalen Netzwerkparameter. Die Familiensystemtheorie zum Vergleich ist mit ihren Konzepten näher am psychischen Geschehen, eignet sich aber weniger für empirische Operationalisierungen. Hier wird nun eine attraktive Eigenschaft des Netzwerkkonzepts sichtbar: Es bietet relativ klare, prinzipiell gut operationalisierbare Begriffe, kommt daher der quantitativen empirischen Forschungstradition sehr entgegen. Vielleicht haben wir damit ein weiteres Beispiel dafür vor Augen, daß sich psychisch bedeutsame Phänomene oft nur sehr vage und unvollkommen empirisch erfassen lassen, dagegen Phänomene, die von den entscheidenden Abläufen des Seelenlebens relativ entfernt sind, oft mit großer Systematik und Genauigkeit zu registrieren sind. Daraus folgt auch, daß das Netzwerkkonzept nicht kontrovers ist. Der Ödipuskomplex wurde lange diskutiert: ob es ihn überhaupt gibt, wenn ja, worin er eigentlich besteht und wie bedeutsam verschiedene Lösungen für die seelische Entwicklung sind. Für das Netzwerkkonzept sind solche Kontroversen kaum möglich, denn es enthält in diesem Sinne keine theoretische Substanz, die über ein wenn auch differenziertes Beschreibungssystem hinausgeht. Die Frage nach der Richtigkeit oder Adäquatheit kann also nicht gestellt werden, nur die Frage nach der Fruchtbarkeit. Und da sind wir wieder am Anfang. Wie soll man Fruchtbarkeit beurteilen? Wenn für ein fruchtbares Konzept gelten soll, daß mit seiner Hilfe Einsichten gewonnen werden, die sonst nicht möglich wären, ist dann das Konzept des sozialen Netzwerks für die Psychiatrie fruchtbar? Max Weber hat solche Fragen nach dem Wert eines Wissens ausdrücklich aus dem Bereich der innerwissenschaftlichen Erörterungen ausgeschlossen: „Vorausgesetzt ist bei jeder wissenschaftlichen Arbeit immer die Geltung der Regeln der Logik und Methodik. Vorausgesetzt ist aber ferner, daß das, was bei wissenschaftlicher Arbeit herauskommt, *wichtig* im Sinne von „wissenswert" sei. Und da stecken nun offenbar alle unsere Probleme darin. Denn diese Voraussetzung ist nicht wieder ihrerseits mit den Mitteln der Wissenschaft beweisbar" (Weber 1919, S.599).

Auf den ersten Blick scheint es schwer, festzustellen, ob etwas wissenswert ist oder nicht, denn das muß immer von den pragmatischen oder theoretischen Interessen eines nach Wissen Suchenden abhängen. Es gibt aber ein einfaches Kriterium: wissenswert ist nur das, was man nicht ohnehin schon weiß. Wir verfügen ja schließlich, besonders was psychische und soziale Phänomene betrifft, über einen differenzierten und im praktischen Leben sehr brauchbaren Wissensvorrat, unser Alltagswissen, das darüber bestimmt, was wir als normal, erwartbar und selbstverständlich erachten und was nicht. Wissenschaftliche Ergebnisse müssen irgendwie über diesen Wissenshorizont hinausgehen, denn:

> Simply to restate, in more elaborate ways, what informed observers already know and on the basis of which they can successfully construct predictively usable types is not necessarily scientific activity (Becker 1950, S.105).

Es ist schwer, in der Netzwerkforschung im Bereich der Psychiatrie dramatische Entdeckungen zu finden oder auch nur kontrovers geführte Debatten. Das gesammelte Wissen ähnelt eher einer breiten Bestandsaufnahme der sozialen Wirklichkeit unter dem Netzwerkaspekt als einer in die Tiefe führenden Exploration. Es gibt eine Flut von Arbeiten, die den Nachweis der positiven Auswirkungen sozialer Unterstützung erbringen und dabei unser Alltagswissen wenig modifizieren. Wie Turner in der Einleitung zu einer Übersicht über das Feld schreibt, steht schon in der Bibel „Es ist nicht gut, daß der Mensch allein sei" (Genesis 2, Vers 18). Turner resümiert:

> Thus, the view that social bonds and supportive interactions are important to a person's health and well-beeing seems to have been long and widely shared. What appears to be comparatively new is the growing availability of hard evidence on the matter... (Turner 1983, S. 108).

Ähnlich äußert sich House:

> Everyday experience suggests that it is better to have social support than not to have it. Research helps to confirm popular intuition here, which is no small achievement as peoples intuition are often wrong (House 1981, S. 43).

Wir haben also die Situation, daß ein in der Alltagswelt schon lange vorhandenes Wissen von der Expertenwelt mit den ihr eigenen Verfahren und in der ihr eigenen Sprache bestätigt wird oder wie Davis es in einem Aufsatz über das Interessante in den Sozialwissenschaften ausdrückt: „What everybody, except experts on the subject, think is true, is in fact true" (Davis 1971, S. 331). Damit ist natürlich ein Fortschritt erreicht, denn es hätte sich ja auch anders verhalten können, weil oft genug pragmatisch bewährtes Wissen genauerer Prüfung nicht standhält; es fehlt aber jene Diskrepanz zum Alltagswissen, die wissenschaftlichen Untersuchungen einen Akzent von Überraschung verleiht.

Im folgenden wollen wir einige Punkte herausgreifen, die unserer Meinung nach für die zukünftige Forschung, aber auch für die Applikation auf die psychiatrische Praxis, nutzbringend sein könnten.

Die häufig zu beobachtende Gleichsetzung von sozialem Netzwerk und sozialem Unterstützungssystem suggeriert, daß von sozialen Netzwerken ausschließlich positive Einflüsse auf die seelische (wie auch körperliche) Gesundheit von Ego ausgingen. Dem ist aber nicht so. Bereits eine Reihe von Autoren haben betont, daß das soziale Netzwerk nicht nur ein Reservoir sozialer Unterstützung darstellt, sondern auch eine Quelle von Streß. Man denke nur an den Begriff der „stress contagion" (Wilkins 1974) oder an das Konzept von „expressed emotion" (Leff u. Vaughn 1985). Darauf wollen wir aber an dieser Stelle nicht näher eingehen. Vielmehr interessiert uns die Tatsache, daß das soziale Netzwerk auch als Medium für die Diffusion von pathologischem bzw. deviantem Verhalten dienen kann. Einige Beispiele für den erfolgreichen Einsatz der Netzwerkanalyse zur Ermittlung der „Infektionswege" von Verhaltensdeviationen liegen bereits vor. So studierten Kerckhoff u. Back (1965) mit Hilfe eines soziometrischen Verfahrens die Ausbreitungsdynamik eines hysterischen Syndroms unter den Arbeitern einer Kleiderfabrik in den Südstaaten der USA. In zwei kleinen Kommunen in England bzw. in den USA sowie in Chicago wurde durch eine Befragung ehemaliger Drogenabhängiger und deren Kontaktpersonen der Prozeß der Diffusion des Konsums illegaler Drogen in einem vormals drogenfreien Gebiet rekonstruiert (Hughes et al. 1971, 1972; Levengood et al. 1971; Welz 1983). Schließlich wurden Netzwerkerhebungen zur Klärung der Frage der Kontagiosität von Suizidversuchen durchgeführt (Kreitman et al. 1969; Welz u. Häfner 1984).

Ein weiteres fruchtbares Anwendungsfeld für den Netzwerkansatz stellt das Krankheitsverhalten dar. Ein Beispiel dafür liefern Dobler-Mikola et al. in ihrem Beitrag in diesem Band (vgl. auch Robbins 1981). Aufschlußreich könnte hier eine Analyse der Entscheidungsprozesse sein, die bei der Inanspruchnahme psychosozialer Angebote eine Rolle spielen, wobei die von Wiedemann u. Beck (in diesem Band) vorgeschlagene Methodik eingesetzt werden könnte. Das soziale Netzwerk ist in diesem Zusammenhang unter zwei Gesichtspunkten interessant: einmal als System der Informationsübermittlung über psychosoziale Hilfsangebote; zum anderen als Normsystem, das die Einstellung der Betroffenen gegenüber der psychischen Krankheit und gegenüber der Institution Psychiatrie stark prägt. Je nachdem, ob diese mehr psychiatrie-affin oder psychiatrie-avers ist, dürfte die Inanspruchnahme psychiatrischer Therapiemöglichkeiten stärker oder geringer sein. Ein besonders ergiebiges Forschungsfeld dürfte unserer Meinung nach in diesem Zusammenhang der Psychotherapiemarkt darstellen – allein wenn man bedenkt, daß die Auswertung von Anträgen auf die Feststellung der Leistungspflicht für tiefenpsychologisch fundierte bzw. analytische Psychotherapie, die bei einer Krankenkasse in Hannover innerhalb von fünf Jahren eingegangen waren, ergeben hat, daß „helfende Berufe" mit knapp 40% weit überrepräsentiert waren (Angermeyer u. Rohde 1987). Eine Netzwerkanalyse könnte manch interessante Aufschlüsse über diese Kultur der „friends and supporters of psychotherapy" (Kadushin 1966) erbringen.

Bisher war die Rede von bislang noch unzureichend genutzten Einsatzmöglichkeiten des Netzwerkansatzes *innerhalb* der Psychiatrie. Doch könnte auch das System Psychiatrie selbst zum Objekt netzwerkanalytischer Untersuchung gewählt werden. So wäre es sicher spannend, die Diffusionsprozesse neuer theoretischer Konzepte oder Therapieformen in der Psychiatrie aus der Netzwerkperspektive zu studieren. Beispiele für die Anwendung des Netzwerkkonzepts auf die Ausbreitung von Innovationen außerhalb der Psychiatrie liegen bereits vor, z. B. in der Medizin (Coleman et al. 1957; Rogers 1979) oder, besonders zahlreich, in der Landwirtschaft (z. B. Ryan u. Gross 1943; Lionberger 1953; Johnson 1986). Sicher wäre es auch interessant zu untersuchen, auf welchen Kanälen sich die in den letzten Jahren zu beobachtende Social network-/social support-Epidemie – zuerst in den Sozialwissenschaften und neuerdings auch in der Psychiatrie – im deutschen Sprachraum ausbreitete. Wer infizierte sich in Übersee mit dem „Netzwerkbazillus" und schleppte diesen bei uns in der Bundesrepublik Deutschland ein? Welche universitären Zentren erwiesen sich hierzulande als besonders „infektionsanfällig"? Wo bildeten sich die ersten „Infektionsherde" aus, von denen es dann zur Streuung in periphere Bereiche kam? Wann ergriff das Netzwerkfieber auch die in der Psychiatrie praktisch Tätigen? Wie wird es weitergehen?

Hat die Forschung zu sozialen Netzwerken und zur sozialen Unterstützung schon Resultate erbracht, die sich praktisch umsetzen ließen? Mit Sicherheit kann man sagen, daß sie dazu beigetragen hat, die Aufmerksamkeit auf die Bedeutung der unmittelbaren sozialen Umwelt für den Patienten zu lenken, soweit dies nicht aus anderen Gründen schon der Fall war. Cobb (1979) plädiert aufgrund der Resultate zur sozialen Unterstützung dafür, Trainingsprogramme aufzubauen: „One cannot escape the conclusion that the world would be a healthier place if *training* in supportive behavior were build into the routines of our homes and schools and, support roles were institutionalized" (Cobb 1979, S. 103). Eine praktische Umsetzung der „Social support"- Forschung berichtet Fischer (1983). Das State Department of Mental Health hat unter dem Slogan „friends can be good medicine" in Kalifornien eine große Kampagne finanziert, um die Menschen davon zu überzeugen, daß es gut für ihre seelische und köperliche Gesundheit wäre, wenn sie etwas für die Entwicklung ihrer sozialen Beziehungen täten. Dazu gehörten Radiosendungen und ein Film, in dem gezeigt wurde, wie Menschen Barrieren zwischen sich errichten und wie diese Barrieren abgebaut werden können. Fischer kritisiert die Vereinfachungen, auf denen diese Kampagne aufbaut. Nach seiner Ansicht kann die Kausalität zwischen sozialer Unterstützung und gesundheitlichem Befinden nicht so direkt in eine Gesundheitsmaßnahme umgesetzt werden, denn diejenigen, die es am nötigsten hätten, besitzen gerade die wenigsten Ressourcen, um sich die gesundheitlich so vorteilhafte Sicherung durch Freunde zu verschaffen. Trotz der viel beschworenen proletarischen Solidarität hat sich herausgestellt, daß in den unteren sozialen Schichten die Menschen weniger Freunde und enge Beziehungen haben als in den mittleren sozialen Schichten. Die Verwandten spielen hier eine größere Rolle und es wird, so Fischer, gerade für die sozial benachteiligten besonders schwer sein, dem Aufruf nach der Erweiterung des Freundeskreises nachzukommen. Nach seinen Untersuchungsergebnissen werden soziale Beziehungen in großem Ausmaß von materiellen Bedingungen bestimmt und zwar von Bildungsressourcen, die es erleichtern, große Freundschaftsnetzwerke aufzubauen und von den finanziellen Mitteln, die man benötigt, um Gäste einzuladen, zu reisen, zu telefonieren, Geschenke auszutauschen, Gefälligkeiten zu erweisen. In der Kampagne wird übersehen, daß Menschen die physisch und psychisch beeinträchtigt sind, oft gerade darunter leiden, daß es ihnen so wenig gelingt, Freunde zu finden oder eine enge Partnerschaft einzugehen. Diese Menschen werden mit der Aufforderung, etwas zu tun, wozu sie gerade schlecht in der Lage sind, weiter unter Druck gesetzt. Kessler (1985) sagt es ganz drastisch: „If these unfortunate people knew how to have a friend, they would already have one" (Kessler 1985, S. 354).

Das Interesse an sozialer Unterstützung und sozialer Integration ist nicht erst mit der wissenschaftlichen Untersuchung dieser Konzepte als Leitbegriffe der Forschung entstanden, sondern es ging umgekehrt der Konjunktur dieser Konzepte voraus. Schon lange gibt es Rehabilitationsprogramme für psychiatrische Patienten, zu deren Bestandteilen das Training kommunikativer Fertigkeiten zählt sowie auch der Aufbau einer stützenden sozialen Umgebung (z.B. Stein u. Test 1980; Fairweather et al. 1969). Die in unserem Buch vorgestellten Therapie- und Rehabilitationsprogramme wären wohl auch dann kreiert worden, wenn es den Netzwerkbegriff gar nicht gäbe. Wohnheime, Angehörigengruppen, Patientenclubs, Tagesstätten und Tageskliniken – alle diese Einrichtungen haben soziale Unterstützung und Vernetzung als wesentliche Determinante der psychischen Gesundheit oder Rehabilitation im Auge.

Gegenwärtig ist nicht zu sehen, wie diese Praxisfelder von den Ergebnissen der Netzwerkforschung oder der Forschung zur sozialen Unterstützung im Sinne einer Anwendung direkt profitieren würden. Vielleicht hat sich hier sogar aus der praktischen Erfahrung heraus ein Wissensschatz angesammelt, mit dem das durch die meisten quantitativen Studien auf diesem Feld gewonnene Wissen schwer konkurrieren kann.

Kiesler faßt in einem Artikel zu den gesundheitspolitischen Folgen der Forschung über soziale Unterstützung zusammen: „Even the most consistent findings in the literature do not lend themselves to conclusions at a level appropriate for immediate policy implementation" (Kiesler 1985, S.347). Das Hauptproblem bei der Beurteilung der praktischen Bedeutung der Forschung liegt darin, daß so schwer zu fassen ist, was eigentlich als Ergebnis und was als Umsetzung zu gelten zu hat. Wird als Ergebnis verstanden, was nach dem Modell der Naturwissenschaften den Charakter eines allgemeinen Gesetzes hat (konsistente Ergebnisse), dann folgt daraus eine drastische Vereinfachung der Zusammenhänge, etwa nach der Logik: Die Forschung hat konsistent festgestellt, daß soziale Unterstützung im allgemeinen positive Folgen hat, und daraufhin hat man diese Erkenntnis in der Praxis beherzigt. Max Weber hat diese Problematik für die historischen Wissenschaften, zu denen er auch die Sozialwissenschaften rechnete, so beschrieben: „Für die exakten Naturwissenschaften sind die ‚Gesetze' um so wichtiger und wertvoller, je allgemeingültiger sie sind; für die Erkenntnis der historischen Erscheinungen in ihrer konkreten Voraussetzung sind die allgemeinsten Gesetze, weil die inhaltsleersten regelmäßig auch die wertlosesten. Denn je umfassender die Geltung eines Gattungsbegriffs – sein Umfang – ist, desto mehr führt er uns von der Fülle der Wirklichkeit ab, da er ja, um das Gemeinsame möglichst vieler Erscheinungen zu enthalten, möglichst abstrakt und inhalts*arm* sein muß." Aus diesem Grunde können wir Kiesler nicht zustimmen, wenn er gerade von den konsistentesten Ergebnissen im Feld der sozialen Unterstützung erwartet, daß sie praktische Konsequenzen haben können, denn solche Ergebnisse liegen gerade wegen ihrer Konsistenz fast zwangsläufig auf einem so abstrakten Niveau, daß sie Gefahr laufen, nicht informativer zu sein als Binsenwahrheiten. Die Frage nach der Anwendung dürfte sich demnach nicht auf den kleinsten gemeinsamen Nenner aller Untersuchungen zur sozialen Unterstützung beziehen, sondern darauf, ob es Beispiele dafür gibt, daß spezifische, inhaltsreiche Studien zu ebenso spezifischen für die Praxis informativen Ergebnissen geführt haben.

Wenn z.B. Ullah et al. 1985 herausfinden, daß die Befindlichkeit arbeitsloser Jugendlicher weniger davon abhängig ist, wie stark sie emotional unterstützt werden, sondern mehr davon, wieviel praktische materielle Hilfe sie bekommen, dann kann das als konkreter Hinweis genommen werden, etwaige irrtümliche Vorstellungen von den in dieser Situation angebrachten Hilfen zu korrigieren. Ein anderes Beispiel: Untersuchungen zur Auswirkung von Lebensereignissen haben erbracht, daß nur die Beziehung zu wenigen eng vertrauten Personen eine Rolle dafür spielt, wie gut die Krise überstanden werden kann und daß nicht etwa das weitere Feld sozialer Kontakte das Risiko beeinflußt, an einer Depression zu erkranken (Brown und Harris 1978). Ein drittes Beispiel: Aus einer Untersuchung der Rekonvaleszenz nach Entlassung aus stationärer psychiatrischer Behandlung geht hervor, daß in bestimmten Phasen bestimmte kognitive und emotionale Hilfen von den Patienten als wertvoll angesehen werden, daß es aber nötig ist, jeweils mit dem Zeitverlauf der Erholung Schritt zu halten (Breier u. Strauß 1984). Diese drei Beispiele sollen zeigen wie differenziertes Wissen in den jeweils einschlägigen Feldern auch informationsreich sein kann und, wenn vielleicht nicht unmittelbar in Form von Rezeptwissen umsetzbar, so doch wenigsten dafür nützlich ist, die Aufmerksamkeit auf bestimmte wichtige Vorgänge zu lenken. Die Forschung zur sozialen Unterstützung kann in dem Maße fruchtbar sein, in dem sie in engem Kontakt mit konkreten Situationen ein spezifisches Wissen schafft, das den unsystematischen Eindrücken des praktischen Lebens an Differenziertheit, Korrektheit und Vollständigkeit überlegen ist und das wir daher als Bereicherung betrachten können.

Literatur

Alarcon R de (1969) The spread of heroine in a community. Bull Narcotics pp 17-22
Angermeyer MC, Rohde JD (1987) Zur Ökologie der psychotherapeutischen Versorgung in der Bundesrepublik Deutschland. Psychother med Psychol 37: 161-169
Barnes JA (1969) Networks and political process. In: Mitchell JC (ed) Social networks in urban situations. Manchester Univ Press, Manchester, pp 51-76
Baumann U (1987) Zur Konstruktvalidität der Konstrukte Soziales Netzwerk und Soziale Unterstützung. Z Klin Psychol 16: 305-310
Becker H (1950) Through values to social interpretations. Essays on social contexts, actions, types and prospects. Duke Univ Press, Durham/ NC
Breier A, Strauss JS (1984) The role of social relationships in the recovery from psychotic disorders. American Journal of Psychiatry 141: 949-955
Brown GW, Harris T (1978) Social Origins of depression. A study of psychiatric disorder in women. Tavistock, London
Cobb S (1979) Social support and health through the life course. In: Riley MW (ed) Aging from birth to death: Interdisciplinary perspectives. West Vile Press, Boulder/ CO
Coleman J, Katz E, Menzel H (1957) The diffusion of an innovation anmong physicians. Sociometry 20: 253-270
Davis MS (1971) That's interesting! Towards a phenomenology of sociology and a sociology of phenomenology. Phil Soc Sci I:309-344
Fairweather GW Sanders DH Maynard H Cressler DL (1969) Community life for the mentally ill. Aldine, Chicago
Fischer C (1983) The friendship cure-all. Psychol Today, January, 74-78
Granovetter M (1973) The strenght of weak ties. American Journal of Sociology, 78, 1360-1380
House JS (1981) Work stress and social support. Addison-Wesley/ MA
House JS, Kahn RL (1985) Measures and concepts of social support. In: Cohen S, Syme SL (eds) Social support and health. Academic Press, Orlando
Hughes PH, Crawford GH, Jaffe JH (1971) Herion epidemics in Chicago. (Proceedings of the World Congress of Psychiatry, Mexico City 1971, pp 1416-1424)
Johnson JC (1986) Social networks and innovation adoption: A look at Burt's use of structural equicalence. Soc Networks 8: 343-364
Kadushin (1966) The friends and supporters of psychotherapy. On social circles in urban life. Am Sociol Rev 31: 786-802
Kerckhoff Ac und Back KW (1965) Sociometric patterns of hysterical contagion. Sociometry 28: 2-15
Kessler RC, Price RH, Wortman CB (1985) Social factors in Psychopathology: Stress, social support, and coping processes. Ann Rev Psychol 36: 531-572
Kiesler CA (1985) Policy implications of research on social support and health. In: Cohen S, Syme SL (eds) Social support and health. Academic Press, Orlando
Kreitman N, Smith P, Tan E-S (1969) Attempted suicide in social networks. Br J Prev Soc Med 23: 116-123
Leff J, Vaughn C (1985) Expressed emotion in families. Guilford, London
Levengood R, Lewinger P, Schoof K (1971) Heroin addiction in the suburbs - an epidemiological study. (Proceedings of the World Congress of of Psychiatry, Mexico City 1971)
Lionberger HF (1953) Some characteristics of farm operators sought as sources of farm information in a Missouri community. Rural Sociology 18: 327-338
Martin G, Cierpka M (1988) Die Strukturdiagnose. In: Cierpka M (Hg) Familiendiagnostik. Springer

Robbins JM (1981) Lay attribution of personal problems and psychological helpseeking. Soc Psychiat 16: 1-9

Rogers EM (1979) Network analysis of the diffusion of innovations. In: Holland PW (ed) Perspectives on social network research. New York

Ryan B, Gross NC (1943) The diffusion of hybrid seed corn in two Iowa communities. Rural Sociology 8: 15-24

Stein LI, Test MA (1980) Alternative to mental hospital treatment I. Conceptual model, treatment program and program evaluation. Arch Gen Psychiatry Vol 37, April

Stokes JP (1983) Predicting satisfaction with social support from social network structure. Am J Community Psychol 11: 141-152

Turner J (1983) Direct, indirect and moderating effects of social support on psychological distress and associated conditions. In: Kaplan H (ed) Psychosocial stress. Trends in theory and research. Academic Press, New York

Ullah P, Banks M, Warr P (1985) Social support, social pressures and psychological distress during unemployment. Psychological Medicine 15: 283-295

Weber M (1919) Wissenschaft als Beruf. Vortrag. Abgedruckt in Weber M (1985) Gesammelte Aufsätze zur Wissenschaftslehre. Mohr, Tübingen

Welz R (1983) Drogen, Alkohol und Suizid. Enke, Stuttgart

Welz R, Häfner (1984) Imitation und Kontagiosität bei Selbstmordhandlungen. In: Welz R, Möller J (Hrsg) Bestandsaufnahme der Suizidforschung. Roderer, Regensburg, S. 63-76

Wilkins W (1974) Social stress and illness in industrial society. In. Gunderson E, Rahe R (eds) Life stress and illness. Thomas, Springfield, pp 242-254

Sachverzeichnis

Abhängigkeitskranke *289*
Affektive Psychosen 119
Alienation 234
Angehörige 112, 259
Angehörigengruppen 281, 286, 303
Angehörigenselbsthilfeorganisation 305
Anomie 231, 233
Anonyme Alkoholiker 296
Anthropologie 1
Arbeitslosigkeit 201
Arbeitswissenschaften 1
Attribution 24, 166
Austauschtheorie 200

Beeinträchtigungsschwerescore 151
Beschützende Wohngruppe *271*
Bifokale Therapie 303
Bindungsfähigkeit 31
Bottom-up Verfahren 137, 140
Bürgerinitiative 260

Community Network Development Project 255
Community Network Therapy 263
Community Support Program 259
Community Support Systems 258, 264
confidant 149, 152, 284
context-free method 137
core network 195
courtesy stigma 200
Crisis-oriented Family Therapy 302

Dauerwohnheim 305
Depression 257
Detroit Area Study 96
deutero-learning 274
Drogenabhängigkeit 315

effort after meaning 158
Egozentrisches Netzwerk 2
Ehe 31, 65
Einsamkeit 224, 234
Einzelfallanalyse 135
Entscheidungstheorie 132, 200
Epidemiologische Feldstudie *149, 164, 231*
- Forschung 27

Erweitertes Netzwerk 311
Ethnomethodologie 132
Expressed Emotion 4, 197, 202, 209, 300, 315
Extended Psychosocial Kinship System 306
Extrahospitaler Hospitalismus 271

Familienforschung 4
Familienhauptbuch 133
Familienpflege 305
Familiensystemtheorie 312, 314
Familientherapie 262, 302
first order star 311
Freund 106, 109, 112
friends and supporters of psychotherapy 316
Frühe Erfahrungen 25
Full-Scale Network Assembly 263
Funktionelle Psychosen *95, 207*

Gemeindepsychologie 130
Gemeindesoziologie 2, 3
Gemeinschaft 72
Gerontologisches Forum 285
Gerontopsychiatrische Altentagesstätte 283
Gleichgewichtstheorie 252
Goldberg-Cooper-Interview 151
Graue Panther 287
Gruppendynamik 1

Herzinfarkt 65
Hilfesuchverhalten 194, 250
Hirnorganisches Psychosyndrom 280
Homo oeconomicus 132

Idealitäten 67
Inanspruchnahmeverhalten 166, 170, 174, 194, 291
Industrialisierung 72, 73
International Pilot Study of Schizophrenia 192
Interview Schedule for Social Interaction (ISSI) 45, 98, 157, 199, 208
Interview zur Beschreibung sozialer Beziehungen (ISB) *98,* 208
Interview zur Messung sozialer Isolation (IMSI) 234

Katamnestische Studie 291
Kommunikationstheorie 4
Kommunikationswissenschaften 1
Kommunikatives Handeln 275
Kontaktmangelparanoid 191
Krankheitsverhalten, Berufliche Position 170
-, Dimensionen 166
-, Geschlecht 164
-, junge Erwachsene *164*
-, Modell 165
-, Psychosomatische Störungen 164
-, Soziale Schicht 165
-, Stadt vs. Land 170

Laddering-Technik 137
Laienbezugssystem 169
Laienhelfer 254, 260, 261, 304
Lebensereignis 31, 68, 70, 122, 149, 158
Lebensereignisforschung 5, 52, 55, 57
Lebensschule 274
Live-event-Inventar 150, 151
Literaturrecherche 3

Mannheimer Interview zur sozialen Unterstützung (MISU) 77
-, Anwendungsbereich 85
-, Aufbau 80
-, Auswertung 84
-, Beschränkungen 81
-, Durchführung 82
-, Items 83, 90
-, Materialien 82
-, Reliabilität 87
-, response sets 81
-, Ziele 79
Mikrosoziologie 66
Messung, Behaviorismus 126
-, Confidant rating *159*
-, core relationship 97
-, empathische Introspektion 53
-, Idealisierung 121
-, Identifizierende Fragen 98
-, Interview Schedule for Social Interaction (ISSI) 45, 98, 157, 199, 208
-, Interview zur Beschreibung sozialer Beziehungen (ISB) 98, *208*
-, Interview zur Messung sozialer Isolation (IMSI) 234
-, Interviewleitfaden 97
-, investigator based rating 123
-, Interpretation 54
-, Interraterreliabilität 152
-, Konfundierung 29
-, Konsens 54, 56
-, Lebensqualität 29
-, Mannheimer Interview zur Sozialen Unterstützung (MISU) 77

-, Netzwerkraster 99
-, Objektivität 55, 312
-, Puffereffekt 34
-, Qualitative Forschung 127
-, Ratingmethode 47, 52, 56, 57
-, Repräsentation des sozialen Netzwerks 115
-, respondent based rating 48, 114
-, Ritual 126
-, Social Adjustment Scale 168
-, Soziale Ressourcen 107
-, - Unterstützung 34, 45, 58, 77, 97, 98, *159*, 179, 199, *208*, 234
-, Soziales Netzwerk 45, *97*, 98, 157, 179, 199, *208*, 234, 312
-, standardisierte Fragen 45, 48, 50, 122, 124, 125
-, Subjektivität 53
-, Typisierung 55, 121
-, Validität 51, 110, 124, 229
-, Validitätskriterien 52
-, Verfälschungsquellen 108
-, Verstehen 53, 55, 124, 125
-, Zufriedenheit 100
Mode 5
Multiattributive Nutzenmessung 141
- Nutzentheorie 133

Nachbarschaftsgruppen 260
Nachsorgegruppen *289*
Narratives Interview 271
Netzwerkanalyse 38, 313
Netzwerkforschung 1
Netzwerkintervention, Ebene sozialer Netzwerke 261
-, Gemeindeebene 265
-, individuelle Ebene 261
Netzwerkorientierung 141, 143
Netzwerkorientierte Hilfen, Ansatzpunkte 253
- -, Definition 253
- -, Grundlagen 250
- -, Instrumentelle Typen 254
- -, Kritik 265
Netzwerktheorie 313
Netzwerktherapie 262, 303
network coaching 262
network construction 263
Neurose 149, 258
New Haven Study 96
Normative Erwartungen 25
Normen 72

Ödipuskomplex 313

Partial Network Assembly 263
Patientenclub 304
pattern variables 72

person-environment fit 77
Phänomenologische Soziologie 66
Pluralität der Lebenswelt 6
Prämorbide Persönlichkeit 192
problem-solving-Ansatz 302
Professionelle Hilfe 289
Psychiatrie-Enquete 271
Psychische Erkrankungen im Alter *231, 279*
– – bei jungen Erwachsenen *164*
Psychoanalyse 4, 133
Psychoeducational Family Therapy 303
Psychogene Erkrankungen *149*
Psychosomatische Störungen *164*
Psychotherapieforschung 256
Puffereffekt 32, 149, 154
–, Additive Wechselwirkung 32
–, Messung 34
–, Multiplikative Wechselwirkung 32
–, Praktische Bedeutung 33
–, Theoretische Bedeutung 33
Punktprävalenz 151

Rehabilitationsprogramm 317
Rückhalt, gesellschaftlich 75
–, problembezogen 75
–, verinnertlicht 74

Schizoaffektive Psychose 119
Schizophrenie 119, *188,* 255, 259, *299*
Schlüsselpersonen 254, 260, 261
Segmentierung von Lebensbereichen 73
Selbsthilfegruppen 7, 254, 258, 260, 282, 286, 289
Selbstmedikation 166, 169, 172
Self-Evaluation and Social Support Interview 45, 47
single room occupancy hotel 261
Social Adjustment Scale 168
– Stress and Support Interview 58
Solidargemeinschaft 7
Sozialanthropologie 130
Soziale Austauschprozesse 71
– Gesundheit 28
Soziale Isolation, Altenbevölkerung 235
–, Altenheimbewohner 235
–, Altersverlauf *231,* 241
–, Analyseebenen 232
–, Bewältigung *271*
–, Demenz 243
–, Ebene der sozialen Interaktion 232
–, Einweisungen in Alten- und Pflegeheime 243
–, Mannheimer Altenbevölkerung 235
–, Mortalität 242
–, Ökologische Ebene 231
–, Psychische Erkrankungen im Alter *231,* 240

–, Psychologische Ebene 233
–, Schizophrenie 190
Soziale Ressourcen 106, 149
–, Messung 107
Soziale Ungleichheit 74
Soziale Unterstützung 8, *77,* 311
–, alleinstehende Mütter 21
–, in Alltagssituationen 78
–, Bedürfnisse 20, 77, 223, 234
–, Bekannte *177*
–, Beobachter 23
–, Bewertungskriterien 140
–, Bindung 46
–, chronische funktionelle Psychosen 216
–, confidant 149, 152
–, Definition 17, 77
–, Dimensionen 78
–, emotional 79, 107, 168, 234
–, empirische Differenzierung 78
–, Entscheidungsanalyse 130
–, Facetten 23
–, Geschlecht 150
–, Haupteffekt 149, 154, 156
–, Information 78
–, Inhalte 18, 21
–, instrumentell 234
–, Konfundierung 29
–, Konstruktion 135
–, Kontext 35
–, Korrelationsstruktur 30
–, Kosten-Nutzen-Kalkül 140
–, in Krisen 47, 78
–, Messung 45, *97,* 98, 157, 179, 199, *208,* 234, 312
–, Persönlichkeitsfaktoren 30
–, positiver Feedback 79
–, praktische Hilfe 78
–, psychogene Erkrankung *149*
–, psychologisch 78
–, Puffereffekt 32, 33, 34, 149, 154
–, Quantität 35
–, Quellen 19
–, Reifikation 35
–, Rollenbeziehung 79
–, Schizophrenie 189, 195
–, Situation 22, 47
–, und soziales Netzwerk 36
–, Spezifität 318
–, subjektiver Bedeutungsgehalt 136
–, Suizidversuch 135, *177*
–, Vertrauensbeziehung 46, 114, 209
–, Verwandte *177*
–, Witwen 149
–, Zufriedenheit 113, 224, 318
–, Zirkularität der Definition 27
–, – in der Messung 27
Sozialer Austausch 71

Sozialer Rückhalt *64*
-, Austauschprozesse 71
-, Bedrohung einer engen Bindung 70
-, Identitätssicherung 71
-, Statusbedrohung 68
-, Wirklichkeitsverlust 65
-, Wirkung 66
-, Rückzug, autoprotektive Strategien 196
-, Stigma 197
-, Symptom 196
Soziales Netz 7
Soziales Netzwerk, Affektive Psychosen 119
-, Alltagswissen 313, 314, 315
-, Alter 96, 116, 118
-, Anteil der Angehörigen 115, 188, 195, 217
-, - der Patienten 115, 188
-, Asymmetrie 115, 188
-, Begriff 1, 7
-, Begriffsinventar 312
-, Berufsstatus 97
-, Beziehungsinhalte 37
-, chronische funktionelle Psychosen *207*
-, Clusterstruktur 43
-, Definition 17, 38
-, Dichte 42, 115, 195, 218, 312, 313
-, Diffusionsprozesse 316
-, Diffusionswege 315
-, Drogenabhängigkeit 315
-, Einkommen 96
-, Erhebungsmethoden 43
-, Evaluationskriterien 256
-, Fruchtbarkeit des Konzepts 312, 314
-, Funktionen 37
-, Geschlecht 96, 116
-, Grenzen 38, 39
-, Größe 39, 115, 182, 184, 188, 195, 215
-, heuristische Bedeutung 311
-, identifizierende Fragen 39, 40, 43, 44
-, Inanspruchnahmeverhalten 316
-, Interventionen *299*
-, Konjunktur 3
-, Kontaktfrequenz 182, 195, 222, 234, 296
-, Kontaktstruktur 238
-, Krankheitsverhalten *164*, 194, 316
-, Lebenssituation 201
-, Messung 34, 45, 58, *77*, *97*, 98, *159*, 179, 199, *208*, 234
-, Metapher 6
-, Multiplexität 40, 41, 115, 188, 195, 196, 219
-, negative Funktionen 37, 253
-, Neurosen 149
-, praktische Umsetzung 316, 318
-, Psychotherapie 316
-, quasi-objektive Natur 57

-, Rehabilitation schizophrener Patienten *299*
-, Reziprozität 41, 196, 217
-, schizoaffektive Psychose 119
-, Schizophrenie *188*, 299
-, Schulbildung 96, 116, 118
-, und soziale Unterstützung 36
-, Struktur der Beziehungsinhalte 103
-, strukturelle Parameter 252, 311
-, Suizidversuch 315
-, Typologie 2, 209, 225
-, Verknüpfung zwischen Netzwerkpersonen 42
-, Vertrauensbeziehung 209, 222
-, Zusammensetzung 39, 215
Sozialpsychiatrie 130
Sozialpsychiatrischer Beratungsdienst für ältere Menschen 284, 285
Soziokulturelle Integration 168, 173
Soziometrie 315
Stadtsoziologie 2
Statusbedrohung 68
Stigma 4, 197
Stigmacoping 199
stress contagion 315
Streßforschung 3
Suizidversuch 135, *177*, 315
Support Development Workshop 262
Survival Skills Workshop 303
Symbolischer Interaktionismus 66, 200
Systemtheorie 4

Tagesklinik 304
Tagesstätte 304
Teilnehmende Beobachtung 197, 271
Tiefenpsychologisches Interview 150
Top-down-Verfahren 138
total network 311
Training sozialer Fertigkeiten 254, 255

Übergangswohnheim 198, 255, 305, 306
Urbanisierung 72, 73
Urvertrauen 74

Verstehende Soziologie 53, 126, 127
Vulnerabilität 32
Vulnerabilitätskonzept 190

Wahrnehmung von Beschwerden 166
Werte 72
Wertebaum 134
Wohnheim 197

Zeitgeist 4, 8
Zwangsneurose 257

If you have any concerns about our products,
you can contact us on
ProductSafety@springernature.com

In case Publisher is established outside the EU,
the EU authorized representative is:
**Springer Nature Customer Service Center GmbH
Europaplatz 3, 69115 Heidelberg, Germany**

Printed by Libri Plureos GmbH
in Hamburg, Germany